完美蜕变

男性12周塑身与营养训练计划

[英] 盖文·穆雷（Gavin Morey） 著 倪一晨 译

人民邮电出版社
北京

图书在版编目（CIP）数据

完美蜕变. 男性12周塑身与营养训练计划 / （英）盖文・穆雷（Gavin Morey）著 ; 倪一晨译. -- 北京 : 人民邮电出版社, 2017.9
ISBN 978-7-115-46233-6

Ⅰ. ①完… Ⅱ. ①盖… ②倪… Ⅲ. ①男性－减肥－方法－图解 Ⅳ. ①R161-64

中国版本图书馆CIP数据核字(2017)第183968号

免责声明

本书内容旨在为大众提供有用的信息。所有材料（包括文本、图形和图像）仅供参考，不能用于对特定疾病或症状的医疗诊断、建议或治疗。所有读者在针对任何一般性或特定的健康问题开始某项锻炼之前，均应向专业的医疗保健机构或医生进行咨询。作者和出版商都已尽可能确保本书技术上的准确性以及合理性，且并不特别推崇任何治疗方法、方案、建议或本书中的其他信息，并特别声明，不会承担由于使用本出版物中的材料而遭受的任何损伤所直接或间接产生的与个人或团体相关的一切责任、损失或风险。

内 容 提 要

本书根据作者真实的减肥塑身经历、结合男性的身体和运动特点，向你演绎如何在短短的 12 周获得意想不到的塑身效果。全书共分 8 个部分，为读者呈现了 12 周内如何训练与饮食。在训练部分，涉及全面了解自己的身体、训练要领和准备训练器材、开始训练、各部位肌肉及针对性训练等内容，详细介绍了近百余种训练方式，每种方式都配有图片说明、动作指导及每周更新的训练效果照片；在饮食部分，涉及健康的饮食、12 周营养计划及制作运动营养餐等内容，为读者讲解如何配合训练计划制定合理的营养计划，从而获得更好的训练效果。本书适用于希望拥有强健体魄的男士参考使用。

◆ 著　　［英］盖文・穆雷（Gavin Morey）
　译　　倪一晨
　责任编辑　寇佳音
　责任印制　周昇亮
◆ 人民邮电出版社出版发行　　北京市丰台区成寿寺路 11 号
　邮编　100164　　电子邮件　315@ptpress.com.cn
　网址　http://www.ptpress.com.cn
　北京瑞禾彩色印刷有限公司印刷
◆ 开本：700×1000　1/16
　印张：22　　　　2017 年 9 月第 1 版
　字数：575 千字　　2017 年 9 月北京第 1 次印刷
著作权合同登记号　图字：01-2016-8303 号

定价：88.00 元

读者服务热线：(010) 81055296　印装质量热线：(010) 81055316
反盗版热线：(010) 81055315
广告经营许可证：京东工商广登字 20170147 号

目 录

前 言

我叫盖文，是一名专业的私人健身教练。针对男女两大健身群体，我分别创制了 12 周塑身和营养训练教程，该教程在我的众多学员中都取得了不俗的效果。

本书针对的阅读受众广泛，不仅适合健身爱好者使用，更适合有迫切的减肥塑身需求并想达到健康生活方式的男性使用。我在本教程中的亲身示范和指导，能帮助你在短短 12 周内迅速获得完美的身材，拥有更健康快乐的生活。

如此具有挑战性的任务是如何完成的?

我注意到市面上绝大多数的短期健身塑形教程都在展示健身前后判若两人的对比照片。这些照片虽然效果惊人，但对于普通健身爱好者来说，要想达到这种结果往往是遥不可及的。因此，我想设计出一套更接地气、操作性更强的训练教程，它简单易学，让任何人都可以在自己的家中跟着教程一步步完成。因为经过我本人的全程实践、亲自验证，所以你要相信，只要你愿意尝试，这个塑身和营养训练教程就是实际可行的。另外，我认为读者最想看到的是真实的训练过程和训练结果，所以本书中的照片都是百分之百的真实照片，没有经过任何美图技术的修饰处理，所有的健身效果也不带任何夸张和噱头，你所见到的就是我真实的健身全过程。

整个训练周期我使用了众多的器材，有家用健身器材，如哑铃、杠铃、自行车等；有家用体检设备，如葡萄糖、胆固醇和血压测试仪等；还有其他一些从网上能买到的体检器材，如体脂监测仪、皮脂钳、卷尺和呼吸峰值流量计等。另外，我还购买了一些器材用于折返跑测试，自制了铅垂线用于体位检测等。

书中介绍了 60 多项形式各异的训练项目，并附有我在健身锻炼、跑步训练、骑行锻炼时的丰富照片，向你生动展示了我在整个 12 周的训练周期内身材发生的变化。书里对 80 多组关于肌肉部位的动作练习都配以清晰的图片说明，对每个动作的具体锻炼功效和动作要领都做了详细阐述，希望能帮助你更快速有效地完成训练。

12 周塑形和营养训练教程对你会有效果吗?

毋庸置疑，答案当然是肯定的。只要你愿意尝试，12 周塑形和营养训练教程适合每一个热爱健身、想要瘦身并渴望达到塑形增肌效果的朋友。

作为私人健身教练的我，之前教授过大量学员，他们来自各行各业，自身水平也各不相同，有热衷健身的好莱坞明星，也有专业的三项全能运动员。我把之前传授给这些学员的训练知识全部囊括在本书中，希望能把我的塑形与营养知识分享给更多的人，让更多的人享受健身带来的自信和快乐。

我是如何做到的?

为了亲身实践本教程，我在开始前特意安排了一段增肥期；有很长一段时间，我都没有进行系统训练。所以，在训练一开始，我的训练节奏比较慢，之后才逐步增加训练强度。我觉得这样的训练方式更符合大多数想要健身塑形者的情况，因为现如今，都市白领普遍缺乏锻炼，而每当迫切想要减肥或增肌时，许多男性就会盲目地选择快速激进的方法。这非但不能有效地减肥塑身，还会影响身体健康。在我的健身教程中，我倡导的是健康科学的塑身减肥方式。具体的操作方法是：首先，从锻炼上半身开始，配合跑步训练，使身体重新进入训练状态。之后，我会选择重量训练，使身体增肌塑形。同时，我会结合心肺有氧运动，提高我的体适能，帮助我甩掉赘肉脂肪，重获健康体态。最后，我采用循环训练的方法进一步减脂，增强心肺功能并提高肌肉耐力。

通过健身锻炼，我恢复了以往的健美身材。但我想说，训练只是一部分，如果没有营养教程的支持，那我的训练效果也不会如此出彩。饮食和锻炼同等重要。在训练之余，你也要坚持合理健康的膳食，两者结合，才能事半功倍。

损伤和免责声明

作为一名健身教练、肌肉理疗师和运动康复师，肌肉训练及相关运动损伤研究是我的专长。在本教程中，我对具体训练的动作安全性做了特别说明。为了确保你的训练安全，建议在开始任何高强度剧烈运动之前，一定要事先咨询相关医生，规避不必要的损伤和伤害。当我自己在开始12周训练教程前，我也去见了我的家庭医生，向他详细介绍了我的训练计划，听取了他的专业意见，同时向他确认我所使用的家用检测仪器能够准确评估我的健康及体能水平。

致谢

能够顺利完成这一健身教程的编写工作，我感到十分幸运。想要感谢的人有很多，真不知从何说起。首先，我要衷心感谢我的家人和朋友在过去五年间对我编写本书的全力支持。这一路走来漫长而艰辛，但最终一切的付出终有所值。

我的父母给予我极大的帮助。你们对于我就意味着全世界。我的兄弟，克里斯(Chris)、罗伯 (Rob) 和亚伦 (Aaron)，感谢你们让我坚持脚踏实地，并在这两本书的出版和网站建设上随时施以援手。感谢我的朋友西蒙 (Simon) 在过去的12年里不离不弃，支持我所有的古怪想法和疯狂念头。我还要感谢我的训练搭档盖夫 (Gav)，是你让我一直保持坚持不懈的斗志。我也要对弗里德 (Fred) 说声感谢，谢谢你和我一同完成了12周训练，同时在工作和生活上给予我无私的帮助。

最后，感谢我美丽贤惠的妻子艾莉森（Alison），这么多年来你给予我的帮助和支持，我永远感激不尽。你不仅使我的这两本书出版，而且还给了我们俩最大的人生礼物，那就是我们可爱的儿子摩根（Morgen）。我深深地爱着你们母子俩，任何语言都无法表达我内心的真实感受。谢谢你们，我会永远深爱你们。

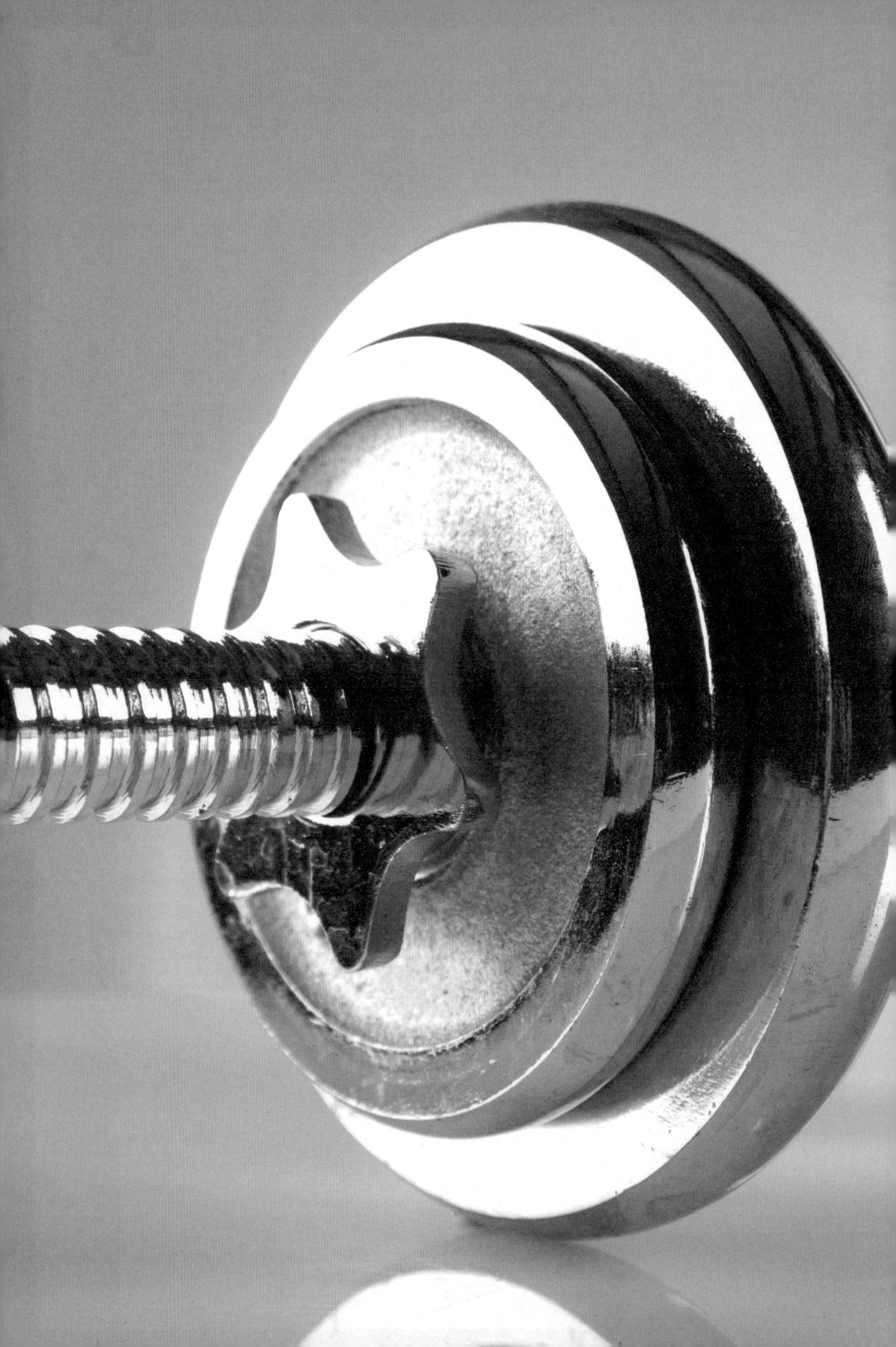

健康的生活方式和不健康的生活方式

1

什么样的生活方式是健康的?

相信你一定了解不少关于健康生活方面的信息。随着生活水平的提高，越来越多的人意识到健康的重要性，开始注重饮食和运动。

什么样的减肥方式是最科学有效的呢?

或许你也像很多人那样认为只要能够瘦下来就行，方法不重要。

难道减肥方法真的不重要吗?

人们往往很容易被市面上的虚假宣传计划迷惑，为了快速瘦身，盲目选择一些极端的瘦身方法。这些方法非但不科学，而且不符合人体规律，虽然能够成功瘦身，但对健康危害极大。有些人认为只要管住自己的嘴，严格控制饮食，不吃高能量、高脂肪的食物，甚至只吃水果，身体自然会变瘦。可是这样严苛的饮食计划，你能够执行多久?一个月还是一年?等你恢复正常的饮食，很快就会变胖。相信还有很多人追求一时流行的减肥产品，沉迷于虚假不实的广告照片，想象自己只要按时服用，自然就能像广告上的模特那样，瘦身前后判若两人。可是又有多少人能真正达到健康的减肥瘦身效果?

我独创的 12 周塑形和营养训练教程与这些减肥方法不同，它只需要你改变现有的不健康的生活方式、坚持健康均衡的饮食并严格按照训练计划锻炼。如果你能够做到这三个方面，那么你也能像我一样，在短短的 12 周就能成功塑身。

在本章中，我将向你介绍塑形教程每周所需的训练频次，向你展示我个人在整个训练过程中的真实训练细节，以及为什么我为了“12 周塑形及营养教程” 要让自己先增重 2 英石（约 12.7 千克）的原因。

在我确定可以完成该教程的前提下，为了向你清晰地展示我最真实的塑身过程和效果，在每周训练结束时，我都会做拍照记录并进行健康测试。我想，如果你可以清楚地看到我是如何完成塑身计划的，且对每一步都了如指掌，那么当你按照本教程训练时，也一定会轻车熟路。整个12周塑身计划的本质，就是百分之百地将我原先传授给学员的知识，通过我自己的亲身操作，毫无保留地展示给你。

塑身前

五个月增肥期

在增重期的第一个月，我的感觉棒极了，真是宛如天堂般的生活，好似每天都在度假。然而好景不长，没过多久我就开始体会到了增肥给我带来的负面影响。

当增肥期已经过了3个月，我的健身史上最糟糕的时刻降临了。记得有一次，我带一名学员参加体能训练课程，训练开始45分钟后，我要求学员接着做1分钟的俯卧撑。学员要我一起做。意想不到的是，我的学员因背部受伤，已有20年几乎未曾接受过正规训练，但他做俯卧撑的次数却轻松地战胜了我，而该学员当时健身仅一年而已。

增肥后自我感觉如何?

没过多久，我就开始莫名地感到疲惫，整天无所事事，性格也变得软弱。我经常觉得自己很没出息，又胖又懒又没用，自信心也随之一落千丈。

身材的走样，让我多年前潜水时意外受伤的腰又开始疼起来。我逐渐变得脊柱前凸，核心肌群也因背痛而变得非常脆弱。

我的皮肤状态也变得很糟糕，脸上和身体遍布斑点，体脂增加了2英石（约12.7千克）。之前的衣服也穿不上了，而且每当要在别人面前更衣时，我也开始产生厌恶和抵触情绪了。

在增肥时我是如何改变饮食的?

为了增肥，我喝了很多含糖碳酸饮料。早餐我选择含糖谷物食品搭配半脱脂牛奶，中午，我能够吃掉两个带馅三明治或面包卷。晚餐时，我会美美地饱餐一顿意大利面

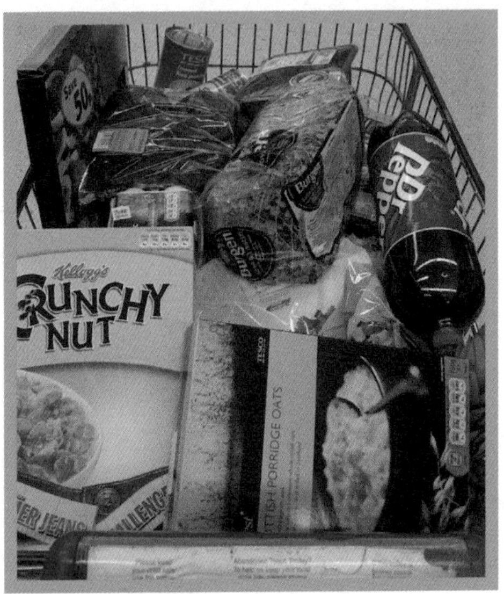

如何才能健康增肥?

和比萨饼。当然，餐后甜点也是必不可少的，蛋糕和冰激凌往往是我的首选。

零食方面，薯片、巧克力或牛奶什锦早餐棒都是我的选择。这些零食都含有大量的糖分，非常不健康。由于我的酒量不大，所以在饮酒上我没有做任何调整。我可不想因为增肥而导致内脏器官受损，我希望能在相对健康的方式下增重2英石（约12.7千克）。

展现真实的塑身效果

我在书中为你呈现了我训练时拍摄的照片和每周的阶段性训练结果，这些真实照片向你展示了真实的塑身效果。这些惊人的塑身结果同样向你表明：只要你下定决心按照塑身计划执行，你也可以完成自己设定的塑身目标。

或许你觉得需要12周才能瘦下来，周期太长，自己等不了。你希望自己可以像很多减肥图书和塑身杂志里所说的那样，在短短两周就能瘦下来。可是你知道这么惊人的瘦身效果是怎么实现的吗？你必须执行严苛的饮食方案，这通常包括健美运动员才会采用的赛前饮食方案。当然，这么严苛的饮食

方案会帮你瘦下来，但是我还有更加人性化的方法。作为教练，我也训练过不少业余健美运动员，不过他们从不需要执行如此严苛的饮食方案。当我仔细查看健身塑形图书中“训练前”和“训练后”的那些人物照片后，发现这些照片看起来并不真实。他们要么看起来完全判若两人，修饰美化过度，要么就是“训练后”的照片的实际拍摄时间要远远晚于照片所宣称的拍摄时间。另外，一些“训练前”的照片图像质量极差，而在“训练后”的照片里，在摄影棚灯光的烘托照射下，人物形象焕然一新，看起来完美无瑕。

我郑重地告诉你们，在这么短的时间里甩掉赘肉并不好，因为身体需要时间适应新的生活规律。千万要记住，使用体重忽减忽增的溜溜球式节食方法减肥，疗程结束时你会比减肥前还胖。

如果你一直在苦苦寻找一本真实可行、科学有效的塑身图书，达到减肥、塑形、增肌的目标，那么这本书就是为你准备的。书里的所有照片都是我的个人现实生活照，没有经过任何美图修饰；整个教程也经过我亲身验证，练习起来简单上手，最终的健身效果也无任何夸张和噱头。这一切只想向你证明：如果我能够做到的话，那么你也可以。

人工美黑还是自然晒黑？

在生活中，我从未使用过人工美黑产品，目前我也不会尝试人工美黑。如果你发觉我的肤色在 12 周内逐渐变黑了，那是因为在整个夏季训练期间，我都尽可能地坚持户外训练，在训练的空余我也进行教程的编写工作。

真实照片还是修饰美化后的照片？

我本人是坚决反对修饰美化图片的。亲爱的读者，当你看到这两张反差巨大的照片时，请静下心思考：怎样才能甩掉赘肉？如果我为你们呈现的是修饰美化后的照片，那这不仅自欺欺人，而且还向你们展示了一些根本不可能实现的塑身效果。

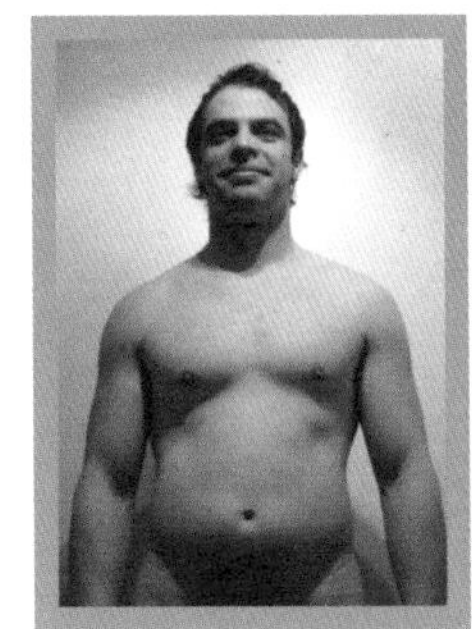

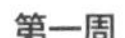

第一周

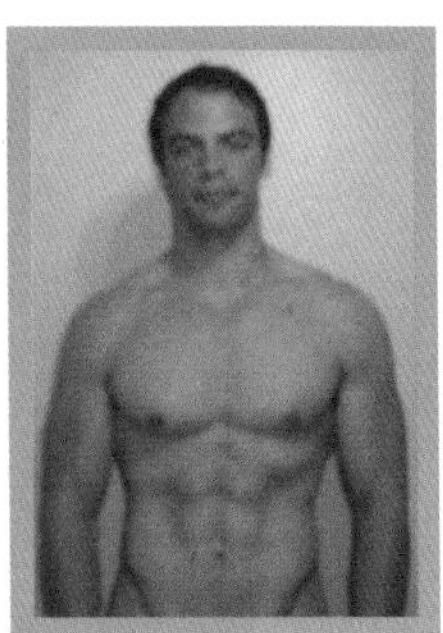

第十二周

跟你平时在健身杂志上看到的类似，这两张照片也向你展示了塑身前后惊人的对比效果。而不同之处在于，当你仔细观察，你会发现我身体上的瑕疵——我可没有美化图片哦。

剃除体毛

我每周都把新长出的体毛剃净，这样，当你按照我的 12 周教程进行训练时，你就能对照着我的照片清晰地观察到身材各部位的变化，尤其能明显地察觉到肌肉变得更发达，线条更明显。如果我保留体毛的话，你就无法了解在减肥的同时我的体格是如何逐步发生细微变化的，比如我的肌肉在密度、大小、形状及分离度上得到的改善。

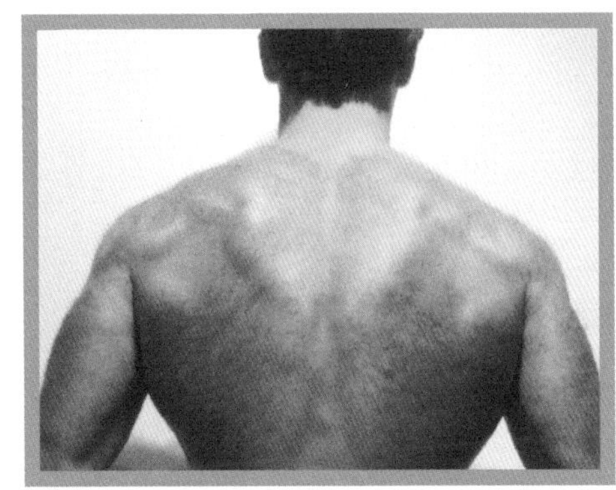

体毛剃除前

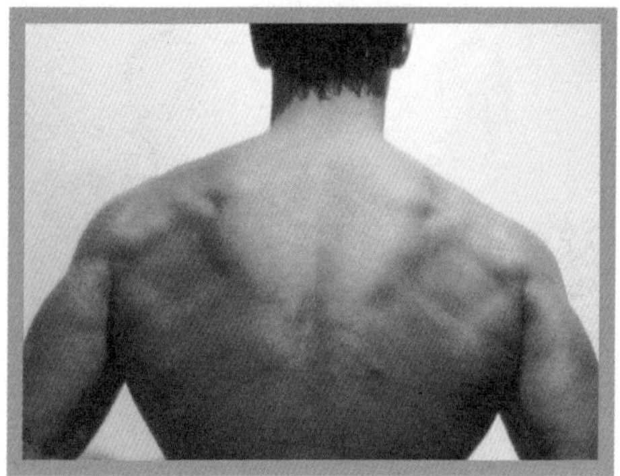

体毛剃除后

这些照片是我在第十二周时为《GQ》男性时尚杂志拍摄的。

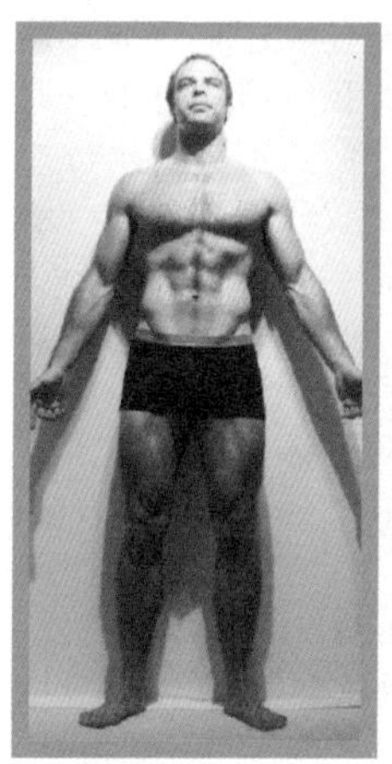

腿毛剃除前

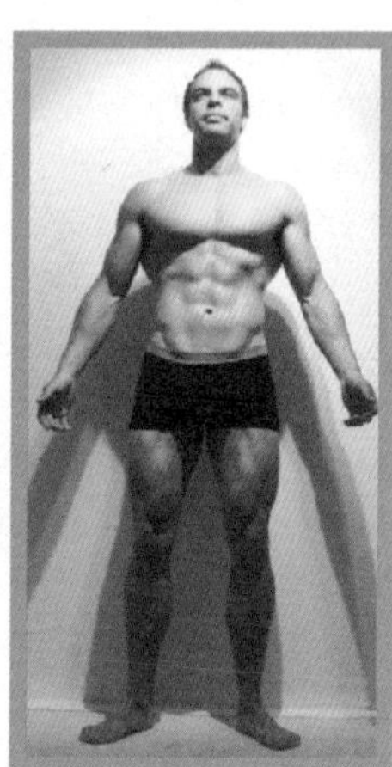

腿毛剃除后

这里需要注意的是：你并不需要为了达到和我相同的训练效果，也把每周新长出来的体毛剃掉。你只需努力把训练做到位即可。

照片

我每周都会拍摄一次塑身效果照片，这样可以向你真实地展示我的塑身效果。同样，通过每周拍照可以证明塑身后的照片确实是在12周的训练后拍摄的，这样你就可以对照我的塑身效果来制定明确的训练目标。只要你坚持按照训练计划执行，你也可以获得类似的塑身效果。

我每次都选择在清晨的同一时间段拍照。为了尽可能呈现最真实的健身效果，在拍摄前我也没有进行任何有氧健身运动。

我并未选用专业摄影师，这些照片都是我在朋友的帮助下拍摄完成的。此外，拍摄时我没有化妆，也没有专业灯光照明，这可以向你展示我更真实的状态。

有没有进行过有氧健身？

有一次，我的兄弟看了我的照片后好奇地问：“每次要拍‘训练后’的照片时，你会提前做一些有氧健身运动来达到最佳的视觉效果吗？”我的回答当然是“没有”。然后他就说“那就证明给我看看呗”——我想，事实胜于雄辩，下面这些图片就已经证明了一切。

如果在每次测试之前我都预先做一下有氧健身运动，那我的测试成绩当然会更加突出，每周取得的进步幅度也更大。或许，我的手臂、胸部、腿部等部位的围度都能增加1英寸，塑形效果将更夺人眼球。但为了将整个教程的真实性贯彻到底，我的照片及各部位的身体围度都是在我未做任何运动、身体保持静态松弛的状况下拍摄并测量的。

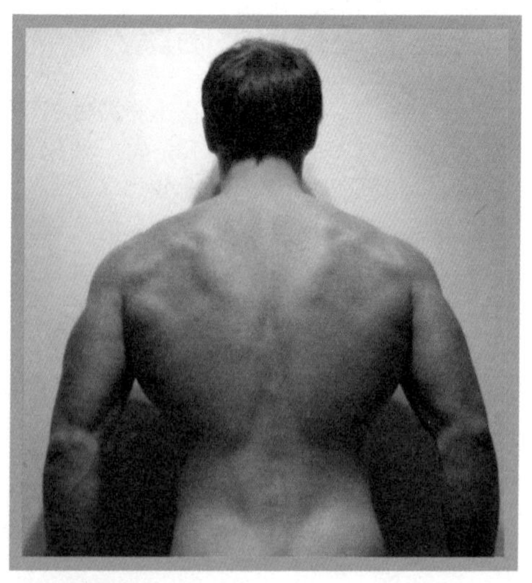

未做有氧健身运动

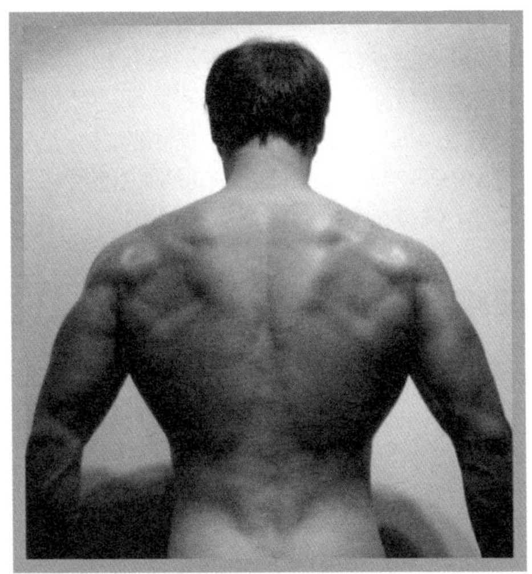

有氧健身后

从已做有氧健身后拍摄的照片中可以看出，在我完成了 100 个俯卧撑及若干举重训练后，我后背的肌肉线条显然更加清晰，肌肉也显得更强壮。

在教程的第 12 周时，我也和以往一样，在静态松弛的状态下完成了拍照记录工作，然后，我就去健身房做有氧健身运动了。你能观察到我在有氧健身后身材的变化清晰可辨，不仅肌肉线条更明显，肌肉块看起来更大、分离度更高，而且我整个人看起来也更有精神了。说了这么多只是想再次强调：本书中你看到的所有照片都拍摄于我的静态放松状态，而不是在每次健身训练后立即拍摄的。

膳食补充剂

现在，很多图书都在宣扬代餐奶昔或膳食补充剂的重要性。这些书中指出，要想成功塑身，必须饮用代餐奶昔或食用膳食补充剂。这些说法很荒谬，也让我很气愤，因为这两者并没有直接的关系。摄入膳食补充剂或代餐奶昔之所以会让你觉得有助于减肥塑形，只是因为你的整体饮食量减少了，原本均衡的健康饮食被打破，对你的身体健康绝对是不利的。

如果你还是想在塑身的同时辅以膳食补充剂，那么请在自己的能力范围内购买最好的。我不反对食用膳食补充剂，只是不支持滥用。如果食用得当，它确实可以帮你快速塑身。不过，我还是建议在均衡健康的饮食前提下辅以膳食补充剂，或者服用补充剂来补充体内缺乏的某种物质。只有食用得当，膳食补充剂才会帮你获得良好的塑身效果。

在接下来的第 2 章中，通过辨识身体发出的健康信号，你将会由内而外地全面了解自己的身体。你会知道不合理的饮食、缺乏维生素或矿物质会影响自身的健康。如果你恰巧缺乏某种物质，那么你必须摄入含有这种物质的食物、食用膳食补充剂等方法可达到快速补充。不过，我会在书中向你证明：无需食用膳食补充剂、代餐奶昔或代餐蛋白粉，你也可以得到期望的塑身效果。你只需拥有正确的训练方法、合理的营养方案、不懈的坚持、积极的动力、坚定的决心和乐观的态度。

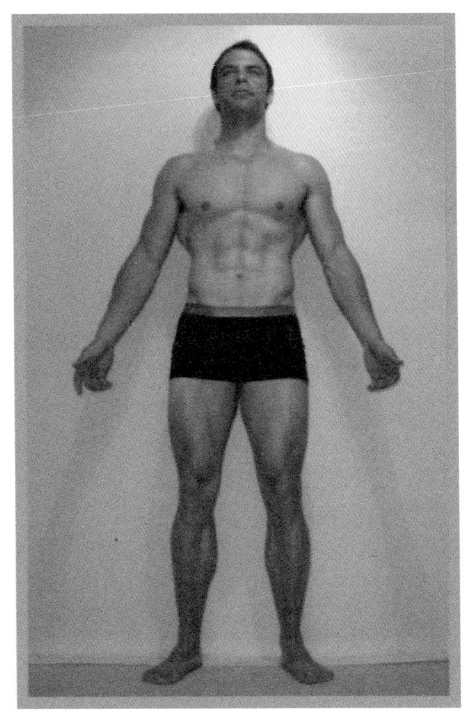

未做有氧健身

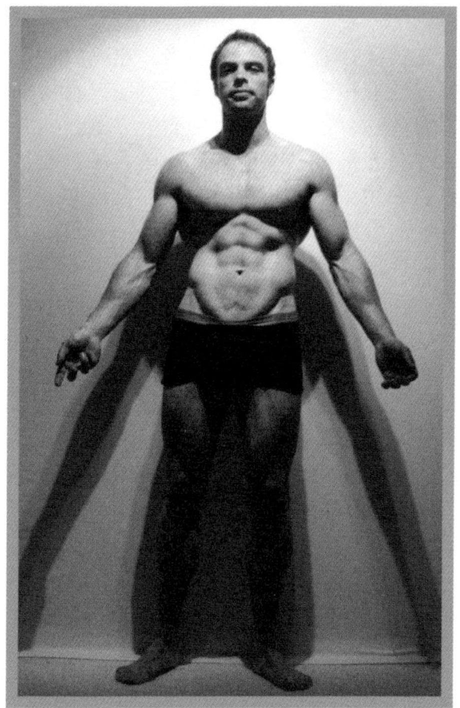

有氧健身后

说实话，我从未想象到对于同一个放松的站立姿势，在有氧健身前和有氧健身后竟然能产生如此巨大的反差。当你把两张照片放在一起对比时，就会发现我肌肉上的明显差异。在我刚完成有氧健身后拍摄的照片中，我的肌肉看起来显得更立体、饱满，线条更清晰。

按照本书训练

当你仔细阅读本书，并且着手写自己的训练日记时，你会发现完成这个12周教程并不容易。你需要在训练日记中记录训练项目、训练次数、举重的重量、训练的主观体力感觉评定（RPE，也称主观用力程度分级、自觉劳累分级）等。当你参照本书塑身时，一定要按照步骤循序渐进。此外，训练日记是你专属的塑身计划，不论你去哪儿，都可以把它带在身边。我甚至在度假的时候也不忘把它放入行李中。训练日记中详细记录了我参加的训练项目，这样，当我下次再进行同样的训练时，哪怕只是很小的进步，我都可以尝试比上一次做得更好。

每周训练结束时，你可以像我那样，在训练日记中写下当时的感受。你还需要填写健康测试，这样可以直观地反映每周的进步。你也可以将你的结果与我同期的数据进行比较。每月你需要测量血糖和胆固醇，分析体位等。每周要测量身体各部位的尺寸、体重、体重指数（BMI）等。

训练

为了防止过度训练，我在第1周只安排了三次训练。之后，训练的次数会逐渐增多。这么做还可以给你留出足够的休息时间，让身体充分休息、恢复。

在教程进行到一半或者接近尾声的时候，我会使用突击重量训练的方法帮你最大限度地释放肌肉的潜力。经过这12周的训练，你会发现自己可以在规定时间内跑完更多里程，可以骑自行车穿越更远的距离。在教程结束时，你就能很轻松地跑完10英里（约16.09千米），骑行20英里（约32.19千米）的距离。

重要提示：由于你的双腿可以在跑步和循环训练中得到充分锻炼，因此在教程刚开始时，我不会刻意针对双腿进行负重训练。当你的双腿肌肉经过一段时间的训练，积累了一定的力量和耐力之后，我们就会转向对腿部肌肉大小、肌肉质量和肌肉强度的拓展训练。

同时，你也会注意到，整个健身教程要在进行到三分之一的阶段时才会开始专门

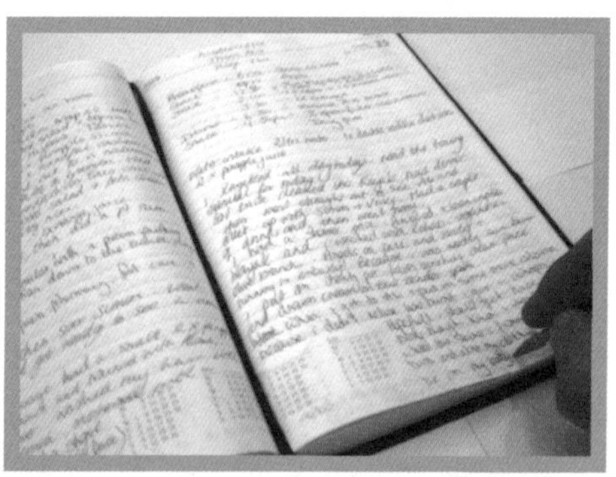

我在自己的训练日记里写下了我对每天的饮食及训练的心得体会，这为我编写本书提供了丰富的写作素材。

的手臂训练。这是因为在刚开始的胸部、背部、肩部肌肉专门训练中，同样也锻炼到了手臂肌肉。单从这些训练中，你的手臂肌肉就会逐渐变大增强。在教程的后期阶段，我会安排专门的手臂重量训练，而手臂肌肉锻炼的强度与其他肌肉组的训练强度是一致的。

一共要参加多少次训练？

在整个 12 周教程的 84 天中，我一共参加了 63 次训练，平均每周至少要训练 5 次。但随着时间的推移，每周的训练次数各不相同。比如说，第 1 周时我只参加了 3 次训练，而在这个教程的最后一周，我一共训练了 7 次之多。

一般情况下，每周的训练内容如下：

- 2 次有氧运动
- 2 次负重训练
- 1 次循环训练

一共有多少休息日？

一般而言，每周你至少可以休息两天。在这 12 周的塑身教程中，我一共休息了 21 天。

每次训练的时长是多久？

平均每次训练的时长为 1 小时 20 分钟。当然这只是一个平均值。我的训练时长，短则 20 分钟，长则达到 5 小时（步行训练或皮划艇训练）。我通常在傍晚 6 点开始健身锻炼。当训练安排在早晨时，通常是从 8 点 15 分开始。当然，你可以根据你的作息，合理安排训练时间。

假期训练

当你外出度假时，你仍然需要坚持训练。度假时，你可以享受很多美味的食物，因此更要加倍努力锻炼。我在周末外出度假时，做了很多徒步运动，甚至还找到了就近的健身房，坚持每天早上去锻炼。参照第 3 章关于健康饮食的内容，你会知道当你在外就餐时如何正确地挑选食物。

我还想方设法利用身边一切可能的设施进行锻炼，比如用一把椅子来进行仰姿反屈伸训练，用爬楼梯来模拟爬坡训练。最为重要的是，我到哪儿都尽可能保持运动的状态。我上下楼用爬楼梯代替了搭电梯，甚至在自动扶梯上我都一直在走动前行。除此之外，我上下班各有 30 分钟的步行运动，这些融于生活的健身方式都帮助我减轻了体重。

营养方案、锻炼和休息同样重要

我制定营养方案是为了向你表明，它能够满足你所有的营养需求，能够帮你塑造完美的形体，而不是让你节食或者规定什么能吃、什么不能吃；不是为了控制你食物的摄入量，更不会剥夺你合理摄入碳水化合物和脂肪的需求。

在训练过程中，我关注身体发出的健康信息，了解自己的压力状况和疲劳程度。你也应该像我这样留意身体发出的信号，然后通过调节生活方式改变自身的状态。因此，我在训练初期设置了很多休息日，这样你就可以获得充分的休息和恢复，为接下来的训练做好准备。

无论什么状态都坚持锻炼

当你不想参加训练时，你总能找到借口偷懒；但是当你迫切想要实现自己的塑身目标时，不管什么状态都会坚持锻炼。

设定目标

我总是向我的学员强调目标的重要性。它将会激励你坚持到底，完成整个塑身计划，并将你的体能极限推到你从未想象的高度，最终获得意想不到的健身收获。当你设定目标时应该志向远大，比如能够跑完 10 英里。但在这大目标下还应该设立许多小目标，激励你在正确的轨道上朝着大目标前行。

我的大目标是在 12 周内获得最佳塑身效果，而我的小目标是以良好的状态完成这 12 周内的每次训练。

当你细细品读这本书的时候，你一定迫切地想甩掉赘肉，增肌塑形，达到完美体形。那么就充分利用这本书中的知识指导你实现这个大目标吧。

在感觉糟糕的日子如何坚持训练？

训练中难免遭遇训练受阻、情绪低落的日子。当我感觉心情糟糕的时候，我会憧憬未来完美的塑身成果。我也尽可能找我的朋友搭伙训练，这样我们就能互相鼓励对方。当我和我最好的朋友一起训练时，我们经常会大喊一些年少时在一起玩耍时鼓舞士气的口号“更强，更快，更猛，更多”以及“变大，变好，成为最好”。虽然现在的我们常常以开玩笑的口吻来念这些口号，但它们的确激励我们克服困难，向着目标更刻苦地训练。

延迟性肌肉酸痛

在锻炼后的 24 小时到 72 小时内，通常会出现延迟性肌肉酸痛。它的症状主要为肌肉酸痛、周身不适、全身僵硬、四肢乏力，而这些症状通常会在两到三天内逐渐减弱、消失。虽然确切的原因尚不清楚，但是最新的研究理论认为，延迟性肌肉酸痛是由肌肉纤维受损引起的。延迟性肌肉酸痛在高强度训练和耐力训练后尤为明显。高强度的运动使得肌肉纤维受损，恢复后的肌肉变得更加强壮。

如果你正在忍受延迟性肌肉酸痛，不要担心。当你阅读我的训练日记时，你会发现我也经常遭受延迟性肌肉酸痛的困扰。

下面几个简单的方法，可以帮你缓解延迟性肌肉酸痛：

1. 训练时，在两组动作的间隙做拉伸运动。

2. 当天的训练结束时，做拉伸运动。

3. 如果你正在忍受延迟性肌肉酸痛，每天应至少拉伸相关肌肉 6 到 12 次。

4. 如果你的肌肉实在痛得厉害，就停止训练。休息一天，让肌肉得以恢复。

过度训练

为了防止过度训练，我们以缓慢柔和的方式开始训练教程。你也不想一开始就耗尽体力，这样就不能完成整个 12 周塑身计划。这也是为什么前三周的训练比较简单轻松、随后的训练强度逐渐增大。

当训练强度超过了身体的恢复能力，比如训练强度太大或者训练时间太长而又得不到充分的休息时，就会出现过度训练。如果长时间过度训练，不但不能快速提高训练效果，反而会降低训练效率，甚至损伤身体。

过度训练的征兆：

- 感到筋疲力尽
- 精神不振，不想继续训练
- 肌肉疼痛，还可能出现关节疼痛
- 身体机能下降，出现效率不佳、速度下降、力量不够等情况
- 注意力减退

如何正确对待过度训练

应对过度训练的唯一方法就是停止所有的训练，至少休息三天，直到你感觉精力充沛、身体的酸痛明显减轻。当你休息的时候，记住必须全身心彻底放松。除此之外，你还需要大量补充水分。不过，你可以比平时多摄入一点食物，这有利于肌肉完全恢复，然后你就可以继续训练了。当你重新开始训练的时候，记得第 1 周做一些简单的训练项目，之后慢慢增加训练强度。

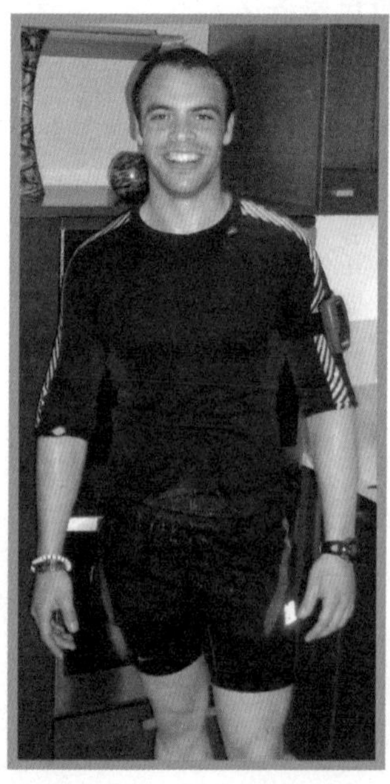

瞧瞧我在雨中跑了 6 英里（约 9.65 千米）后的全身状态。

全面了解自己的身体

2

全面了解自己的身体真的很重要。对你来说很正常的身体状况，对别人来说可能不正常，反之亦然。每个人都会说自己的身体曾经出现一些异常现象，这是你的身体用自己特有的方式向你反馈一些信息。如果你能够解读这些信息，那么你将会变得更健康、生活得更有序。

身体向你发出的信号很微弱，你甚至觉得它们微不足道。比如手指发黄，这可能是长时间吸烟被尼古丁熏黄的；然而，它也可能表明你的肝功能紊乱或者肺部出现问题。对任何事情都不能想当然。

你需要留意类似的细微变化并加以辨别。不要对表象匆忙下结论，在征兆转化为实症前应及时调理和治疗，以免错过最佳治疗时机。你可以参考以下几个方面的知识，及时察觉身体的变化，找到这些变化所反馈的问题，及时调理和治疗。

舌头

通过观看一个人舌头的形状、大小、颜色、质地和舌苔，可以得知这个人的健康状况。如今，有些医生还会通过查看患者的舌头诊疗疾病。这是因为舌头的表面有很多小突起，它们可以像头发那样生长和脱落，所以舌头可以反映我们的健康状况。

健康舌头的标志：

- 大小和形状——大小和形状正常，与身体比例协调
- 颜色——肉粉色或淡红色
- 纹理——光滑，没有裂痕或裂纹
- 舌苔——很薄的一层白色舌苔，湿润地覆盖在整个舌头上

当你尝试通过观察舌头了解自己的健康状况时，一定要仔细观察舌头的形状、大小、颜色、质地和舌苔。当体内某个

部位出现问题或其他原因，都有可能导致舌头发生细微的变化。下面列出了舌头上的各种可能发生的细微变化，供你参考。

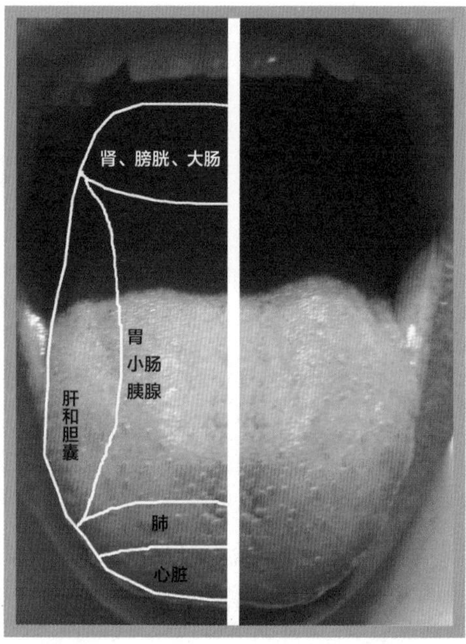

这是我参加男子 12 周塑身和营养教程第一周时拍摄的舌头照片。如果仔细观察，你会发现舌头两边有小红点和齿痕，这些都是营养不良的表现。在这 12 周的训练中，我根据营养方案摄取了健康均衡的饮食，使这些症状都得到改善。

大小和形状

健康的舌头，大小和形状正常，与身体比例协调。

如果舌头偏大且舌体偏红，那么表明舌头上起保护作用的小突起遭到了破坏，比如被牙齿咬到或假牙过度摩擦导致。

如果舌头肿胀，那么表明你可能消化不良。如果是舌头边缘肿胀，表明可能是肝脏负担过重或胆囊出现问题。

颜色

健康舌头的颜色是肉粉色或淡红色。

如果舌头一直发红，那么可能是急性发烧。如果舌头表面还很光滑，表明可能缺乏维生素 B12，或者肠道功能紊乱导致营养吸收不良。

如果舌尖偏红，那么表明你心情抑郁、睡眠不足或压力太大。

如果舌头偏白，那么表明体内可能缺乏维生素 B_{12} 或叶酸这类的营养素，也可能是体内激素分泌失衡。

如果舌头偏紫，那么可能是血液循环不畅、营养不良、缺乏维生素 B 族或其他矿物质。

纹理

健康舌头的纹理光滑，没有裂纹或裂痕。

如果舌苔剥落，那么可能是口干或缺乏维生素 B 族。

舌头有齿痕，通常由舌头肿胀引起，还可能是因为消化不良。

阴囊舌，也叫裂沟舌，即舌头表面有很多纵横交错、深浅不一的沟纹，可能由舌头发炎感染或营养不良造成。

沟槽舌，即舌头伴有沟槽，很可能是遗传问题。有的人生下来就是沟槽舌，只是症状较轻，没能发现。但是随着年龄的增加，症状会越发明显。

舌苔

健康的舌头上会有很薄的一层白色舌苔，湿润地覆盖在整个舌头上。

白色舌苔，表明最近有过发烧，或者饮食缺乏膳食纤维。

黑色舌苔，可能对抗生素过敏或是服用胃药后的不良反应。不注意口腔卫生、过度抽烟、滥用漱口水、感染、消化不良、糖尿病并发症都会导致舌苔发黑。

棕色舌苔和黄色舌苔，可能是由舌头表面附着的细菌和食物残渣、过度吸烟或过量喝咖啡引起的。黄色舌苔通常伴随红色舌尖同时出现。

牙齿和牙龈

我们都希望拥有如珍珠般闪耀的牙齿和健康的牙龈，能尽情地开口大笑，展现灿烂笑容。为此，我建议大家每天早晚各刷牙一次。如果你也有下面提到的牙齿和牙龈方面的问题，一定要找时间去看牙医。

当你尝试通过观察牙齿和牙龈了解自己的健康状况时，一定要仔细全面地检查。某个部位已经出现问题或其他原因，都可能引起牙齿和牙龈发生细微的变化。如果你发现了异常状况，一定要及时咨询牙科医生。

牙齿

牙齿敏感，由牙釉质（为牙齿的外层，用于保护牙齿内部的牙本质）变薄引起，这导致内部牙本质暴露。此外，蛀牙、牙龈萎缩、牙龈发炎、牙齿缺损、补牙和牙齿美白都会导致牙齿敏感。

牙齿移动，这是一种正常的牙齿活动，虽然听上去有些不可思议，但是这种移动确实贯穿我们的一生。它可能由快要脱落的牙齿、牙齿创伤、晚期牙龈疾病引起。如果你不小心掉了一颗牙，那么其两侧的牙齿会慢慢移动，以填补这个空隙。

牙齿变色，这表明你的饮食习惯不好，还可能是因大量喝咖啡、饮用软饮料、过度抽烟、不注意口腔卫生、口腔疾病、滥用药物、牙齿创伤、提前衰老或使用了不合适的牙膏引起的。

牙龈

牙龈疼痛，这可能是由牙龈损伤、牙科疾病、蛀牙、坏血病、体内缺乏维生素B族、缺铁、白塞氏综合征或莱特尔综合征引起的。

牙龈肿胀，这可能由牙龈感染、念珠菌感染、口腔真菌感染、牙龈疾病、牙龈炎、不合适的假牙、对牙膏或漱口水过敏引起。牙龈肿胀也可能是营养不良的表现。

牙龈出血，这可能是由牙龈损伤、牙龈疾病、口腔溃疡、免疫系统问题、怀孕导致体内激素变化、用药、缺乏维生素 C 或者缺乏维生素 K 引起的。

嘴唇

嘴唇干裂可能是外部因素例如天气寒冷造成的，也可能是身体脱水或营养缺乏的表现。

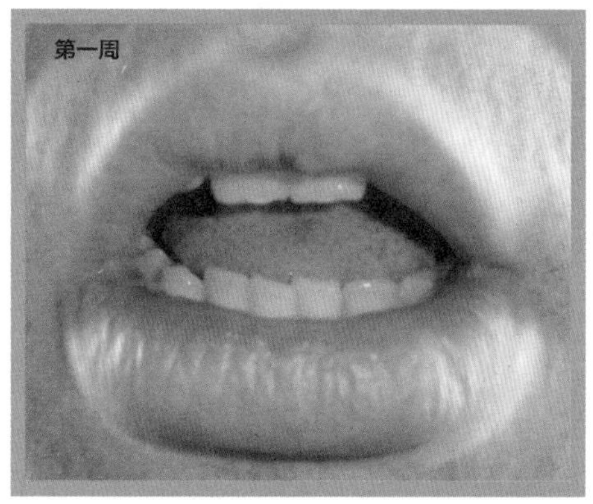

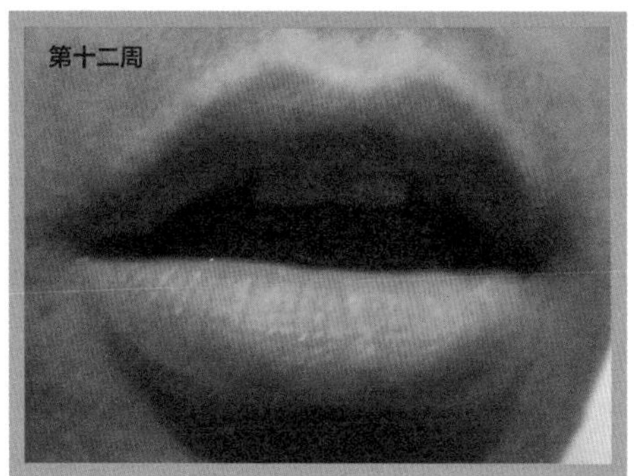

这是我的唇部照片。你会发现第一周时，我的嘴唇干燥，还有轻微的开裂。但是到第十二周时，经过合理饮食的长期调整，加之润唇膏滋润，我的嘴唇就变得柔软光滑了。

眼睛

眼睛是心灵的窗户。通过眼睛可以觉察你的心情和感受，也可以大致了解你的健康状况。作为人体器官，眼睛为我们检测一些疾病的早期症状提供了大量信息。当你生病就医的时候，医生也会通过检查眼睛诊疗疾病。

眼睛由超过 200 万个部件构成，是我们身体中仅次于大脑的又一个非常复杂的器

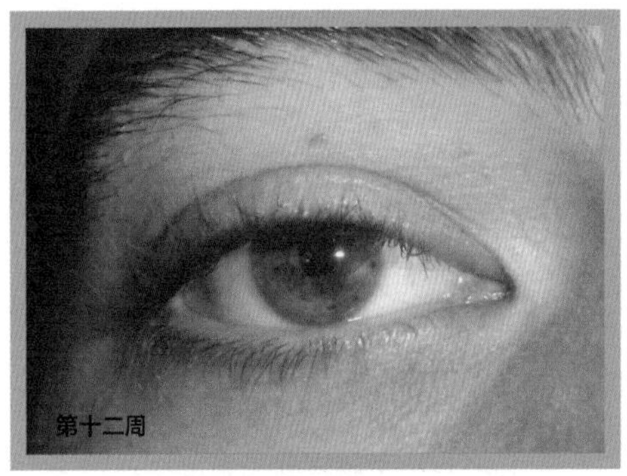

官。除了能够反映我们的心情和感受，眼睛还可以为我们提供非常实用的信息。

眼睛发红或充血，这可能是因眼睛里的毛细血管扩张或者发炎引起的，还可能是由眼睛疲劳、身体疲乏、感冒、过敏、眼红斑痤疮、缺乏维生素 B_2、缺乏维生素 B_6 或缺乏某种必需氨基酸引起的。

如果你在眼睛充血的同时还存在下述任何一种症状，那么请立即就医。这些症状有：剧烈头痛、视力模糊、精神错乱、恶心、呕吐或者在灯光外围看到光晕。这都可能是急性青光眼的前兆。青光眼急性发作会使眼压突然升高，导致视力部分丧失甚至失明。

眼白变黄，如果你的眼白变黄，那么表明你的肝脏可能出了问题，例如黄疸、胆囊问题、吉尔伯特式综合征、镰状细胞性贫血、胰腺癌或黄热病。

眼睛干涩，通常是因眼睛不能分泌足够多的泪水保持眼睛湿润而造成的。这种现象在女性朋友中居多，尤其是绝经后的女性，这是因为她们体内分泌的雌激素变少，导致眼睛不能分泌充足的泪水。

眼睛干涩也可能是环境因素造成的，例如大风天气、空气干燥、环境闷热或者长期身处空调环境中。下列情况也会引发眼睛干涩：甲状腺激素分泌不足、长时间佩戴隐形眼镜、缺乏 ω-3（omega-3）、缺乏 ω-6（omega-6），还可能是服用药物后的不良反应。

眼睛老是流泪，可能跟过敏有关，也可能是缺乏维生素 B_2 或因眼红斑痤疮引起的。

眼袋，即下眼皮浮肿的袋状部位，通常是因眼周皮肤老化失去弹性而导致的。下面几种情况会导致眼袋的出现，分别为抑郁症、失眠、睡眠不足、哭泣、摄入过量的盐分、甲状腺激素分泌不足、体液滞留、肾脏出现问题或者服用药物后的不良反应。

黑眼圈，这可能是由睡眠不足、消化不良、肝功能问题、湿疹或过敏引起。

眼珠突出，这可能是因甲状腺激素分泌过剩造成的。如果你发现类似症状，请务必就医。

角膜黄色斑块，如果你发现角膜上有小黄斑，不要担心，它们很可能是老年斑，也就是结膜黄斑。

眼珠上有斑点，眼白上红色的斑点通常是破裂的毛细血管。它们通常因打喷嚏和咳嗽用力过度、高血压或眼部受伤引起。

指甲

其实，手指甲和脚趾甲也算身体皮肤的一部分。它们能够反映身体健康和营养水平。指甲由角蛋白这种蛋白质组成，角蛋白的水分含量比皮肤的水分含量低，所以它们足够坚硬，可以保护手指和脚趾。

手指甲完全长出来需要大约 4 个月，而脚趾甲则需要至少 6 个月。如果你指甲的生长周期比这个平均时间长，很可能是因为真菌感染或者营养不良，比如缺铁。

健康的指甲有以下特征：

- **质地**——表面光滑、没有横纹或竖纹、厚薄适中、不易折断
- **形状**——外形规则，指甲边缘整齐，不向上或向下卷曲
- **甲床的颜色**——淡粉红色
- **指甲的颜色**——白色

当你尝试通过观察指甲了解自己的健康状况时，一定要仔细观察指甲的质地、形状和甲床的颜色。

质地

健康的指甲表面光滑、没有横纹或竖纹、厚薄适中、不易折断。

如果指甲出现横纹，即从指甲的一侧贯穿到另一侧的突起，那么你可能存在甲状腺问题、压力过大、缺乏维生素B族，或者指甲曾经受伤导致指甲生长受阻。

如果指甲出现竖纹，即从指甲着床处贯穿到指甲末端的突起，那么你可能营养不良、缺铁或者肾脏出现了问题。

凹点性指甲，是常见的自身免疫性疾病。它可能是由缺乏维生素C、银屑病、缺乏某种蛋白质引起的。

指甲偏厚，这可能是由血液循环不畅、指甲受伤、真菌感染、饮食习惯不佳或者糖尿病引起的。

如果指甲表面粗糙，那么表明可能有皮肤方面的问题，比如牛皮癣或湿疹。

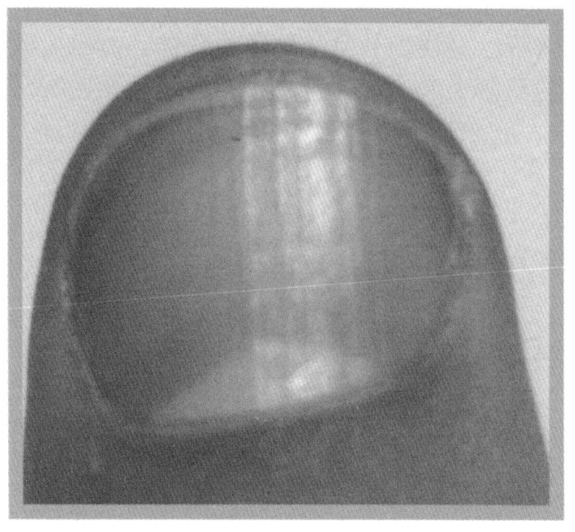

现在看一下我在第一周时拍摄的拇指指甲的照片，你会发现我的指甲上有很多竖纹，在指甲的顶端还有横纹。这些都是我营养不良的表现。

指甲容易弯曲或折断，这通常是由使用了伤手的刺激性清洁产品造成的，还有可能是由甲状腺疾病、缺铁、缺乏维生素A或者缺钙引起的。

形状

健康的指甲外形规则，指甲边缘整齐，不向上或向下卷曲。

如果指甲像勺子一样向上弯曲，那么可能是营养不良、缺铁或者缺乏维生素B_{12}。

如果指甲向下弯曲，即杵状指，那么可能是肠道疾病、肝脏疾病或者体内缺氧的表现。杵状指一旦出现，通常不可逆。

甲床的颜色

健康指甲的甲床是淡粉红色。

如果甲床是蓝色，那么可能存在肺部疾病。

如果甲床是黄色，那么表明你过度抽烟或者患有黄疸，还可能是得了黄指甲综合征这种罕见的疾病。

如果甲床是白色，那么你可能贫血。

如果甲床出现白色斑点，那么很可能是指甲与甲床分离引起的，还可能是指甲疣、缺锌、缺钙或者是由影响到皮肤、肺部和其他器官的身体系统疾病造成的。

头发和头皮

与身体的其他部位相比，头发能够更准确地反映整体的健康状况。可以说我们浓密丰盈的头发就是整体健康状况的晴雨表。头发的生长状况是人体营养状况的真实写照，营养越充足，头发越闪耀、美丽。

头发由角蛋白和矿物质构成，它们存在于头发的整个生长周期中。头发的生长周期依次为生长期、休止期和脱落期，之后周而复始。

我们要从生长状况、发质和发量这三个方面观察自己的头发，然后评估自己的身体是否营养充足。

当你尝试通过观察头发了解自己的健康状况时，一定要仔细观察头发的生长状况、发质和发量。

生长状况

头发干燥，这可能是因为环境太差、水质太硬、饮食习惯不佳、护发产品使用不当引起的。

头皮屑，头皮屑不会传染，通常也不是很严重的问题。如果头皮屑过多，并且伴随瘙痒难耐、全身出现片状皮屑脱离的情况，这很可能是湿疹。

头皮屑可能是由真菌（马拉色菌）引起的，也可能由体内激素分泌失衡、压力太大、神经障碍、洗头次数过多造成，还可能由牛皮癣这类的皮肤病、皮肤感染或者因护发产品使用不当所引起。

头发干枯分叉可能由环境造成，也可能是由饮食习惯不佳、缺乏某种蛋白质、缺乏某种必需脂肪酸或者缺碘造成的，还可能是由甲状腺疾病、更年期、过度洗发吹发、使用了漂白和染色产品、怀孕或者护发产品使用不当引起。

发量

通常，头发的疏密程度由基因决定。一般情况下，随着人体的衰老，发量会减少。不过，如果营养不良、缺铁或者可能存在某种甲状腺疾病，那么发量也会受到不同程度的影响。

发质

干性发质可能是由营养不良、环境干燥引起的，当体内缺乏某种蛋白质、缺乏某种必需脂肪酸、患有甲状腺疾病、处于更年期、过度洗发吹发、使用漂白和染色产品、缺碘、怀孕或者护发产品使用不当，也会造成发质变干。

油性发质是皮脂过剩的表现。通常，皮脂腺会分泌一种蜡状物质，能使头发柔顺、有弹性，还能防水。一般情况下，纤细的头发更容易油腻，这可能是因头皮拥有更多的皮脂腺造成的。油性发质也可因遗传、洗护产品使用不当或未定期洗头造成。

皮肤

通过查看一个人的皮肤状况，我们可以评估这个人的健康状况。当某个人虚弱、疲劳或者生病的时候，我们很容易就发现他气色不好。这也就是为什么所有的面霜和精华都打着可以抗衰老、去倦容、让皮肤焕然一新的幌子，在全球大量生产和热卖。其实，良好的生活习惯和健康均衡的饮食才是让皮肤永葆青春的最佳配方。

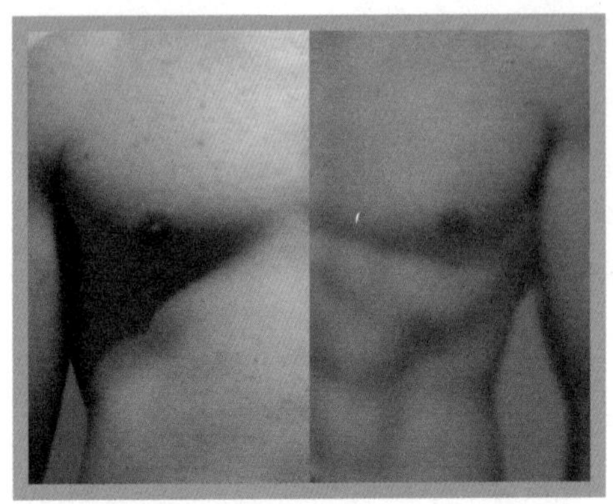

请仔细观察这两张照片，你会发现在左侧照片中，我的胸部长出大量的皮疹和痘痘；而在右侧照片中，我的皮肤焕然一新，同时肌肉的线条也更加明显。

皮肤可以为我们抵御外部环境的侵袭，能够形成独特的屏障以对抗感染，还有助于排泄体内的废物和毒素。此外，皮肤还能调节并维持体液和矿物质的健康平衡。当然，皮肤也是我们触觉的感觉接受器。皮肤是我们身体上最大的器官，它覆盖了除眼睛和牙齿以外的所有身体部位。

当你尝试通过观察皮肤了解自己的健康状况时，一定要仔细观察下面提到的几个方面。

肤色

苍白，可能是贫血或缺铁。

偏蓝，可能是由血液缺氧、环境温度太低、肺部疾病或者心脏疾病引起的。

偏黄，可能是黄疸，或者食用了大量的胡萝卜等食物，导致体内 β－胡萝卜素过剩；也有可能是维生素 A 过剩。

偏灰，可能是因为吸烟、肝功能减退、心血管疾病或者感觉不适造成的。

偏红，可能由红斑痤疮、过度劳累、炎症或者烧伤引起。红斑痤疮在早期阶段可能会引起潮红或发红，如果治疗不及时，那么可能会永久泛红。此种皮肤病由小丘疹以及皮下毛细血管扩张形成，在面部和身体均可发生，还可能引起瘙痒和烧灼感。

肤质

皮肤有暗斑，可能由糖尿病、胰岛素分泌不足、激素分泌失衡或者肾上腺方面的问题引起。

鳞屑疹，可能由牛皮癣、感染或者精神压力过大引起。

如果在皮肤表面或皮下偶尔出现斑点或小肿块，不用担心，它们多半没有危害。不过，也有例外。一旦你发现这些斑点或肿块的大小和形状发生了变化，就要马上去看医生。越早发现癌前细胞或者癌细胞越有利于治疗。因此，你一定要关注自己身体上的任何改变。

面部皮肤

与身体的皮肤一样，面部也有油性皮肤和干性皮肤之分。当你尝试通过观察面部皮肤了解自己的健康状况时，一定要仔细观察下面所列的几个方面。

面色

脸颊红润，这可能是热潮红，也可能是因过度劳累、红斑痤疮、晒伤、自身免疫性疾病造成。

暗斑，这可能是由怀孕引起的，也可能是因为晒伤、服用药物或者避孕药的不良反应，还可能是雌激素分泌过旺。

肤质

油性皮肤。如果皮脂腺分泌了过量的蜡状物质，那么就会形成油性皮肤。如果你是油性皮肤，那么你很可能是因为压力过大、怀孕、体内激素失衡、服用药物后的不良反应或者是遗传基因决定的；还有可能是饮食习惯不佳，即摄取了过量的盐分、过量的糖和过量的饱和脂肪酸。此外，化妆品使用不当、缺乏维生素 B_2 也可能导致油性皮肤爆痘状况。不过，拥有油性肤质也有一点好处：与其他皮肤类型相比，油性皮肤的衰老速度较慢。

我在这里强调一下干性皮肤和缺水性皮肤的区别。

第一周

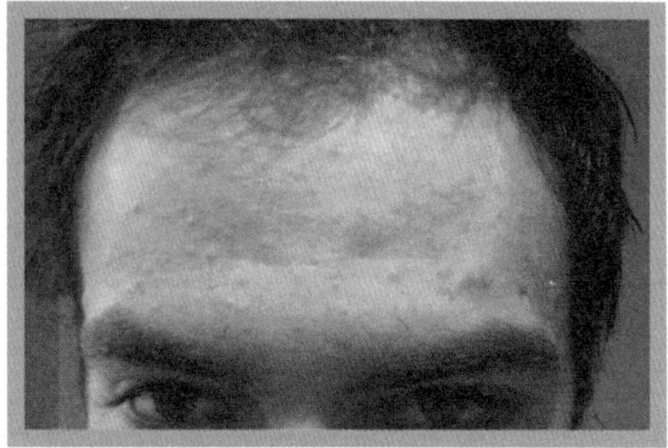

第十二周

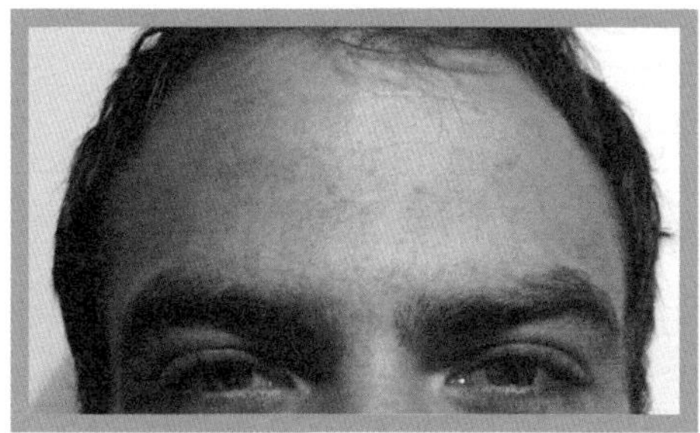

这是我参加 12 周塑身和营养教程前后的照片。通过对比照片，你会发现我的油性皮肤明显得到改善。我会在这 12 周的教程中指导你如何通过合理的饮食、搭配合适的护肤品及正确的护肤流程，来改善肌肤的状态。

干性皮肤，是因为缺乏调节肌肤、维持肌肤弹性的水分和油脂。如果你的脸从不出油、从不长痘，那么你很可能就是干性皮肤。干性皮肤可能是由基因决定的，你也可能缺乏必需脂肪酸，如 ω-3（omega-3）、ω-6（omega-6）、ω-9（omega-9），还有可能是缺乏维生素 A 或维生素 B。此外，激素分泌失衡、湿疹这类的皮肤病，以及环境因素或者化妆品使用不当，也会导致干性皮肤的出现。

缺水性皮肤，是因为皮肤细胞内的水分不足。如果你的下巴、鼻子和眉毛周围的毛孔粗大，脸上容易长斑，皮肤很干甚至脱皮，那么你很可能就是缺水性皮肤。缺水性皮肤可能是由身体缺水引起的，也可能是类似湿疹这样的皮肤病、化妆品使用不当或者环境因素造成的。

混合性皮肤，这种皮肤最明显的特征是脸上有些部位出油，而其他部位却很干甚至脱皮。这些出油的部位通常被称为“T 形区”，即前额、鼻子、脸颊和下巴。这些部位分泌的油脂比脸上其他部位分泌的油脂多。如果你是混合性皮肤，那么一定要谨慎挑选化妆品，否则会使皮肤问题恶化。

敏感性皮肤，这种皮肤的表层很薄、很脆弱，对冷热的刺激比较敏感，容易受外界因素的影响，比如容易被晒伤或者受风沙和寒冷天气影响。敏感性皮肤通常干燥脆弱，并且容易过敏。如果你是敏感性皮肤，那么一定要谨慎挑选化妆品，不合适的化妆品会刺激皮肤，让皮肤变得更加敏感。

护肤流程

想要维持肌肤年轻、健康、柔滑、细嫩，需要付出很多努力。维持健康的饮食习惯、坚持充足的锻炼、补充足够的水分、避免太阳晒伤和保持较低的压力状态，这些都有益于肌肤健康。当然，每天都按照护肤流程保养皮肤也是必不可少的。只要你每天都能坚持，久而久之你的肌肤也会焕然一新。护肤流程主要有清洁、爽肤和保湿三个步骤。

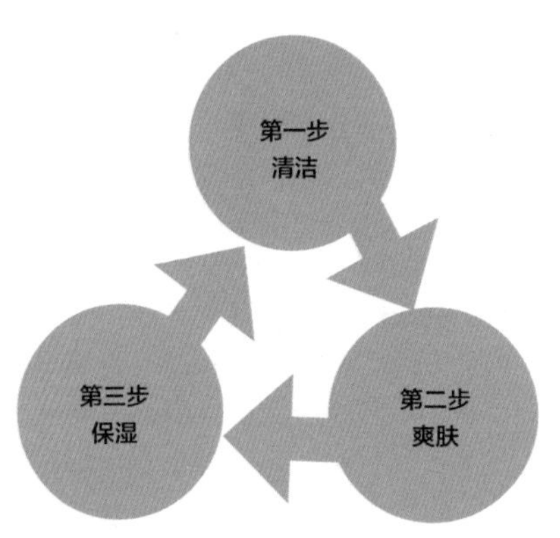

护肤三部曲

第一步 清洁

整整一天，你的皮肤都暴露在外面，空气中的废气、灰尘、细菌、尾气等物质附着在你的脸上，堵塞了你的毛孔。当然，脸上还有自然脱落的皮肤死细胞、汗液，甚至包括代谢产生的含有毒素的汗液和过量的皮脂。

一天下来，这些污垢都堆积在你的皮肤表面，亟待清洁。当你在洁面时，你就是在去除这一层堆积的污垢。你可以使用油性磨砂洗面奶，它不仅能够清理粘附在皮肤表面的物质，还能清洁皮肤表层的死皮。

第二步 爽肤

爽肤的环节非常简单，却常常被人忽视。从根本上来说，这是维持肌肤平衡、补充肌肤所需的营养物质和水分的重要环节。此外，爽肤水还能带走清洁环节残存的污垢。如果你习惯使用油性洗面奶，那么你最好使用爽肤水，这将帮助平衡皮肤的酸碱值、收缩毛孔，更高效地吸收面霜内的油性成分。

第三步 保湿

作为护肤流程最重要的环节，保湿会让你的肌肤柔滑细嫩、富有弹性、轻盈润滑。以皮具保养为例，如果你为皮具抹油，就能防止皮质干裂、起皱。同样，为肌肤注入营养物质可以使肌肤远离干燥、皱纹和衰老。对于干性皮肤，清洁环节可以带走多余的油脂，而对于油性皮肤，清洁环节会刺激皮肤产生更多的油脂，从而导致油脂过剩。因此，油性皮肤更需要借助保湿产品维持肌肤的水油平衡。

当然，保湿产品不单单只有油一种成分，鉴于保湿产品的功效是直接渗入肌底，所以应该选用蕴含丰富营养成分、品质上乘的产品，这样皮肤表层才能获取足够的营养物质。我建议选择好一些的护肤品，因为价格低廉的护肤品通常所含的营养物质较少、品质较差，它们不仅效果不佳，而且长期使用还会对肌肤产生副作用。

照顾好自己

你或许会想，如果我把上面的几个方面结合起来，那么会获得怎样的塑身效果呢？

你可能也注意到，营养不良，缺乏维生素和矿物质，会直接影响到你的身体健康。这时，你需要改变现有的饮食方式，选择富含维生素和矿物质的食物，这样你的身体状况会慢慢好转。

当然，你也可以通过顺势疗法、膳食补充剂和整体疗法等方式改善自身的健康状况。请记住，无论你现在有何种疾病担忧和困扰，你都可以寻求医生的帮助。对于医生来说，疾病无大小之分，他们一定会帮助你。

掌握健康常识

当我们谈及健康常识时，我们所探讨的是在每天的日常生活中应该如何正确处理压力、克服疲劳，并最大限度地挖掘自身潜能的方式。正是这些方式改变了我们看待生活的角度，从而使我们成为独特的个体。如果我们能够掌握这些健康常识，那么我们就能够展现出最佳的健康状态。

压力

当承受现实存在或假想中的压力时，我们都会感觉情绪压力。压力虽然有一定的危害，但是在某种程度上它可以激励我们、完善自身、提高效率。然而，压力太大却会让我们变得闷闷不乐、郁郁寡欢。因此，一定要密切关注自身的感受和他人的状态。

促使压力产生的原因非常宽泛，并且不可预知。工作中，面临严苛的期限要求；家庭中，失去亲密的爱人；情感中，各种人际关系的困扰，还有种种财务压力或疾病困扰。这些都是压力产生的普遍原因。当出现上述一种或者几种状况时，你会感到焦虑不安，压力重重，进而导致身体、情绪甚至精神方面出现问题。人们面对压力的反应不尽相同，有些人的抗压能力较强。当我们面临精神压力和身体压力时，我们的身体会分泌皮质醇和肾上腺素这类激素，以调节身体内部的反应。

例如，当我们身处危险或意外状况时，体内会分泌肾上腺素来应对类似的突发状况。在急性应激下，它会调动起一种本能的生理反应机制，称为“或战或逃”的生理反应。然而有趣的是，当面对既不能逃跑又无法战斗的情况时，比如你身处拥挤的地铁站这样的场景时，身体就不会释放此类化学物质。如果此类化学物质未能被消耗而堆积在体内，那么你就会感觉到血压升高、心率加速、大量出汗这样的身体反应。

压力过大会引发很多健康问题。下面列出的症状并不是用来故意吓唬你的，只是直观地向你强调了控制和减少情绪压力的重要性。

- 心脏疾病
- 肌肉紧张
- 身体疼痛
- 食欲不佳
- 抑郁症
- 体重暴增、体重骤减、肥胖症状
- 消化不良
- 失眠
- 自身免疫性疾病
- 免疫力低下引起多发感冒、精神萎靡等等
- 胆固醇偏高
- 皮肤问题

压力导致的不良反应

通过下面罗列的信息，你会发现压力从许多方面影响着我们的健康。

- **生理上**，长时间保持一种姿势或者过度紧张会引发肢体僵硬。
- **精神上**，出现愤怒、恐惧和憎恨情绪，所有这些情绪都可以从身体姿势上反映出来。
- **行为上**，习惯性行为失衡。
- **身体结构上**，为了应对面临的压力，身体姿势发生相应的改变。

依照下面的几个步骤，可以帮助你控制和调节自身的压力。

第一步 自我调节

压力受到很多因素的影响，因此我们无法左右，但是我们可以通过专业的知识和自我能力调节面临压力时的反应。当你感到压力重重时，可以寻求专业的帮助和意见。一

定要对自己有信心，相信自己能够掌握自我调节压力的主动权。

第二步 向亲友求助

当你感到压力很大时，你可以向亲友求助、征求意见。你可以试着向亲友倾诉自己的困扰，这样你会得到他们的理解和支持，还能缓解生活中的压力、让你不再感到脆弱，从而使你能够积极地面对压力。通过这种方法，可以有效调节自身的压力。

第三步 乐观的态度

尝试更加乐观地看待压力。这样可以有效地进行自我情绪的管理，恢复心态平衡，你整个人也会变得更平静、更放松。

第四步 总结经验

回忆曾经遇到的压力，总结自己应对压力的方法。这样，当再次遇到类似的情形时就不会感到困顿甚至手足无措，就可以用以前的经验应对。

记录压力水平

在 12 周塑身和营养教程里，我使用主观体力感觉评定（RPE）量表区分压力的等级。从图表中你可以看出，在教程刚开始时我的压力很大，但是随着合理的锻炼、有效调节自身的感受、改变现有的生活方式和选择健康的饮食，我的压力等级逐渐降低。后面的图表中就显示了我在 12 周教程中压力以及疲劳等级的变化。

主观体力感觉评定（RPE）量表

主观体力感觉评定（RPE）量表是一种简单的衡量方法，用于体现个体的压力等级。最初的量表是古纳·博格（Gunnar Borg）创立的，他把压力分为 6—20 区间段。但是现在许多健康从业人员使用美国运动医学会修订后的 0—10 区间段。主观体力感觉评定（RPE）量表适用于所有情况。下面为你列出 0—10 区间段分别代表的压力等级。

0 没有任何压力
1 压力特别小
2 压力非常小
3 压力很小
4 轻度压力
5 中度压力
6 压力比较大
7 压力很大
8 压力非常大
9 压力特别大
10 压力严重影响生活

能量水平

众所周知，一切生命活动都离不开能量。在忙碌或者有压力的时候，我们通常感到疲倦、浑身乏力，这是因为抵抗疲劳和缓解压力会消耗很多能量。你知道吗？这种疲乏的状态通常是由不良的生活方式导致的。你可以通过改变生活方式，有效调节压力、缓解疲劳、增强体能。

情绪和身体状况受饮食习惯、睡眠质量、精神状态等很多因素的影响，这些因素同样影响着我们的能量水平。遵从下面几种方法，你可以获得足够多的能量。

- 合理锻炼
- 补充足够多的水分
- 饮食均衡
- 睡眠充足
- 有效调节自身的压力
- 合理控制自己的情绪

记录疲劳等级

在 12 周塑身和营养教程中，我们使用主观体力感觉评定（RPE）量表区分压力等级。下面是我根据压力等级改编的疲劳等级。

0 特别轻松
1 非常轻松
2 很轻松
3 轻松

4 有点吃力
5 吃力
6 很吃力
7 非常吃力
8 特别吃力
9 极其吃力
10 筋疲力尽

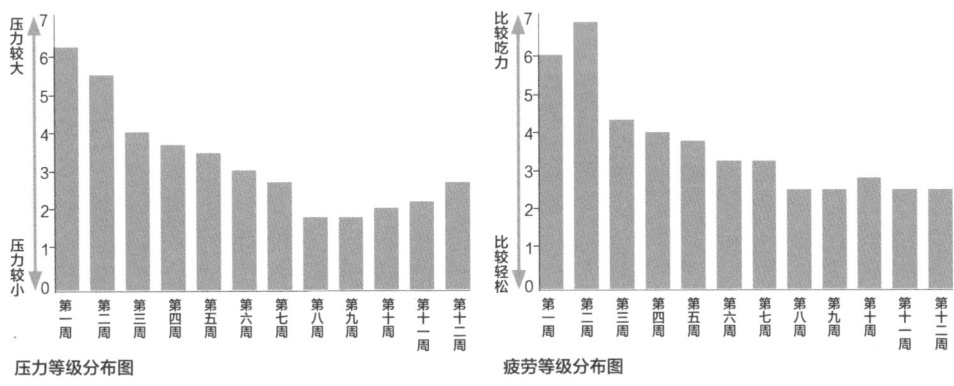

压力等级分布图　　**疲劳等级分布图**

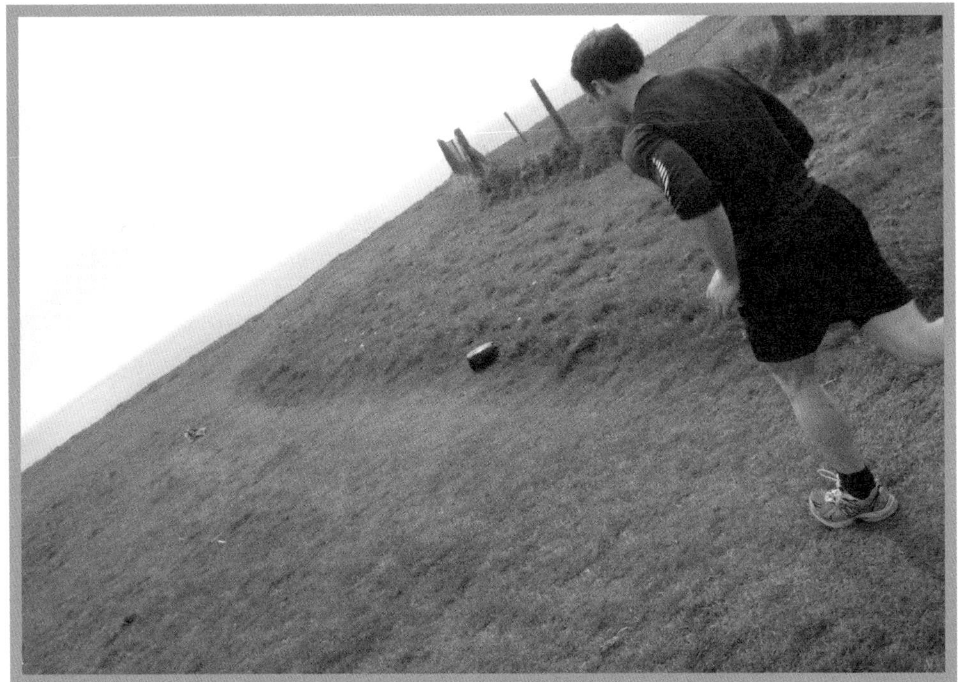

这张照片是我在第四周进行折返跑测试时拍摄的。虽然我个人不太喜欢这类测试，因为这会让我的压力感倍增，但为了检验自己真实的训练水平，必须坚持完成测试。

正如你在图表中看到的，在最初的几周，我的疲劳等级非常高；但是随着合理的锻炼、有效调节自身的感受、改变现有的生活方式和选择健康的饮食，我的疲劳等级逐渐降低。虽然每次训练后我都很疲惫，但是通过接下来将要介绍的方法，调节自身的状况，结果我的抗疲劳能力越来越强。

睡眠

睡眠与吃饭、喝水同样重要。这就是为什么我们生命中三分之一的时间都是在睡眠中度过的。通过夜晚的睡眠，我们的身体可以从一天的劳碌中恢复过来。此外，睡眠可以帮我们维持正常的语言能力、记忆能力、创新能力和敏捷灵活的思维能力。

当我们感到疲惫时，我们通常会烦躁不安和心不在焉。当我们被剥夺睡眠后，哪怕是芝麻绿豆般的小事也会使我们倍感压力。大部分成年人每天需要睡 8 小时才能从前一天的劳动中恢复过来，有些人甚至需要睡得更多。但是也有例外，像拿破仑（Napoleon）、弗洛伦斯·南丁格尔（Florence Nightingale）和玛格丽特·撒切尔（Margaret Thatcher），他们每天只睡 4 小时。

睡眠受到激素的影响，该激素活跃于大脑中，并对身体和环境做出反应。睡眠过程中，体内的生长激素刺激机体分泌蛋白质，用于完成细胞分化和细胞修复。剥夺睡眠会破坏这个过程，从而影响自身的免疫系统。

睡眠分为四个阶段，90~110 分钟为一个阶段。根据眼部运动，睡眠可分为快速眼动睡眠和非快速眼动睡眠。非快速眼动睡眠阶段占整个睡眠过程的 80%。

在非快速眼动睡眠阶段，呼吸变慢、心跳减速、血压降低。下面是非快速眼动睡眠的四个阶段。

第一阶段 逐渐入睡

第二阶段 半睡半醒的状态，呼吸变慢、心跳减速

第三阶段 呼吸和心跳变得更加缓慢

第四阶段 进入快速眼动睡眠阶段，即第五阶段。

我每晚的平均睡眠时间是 6 小时 36 分钟，而我的训练女搭档每晚的平均睡眠时间是 7 小时 5 分钟。

水分

水是一切生命活动的载体，人体的水分至少占身体总重量的三分之二。由于身高、体重和肌肉的不同，每个人体内的水分含量稍有区别。肌肉中水分的含量是 75%，脂肪中水分的含量是 14%，血液中水分的含量为 82%，而肺部的水分含量为 90%。你一定想不到，大脑中的水分含量竟然高达 95%。如果体内的水分下降两个百分点，就可能导致身体脱水。如果长时间不喝水，那么人很快就会脱水而死。

水是人体最重要的营养物质。它帮助体内细胞、组织和器官平稳、高效、有效地运行。水分可以维持体温恒定、预防便秘、缓冲关节摩擦、保护体内器官，从而维持身体的正常运转。当你生病的时候，医生都会嘱咐你多喝水，特别是当你因为发烧、腹泻和呕吐而大量失水时，更要及时补充足够的水分。

每天我们都需要补充大量的水分。如果体内水分充足，那么我们的身体会更加健康。

水分如此重要，原因如下：

- 有助于抵抗疲劳
- 提高耐力、维持体力
- 有效促进身体排毒
- 有助于消化
- 调节新陈代谢
- 用作润滑剂
- 用于形成唾液
- 用于形成关节保护液
- 当身处忽冷忽热的环境时，通过排汗调节体温
- 有助于排出身体代谢的产物

如果你总是口渴了才喝水，那么你很有可能已经处于脱水状态。脱水会导致短时间记忆模糊、精力不集中、基本认知能力出现问题。此时此刻，你有没有感到很难集中精力读这本书？如果是，那么站起来喝杯水，然后接着读。

如今，瓶装水的出现让水更易于携带，所以在包里放一小瓶饮用水是非常明智的选择。你知道吗？其实牛奶和果汁的 90% 是水分。一些食物的含水量也很高，比如水果、蔬菜、酸奶和汤汁。经常吃这些食物可以帮你摄入足够多的水分，还能为你补充身体所需的各种维生素和矿物质。

你知道怎么区分口渴和饥饿吗？我们的身体通常会混淆口渴和饥饿。如果你饿了，却还没到吃饭的时间，那么就喝点水，这会为你补充水分，还能缓解饥饿感。

我们到底该喝多少水呢？建议每天喝水 1.5 升到 3 升。在 12 周塑身和营养训练中，我平均每天喝水 1.5 升，也就是 8 杯水。当然，这不包括我喝掉的果汁、茶水和饭菜中的汤汁。如果你不喜欢喝白开水，那么就泡点花茶或者切一片柠檬，这会让口感好很多。

体姿

良好的体姿对我们的健康至关重要，但是很少有人意识到这一点。在理想体姿的情况下，身体骨骼无歪斜，体态良好，无论是站、躺、走、坐等姿势，我们都能用最少的体力支撑韧带协助身体活动。良好的体姿能使骨骼和关节处在最佳位置，肌肉也能以更有效的方式活动，从而减少了体能消耗，有效地避免疲劳。良好的体姿会带来健康的体态，帮你矫正驼背，使你看起来更加伟岸挺拔。

分析自己的体姿

体姿可以反映你的健康状况。通过分析体姿，你会发现哪个部位承受的压力最大，而压力过大可能会导致背部疼痛。

怎么判断自己的体姿是否标准？方法很简单，你只需站在铅垂线旁边，然后查看是否有身体部位偏离铅垂线。通过这个方法，你就可以确定自己有哪些体姿问题，帮助你明确哪些部位需要加强锻炼。做侧面体姿测量的前提是，假定身体前后两部分的重量相等。

在 12 周的训练过程中，你可以每隔一段时间就让亲友帮你从正面和侧面拍下自己的体姿照片。通过对比照片，你会发现自己的体姿越来越标准。虽然这种方法不如医院的体检精确，但是胜在足够简单，在家里就能完成。不过，要提前找朋友或家人帮你拍照。

测量前的准备工作

测量体姿前需要准备的材料：

- 平整的墙面
- 彩色铅垂线（在网店和实体店都能买到）
- 挂钩
- 软尺
- 相机

第一步：在家里找到一面平整的墙，把挂钩粘到这面墙上方的天花板上，之后把铅垂线系到挂钩上。

第二步：光脚站在墙壁前面，让铅垂线经过自己脚踝的前部，即脚弓的最高点。

第三步：测量墙壁和脚之间的距离以及两脚之间的距离。这样，等到下个月再测量的时候，你就可以用相同的姿势站立。这样测量出来的结果会更精确，更具有可比性。

第四步：仔细观察拍摄的照片，运用下面将要讲述的内容客观地进行分析、比较，判断自己的体姿是否标准。如果发现自己的体姿有问题，那么你可以通过表格里列明的矫正训练进行自我矫正。

标准的体姿

什么样的体姿是标准的呢？答案是在放松站立的情况下，所有的肌肉协作良好，没有延长无力或者短缩紧张的肌肉。

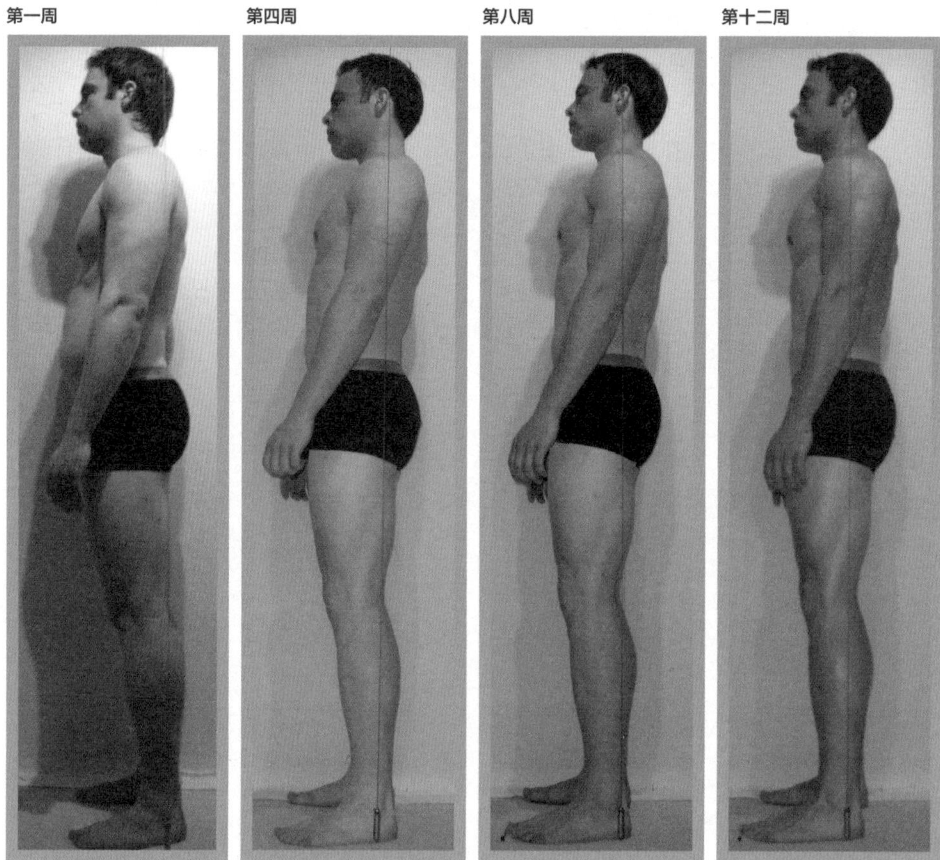

通过对比图片，你会发现随着时间的推移，我的体姿越来越标准。通过合理的训练教程、拉伸运动，搭配良好的饮食，再辅以适时的肌肉按摩，12 周的塑身及营养教程真的可以改善和纠正你的体姿，效果非常惊人。

在标准站立情况下，铅垂线应该经过下列部位：

- 头部：耳朵后方。
- 颈部：颈部比铅垂线稍微靠前，轻微倾斜。
- 胸部：胸部应该自后向前轻微弯曲，铅垂线应该经过肩关节的中间位置。
- 腰椎：腰部应该自然向前弯曲。
- 臀部：臀部的前后应该在同一直线上。
- 髋关节：经过臀部中心位置的稍后侧。
- 膝关节：膝关节比铅垂线稍靠前。注意，膝盖不能弯曲或绷直。
- 踝关节：铅垂线经过脚踝的前部，大约经过脚背弓起的最高点。
- 脚部。

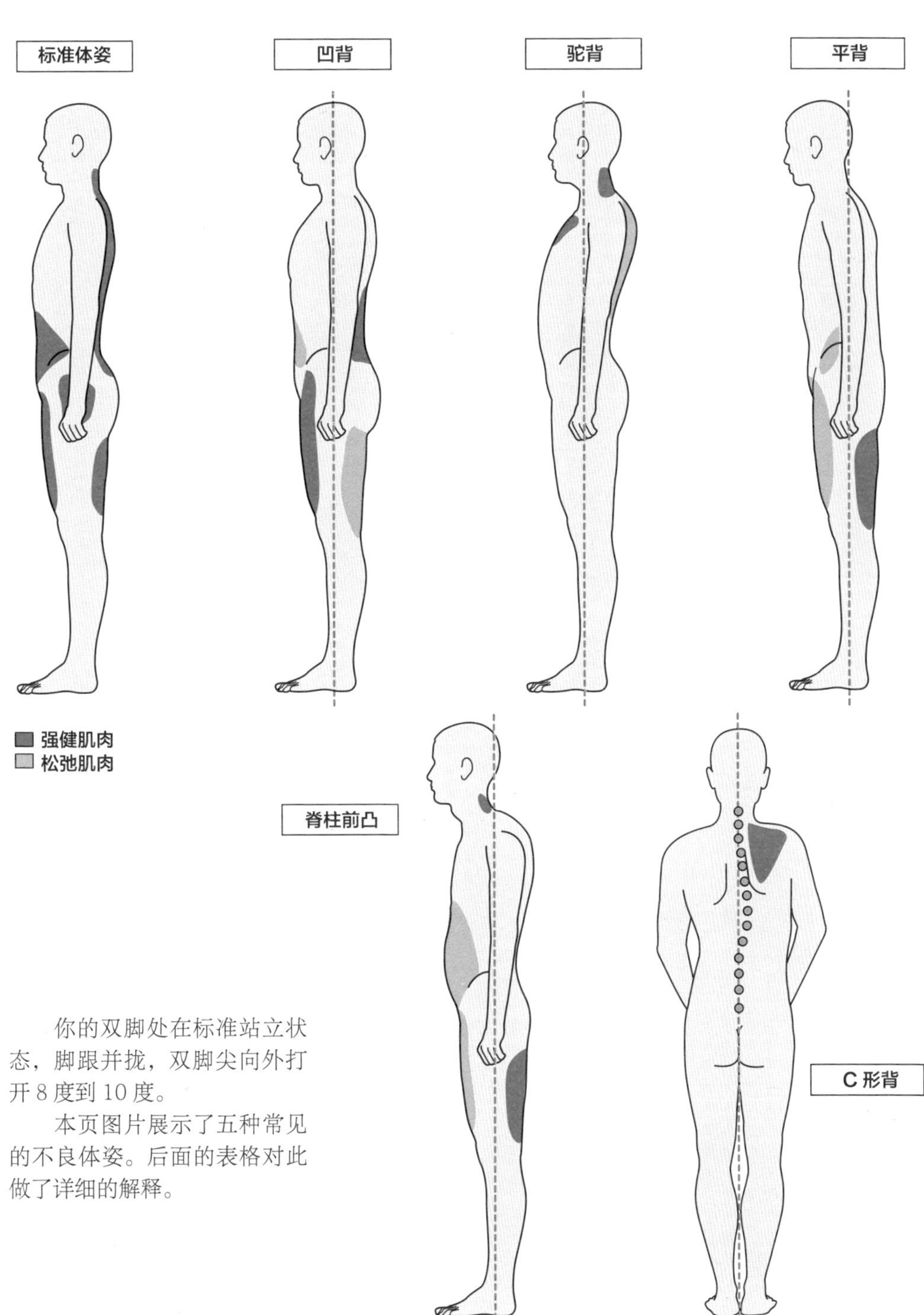

你的双脚处在标准站立状态，脚跟并拢，双脚尖向外打开 8 度到 10 度。

本页图片展示了五种常见的不良体姿。后面的表格对此做了详细的解释。

	驼背	凹背	平背	脊柱前凸	C 形背
主要特征	背部上方呈长圆弧形	腰部大幅弓起	腰部无弓起或小幅弓起	从背部上方至腰部呈长线弯曲；骨盆、脊椎和肩部朝一侧轻微倾斜	一侧肩部下压，同侧臀部上提，背部的弯曲幅度根据不同的肌肉强度有所不同
头部	向前	标准	向前	向前	正常或标准
颈椎	过度拉长	正常或标准（轻微前倾）	轻微拉长（导致头部上斜）	轻微拉长（导致头部上斜）	正常或标准
肩部					一侧抬起，一侧轻微下压
胸椎	弯曲幅度增加（向后弯曲、圆肩）	正常或标准（轻微后倾）	胸椎顶部弯曲幅度增加，胸椎底部趋于直挺（圆肩直背）	弯曲幅度增加（驼背拉长）	朝左侧或右侧轻微弯曲
腰椎	标准	过度拉长（腰背部弯曲明显）	过度拉长（腰背部直挺）	弯曲（腰背部平坦）	朝左侧或右侧轻微弯曲
骨盆	标准	骨盆前倾	骨盆后倾	骨盆后倾	骨盆朝右侧或左侧倾斜
髋关节	弯曲	弯曲	拉长	过度拉长	髋关节内收，单侧轻微内旋（一侧向里向下，另一侧向上向外）
膝盖	正常或标准	轻微过度拉长	轻微拉长	轻微过度拉长	
脚踝	正常或标准	轻微跖屈（由于重心落于脚尖，因此踝关节弯曲致脚尖下移）	正常或标准	轻微跖屈（由于重心落于脚尖，因此踝关节弯曲致脚尖下移）	

	松弛或无力的肌肉	强化肌肉的锻炼方式	短缩或紧张的肌肉	拉伸肌肉的锻炼方式
驼背	颈屈肌、后背上部、腹外斜肌和腘绳肌轻微拉长，但是这些肌肉可能并不瘦弱	· 反向耸肩 · 俯身侧平举 · T杠划船	颈伸肌， 可能还有胸肌	扶墙式静态拉伸胸部肌肉 斜方肌拉伸 静态拉伸斜方肌
凹背	腘绳肌和腹肌可能已经被拉长	· 反向弯曲 · 反向卷体 · 直腿硬举	腰部、髋屈肌或者股直肌	俯卧式本体感觉神经肌肉促进疗法(PNF)拉伸股四头肌 仰卧动态拉伸腰部肌肉 动态拉伸髋屈肌
平背	髋屈肌和背部肌肉可能被拉长，但是这些肌肉并不瘦弱	· 反向卷体 · 硬举 · 俯卧挺身	腘绳肌和腹肌很强健	本体感觉神经肌肉促进疗法(PNF)拉伸腘绳肌 坐姿动态拉伸腘绳肌 静态拉伸腹部肌肉
脊柱前凸	髋关节屈肌、腹外斜肌、上背伸肌和颈伸肌	· 杠铃俯身划船 · 俯身单臂拉力器划船	腘绳肌、腹内斜肌的上半部分；腰部通常很强健，但是肌肉块不短	坐姿动态拉伸腘绳肌 本体感觉神经肌肉促进疗法(PNF)拉伸腘绳肌
C形背	侧躯干肌、大腿内侧的髋关节内收肌、小腿肌肉内侧、对侧髋外展肌（即臀中肌），还有阔筋膜张肌（即前髋），骨盆向下倾斜的一侧肌肉比较瘦弱		腘绳肌和腹肌通常很强健。例如，臀部凸起或骨盆前倾使得侧肌、大腿内侧的髋关节内收肌、小腿内侧的肌肉、对侧髋外展肌（即臀中肌），还有阔筋膜张肌（即前髋）紧张。一般情况下，强健的肌肉总是位于瘦弱的肌肉对面	

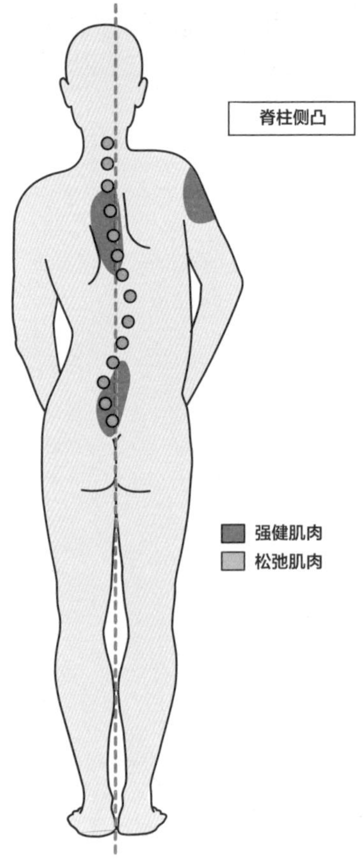

监测自身的健康状况

为了监测自身的健康状况和检验塑身效果，你需要在参加 12 周塑身和营养教程前后和每完成四周的训练就做一次健康测试。类似的测试你在家里就能完成，根本不需要每周都去医院排队体检。当然，自己的测量结果不如医院的体检精确，因此你可以在进行 12 周训练计划前后去医院做个精确的体检，这样可以确保塑身前的数据和塑身后的数据足够精确。同样，塑身前的体检还能让你知道自己是否有健康隐患，医生也会给你一些建议。

家庭健康测试需要的大部分器材都能在药店或网上买到。

健康测试所需的器材如下：

- 体重仪
- 软尺
- 血糖测试仪
- 胆固醇测试仪
- 皮脂钳
- 身体脂肪测量仪
- 峰值流量测定仪
- 计时器
- 血压测量仪

脊柱侧凸

如果你的脊柱呈 S 形，一侧肩膀与对侧的臀部一样耸起，这就是脊柱侧凸。脊柱侧凸是指脊柱朝两侧出现生理曲度异常，这需要经医生检查来确诊。

帮你矫正不良体姿

当你知道自己的体姿属于哪一种后，就可以通过正确的锻炼项目矫正自身的体姿，比如通过锻炼把无力的肌肉练得强健，通过拉伸运动拉长紧张、短缩的肌肉。12 周塑身和营养教程里的锻炼方式和拉伸运动，可以帮助你矫正不良体姿，通过按摩还能帮你缓解肌肉紧张。

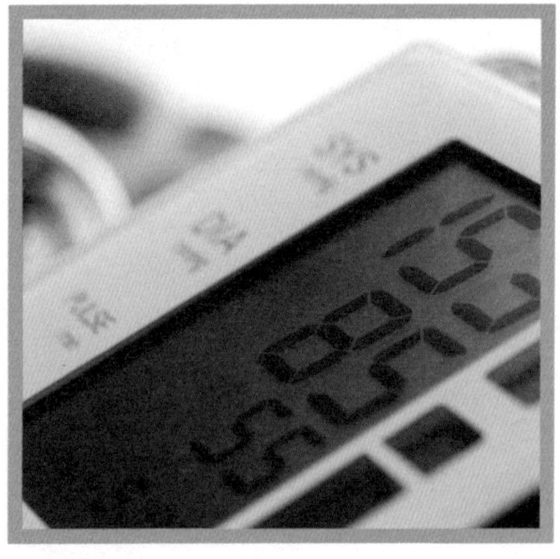

血压测量仪

下面表格中的测量项目，我们需要在塑身前测一次，每周结束时测一次，每四周再测试一次。

检测项目	每周	每四周
身高和体重	x	x
体重指数	x	x
静息心率	x	x
血压	x	x
身体脂肪比率	x	x
身体围度测量	x	x
血糖		x
胆固醇		x
肺功能		x
皮脂钳测量		x

身高和体重

测量身高除了告诉你个子高矮（比如我就是个矮个子）之外，不能直接反映任何问题，但是我们可以通过身高计算出体重指数。

不过，我不建议每天都称体重，这会让你感到沮丧，还会给你带来很大的精神压力。你最好在每个星期天的体测日称一次体重，然后计算出体重指数，这样可以有效监测每周的进步。

体重指数（BMI）

关于身高和体重，虽然没有明确的标准，但是下面这个方法可以帮我们确认自己是否在正常的健康体重指数范围内。根据测量的身高和体重，我们计算出体重指数，之后对照图表查看数据是否在正常的体重范围内。

在 12 周塑身和营养教程中，我们使用身体脂肪测量仪计算体重指数。如果你没有类似的仪器，那么你可以通过下面的公式计算出自己的体重指数。这个公式能快速准确地推算出你的体重是否在正常范围内。

体重（千克）÷ 身高（米）=X

X ÷ 身高（米）= 体重指数

举个例子，如果你的体重为 80 千克，身高为 1.75 米，那么你的体重指数就是 26.1，计算方法如下：80 ÷ 1.75=45.7，然后 45.7 ÷ 1.75=26.1。通过查看下面的表格，你会发现最后一行的数据很高，这就意味着你严重超重。需要注意的是，体重指数不适用于运动员，因为他们比普通人强健得多。

BMI 指数

偏瘦	13~18
正常	19~24
偏胖	25~29
肥胖/重度肥胖	30~40
极重度肥胖/病态肥胖	40以上

静息心率

静息心率是指在静止状态下心脏跳动的速率。从某种程度上来说，一个人的静息心率体现着这个人的健康状况。在这 12 周的训练中，你会发现，随着心脏功能的改善，每分钟静息心率明显降低。测量静息心率的最佳时间是，早晨睡到自然醒后躺在床上还没做任何运动。

最简单的测量静息心率的方法是，把一只手的食指和中指搭在另一只手的手腕内侧动脉上，计算一分钟心脏跳动的次数，最后的数字就是你的静息心率。

塑身计划开始时的第 1 周，我的静息心率是每分钟 79 次，12 周的塑身计划结束时，我的静息心率已经降低到每分钟 37 次。

男性静息心率

年龄	18～25岁	26～35岁	36～45岁	46～55岁	56～65岁	65岁以上
运动员	<55	<54	<56	<57	<56	<55
优秀	56～61	55～61	57～62	58～63	57～61	56～61
良好	62～65	62～65	63～66	64～67	62～67	62～65
一般	66～69	66～70	67～70	68～71	68～71	66～69
中等	70～73	71～74	71～75	72～76	72～75	70～73
差	74～81	75～81	76～82	77～83	76～81	74～79
很差	82以上	82以上	83以上	84以上	82以上	82以上

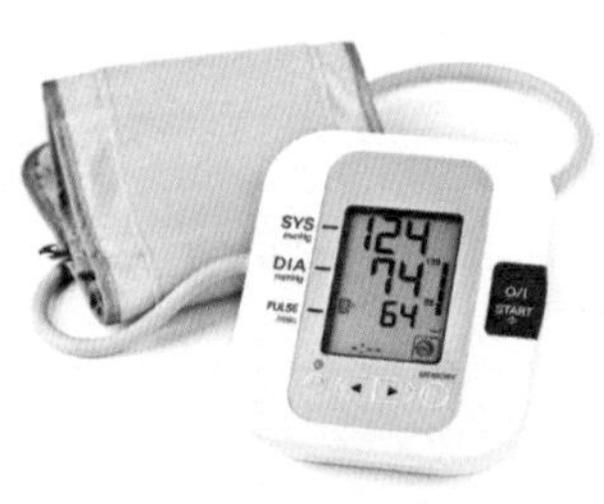

我在 12 周塑身计划中用到的血压测量仪差不多就是这种类型。

表格中列明的是男性的平均静息心率。你可以在表格里圈出自己塑身前的静息心率，等训练结束后可再标记一下最终的静息心率，借此见证自己的训练效果。

血压

一个人的血压直接反映了这个人的健康状况，因此需要经常测量血压。血压体现了心脏跳动的力度和血管内的血液对单位面积血管壁的侧压力。血压包括收缩压和舒张压，收缩压是指心脏跳动时的最高压力，舒张压是指心脏跳动间歇的最低压力。成人理想的血压值为 120 毫米汞柱和 80 毫米汞柱，其中 120 毫米汞柱为收缩压，80 毫米汞柱为舒张压。

身体脂肪测量

与皮脂钳测量相比，用身体脂肪测量仪测量脂肪更快更便捷，但测量结果不如皮脂钳的测量结果精确。在 12 周塑身计划中，如果你每周都使用身体脂肪测量仪，那么它能够持续监控你的减脂过程，你会逐渐注意到身体发生的变化。

如今，有许多方法可以用于测量身体脂

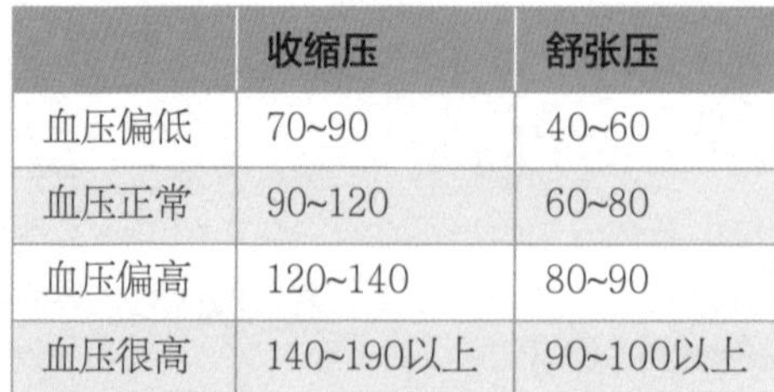

	收缩压	舒张压
血压偏低	70~90	40~60
血压正常	90~120	60~80
血压偏高	120~140	80~90
血压很高	140~190以上	90~100以上

第一周，我的血压为 130 毫米汞柱 /92 毫米汞柱。完成 12 周的塑身计划后，我的血压降低到 127 毫米汞柱 /44 毫米汞柱。

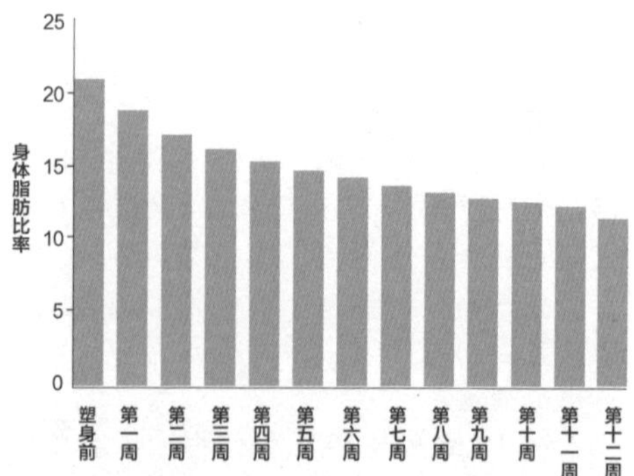

我在 12 周塑身教程中每周测得的身体脂肪比。

肪。其中，有些方法类似浴室秤，只要你光脚站在秤面上就可测量；还有一些则是手持式的。身体脂肪测量仪的原理是，让测量仪微弱的电流穿过你的身体，从而得出测量数据。

因为脂肪含水量较低，导电性很差，所以脂肪会阻碍电流通过；而身体的瘦肉组织含有大量水分和电解质，它们能够接收电流，并且给予最终读数。通过这个原理，测量仪测得瘦肉组织的重量，之后估算出脂肪组织的重量。

此外，身体脂肪测量最好在每周的同一天的同一时间段进行。测量前，你需要事先排空小便，因为尿液会影响测量结果。测量时，你最好只穿内衣内裤。同样，不宜在酒后测量、不宜在锻炼后直接测量。

第四周

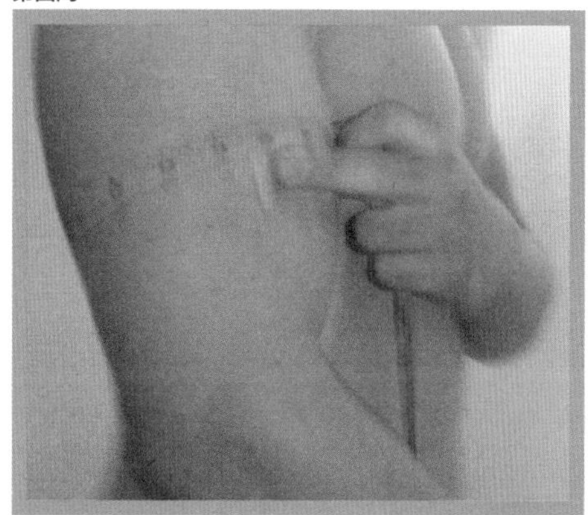

第十二周

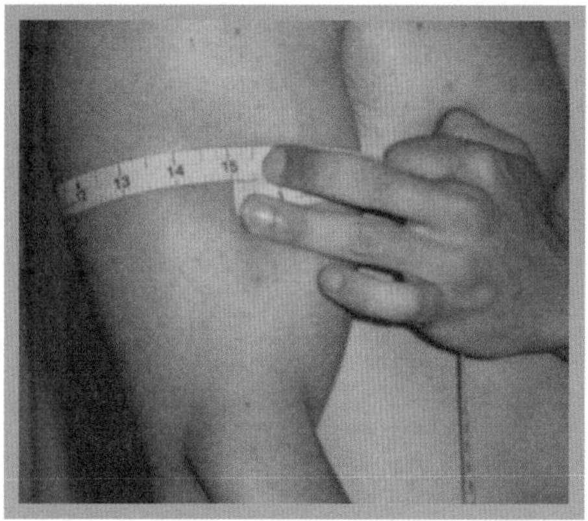

我在短短8周的训练期内，我的上臂围度增加了1.5英寸（约3.8厘米），成绩真不错。

身体围度测量

我在给学员进行健身培训时，一直对他们进行身体围度测量。我自己做训练时也不例外。

通过对比身体围度测量结果和身体脂肪比率测量结果，你会发现自己真正在减脂，而不是单纯地减重。如果单单是体重减轻的话，那么很可能只是减去了体内的水分。

为了使测量结果更加精确，你只需非常放松地站在那里，让别人帮你完成测量。在这12周的训练中，你需要在每周同一天的同一时间段，以冷静松弛的状态完成测量。为了保证测量结果的准确性，你需要详细记录测量的具体位置，确保每次测量的是相同的部位，从而确保测量的精确度。

- 颈部：从耳垂测量到颌骨连接处，然后延伸到颈部底端，记下测量结果，然后测量颈围。
- 胸围：用软尺围在胸部最高点上的水平位置，慢慢收紧软尺，记下测量结果。注意：测量时软尺要在同一水平线上。
- 上臂围：观看胳膊，找出最粗壮的部位（即肱二头肌），记下测量位置，然后测量肱二头肌最粗处的水平围长。用同样的方法测量另一侧胳膊的上臂围。
- 腰围：把软尺水平绕在腰部，慢慢从肚脐处收紧软尺，记下测量结果。注意：测量时软尺要在同一水平线上。
- 臀围：把软尺放在臀部的最高处，自后向前水平收紧软尺，记下测量结果。注意：测量时软尺要在同一水平线上。
- 大腿围：观看大腿，找出大腿上最粗壮的部位，记下测量位置，然后测量这个部位的水平围长。用同样的方法测量另一侧的大腿围。

第四周

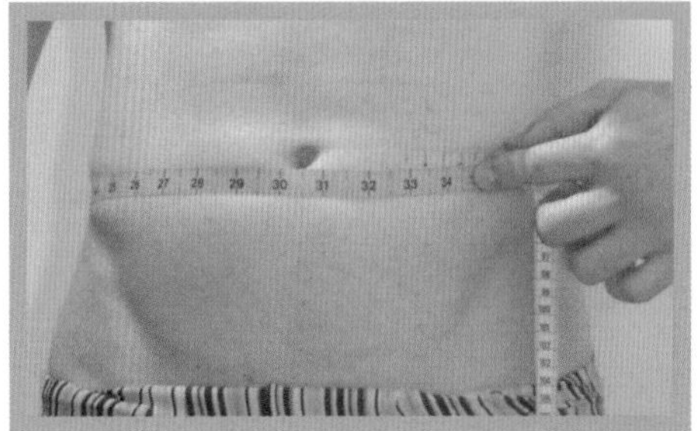

第十二周

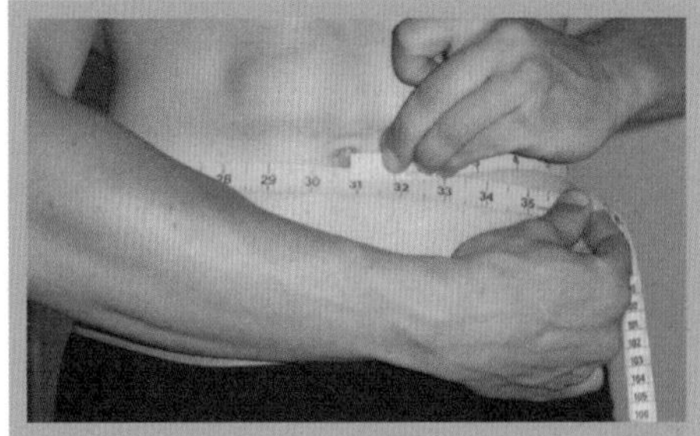

我的腰围在 8 周内缩小了几十厘米，减肥效果明显。

- 小腿围：观看小腿，找出小腿上最粗壮的部位，测量这个部位的围长。用同样的方法测量另一侧的小腿围。

测量血糖

我们使用血糖测试仪测量血液中的葡萄糖含量。血糖测试通常被用于确诊糖尿病、检测高血糖综合征和低血糖综合征。高血糖综合征是指体内的葡萄糖含量高于正常水平，低血糖综合征是指体内的葡萄糖含量低于正常水平。

为了方便操作，我们使用血糖测试仪于每天早上 8 点左右测量空腹血糖，这就要求自前一天晚上 10 点到第二天早上 8 点不能吃任何东西。为了确保测量结果的准确性，你需要在使用前详细阅读说明书，并且严格按照标准进行操作。

我在下面的表格里为你列明了空腹血糖的参考标准，单位为毫摩尔 / 升。

3.6~6.0 毫摩尔/升	正常空腹血糖
6.1~6.9 毫摩尔/升	空腹血糖受损
≥7.0 毫摩尔/升	疑似糖尿病

测量胆固醇

胆固醇是一种脂类物质，可以通过肝脏和其他器官合成，也可以从鸡蛋、红肉、奶酪和其他食物中获取。人体需要一定量的胆固醇，参与形成细胞膜、合成激素和作用于人体的神经系统。如果体内的胆固醇含量超标，那么会诱发心脑血管疾病。

下面向你介绍两种不同形式的胆固醇：高密度脂蛋白和低密度脂蛋白。其中高密度脂蛋白对人体有益，低密度脂蛋白对人体有害。

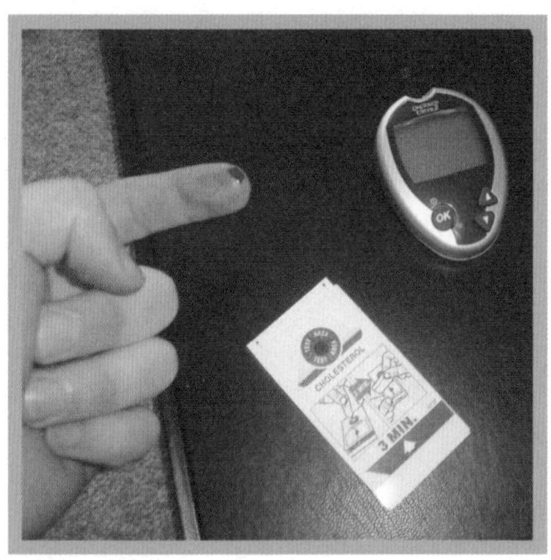

家用胆固醇测试仪。

对人体有益的胆固醇——高密度脂蛋白

高密度脂蛋白对人体有益，它可以将身体组织内多余的胆固醇运回肝脏进行代谢分解，之后排出体外。

对人体有害的胆固醇——低密度脂蛋白

低密度脂蛋白对人体有害，它将肝脏的胆固醇运送到身体的其他组织。当体内的低密度脂蛋白多于人体的需求时，就会积存在冠状动脉壁上；久了容易引起动脉硬化，影响人体的心脏功能。

家用胆固醇测试仪可以简单测量总胆固醇的含量。为了确保测量结果的准确性，你需要在使用前详细阅读说明书，并且严格按照标准进行操作。总胆固醇含量分为下面几个区段：

理想范围值	3.9 ~ 5.2 毫摩尔/升
边缘升高	5.0 ~ 6.4 毫摩尔/升
偏高	6.5 ~ 7.8 毫摩尔/升
非常高	7.8以上 毫摩尔/升

肺功能检测

我们通常使用峰值流量测定仪检测肺功能。峰值流量测定仪是一种小型手持设备，用于测量呼气速度。呼气流量峰值（PEFR）能够衡量肺部呼吸功能。

测量呼气流量峰值（PEFR）

- 用力深吸一口气
- 用最快的速度用力吹进流量峰值测定仪中
- 记录下测量结果，重复吹气三次，以最高的数值为准

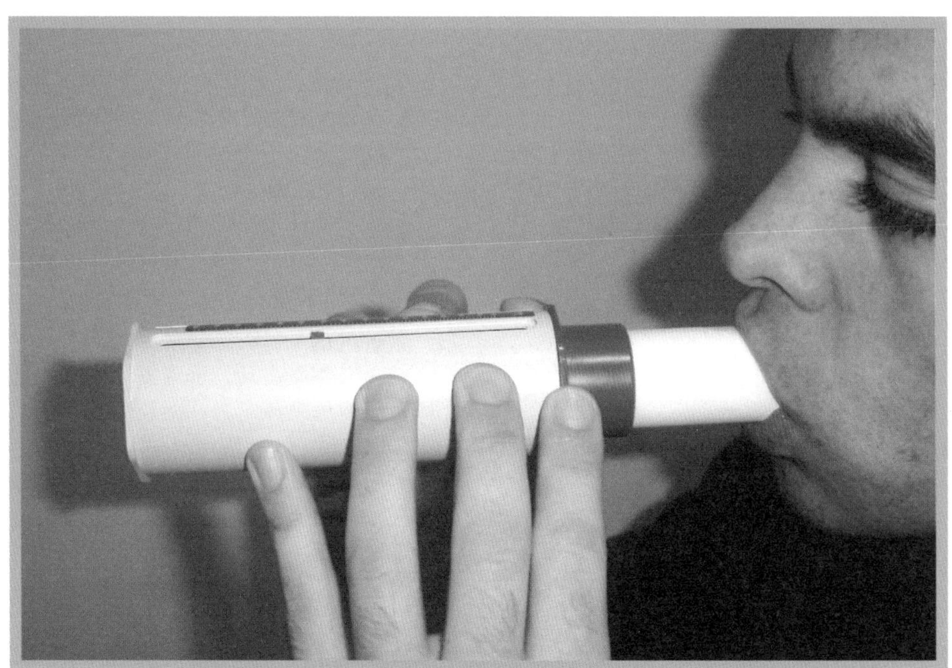

随着健身水平的提高，在 12 周内，我的肺功能指标也从 600 增加到 700。

男性平均肺功能指标

年龄	身高 / 米							
	1.55	1.60	1.65	1.70	1.75	1.80	1.85	1.90
25	515	534	552	570	589	607	625	644
30	502	520	539	557	576	594	612	632
35	489	508	526	544	563	582	600	619
40	476	495	513	531	550	568	586	606
45	463	482	501	519	537	556	574	593
50	450	469	487	505	524	543	561	580
55	438	456	475	493	511	530	548	567
60	424	443	462	480	498	517	535	545
65	412	430	449	460	486	504	522	541
70	399	417	436	545	472	491	509	528

皮脂钳测量

通过测量皮肤褶皱，我们可以计算身体脂肪比率。跟其他项目一样，皮脂钳测量在家就可以完成，但是需要他人协助。

使用皮脂钳注意事项：

- 站立，双手自然下垂，测量身体左侧的相关部位。
- 捏起需要测量区域的皮肤拉高 1 厘米，用皮脂钳测量。
- 标记这次测量的区域，便于下次测量同一区域。
- 在读取数据时需保持皮肤捏起状态，待记录完毕再松开皮肤，然后测量下一个区域。
- 为了使数据更加精确，每处皮肤可测量多次。不过，需待皮肤恢复原样后再进行测量。

测量区域

- 肱二头肌皮褶，垂直捏起皮脂，直接测量肩和肘之间的肱二头肌，读取数据。
- 肱三头肌皮褶，垂直捏起皮脂，直接测量肩和肘之间的肱三头肌，读取数据。

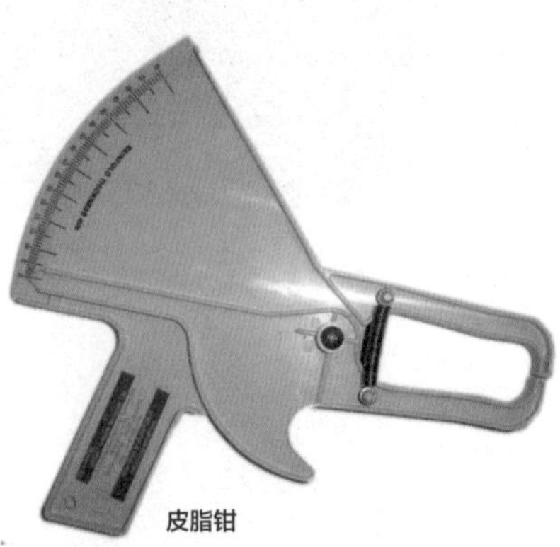

皮脂钳

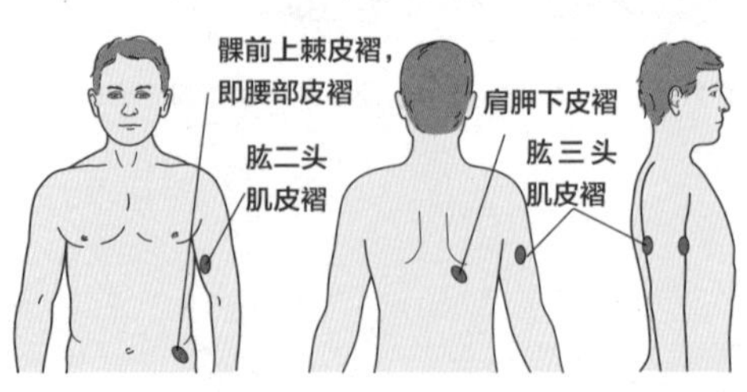

- 髁前上棘皮褶（即腰部皮褶），斜着捏起皮脂，直接在髋关节处测量。
- 肩胛下皮褶，在肩胛底部 1 到 2 厘米处，以 45 度斜着捏起，直接测量。

完成测量后，把测量得到的四处皮褶的数据，即肱二头肌皮褶、肱三头肌皮褶、髁前上棘皮褶和肩胛下皮褶，放在一起整理成表格。将测量所得的皮褶数据与下面表格中列明的数据进行对比。

男性平均皮脂钳测量结果

四处皮褶的测量数据/毫米	16~29岁（身体脂肪比率）	30~49岁（身体脂肪比率）	50岁（身体脂肪比率）
20	8.1	12.1	12.5
22	9.2	13.2	13.9
24	10.2	14.2	15.1
26	11.2	15.2	16.3
28	12.1	16.1	17.4
30	12.9	16.9	17.5
35	14.7	18.7	20.8
40	16.3	20.3	22.8
45	17.7	21.8	24.7
50	19.0	23.0	26.3
55	20.2	24.2	27.8
60	21.2	25.3	29.1
65	22.2	26.2	30.4
70	23.2	27.1	31.5
75	24.0	28.0	32.6
80	24.8	28.8	33.7
85	25.6	29.6	34.6
90	26.3	30.3	35.5
95	27.0	31.0	36.5
100	27.6	31.7	37.3
110	28.8	32.9	38.8
120	29.9	34.0	40.2
130	31.0	35.0	41.5
140	31.9	36.0	42.8
150	32.8	36.8	43.9
体重偏轻	<10	<13	<14
标准体重	10~15	13~17	14~19
稍微超重	16~20	18~22	20~24
超重	21~24	23~26	25~27
严重肥胖	>25	>26	>27

健康的饮食

3

了解食物，执行健康的饮食方案

我为你提供的饮食方案简单易行，书里的食材采购量和烹饪用量都是按照一家四口的饭量设计的。当然，你可以根据饭量和人数，酌量增加或减少用料。这些饮食方案会告诉你，每天应该吃几顿饭、什么时间需要着手准备食材、如何选材，甚至为你列好了每周的购物清单。通过遵循这些健康均衡、有营养的饮食，你和家人会变得更健康、体形更好、状态更佳。

我在购物清单中为你列明了每周需要的食材，你也可以登录本书配套网站查阅电子版本或者打印出来，这样就可以拿着购物清单去购物。为了方便你选购，购物清单中的食材已经按照碳水化合物、肉类、鱼类、水果和蔬菜等做了划分。你可以根据自己的饮食习惯适当调整选购的食材，或者用类似的食物替代。

如果你是自由素食主义者或者全素食主义者，那么你可以用豆腐、大豆和豆制品代替肉类和鱼类。如果你不食用奶制品，那么你可以选用植物蛋白饮品。

健康的饮食和不健康的饮食

如果你想减肥，重塑健康的体态，那么现在就要改变自己的饮食方案和生活方式。你会发现这些不起眼的改变竟然能够让自己在短短的 12 周发生如此巨大的变化。

开始塑身

你或许疑惑这个营养方案对自己是否有效。当然，看看我本人塑身前后的变化就知道，这个营养方案真的很有用。

当你按照这个健康均衡的营养教程执行了一段时间后，你就会发现自己的心态更从容，身体变得更健康，原本臃肿的体态变得挺拔强健，在各项运动中的表现也更加优异。其实，我们能以何种体态示人、以何种心态对待生活，八成都取决于合理的膳食营养。一旦你的体内摄入了合理、充足的营养物质，它们将极大地改变你的体形、影响你的心态。

如果你的生活习惯不好，那么你需要改变自己的饮食习惯和生活方式。这样，当身体适应了新的饮食习惯和生活方式时，你的健康状况和心态也将随之好转。

你最好清空冰箱和储物柜里的所有食物，扔掉所有的垃圾食品。这会带给你一个全新的开始，还能帮你彻底消除任何垃圾食品的诱惑。

了解你的食物

食物的形式多种多样，它们能给我们的身体带来很多益处。此外，食物分为天然食物和加工食物。下面我将向你介绍天然食物的重要性。

不过，先让我粗略地介绍几种主要食物的类别：

- 碳水化合物：为人体提供主要能量来源。
- 蛋白质：肌肉和其他身体组织生长及修复所需的基本物质。
- 脂肪：为人体提供能量、促进人体吸收脂溶性维生素。
- 矿物质：矿物质是人体必需的各种无机元素的总称，用于维持人体的正常功能。
- 维生素：维生素是人体生命活动必需的有机物质。按照溶解介质的不同，维生素分为水溶性维生素和脂溶性维生素。
- 水分：水分是人体新陈代谢和生理活动的必需物质。人体的60%~70%是水分，水分可以溶解营养物质，之后将其输送到身体的各个部位。

碳水化合物

碳水化合物由碳、氢、氧三种元素组成。由于它的氢氧比例为二比一，和水一样，所以称为碳水化合物。大多数食物都含

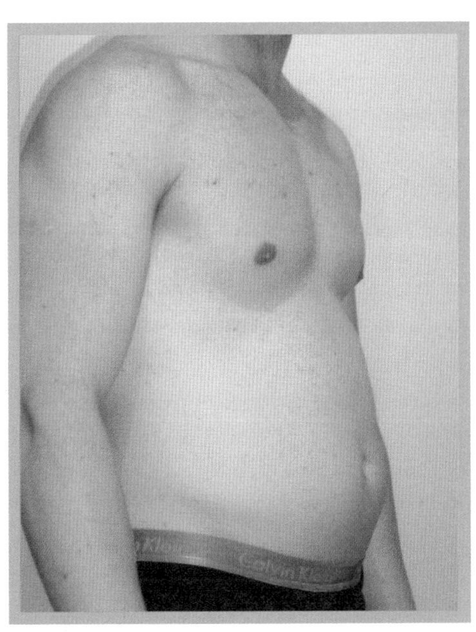

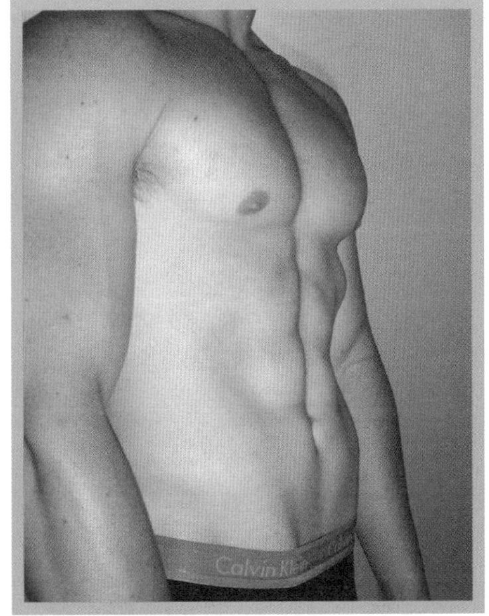

人如其食，膳食营养极大地影响着一个人的体态。

有碳水化合物。碳水化合物、蛋白质和脂肪并称为人体三大营养物质。和其他两者相比，碳水化合物更容易转化成能量。

碳水化合物分为简单碳水化合物和复杂碳水化合物两种。

简单碳水化合物，比如葡萄糖、蔗糖等多种糖类。简单碳水化合物的分子很小，很容易被人体吸收利用，转化为能量。水果、奶制品和蜂蜜都含有大量的简单碳水化合物。

复杂碳水化合物，由一长串简单碳水化合物组成。这就意味着复杂碳水化合物不易被人体吸收，不易转化成能量，却很容易转化成脂肪和蛋白质。复杂碳水化合物主要存在于米饭、面包、豆类和块茎食物如马铃薯中。

碳水化合物还可以分为精加工碳水化合物和未加工碳水化合物。

精加工碳水化合物，由精加工的食物提供。因为精细加工破坏了食物中原有的纤维、麸皮、维生素和矿物质这类有利于身体的成分，只留下淀粉，所以精加工的食物只能为身体提供能量。

或许你会发现精加工的食物通常也会标注“富含维生素和矿物质”，不过它们是后来人为添加的，通过这种方法赋予食物些微营养价值。

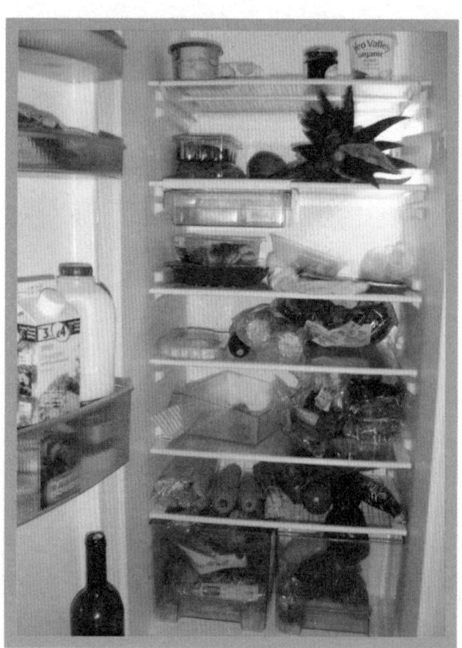

精加工的食物包括白面包、精白米、蛋糕、麦片、饼干、薯片、百吉饼和羊角面包等。我建议尽量减少食用精加工的食物。如果摄入过多的此类食物，那么你会迅速肥胖，还容易患 2 型糖尿病。

未加工碳水化合物，由未加工的食物提供。未加工的食物保留了食物原有的营养价值，这类食物有糙米、全麦面包、什锦早餐麦片和山药等。

如果摄入的碳水化合物过量，那么身体会把一些碳水化合物转化成糖原，储存在细胞内，然后把剩余部分转化成脂肪。因此，饭吃七分饱，摄入的能量够用就好。

蛋白质

蛋白质可以维持细胞更新、修补受损组织、参与调节人体新陈代谢、促进人体生长发育。如果人体摄入的能量不够，那么会通过分解蛋白质转化能量。如果摄入了过量的蛋白质，那么人体会把多余的部分转化分解为脂肪，储存在体内。

蛋白质是人体的主要组成物质。大部分细胞、肌肉、结缔组织、头发和皮肤都由蛋白质构成。

蛋白质由氨基酸经过复杂的转化形成。因为蛋白质的结构比较复杂，所以要经过较长时间的分解转化才能被人体吸收。因此，蛋白质比碳水化合物更稳定，可以储存能量。

氨基酸——蛋白质由 20 种氨基酸组成，它们共同影响着人体的新陈代谢。有些氨基酸可以在体内合成，而有些氨基酸只能通过食物获得。这种通过食物获得的氨基酸被称为“必需氨基酸”，一共有 9 种。

必需氨基酸——成年人只需要 8 种必需氨基酸，它们是异亮氨酸、亮氨酸、赖氨酸、蛋氨酸、苯基丙氨酸、苏氨酸、色氨酸和缬氨酸。除此之外，婴幼儿在生长发育期还需要第九种必需氨基酸——组氨酸。蛋白质主要来自鸡蛋、牛奶和肉类等食物。不同的蛋白质食物来源，其被人体转化合成为必需氨基酸的量也不同。人体可以吸收利用鸡蛋中全部的蛋白质，而牛奶和肉类中绝大部分的蛋白质也能被人体吸收。

脂肪

脂肪是由脂肪酸和甘油合成的复杂分子。脂肪对人体的生长发育有重要作用，脂肪可以为人体提供能量，还可以用于合成激素和人体生命活动所需的前列腺素等物质。

脂肪转化成能量的过程相对较慢，但是脂肪却是最有效的能量储存途径。每克脂肪可以为人体提供 9 卡路里（约 38 焦耳）的能量，几乎是等量的蛋白质或碳水化合物提供的能量的两倍。

由于脂肪是最有效的能量储存途径，所以人体会将多余的能量都以脂肪的形式保存下来。多余的脂肪以大网膜脂肪形式和皮下脂肪形式存在，其中大网膜脂肪隐藏在腹腔，皮下脂肪积聚在皮下。一旦人体需要能量，就可以马上分解脂肪转化成能量。此外，还有一部分脂肪囤积在血管和器官中，这些脂肪可能会堵塞血管、造成器官损伤甚至诱发严重疾病。

下面向你介绍脂肪的四大类别：饱和脂肪、单元不饱和脂肪、多元不饱和脂肪和必需脂肪酸。

饱和脂肪——很可能造成胆固醇偏高和诱发动脉粥样硬化。富含饱和脂肪酸的食物有猪肉、牛肉、羊肉等家畜肉，其中牛肉所含饱和脂肪酸的量最多。饱和脂肪酸还来自椰子油、棕榈油和人造黄油。

单元不饱和脂肪——可以降低对人体有害的胆固醇——低密度脂蛋白的含量。橄榄油、菜籽油、花生油和牛油果这类食物可以提供单元不饱和脂肪。

多元不饱和脂肪——可以降低血液中胆固醇的含量。多元不饱和脂肪的主要植物来源为红花籽、葵花子、玉米、棉籽等，橄榄油和核桃油等也含有较多的多元不饱和脂肪。

必需脂肪酸（EFAs）——人体必须从食物中摄取的脂肪酸，这些脂肪酸不能在人体内合成。必需脂肪酸为长链的多元不饱和脂肪酸，可以从亚麻酸、亚油酸和油酸中获得。必需脂肪酸分为 ω-3（omega-3）和 ω-6（omega-6）两种。虽然人体也需要 ω-9（omega-9），但是它并不是必需脂肪酸。这是因为人体自身可以产生少量的 ω-9（omega-9），但只能在体内存在其他必需脂肪酸时才可以生产。必需脂肪酸的主要来源为多脂鱼类、坚果和种子等。

维生素和矿物质

维生素和矿物质可以维持机体的正常代谢，保持机体的各项基本功能。尽管我们每天都从食物中获取维生素和矿物质，但是很少有人知道哪些食物富含维生素和矿物质。

维生素

维生素分为脂溶性维生素和水溶性维生素两种。

脂溶性维生素——包括维生素 A、维生素 D、维生素 E 和维生素 K，这些维生素

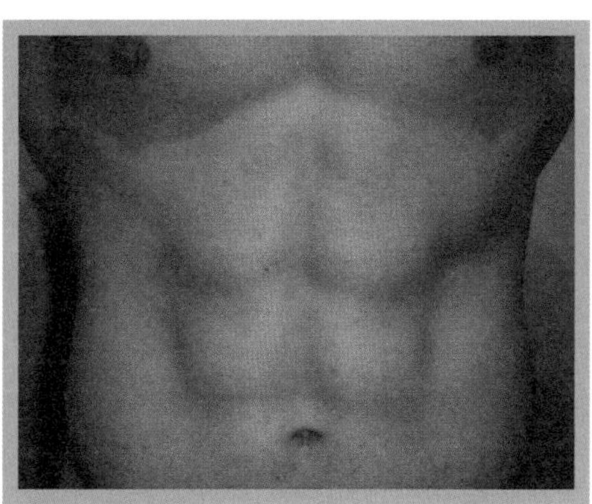

在短短的 12 周内，通过合理饮食，搭配健身训练，你也可以像我一样甩掉原来的大腹便便，拥有梦寐以求的 6 块腹肌。

可以溶于脂肪，储存在体内。有些维生素可以储存几天，还有些维生素可以储存 6 个月之久。一旦人体需要相关的维生素，就可以吸收利用。

水溶性维生素——包括维生素 C 和维生素 B 族，即维生素 B_6、维生素 B_{12}、烟酸、核黄素、硫胺素、泛酸、生物素、天然叶酸和人工叶酸。水溶性维生素必须溶于水中才能被人体吸收利用，因此，水溶性维生素不能在体内储存。摄入的过量的维生素 C 和维生素 B 族，会随着人体的新陈代谢排出体外。因此，我们每天都需要补充水溶性维生素。

矿物质

人体需要矿物质的三大原因：

1. 强壮骨骼、稳固牙齿。
2. 维持细胞和体液平衡。
3. 把食物转化成能量。

与维生素这种从蔬菜或肉制品中摄取的有机物不同，矿物质是无机物，它们来自土壤和水分，可以被植物吸收，被动物吃掉。

矿物质分为常量元素和微量元素。其中身体大量需要的某些矿物质是常量元素，比如钙元素，它可以用于促进生长和维持健康。而身体每天只需要非常少量的矿物质，它们被称为微量元素，如铬、铜、碘、铁、硒、锌等。

盐分（钠）

身体所需的盐分大部分来自食物，少部分来自饮料。

盐分不但是生理平衡的必需品，而且维持着人体的新陈代谢，有益于人体健康。盐分和水分的平衡影响着人体的新陈代谢。血液中盐分的含量是 0.9%。此外，盐分还维持着细胞内和细胞外电解质的平衡。

除了从食物和饮料中摄取盐分，我们还可以直接从海盐、食盐和岩盐中摄取盐分。适量摄入盐分对人体有利，而过量摄入盐分则对人体有害。

过量摄入盐分的坏处：过量摄入食盐会诱发心脏病、中风、老年痴呆和肾脏疾病。非天然或精加工的食盐已经不具备海盐所含的矿物质等有益成分。如果摄入的食盐过量，那么你总会感到口渴，需要一直喝水，而体内水分过多则会引起血压升高。因此，摄入的食盐越多，血压就会越高，心脏、动脉、肾脏和大脑就越容易出现问题。

适量摄入盐分的好处：食盐对我们的健康非常重要，我们需要食盐中的钠和钾，这两种重要的电解质调节血液和组织中的水分含量。通常我们食用的是精细加工后的食盐，不过我建议食用对人体有益的海盐。这是因为海盐是纯天然的，未经任何加工，直接晒制而成。它不仅富含矿物质，而且可以让食物的口感更好。适量摄入海盐有益于：

- 调节血糖
- 促进肠道对食物的吸收
- 为纯天然的强效抗组胺药，用于抵抗过敏和溃疡
- 清除肺部的黏液和痰

我制定的营养方案中都没有添加食盐。如果你吃不惯原味的食物，可以酌量添加一些盐。不过，最好选用海盐。

辛香料

辛香料是用一些干的植物的根、芽、树皮、叶和果实做成的调味料的总称。辛香料不含脂肪和热量，却可以为食物提味和增添营养物质。

香草通常是指一些植物的叶子。几千年来，香草一直被用于治疗疾病。罗勒、辣椒、牛至、葫芦巴和迷迭香这类香草均对我们的健康有益。

许多辛香料含有抗氧化剂，可以预防癌症和心脏病，甚至可以调节血糖。辛香料还可以用于抑制大肠杆菌、李斯特氏菌、葡萄球菌和真菌的繁殖。因此，我在 12 周塑身教程的大部分营养菜谱中都使用了辛香料。

贴心提示

放心好了，这个营养方案很容易操作。

无论你是准备郑重其事地开始12周的塑身和营养教程，还是仅仅因为对这些食谱感兴趣，你都会发现这些食谱真的很简单且很容易操作。你还可以根据自己的口味适当修改食谱，甚至打乱食谱的先后顺序。

执行营养方案

第6章中的食谱操作起来非常容易，我也特意列明了大致的烹饪步骤。书中所有食谱都是按照四个人的用量准备的，如果你家里只有两个人或者只为自己一人做饭，那么记住把食材减半或者只选用四分之一。你还会发现在食谱里有贴心的建议，比如建议你什么时候开始准备午餐，什么时候该把晚餐所用的卤汁提前做好。你也可以像第6章中的训练日记那样，记录自己的营养日记。

我每天都写营养日记，并把每天摄入的食物都精确地记录下来，这样我就能系统地了解我的饮食状况，从而协助我更有效地达到健身塑形目标。

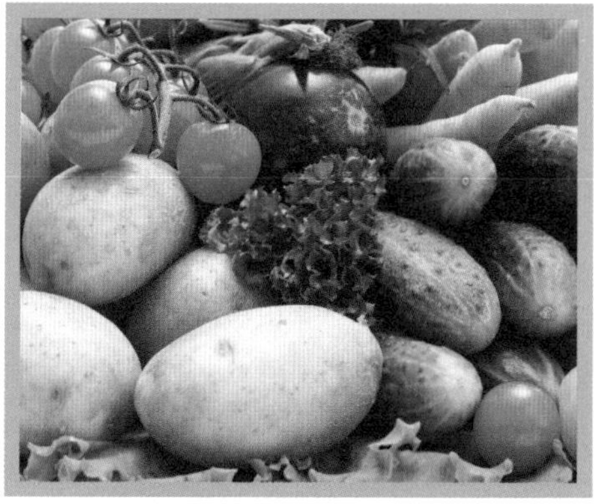

如何挑选食材？

当你翻阅第6章的时候，如果你发现某些食谱中的主要食材并不合自己的胃口，比如你不喜欢红薯或者鱼类，那该怎么办呢？别担心，食谱是按照大众口味设计的，因此，你可以根据自己的口味和喜好选用合适的替代品。

主要食材的替代

- 指定水果可以用任意水果替代，不过不建议大量选用葡萄
- 红薯可以用马铃薯、山药、南瓜替代
- 马铃薯可以用红薯、山药、南瓜替代
- 鱼肉可以用鸡肉、鸭肉替代
- 猪肉可以用牛肉替代
- 鸡肉可以用火鸡肉替代

有益身体的食材

在12周塑身和营养训练中，我一直用火鸡肉替代鸡肉。老实说，我也不太喝脱脂牛奶，一般只在什锦早餐燕麦片里倒一些饮用，平均下来，我每两周才喝一次。对我个人而言，比起脱脂牛奶，我更愿意喝米浆、豆浆。

不过，下列食材对身体有益，因此我不建议用其他食材替代它们。

- 冷压特级初榨橄榄油
- 有机米浆、无糖豆浆和脱脂牛奶
- 低脂乳酸菌酸奶
- 有机香醋
- 天然有机的坚果和什锦燕麦片
- 自制的调味酱
- 红糖
- 有机散养鸡蛋
- 散养的且在当地屠宰的禽畜肉
- 果汁

需要注意的是，这里的果汁是指用鲜果榨取的100%纯天然、无添加、无防腐剂的，而不是用浓缩物冲兑的果汁。

在感觉糟糕的日子，不要灰心丧气

这个营养教程并不是让你杜绝所有的零食，比如我仍然可以吃少量零食。当你因为不能吃零食而感觉糟糕的时候，停下来、静下心分析一下，问问自己：

- 我是因为嘴馋才想吃零食吗？
- 我是因为饿了才想吃零食吗？
- 我是不是已经吃得太多了？
- 我是不是已经剥夺了自己吃零食的权利了？
- 我是不是哪顿饭没有吃？

- 我是否摄入了充足的水分？
- 我现在摄入的含糖食物量是不是比平常多了？

扪心自问为什么感觉糟糕，之后或许你就不想吃零食了。

如果你确实度过了糟糕的一天，甚至整个一周都心情沮丧，千万不要灰心丧气。你可以暂时“纵容”一下自己，但要尽可能缩短消极心态的时间，请记住：纵容自己不是轻言放弃。你需要的只是再咬牙坚持一下，遏制内心对零食的渴望，遵循健康的饮食习惯，通过这种做法，届时你实际减轻的体重将远远超过你之前因不良饮食增加的体重。当你一下子改变原有的饮食习惯时，你可能会感到不适应，但是很快你就会适应新的饮食习惯。

外出就餐

当你外出就餐时，不要感到塑身计划被打乱了，暂且把它看作是犒劳自己，但是这也不代表可以胡吃海喝。我平均三周也要出去吃一顿。当你外出就餐时，可以参考下面提供的基本信息来选择食物。

你可以多选些鱼类以及可以提供蛋白质的新鲜食物，少吃调味酱以及富含淀粉的碳水化合物。最好避免下列食品：

- 奶油制品
- 富含淀粉的碳水化合物
- 油炸食品
- 油煎食品
- 裹面糊油炸食品
- 面包
- 薯条
- 甜点

当你点餐时，你可以把自己希望的菜式做法告诉服务员。比如，你可以要求将薯条换成烤马铃薯，将调味酱另外放在小蝶里蘸着吃，而不是将全部酱料浇在菜上。如果你饭后想吃点甜的东西，那么可以要份果盘。如果你实在觉得吃水果也不能满足你对甜食的渴望，那么可以点一份甜点，和别人一起分享。

除此之外，我建议你最好不要叫外卖、尽量远离快餐食品。

慰藉食品

你或许会注意到，我时不时会吃点那些原本应该归类为垃圾食品的食物；你可以把它们称之为“慰藉食品”。

对此，也许你会觉得疑惑：这不是有点自相矛盾吗？我想你应该试着换一种方式思考：你我都是血肉之躯的普通人，而非冰冷无情的机器人，我们需要偶尔调剂一下生活。而且，我们现在参与的是一项健康的饮食教程，而非严苛的节食疗程。在 12 周的营养教程中，健康的饮食已经占据了八九成，剩下的那一小部分空间就是让你来宠幸自己、丰富生活的。

你可以把这些慰藉食品看作一种奖励，激励自己朝着最终的目标前进。不过，如果你的自制力很差，一旦有机会你就会把所有能找到的零食都吃掉（如果有一桶冰激凌放在眼前，你肯定会是那种将它舔得一干二净而非浅尝辄止的人），那么我建议你杜绝任何可能的诱惑。你也知道，只要身体摄入足够的营养物质就不会饿死。因此，不吃小零食不会有任何副作用。

如果你的自制力很差，那么我不建议你购买任何慰藉食品，也不要让它们出现在你的视线范围内。否则，你会忍不住想要吃掉它们。

甜点和零食

在 12 周塑身计划中，我每周吃两次甜点，比如酸奶、水果、水果沙拉等。不过，在最初的两周，我严格按照营养方案执行，没吃任何甜点。

零食就是小吃，不能将它等同于清淡且低热量的健康轻食。建议在购买时挑选含糖量较低或脂肪含量较低的零食，比如，营养成分表中含糖量低于 5 克，饱和脂肪的含量低于 5 克。不过，超市供应的谷物棒的含糖量和脂肪含量比这高得多。购买前，一定要仔细阅读包装后面的营养成分表。否则，这些能量棒不但会为你提供额外的糖和脂肪，还会让你忍不住再吃一根。

为了方便对比和检验塑身效果，我建议你把每周吃掉的零食罗列出来。下面就是我平均每周吃掉的零食的数量。

零食清单

- 与家人一起吃掉 1 个甜瓜、芒果（也称杧果）或椰子
- 1 个桃子、李子或猕猴桃
- 与别人一起吃掉 1 个菠萝
- 1 个橙子或桃子
- 两份浆果，比如黑莓、枸杞、蓝莓、红莓或草莓
- 1 个梨
- 5 根香蕉
- 5 个苹果
- 3 份全麦薄脆饼干
- 1 份脆饼或皮塔面包
- 两小碗什锦麦片粥，只有非常饿的时候才吃
- 4 小勺酸奶或大豆酸奶
- 2~3 把坚果，比如腰果、松仁或几种混合坚果
- 3~4 把大豆，训练后食用
- 2~3 把南瓜子或葵花子
- 1 份皮塔面包或皮塔卷，包着沙拉或富含蛋白质的食物一起吃

在一天当中，我大约要吃四到五次零食，你可以将我的情况作为参考。当然你不需要每天也吃五次零食，想什么时候吃视你个人的需求而定。

咖啡和酒水

参加 12 周塑身和营养训练期间，我的生活方式很健康，既没有节食，也没有远离正常的社交应酬。在社交活动中当然少不了饮酒、喝茶和品咖啡。不过，我知道如何选择相对健康的饮用方式。例如，当我必须在茶和咖啡之间选择一个的时候，我会选择绿茶、花茶或者其他不含咖啡因的茶。当我必须喝酒的时候，我会明智地避开啤酒，选择用水果伏特加或者无糖酒精饮料兑着伏特加一起喝。

在你进行 12 周塑身和营养训练期间，你可能也需要参加聚会或者泡吧。下面几条建议可以教你如何挑选正确的饮品：

- 优先选择水果口味或者无糖的酒精饮料，而不是选择麦芽啤酒、熟啤酒或者其他啤酒
- 优先选择红葡萄酒，而不是选择白葡萄酒
- 优先选择健力士黑啤或者麦芽酒，而不是选择熟啤酒或者其他啤酒
- 优先选择苹果酒，而不是选择熟啤酒或其他啤酒

我平均每周会喝一次含酒精的饮品，平均每周消耗 2.4 个酒精单位，这相当于每周喝一品脱（473 毫升）的啤酒或者两小杯无糖酒精饮料。

开胃小菜和调味酱

我将为你列出几种有益健康的开胃菜和调味酱。它们很容易调制，可以为营养方案中的食物提味。

鹰嘴豆酱

鹰嘴豆一大罐，沥干
大蒜瓣 2 瓣
橄榄油 2~3 汤匙
芝麻酱一小甜点勺

酸奶黄瓜酱

大蒜瓣 1 瓣捣碎
酸奶 200 克
黄瓜 取四分之一段，切碎
红皮洋葱半个，切碎
香芹碎末 1 汤匙
薄荷末 1 汤匙

牛油果开胃菜

牛油果 2 个，去皮、切块
酸橙汁 1 汤匙
小的红皮洋葱半个，切碎
西红柿 2 个，切块

凤尾鱼开胃菜

新鲜香芹一小把

凤尾鱼鱼片 6 片
2 个柠檬的外皮，擦碎
柠檬汁 115 毫升
橄榄油 60 毫升

薄荷酱
酸奶 150 克
薄荷末 2 汤匙
橄榄油半汤匙
柠檬汁 2 汤匙

罗勒酱
橄榄油 1 汤匙
大蒜瓣 1 瓣捣碎
柠檬汁 1 汤匙
切碎的罗勒叶 1 汤匙

沙拉酱
酸奶 4 汤匙
黄瓜 取四分之一段，切碎
橄榄油 1 汤匙
香脂醋 1 汤匙
黑胡椒粉 2 茶匙
莳萝粉 2 茶匙

坚果蘸酱
橄榄油 3 汤匙
酸奶 3 汤匙
松子少许
香脂醋 半汤匙
黑胡椒粉少许

芥末酱
第戎芥末酱 1 汤匙
橄榄油 1 汤匙
苹果醋 2 茶匙
水 1 茶匙

莳萝酱
新鲜莳萝叶，切成末，1 汤匙
酸奶 250 克
大蒜瓣 1 瓣捣碎
香脂醋 1 茶匙

万能调味酱
橄榄油 2 汤匙
香脂醋 1 汤匙
大蒜瓣 1 瓣捣碎
第戎芥末酱 1 茶匙
黑胡椒粉少许

炒菜用姜汁酱
生抽 2 汤匙
酸橙汁 2 茶匙
姜末 1 茶匙

1 号麻辣酱
酸橙汁 2 汤匙
鱼酱 1 汤匙
生抽 1 汤匙
大蒜瓣 1 瓣捣碎
红辣椒 1 个，去籽，切碎

2 号麻辣酱
红辣椒 1 个，切碎
孜然粉半茶匙
酸橙汁 1 汤匙

香菜酸奶酱
酸奶 500 克
香菜末 2 汤匙
大蒜瓣 1 瓣切碎
柠檬汁 4 茶匙
孜然粉 1 茶匙

注意增减食材用量，用心装盘上菜

虽然我在购物清单中为你列明了一日三餐需的所有食材，但是购物清单的采购量和食材的用量仅供参考。你可以根据实际情况酌量增加或减少。比如，我在食谱里只用了一块火鸡胸脯肉，但你可以增加到两块。还有，为了有充足的体力迎接一天的训练，你可以在早餐时多喝一碗果蔬什锦燕麦片。再次提醒你，所有食谱都是按照四人份设计的。记得在烹饪前按照实际人数增减食材。

此外，还有一个让人意想不到的地方，那就是食物装盘的样式与食物的口感同样重要。科学研究表明，外观看起来漂亮的菜式会让你感觉口感更好，这是因为当我们看到精美的菜式时，就在大脑里认为它一定很美味。因此，我建议在装盘时多花些心思，让菜肴看起来让人更有食欲。

购物清单

购物清单分为鱼类、肉类、奶制品、碳水化合物、水果、蔬菜、辛香料和其他，这会帮你有效缩减选购食材所花费的时间。购物清单包含一周七天、一日三餐所需的食材。不过，你可以根据自己的实际情况添加一些相对健康的零食和小吃。

当你浏览购物清单的时候，你会发现食材的重量非常精确。不过，这些数字仅供参考，你可以根据实际情况酌量增减。例如，如果你认为 12 个西红柿太多了，那么你可以买 8 个。放心好了，所有食材的数量和重量都可以根据实际情况调整。

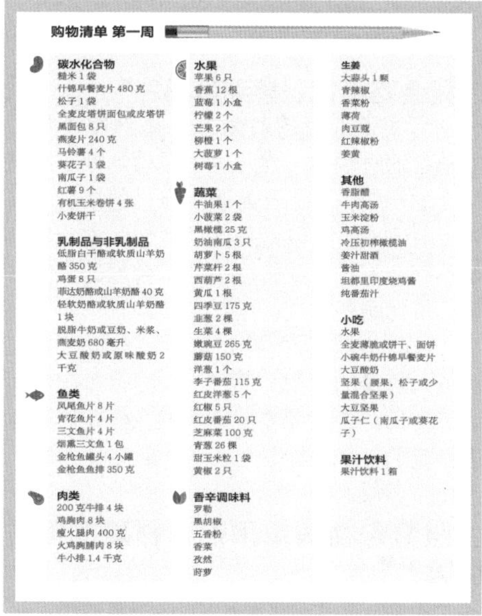

购物清单 第一周

碳水化合物
糙米 1 袋
什锦早餐麦片 480 克
松子 1 袋
全麦皮塔饼面包或皮塔饼
黑面包 8 只
燕麦片 240 克
马铃薯 4 个
葵花子 1 袋
南瓜子 1 袋
红薯 9 个
有机玉米卷饼 4 张
小麦饼干

乳制品与非乳制品
低脂白干酪或软质山羊奶酪 350 克
鸡蛋 8 只
菲达奶酪或山羊奶酪 40 克
轻软奶酪或软质山羊奶酪 1 块
脱脂牛奶或豆奶、米浆、燕麦奶 680 毫升
大豆酸奶或原味酸奶 2 千克

鱼类
凤尾鱼片 8 片
青花鱼片 4 片
三文鱼片 4 片
烟熏三文鱼 1 包
金枪鱼罐头 4 小罐
金枪鱼鱼排 350 克

肉类
200 克牛排 4 块
鸡胸肉 8 块
瘦火腿肉 400 克
火鸡胸脯肉 8 块
牛小排 1.4 千克

水果
苹果 6 只
香蕉 12 根
蓝莓 1 小盒
柠檬 2 个
芒果 2 个
柳橙 1 个
大菠萝 1 个
树莓 1 小盒

蔬菜
牛油果 1 个
小菠菜 2 袋
黑橄榄 25 克
奶油南瓜 3 只
胡萝卜 5 根
芹菜杆 2 根
西葫芦 2 根
黄瓜 1 根
四季豆 175 克
韭葱 2 棵
生菜 4 棵
嫩豌豆 265 克
蘑菇 150 克
洋葱 1 个
李子番茄 115 克
红皮洋葱 5 个
红椒 5 只
红皮番茄 20 只
芝麻菜 100 克
青葱 26 棵
甜玉米粒 1 袋
黄椒 2 只

香辛调味料
罗勒
黑胡椒
五香粉
香菜
孜然
莳萝

生姜
大蒜头 1 颗
青辣椒
香菜粉
薄荷
肉豆蔻
红辣椒粉
姜黄

其他
香脂醋
牛肉高汤
玉米淀粉
鸡高汤
冷压初榨橄榄油
姜汁甜酒
酱油
坦都里印度烧鸡酱
纯番茄汁

小吃
水果
全麦薄脆或饼干、面饼
小碗牛奶什锦早餐麦片
大豆酸奶
坚果（腰果，松子或少量混合坚果）
大豆坚果
瓜子仁（南瓜子或葵花子）

果汁饮料
果汁饮料 1 箱

如果你不爱吃红薯或南瓜，那么可以用山药代替。如果你认为火鸡比肉鸡更健康，那么就用火鸡代替。一切都由你自己做主，你可以根据自己的喜好和口味调整食材。

当你采购食材的时候，你不必太纠结于食物的热量，但是需要仔细查看食品外包装上的营养成分表中的碳水化合物（糖分）以及饱和脂肪的含量。

进餐时间

关于进餐时间，我没有任何要求。因为每个人的生活方式和生活习惯不同，所以进餐时间也不可能统一要求。只要记住每天必须早、中、晚吃三顿饭，具体的进餐时间可以自己把握。如果进餐时间比平时晚了一些，那么可以适当减少碳水化合物的摄入量，增加蛋白质的摄入量。

锻炼前后的最佳进餐时间

在锻炼前后补充一些能量，既能让自己感觉舒适，又能提高锻炼效率。这是因为碳水化合物以糖原的形式储存在肌肉中，可以为肌肉提供能量。不过，碳水化合物全部转化成糖原储存在体内需要一定的时间。因此，根据锻炼后所吃食物种类的不同，糖原的储存过程可能被促进或者抑制。

如果进行锻炼，那么最佳进餐时间是锻炼前的一个半小时和锻炼后的一个半小时。当然，这也只是一个供你参考的大概时间。有时，你可能吃完早饭后 40 分钟内就要骑车去上班。因此，你可以根据自身的情况制定具体的锻炼方案。不过，我建议在锻炼结束后的 30 分钟内补充一些蛋白质，这可以为肌肉提供能量，还可以修复肌肉。比如，我就习惯在锻炼后吃些大豆坚果。

锻炼前摄入的食物可以为身体提供能量

运动时，葡萄糖是人体最佳的能量来源，因此，你最好在锻炼前食用一些富含碳水化合物、蛋白质和少量脂肪的易于消化的食物。比如。你可以在训练前吃些火鸡肉沙拉卷饼，或者大豆坚果搭配一份水果或水果冰沙。

不适合训练前吃的食物

训练前，你最好不要吃脂肪含量很高或者纤维含量很高的食物，因为它们不易被人体消化吸收，会在胃中停留较长的时间。这类食物包括肉制品、薯条、巧克力和蛋糕。

避免饱腹后立即运动

当你进行运动的时候，如果胃里有尚未消化的食物，就有可能引起胃痉挛、胃痛、恶心反胃甚至腹泻。如果你担心体内的能量不足以支撑自己完成接下来的锻炼，那么根据你摄入食物的种类和数量，可以在锻炼前 1 至 4 小时进餐。不过要记住，每个人的状况都不一样，因此我们只能尝试摸索出最适合自己的方法。

清晨锻炼

如果你习惯在早晨锻炼，或者当天需要参加一个大型比赛，那么你最好早点起床，这样你就可以提早吃早餐，为自己储存足够的能量，在接下来的训练或者比赛中才能呈现最佳状态。进餐时间与锻炼时间间隔得越近，你摄入的食物量就应越少。

傍晚锻炼

你可以根据自己的喜好和时间，选择晚饭前锻炼或者晚饭后锻炼。

如果你喜欢下班后立即开始锻炼，那么记得在运动前至少一小时补充一些能量。还有，你最好在锻炼结束后的半小时到一小时内进餐。如果你选择在晚饭后锻炼，那么你需要结合我前面提到的“避免饱腹后立即运动”这一点，找出最适合自己的最佳锻炼时间。

此外，最重要的一点提醒是：锻炼前后都要记得及时补充水分。

锻炼后，及时补充水分、碳水化合物和蛋白质

锻炼后的第一件事就是喝水，补充你在锻炼中因流汗散失的体液。

锻炼后的 15 分钟内，你需要补充一些碳水化合物，比如吃点水果，这可以补充锻炼过程中消耗的糖原。 这是因为碳水化合物会刺激胰岛分泌胰岛素，而胰岛素可以帮助肌肉合成糖原，促使身体得到快速修复。

如果你在锻炼后的半小时内同时摄入了碳水化合物和蛋白质，那么胰岛素的分泌量会加倍，这会促进糖原的合成。同时，蛋白质转化为氨基酸可以修复运动中受损的肌肉组织。

总之，如果你想在剧烈运动后有效修复受损组织和快速恢复体力，那么你需要在锻炼后的半小时内摄入的碳水化合物和蛋白质的最佳摄入比例为 4∶1。

常见问题解答

“12 周塑身和营养教程中规定的食谱会让我感觉单调乏味吗？”

根据食谱，你每天都能吃到不同的饭菜。整整 12 周，你每天都可以按照不同的烹饪方法为自己制作各种各样的食物，你肯定不会感到单调乏味。

“这个食谱能满足我全家人的饮食需求吗？”

当然。整个营养教程中的食谱就是基于一家四口的量而制定的。

“我会吃不饱、感到饿吗？”

老实说，有的时候你会感到吃不饱，但是有的时候你一点儿也不会感到饿。在塑身计划初期，你刚开始改变自己的饮食习惯和生活方式，所以最初的两周你经常会感觉吃不饱。不过，我特意准备了合理的搭配方案，帮你顺利度过这段过渡期。

在塑身教程的特定阶段，你需要比平时摄入更多的食物。不过，只要你参照我的训练日记，按照营养方案执行，你就可以实现自己的塑身目标。

“照着购物清单采购食材真的很方便吗？”

是的。根据食物的类别，购物清单上的食材分为几个大类，因此，你很快就能找到相应的食材。你也可以登录网站，下载和打印购物清单，这样你就可以拿着购物清单去超市采购。

“你食用膳食补充剂了吗？”

没有。我会通过塑身效果向你证明，如果合理的膳食已经为你提供了充足的营养物质，那么就不需要食用任何膳食补充剂。还是那句话，我并不反对食用膳食补充剂，因为有些膳食补充剂对人体确实有益。

训练要领和准备训练器材

4

毫无疑问，接下来的训练对你将是一个身体和意志上的双重考验。12 周的塑形教程，不仅能有效地改善你的身材，提高你的体能水平，让你养成健康的饮食习惯，而且还能由内而外地增强你的自信心。你的皮肤将变得更健康，体形也将变得更伟岸挺拔。所有这一切，都有望使你变成梦寐以求的样子。

我将在本章向你讲述重量训练、跑步训练和骑行训练的基本要领，列明注意事项和需要准备的健身器材。

负重训练

重复次数（缩写 rep）

一个 rep 是指肌肉收缩后再伸展的动作。例如，当你进行屈臂哑铃训练的时候，从抓起哑铃到放下哑铃才是一次完整的训练过程。

常见训练项目的重复次数：

- 上半身：6 到 10 次
- 下肢：12 到 16 次
- 力量训练：1 到 6 次
- 塑肌训练：6 到 12 次
- 肌肉耐力训练：15 次以上

开始训练时，你应该使用 70%~80% 的体力，而做完最后一组重复动作时，你应该使用 80%~100% 的体力。

组数

组数是指针对不同训练设定的重复训练次数。

通常，训练的目标肌群越大，相应的训练组数就应该越多。针对大腿、背部、胸部的较大肌肉群，训练组数一般为 12 组左右；对于专业的健美运动员，有时要求会达到 20 组之多。而像肱二头肌和肱三头肌这类较小的肌肉群，所需的训练组数较少，一般在 9 到 12 组。不过，上面所说的训练组数仅供参考，你需要根据自身情况设定合适的训练组数。

全动作范围训练

全动作范围训练能使目标肌肉达到90%~100% 的收缩，而不像部分重复训练那样只要求收缩 50% 的肌肉。但是，如果你是在进行特定的部分重复或一半重复的进阶训练，那么就不适合进行全动作范围训练。

当我每次完成训练后，我都会对自己参加的训练项目、每个训练项目完成的重复次数和组数、训练的完成技巧以及是否为全动作范围训练一一做记录。

训练技巧

训练技巧是正确完成训练的基础。如果你运用良好的训练技巧进行训练，那么肌肉组织可以最大限度地收缩，对肌肉组织造成的损伤也相对较小。

在负重训练中，想要确保恰当的训练技巧，选择合适的重量就显得尤为重要。如果你为了集中锻炼某个部位的肌肉而选择了很重的重量，那么你的训练技巧就将被迫改变，锻炼效果很可能没有想象中的好。这是因为目标部位的肌肉不足以支撑举起这个重量，这时就需要调动其他部位的肌肉协同完成。

记住，我们需要得到的是良好的训练效果，而不是盲目增加负重的重量。

组间休息

根据每次训练的方式和强度的不同，每组间应该安排的休息时长也有所差异。但不管怎样，首先要明确训练的原则：不能让肌肉休息时间过长，否则达不到训练效果。一般而言，在组间稍事休息，让你的肌肉短暂调整后，就要马上继续锻炼。不过，在力量训练过后你最好休息片刻。

我习惯在完成重量训练后休息 1 到 3 分钟。但是，在进行循环训练和耐力训练时，为了保持最佳的运动心率，维持肌肉内血液和乳酸充盈的最佳状态，我并没有安排组间休息。

举重时如何呼吸

你或许迫切想知道进行重量训练时应该如何正确呼吸。通常的呼吸要领如下：

- 出力时呼气
- 出力后吸气

举个例子，当你在做杠铃卧推时，将杠铃向上推起时呼气，将杠铃向下收回时吸气。

主观体力感觉评定（RPE）

主观体力感觉评定量表可以简要描述训练的强度。在整个训练过程中，我都使用主观体力感觉评定量表评估自己在训练过程中对训练强度的感受。你也可以使用主观体力感觉评定量表评估自己的训练强度，从而监测自己的进步。

0　根本不费力
1　极弱
2　很弱
3　稍弱
4　弱
5　适中
6　稍强
7　强
8　很强
9　极强
10　可能达到最大用力限度

在心肺训练中，你可以用主观体力感觉评定值评估自己的跑步强度。例如，如果跑步训练的主观体力感觉评定为 7/10，那么表明你在跑步训练时耗用了 70% 的体力。我在短距离跑步中，通常都耗用 90% 的体力。

训练的平均主观体力感觉评定

如果你训练的平均主观体力感觉评定为 7.5/10，那么表明在每次训练中你平均使用 75% 的主观体力强度。

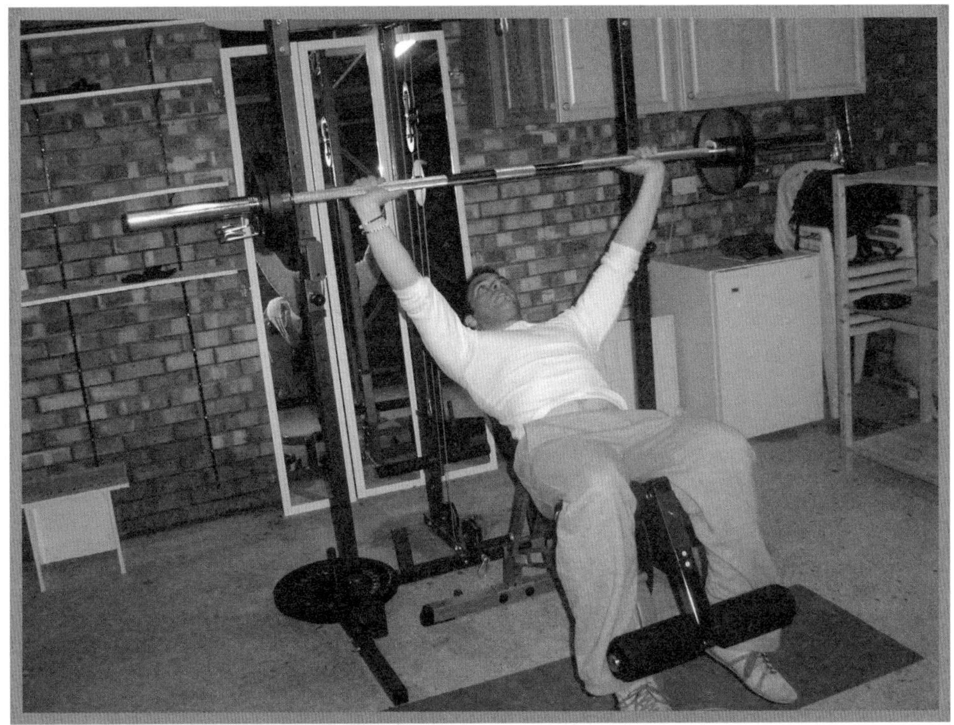

这是我在第一周第一天时的训练照片，你可以发现我正利用训练技巧让自己获得最佳训练效果。

能量的平均主观体力感觉评定

你可以使用主观体力感觉评定量表描述任何事物，比如自己的能量等级：0 表示一点力气也没有，10 表示精力充沛，能量满满。

压力的平均主观体力感觉评定

在训练日记中，你可以使用主观体力感觉评定量表记录自己的压力水平：0 表示一点压力也没有，10 表示最大压力。

家用健身器材的准备

现在，很多人都有去健身房健身的习惯。不过，如果你常去的那家健身房的健身器材不全，那么我建议你购买一组哑铃、一张仰卧健身用的长凳和一张运动垫。另外，找出家里适合做引体向上和垫上训练的空地，这样你就可以在家里完成相关训练项目了。

健身器材

下面为你列明了所需的健身器材。

举重训练

你不需要同时购买下面所说的两种可调式哑铃，只需购买适合自己的那种即可。

- 可调式哑铃，从 2.25 千克到 24 千克，即从 5 磅到 52.5 磅。
- 可调式哑铃，从 4.5 千克到 41 千克，即从 10 磅到 90 磅。
- 150 千克的奥运比赛用杠铃片和 7 英尺（2.2 米）奥杆
- 健身躺椅
- 哑铃架和拉力器

配件

- 健身手柄
- 健身绳索
- 带架子和拉力器的滑轮下拉器
- 闭合手柄

- 如有需要，可另外配备多种直径规格的奥杆

其他
- 半圆平衡球
- 4 千克或 8 千克的壶铃
- 塑料运动垫
- 阶梯踏板
- 全身镜，用于纠正你的训练姿势和训练技巧

跑步训练

训练技巧

不同的跑步路面需要你使用不同的跑步技巧。例如，当你在沙地这类松软的地面奔跑时，你可以沿着被别人踩实的路面跑步，或者每跑一步都用前脚掌铲入沙地中，借此保持更稳定的落脚点。在沙地上奔跑，比在坚硬的地面奔跑更考验小腿的力量。

当你在坚硬的路面奔跑的时候，一般是脚后跟着地，随之脚尖着地。在这个过程中身体重心前移，最后通过脚趾扒地蹬腿离开地面。保持较大步伐能够减轻膝盖和臀部的压力，可以把压力释放到身体的其他部位。

跑步时，你最好彻底放松上半身，这样可以让你的心肺和腿部高效运作。如果跑步时你双拳紧握，那么血液就会涌入你攥紧的双手中，而不是输送到腿部和其他需要的部位。也就是说，这会降低你的运动效果。因此，在跑步时你的手臂应该彻底放松，并且与双脚保持一致的节奏。

跑步时如何呼吸

跑步时最重要的是找准节奏，既包括呼吸频率，也包括步伐的快慢。无论你选择哪种方式，都要让自己彻底放松，这样你就可以在跑步时深吸气、深呼气。要尽量避免采用短而急促的呼吸方法，这会导致肌肉缺氧，引起抽筋。

跑步前的准备工作

步态

训练时，你最好穿舒适合脚的鞋子，这一点在跑步训练中尤为重要。当然，你可以去体育用品专卖店购买。专业人员会在查看了你的脚部特点、了解了你的跑步姿势后，向你推荐合适的产品。或者，你可以在家里做个简单的测试，为自己找到适合的鞋型。只有足够了解自己的脚部特点，你才能为自己选购舒适合脚的跑步鞋。你首先要查看一下自己是属于哪种脚型：内旋足、外旋足或正常足弓。

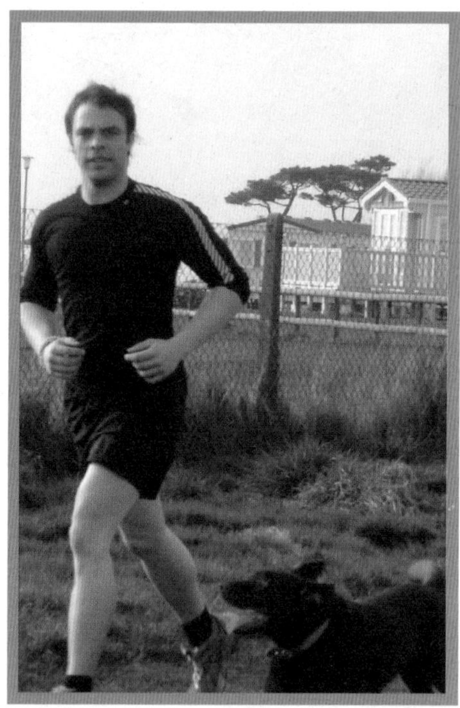

这是在刚开始 12 周塑形与营养教程时我和我的宠物犬一起跑步的照片。

通过家庭测试，了解自己脚部的特点

你可以通过家庭测试，了解自己脚部的特点。最简单的方法就是把双脚浸湿，站到白纸上面，这样你可以快速得到自己清晰的脚印。

把自己的脚印与下面罗列的三种情况进行对比，你就可以清楚地知道自己的脚属于哪种类型。

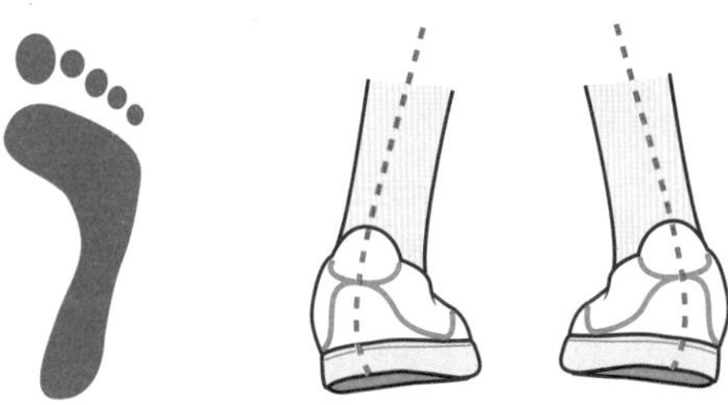

外旋足（即高足弓）：在脚掌落地、脚趾未落地前，脚掌未能充分旋前，身体重心不能正常前移。

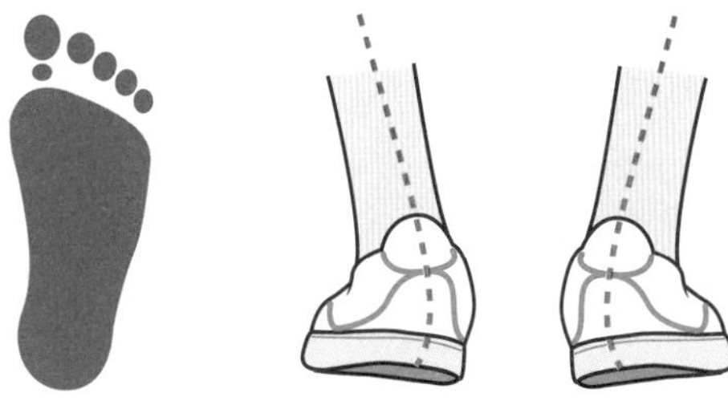

内旋足（即低足弓）：脚掌落地时，脚掌过度内旋；如果长时间行走就容易引起足部疲劳和疼痛。

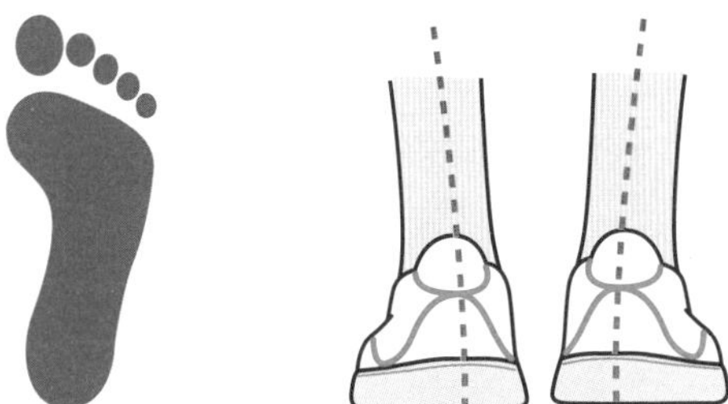

正常足弓：脚部符合生物学的特点，能够正常承重。

跑步鞋

最佳跑步鞋的特点：舒适、耐穿、轻便、性能优越、款式新颖、性价比高。

跑步鞋的类型：

- 中性/缓冲型，符合生物学的特点，适用于正常足弓。
- 纠正内旋型，用于矫正过度内旋，适用于内旋足。
- 运动控制型，用于矫正脚部各种不良姿势，有效控制内旋。
- 赛跑型，轻便、灵活、舒适。

运动服装

- 跑步袜
- 骑行短裤
- 跑步短裤
- 透气运动上衣
- 跑步鞋
- 心率表

骑行训练

训练技巧

骑行训练也需要一定的技巧。调试好自行车之后，你就可以开始骑行训练了。此时，你需要用前脚掌向下压动脚踏板，同时臀屈肌发力，将脚踏板带上来。就这样一压一带，循环往复。当你骑自行车爬坡的时候，你可以站立骑行，或者保持坐姿，前后大幅度摆动上半身，靠自身的重力带动自行车前行，这样可以有效提高你的骑行速度。

在骑行训练中，舒适度和速度同样重要。因此，你需要找到最舒适最放松的骑行姿势。你不能为了追求速度而舍弃舒适度。我建议你在骑行时放松肩膀、保持上半身静止不动，这会帮你节约体力。

骑行时如何呼吸

骑行时，你需要找到合适的呼吸节奏，从而可以放松地完成骑行训练。

骑行节奏

骑行训练最重要的训练技巧就是学会快速蹬自行车。因此，你应该把目标设定为每分钟蹬 80 到 90 转。如果你的骑行能力够强，可以尝试每分钟达到 100 转。

当你统计自己每分钟可以蹬踏的圈数时，你只需数清 15 秒内脚踏板转了多少圈，然后用这个数字乘以 4 即可。

骑行训练的准备工作

自行车的类型

我曾经有一年时间都是骑自行车上下班，所以我对选车的重要性深有体会。你可以根据将要参加的骑行训练的类型，在自己能够承受的价位内选购符合自己需求的自行车。

当然，你还需要考虑将要骑行的路面的状况和使用自行车的目的。下面，我为你列明了选购时需要考虑的因素：

- 类型：越野自行车、公路自行车和混合型自行车
- 性能
- 维护
- 重量
- 舒适度
- 款式

我选购的是混合型自行车。之所以选择这一类型，是因为它最符合我的骑行需求。

当你购买和调试自行车的时候，你需要注意自行车的车架、车座高度、坐垫角度和胎压这四个方面。

1. 自行车的车架。为了确保自行车的外部结构符合你的身高特点，我建议你到自行车专卖店让店员根据你的身高给你推荐合适的车架。

2. 车座的高度。通过下面的方法你可以找到适合自己的车座高度。你可以靠在墙上或者让别人帮忙扶住自行车，把一只脚的脚后跟放到脚踏板上；当脚踏板转到最低位置时，这一侧的腿可以自然伸直，这时车座的高度就是最佳高度。当你在做上面这个动作的时候，你还用到了股四头肌。

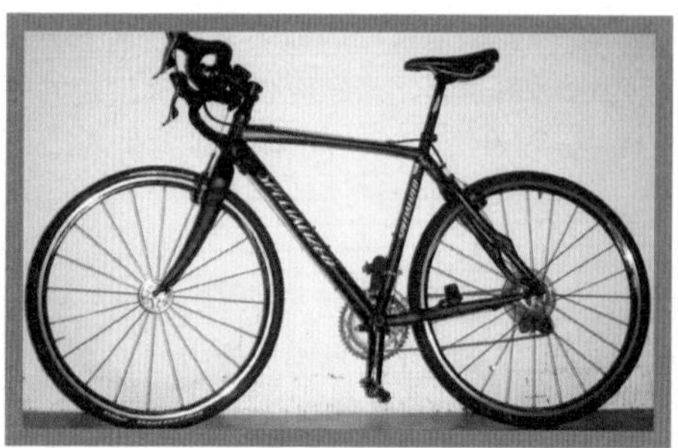

3. 坐垫的角度。坐垫的角度大致上要保持水平。由于市面上坐垫的垫面大多是弧面，你可以拿一把长尺放在坐垫上，看长尺是否在水平位置。此外，前后或上下移动车座，使骑行时膝盖骨前面的髌骨能与踏板轴的中心线对齐。

4. 胎压。关于公路自行车的高压车轮（外径 700 毫米），最合适的胎压在 100 到 120 帕的范围内。如果你把山地自行车当作越野自行车使用，你最好把胎压设置在 35 到 60 帕的范围内。

不过，不同生产商生产的轮胎的承压能力不同。使用前，建议查看轮胎侧壁标注的适用的压力范围。

骑行设备

骑行服装

- 防风 T 恤衫
- 防风夹克
- 轻质防水外套
- 骑行手套
- 骑行短裤
- 骑行运动鞋

其他

- 自行车用储物袋
- 防水袋
- 水瓶和水瓶包
- 自行车码表
- 有夹踏板或无夹踏板
- 打气筒
- 车铃
- 可调内六角扳手
- 备用内胎
- 轮胎修理包
- 急救箱

训练时间

在 12 周塑身训练期间，你可以在任意时间开始训练。无论是起床后马上训练或者睡觉前进行训练，只要是适合你的最佳训练时间，你都可以获得最佳的训练效果。

休息和恢复

休息和训练同样重要。

通过睡眠和休息，身体得以从疲惫的状态恢复、肌肉得以修复和重建，从而变得更结实、更强壮、更健美。因此，在不需要训练的时候，你最好让身体彻底放松。

此外，我们的身体不能很好地应对极端状况。如果暴饮暴食，那么你会变胖。然而，如果你为了减肥，摄入的能量过少，那么你的身体机能将受到损害，体质变差，减肥效果也将大打折扣。同样，我们的身体也不能承受过度训练。因此，你需要找到合适的训练强度，合理安排训练和休息的时间，循序渐进地训练。

为什么训练后需要休息和恢复？

我们通常认为，锻炼能增强体质。但事实是，锻炼后的有效休息才可以让你的身体变得强大。例如，当你进行举重训练的时候，会造成你的肌肉纤维轻微损伤（不用担心，纤维轻微受损是好事）。当你休息的时候，这些肌肉纤维开始自我修复，重新长出比之前更强健的肌肉。随着肌肉变得更加强壮，你就可以举起更重的重量。然而，如果你的肌肉没能得到充足的休息，损伤的肌肉纤维没有机会愈合，会使肌肉变得更加脆弱，最终可能导致肌肉撕裂或拉伤。

体力的恢复过程受到饮食、水分和睡眠等很多因素的影响。另外，来自工作和生活的复杂压力也是影响因素之一。你需要特别留意个人生活方式可能对你的身体恢复造成的影响。

如果你确定自己并没有过度训练，那么就需要考虑是不是生活方式出现了问题。如果你正在面对工作压力或者生活压力，那么你可以试着减少训练次数、缩短训练时间和降低训练难度。此外，你可以通过下面几种途径有效调节自己的身体状况。

1. 运动休息。你可以通过散步、游泳、骑自行车这些比较柔和的运动方式排出肌肉内堆积的乳酸和其他代谢废物。在做这些运动时，不要使肌肉用力过强，关键是要享受其松弛的过程。

2. 彻底休息。你也可以不参加任何运动，而是与朋友或家人共度美好时光，或只是慵懒地窝在家里。总之，你想怎么休息就怎么休息。

3. 拉伸运动。拉伸运动可以帮你扩大运动范围、提高肌肉运动的效率、降低受伤的可能性、延长训练时间、减轻肌肉疲劳和酸痛。拉伸运动简单易行，也没有时间和场地的限制。例如，当你坐在电脑前工作的时候，你可以忙里偷闲伸展上半身，甚至当你看电视的时候也可以做四肢伸展运动。

4 水疗（Spa）的益处。泡个热水澡或者蒸个桑拿都可以让你的肌肉快速修复。当你泡热水澡或蒸桑拿时，你可以试着伸展肢体。此外，冷水和热水交替淋浴有助于排出代谢废物，还可以为疲劳的肌肉输送氧气。

5. 补充能量。训练后，身体对营养物质的吸收利用率最高。因此你需要在训练后及时补充营养物质，提供身体修复所需的能量。

6. 睡眠充足。在睡眠过程中，生长激素开始工作、蛋白质开始合成、身体和精神都能得到修复。不过，因为体质等各方面的原因，每个人所需的睡眠时间也不同，大多数人需要 7 到 9 小时的睡眠。

7. 补充水分。通常，训练强度越大，你需要补充的水分越多。在训练前和训练后，补充足够的水分可以帮助身体快速修复。

体能测试

你需要在塑身前、塑身后以及 12 周内每 4 周进行一次体能测试。体能测试的数据不仅能直观地体现你各阶段的塑身效果，还能激励你完善目前在体能上比较薄弱的环节。每 4 周一次进行如下的体能测试，能够让你意识到体能上的改进空间，逐步实现自己的塑身目标，最终变得更健康、更强壮。

折返跑测试

折返跑测试用于评估你在 20 米距离往返跑的有氧运动水平。具体测试方法是：当

级别	速度 km/h	折返次数	距离 m	累计距离 m
1	8.5	8	160	160
2	9.0	8	160	320
3	9.5	8	160	480
4	10.0	9	180	660
5	10.5	9	180	840
6	11.0	10	200	1040
7	11.5	10	200	1240
8	12.0	10	200	1440
9	12.5	11	220	1660
10	13.0	11	220	1880
11	13.5	12	240	2120
12	14.0	12	240	2360
13	14.5	13	260	2620
14	15.0	13	260	2880
15	15.5	13	260	3140
16	16.0	14	280	3420
17	16.5	14	280	3700
18	17.0	15	300	4000
19	17.5	15	300	4300
20	18.0	15	300	4600
21	18.5	16	320	4920
22	19.0	16	320	5240
23	19.5	17	340	5580

起跑信号发出后起跑，快速在 20 米的直线距离来回往返，尽量在蜂鸣器再一次发出提示音前到达另一端。

折返跑测试等级评定

通过对照左面的表格，你可以评估自己的折返跑测试的水平。

刚开始的时候，你可以跑得慢一点，但是随着水平的提高，你的跑步速度要逐渐加快。在每个级别的折返跑接近尾声的时候，你会发觉蜂鸣器提示音的间隔越来越短，不过每次蜂鸣器都会响 1 分钟。

如果你在蜂鸣器响起前就到达目标点，那么你必须等到蜂鸣器响起时才能折返。

注意：如果你未在蜂鸣器提示音响起前到达目标地点，那么你有两次折返追赶机会。但是如果经过这两次追赶，你都不能赶在提示音响前跑到目标地点，哪怕只差一点距离，那么这次折返跑测试就自动结束。

折返跑测试器材

- 米尺，用于测量两个端点之间的距离
- 锥形路标或者类似的标志物
- 折返跑测试用蜂鸣器

折返跑测试所需的音频材料非常便宜，比如买张光盘就行。也可以用笔记本电脑 iPad、手机等通过搜索引擎搜索“折返跑测试”，免费下载。

折返跑测试的结果

下面表格内的结果反映的是不同年龄段的训练者达到的有氧体能水平，而不是达到的最大耗氧量。表格中的每个成绩表示折返跑测试达到的级别和成功完成的折返次数。例如，4/6 表示第 4 等级，成功完成 6 次折返跑。

年龄	优秀	良好	中等	一般	较差
14~16	10/9	9/1	6/7	5/1	4/7
17~20	10/11	9/3	6/8	5/2	4/9
21~30	10/8	9/2	6/6	5/1	4/9
31~40	10/4	8/7	6/3	4/6	4/5
41~50	9/9	7/2	5/7	4/2	4/1

肌肉耐力测试

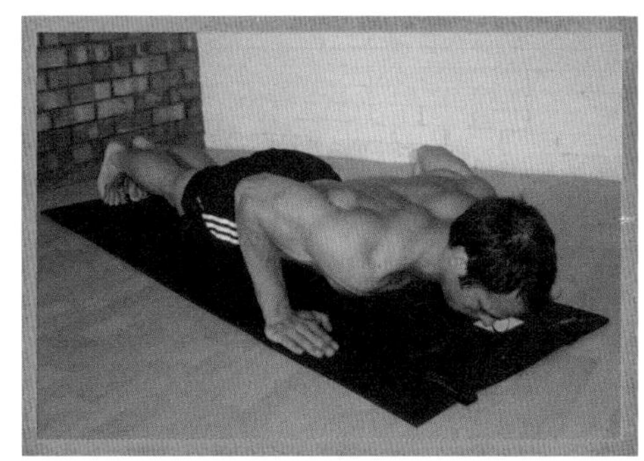

当我在健身行业从业多年后，我根据自己的所见所闻总结了一些肌肉耐力测试和相应的考核水平。下面我向你列出了几个训练项目。这些训练可以锻炼肌肉的耐力，还能够激励你加倍努力锻炼。肌肉耐力的测试方法就是：在 1 分钟内尽可能多地完成每个训练项目的重复次数。

对于如何进行此类项目的训练，我会在第 7 章中为你详细列明。

俯卧撑

尽可能做全俯卧撑。如果体力不够，就做屈膝俯卧撑。

年龄	17~19岁	20~29岁	30~39岁	40~49岁	50~59岁	60~65岁
优秀	>56	>47	>41	>34	>31	>30
良好	47~55	39~46	34~40	28~33	25~30	24~29
中等以上	35~46	30~39	25~33	21~27	18~24	17~23
中等	19~34	17~29	13~24	11~20	9~17	6~16
中等以下	11~18	10~16	8~12	6~10	5~8	3~5
较差	4~10	4~9	2~7	1~5	1~4	1~2
很差	<4	<4	<2	0	0	0

深蹲

深蹲可以检验腿部的耐力。

年龄	18~25岁	26~35岁	36~45岁	46~55岁	56~65岁	65岁以上
优秀	>49	>45	>41	>35	>31	>28
良好	44~48	40~44	35~40	29~34	25~30	22~27
中等以上	39~43	35~39	30~34	25~38	21~24	19~21
中等	35~38	31~34	27~29	22~24	17~20	15~18
中等以下	31~34	29~30	23~26	18~21	13~16	11~14
较差	25~30	22~28	17~22	13~17	9~12	7~10
很差	<25	<22	<17	<9	<9	<7

半仰卧起坐

半仰卧起坐用于检验你的腹部耐力。注意，这里是半仰卧起坐，而非标准的仰卧起坐。

年龄	35岁以下	35~45岁	45岁以上
优秀	60	50	40
良好	45	40	25
中等	30	25	15
中等以下	15	10	5

仰姿反屈伸

借助健身躺椅完成仰姿反屈伸。根据我之前的经验，男性在 1 分钟内平均能完成 45 到 60 次仰姿反屈伸。

优秀	75以上
良好	55~74
中等	35~54
中等以下	35以下

引体向上

当你做引体向上的时候，没有任何时间限制，但是你必须双手握杆悬挂，双脚始终离地。

根据我个人的经验，一般男性在 1 分钟内能做 6 到 10 个引体向上。我有史以来见过的最好成绩是 51 个，是由一位英国皇家海军陆战队成员完成的。

一次重复的最大重量

一次重复的最大重量（1RM）指的是在某一重量训练中，训练者能一次举起的最大重量。

进行一次重复的最大重量前，首先要进行充分的热身活动，接着在完成 3 到 4 组的重量训练之后，再尝试该训练的一次重复最大重量（1RM）。为安全起见，必须确保身边一直有训练搭档陪伴。

对我而言，为了检测我的总肌力，每 4 周我就要进行一次 1RM 测试。测试以复合运动为主，能够检测多个肌肉群的肌肉耐力。我将这些复合训练项目列出，供你参考借鉴。

- 杠铃卧推
- 杠铃推举
- 深蹲
- 硬拉

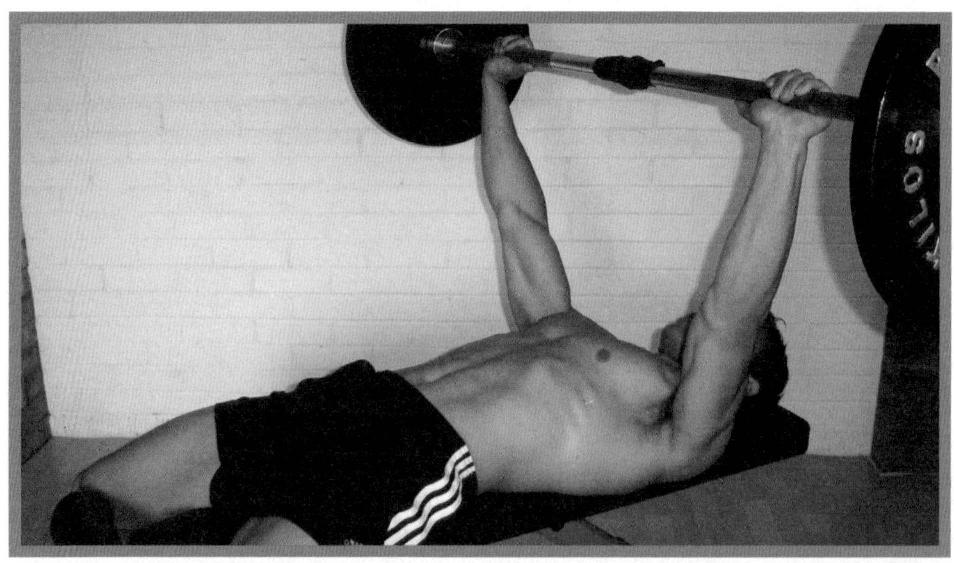

开始训练

5

在 12 周塑身训练计划中，我为你列明了 60 多种不同的训练方式和 80 余种针对特定部位肌肉的训练动作，你可以根据自己的健身需要进行选择。现在，让我们一起了解训练的基本方法、训练前的热身运动、训练后的放松运动和拉伸运动。

重量训练

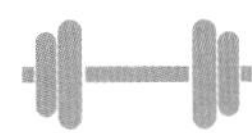

我相信你一定在健身房遇到过这类人，虽然他们经常训练，但是他们的身材却一点也没有改善。虽然造成这种状况的原因有很多，但主要原因如下：

- 缺乏塑身知识和训练技巧
- 训练方式单一，一直重复同样的训练
- 没有通过逐渐增加举重的重量等方式提高体能水平

我们的身体喜欢不断变化的训练方式，因此，我在书中设置了不同的训练项目，帮你获得最佳锻炼效果，使你的身材变得更结实、更强壮。

下面，让我们一起看看我常用的几种训练项目，你可以通过这些训练获得最佳塑身效果。

组合训练

组合训练即需要你接连进行两项训练。例如，当你完成杠铃俯身划船训练后马上做仰卧飞鸟。

半圆平衡球静态弓步训练	组合训练的组数和次数	下蹲后促腿训练
3 × 15		3 × 15

例如，上面的组合训练的表格要求你完成 3 组 15 次的半圆平衡球静态弓步训练和 3 组 15 次的下蹲后促腿训练。其具体的训练次序如下：首先完成第 1 组的 15 次半圆平衡球静态弓步训练，然后马上进行第 1 组 15 次下蹲后促腿训练。在完成两个动作的第 1 组训练之后，你可以休息一会儿。然后，重复上面的训练，直到完成全部 3 组训练为止。

递减组训练法

从大重量开始一组动作做到力竭，之后逐渐减轻重量继续训练，再次做到力竭。如此重复，直到减轻到特定重量。

金字塔训练法

金字塔训练法由热身阶段、最大用力阶段和放松阶段这三部分组成，是指逐渐增加训练的次数或重量，达到某个设定的次数或重量后逐渐减少训练的次数或重量的训练方法。就像下图里表明的那样，自较少的训练次数或较轻的重量开始训练，逐渐增加训练次数或训练重量，直到达到设定的最大训练次数或训练重量后，逐渐减少训练次数或训练重量，最终恢复到最初的训练次数或训练重量。在这里，数字代表训练次数。

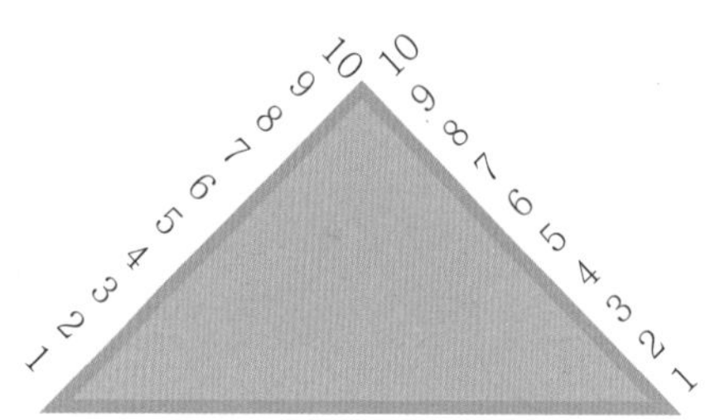

举例说明：第一组：做一个引体向上；第二组：做两个引体向上。依次类推。第十组：做一个引体向上

反向训练

反向训练是一种离心运动，动作的方向朝向地面，与地心引力同向。在举重训练中，你也可以进行反向训练。首先，你需要训练搭档帮忙，把杠铃举起，这个杠铃举起的动作为向心运动。然后轮到你撑住杠铃，控制力量，心中默数 5 秒，手臂慢慢收缩，将杠铃放回到初始位置。 刚开始反向训练时，你可能会感觉有些不适应，但随着时间的推移，你就会充分感受到它对强壮肌肉的效果。

助力训练

当你在重量训练中按正确姿势已经无力再多做一次时，就可以尝试做助力训练。你可以调动其他部位的肌肉或肌肉群的力量，来帮助你完成肌肉训练目标。比如说，当我在进行屈臂上提训练时，我已经做到了最后一组动作，但仅能完成 4 次重复；这时，我就运用助力方法，借助三角肌和背部肌肉的力量，减轻肱二头肌的肌肉压力，最终成功帮助我完成了最后一组的训练。

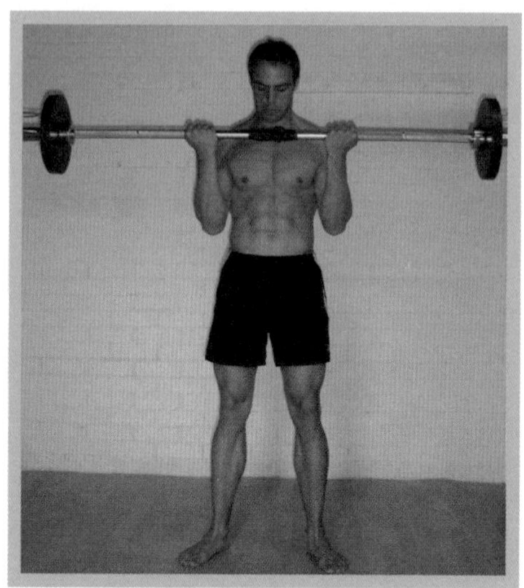

照片中，我正在做热身运动，为举重训练做准备。

反向引体向上

如果你不能一次性完成至少 5 个引体向上，那么你可以改做反向的引体向上。反向引体向上能够快速有效地锻炼你的肌肉，增强你的体质。一段时间后，你就可以一次性完成至少 10 个引体向上了。

反向引体向上的具体做法：首先，借助阶梯踏板等物体使你的双手拉住单杠；你也可以让训练搭档把你举上去，当然你自己仍需使点力，使你的下巴的位置与单杠齐平。之后，心里默数 5 秒，让自己的身体慢慢往下降，直至手臂伸直。这样就完成了一次反向引体向上。之后，重复上述动作，直到完成设定的次数。

俯卧撑

在接下来的 12 周的训练中，你经常要做俯卧撑，而且每分钟最少要做 30 个。如果你不能在 1 分钟内完成 30 个标准俯卧撑，那么你可以做屈膝俯卧撑。当你可以在 1 分钟内完成 60 个屈膝俯卧撑的时候，你就可以在 1 分钟内完成 30 个标准俯卧撑。

如果你觉得屈膝俯卧撑更适合你，那么你可以在接下来 12 周的训练中都选择做屈膝俯卧撑。但是要提醒你，屈膝俯卧撑比标准俯卧撑的健身效果稍微差一点。

力竭

在训练动作和训练技巧不变形的前提下，每组训练中，选择一个重量，重复训练直到你精疲力竭，不能再多做一次重复为止。

例如：

- 第一组：热身运动 20 次。
- 第二组：适量增加重量，让自己在完成 15 到 20 次后力竭。
- 第三组：再次增加重量，让自己在完成 6 到 10 次后力竭。
- 第四组：保持上一组的重量，让自己完成 6 到 10 次后力竭。

强迫次数训练

你可以让同伴监督你以更多的训练次数完成每组训练。

我在 12 周训练期临近末尾的时候，和我的训练搭档一起开始运用强迫次数的训练方法。虽然我并未在自己的训练日记中作明确记录，但从第八周开始，几乎每一次训练我都进行了强迫次数训练。

重量训练

在本书中，对于每次重量训练中我所举起的总重量（这里的总重量同时包含杠铃和杠杆的重量），我都以千克或磅的计量单位作了记录，向你明确展示了我重量训练中的表现。

另外，由于本人一直从事健身运动，虽然在本教程开始前的大半年我一直在增肥，没有进行任何训练，但我的体能基础还是比一般人要好些，能够比那些初学者举起更大的重量。所以当你看到书中我举起的那些重量时，千万不要感到灰心丧气，你不需要达到和我同样的举重量级，在训练时只要你尽力而为即可。当然如果你的举重水平能像我一样，甚至还能赶超我，那就再好不过了。

心肺功能训练

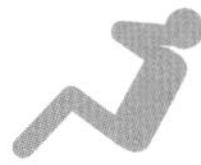

上半身体能训练

在 12 周塑形教程中，上半身体能训练是指无需借助任何健身设备即可完成的训练，这些训练有：引体向上、仰姿反屈伸、俯卧撑等。

上半身体能训练示例

常规俯卧撑	× 10
半仰卧起坐	× 10
窄距俯卧撑	× 10
杠杆提腿	× 10
宽距俯卧撑	× 10
标准仰卧起坐	× 10

上面表格中所列的全部 6 个动作需要按照自上而下的顺序进行训练，全部动作要在两分钟内完成，完成整套 6 个动作即为完成一个循环。此后，你需要再按照顺序重复完成至少 19 次循环训练。最终，全部完成的时间不超过 40 分钟。

引体向上健身运动

常规引体向上 -2，4，6，8，10

反手引体向上 -2，4，6，8，10

窄握引体向上 2，4，6，8，10

宽握引体向上 -2，4，6，8，10

俯身登山引体向上 -2，4，6，8，10

首先从常规引体向上开始，完成 5 组训练，在各组间的休息时间不超过 1 分钟。之后，进入反手引体向上动作，按照同样的方法，完成 5 组训练。其后，依次训练直至完成全部 5 种引体向上运动。我相信，当你做到最后几组训练时，你的后背肌肉一定会有强烈的充盈肿胀感，增肌效果将相当明显。当然，等做完之后，你也肯定会感觉精疲力竭。

跑步体能训练

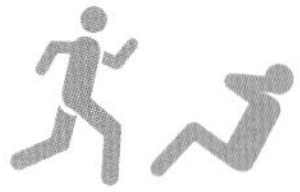

我喜欢户外开阔的视野和新鲜空气，特别享受在户外跑步和训练的过程。所以，建议你不要局限于在健身房锻炼，如果天气适宜，你也应

该离开健身房，多出去走走，进行跑步和各种户外训练。

当你跑完规定的里程后，别停下来休息，马上按照设定的组数和次数进行后续训练。

跑步时，你最好用到全身最大体力的 75%［主观体力感觉评定（RPE）值：7.5/10］。在进行后续训练动作的时候，不光要保持良好的训练技巧，而且也要尽可能提高完成速度，从而达到提高心率的目的。

骑行体能训练

骑行体能训练的技巧与跑步体能训练技巧相同。你可以参照下面跑步体能训练的指导。

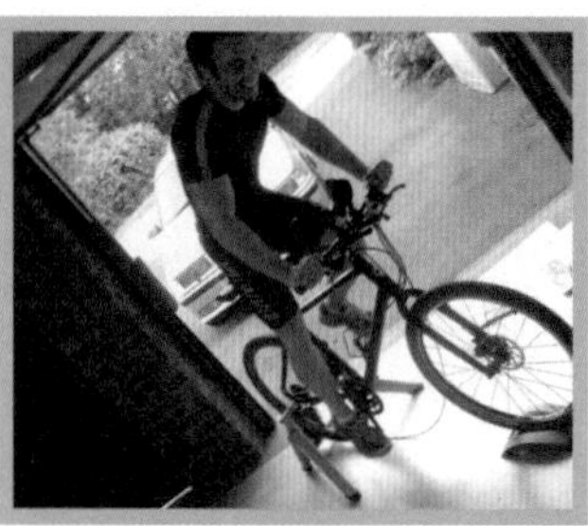

对我来说，在整个 12 周的塑形教程中，骑行体能训练可算是难度最大的训练项目之一。

跑步训练

起跑时，速度可以稍慢些、步子稳健些，这是因为身体刚刚进入运动节奏，需要一个适应阶段。只要你开始跑起来了，就尽情地享受在户外奔跑，呼吸新鲜空气的美好时光吧。

在短距离跑步时，主要的关键点在于对跑步时间的把控。 当你按照训练教程训练三周以后，你的体能基础也将夯实，在进行 3 英里（4.83 千米）跑步训练时，需要你对跑步时间计时，此后每次跑 3 英里（4.83 千米），都要将最新的跑步用时与上次的跑步用时做比较，你要努力超越自己，试着打破之前的跑步成绩。

在长距离跑步上，我的建议是尽可能保持全程都为有氧运动。这里的意思是你的运动强度仍保持在你的体能舒适区内，你还能够掌控自己的呼吸与训练伙伴进行简短的言语交流。如果你发现跑步时，气喘吁吁，已很难开口正常讲话呼吸，那么很可能是运动量过大或者肌肉已经开始无氧运动，此时你需要放慢跑步速度。

爬坡训练和阶梯训练

在爬坡训练时，首先你选择的爬坡路径不能过长，必须确保 1 分钟内能够冲刺到达山顶。这个运动强调的是冲刺短跑能力，它能使你的身体一直处于无氧运动状态，从而能帮助你达到健身塑形的运动目标。

对于阶梯训练，你选择的楼梯总长度要确保能让你在差不多 30 秒内冲刺向上跑完全程。上楼时，楼梯的每一级台阶都要踩到，不得跨越。你也可以按照我在阶梯训练中完成的总步数，比较各自完成的时间，进行对照训练。

骑行训练

我建议你首先设定骑完某段路程需要的时间，之后试着在目标时间完成骑行训练，或者实际用时比目标时间更短。当然，基于每次的训练基础不同、气候不同、你的当天状态不同，这些都会造成你的训练结果有所差异，如果你发现自己的骑行成绩有所下降，你需要同时把这些影响因素都考虑进去，不必对一时不佳的成绩太过自责。

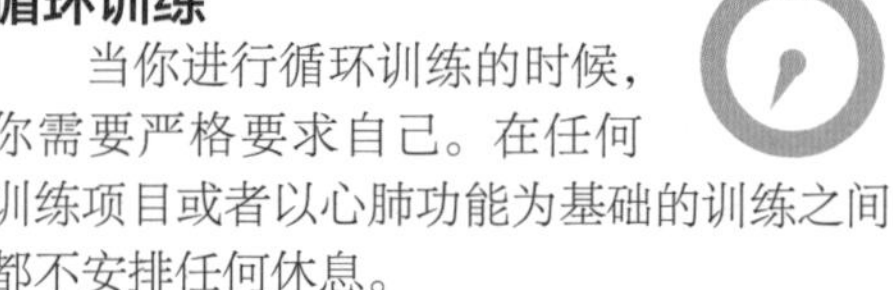

循环训练

当你进行循环训练的时候，你需要严格要求自己。在任何训练项目或者以心肺功能为基础的训练之间都不安排任何休息。

重量训练时，你要努力举起更大的重量，完成更多的重复次数；跑步时，要以所能达到的最快速度跑完全程。这些高标准、严要求都是为了帮助你高效地减肥增肌、增强心肺体适能。

热身运动

热身运动可以适度训练你的心、肺和肌肉，让它们为接下来的训练项目做好准备。当你进行热身运动的时候，你应该逐渐增加训练强度，从而慢慢提高你的心率和血压。

心肺功能训练前的热身运动

在你开始心肺功能训练之前，花 5 分钟时间热身。不过要逐渐增大训练强度，直到你感觉全身已经彻底活动开了。

负重训练和循环训练前的热身运动

当你按照下面列出的训练预热身体5分钟，就能充分活动你的肌肉，加快血液循环，为后续的训练做好准备。

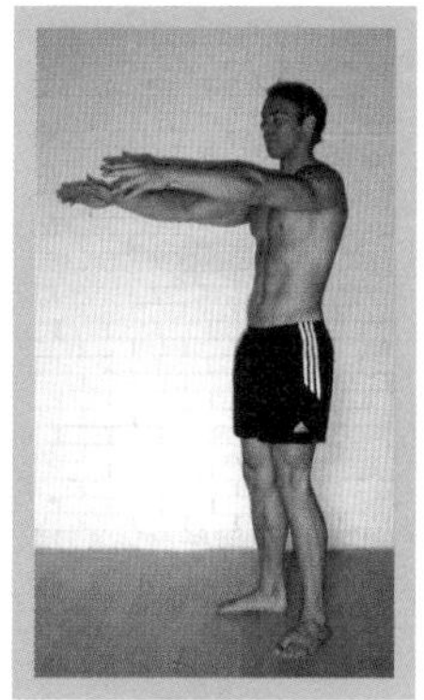
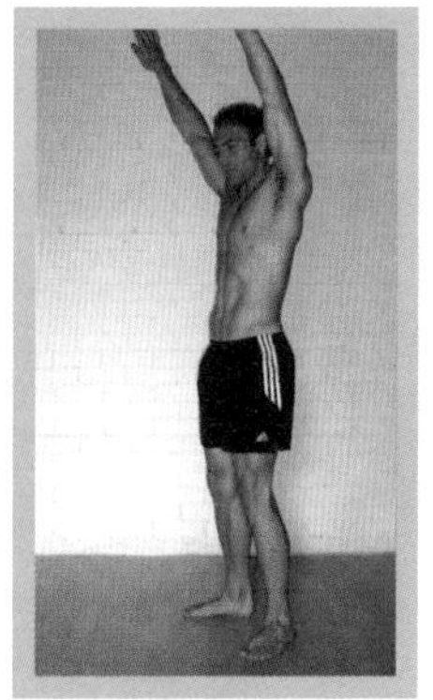

双臂前后画圈运动

双脚分开，自然站立，双手在身前环成高尔夫球大小，逐渐扩大双手之间的距离，直到拉伸到最大幅度。双臂于身体后侧按反方向重复动作。

正手扩胸运动和反手扩胸运动

扩胸运动的动作与蛙泳姿势相同。做扩胸运动时，掌心向下，双臂水平向前伸出。收回上肢时，最大限度地扩展胸肌。做反手扩胸运动时，要保证掌心向上，其他不变。

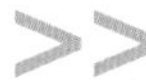

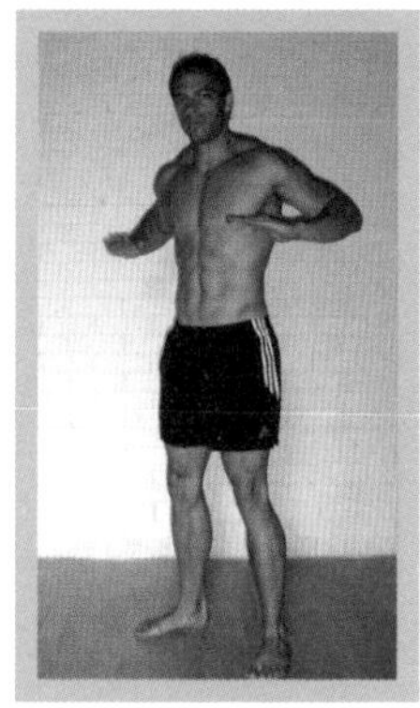
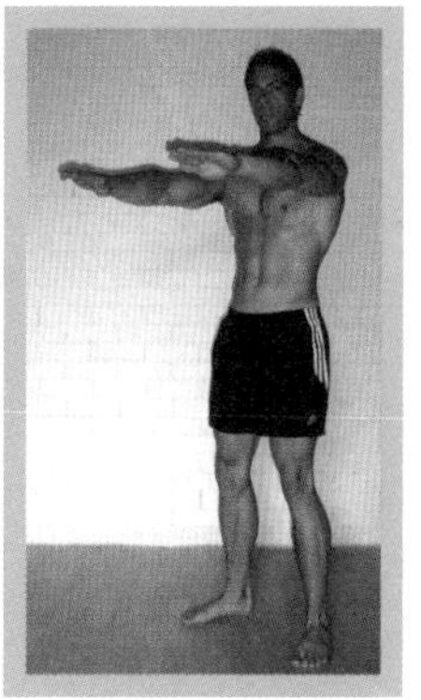

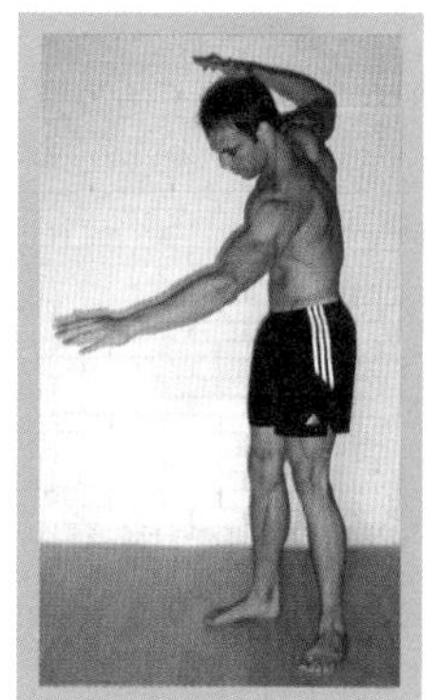
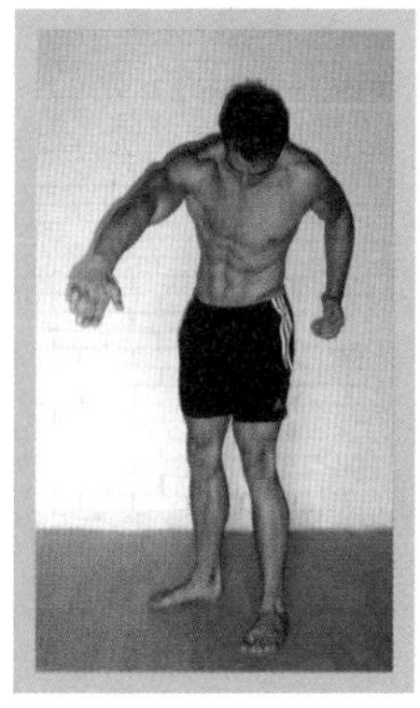

双臂自由泳式和仰泳式挥动

双臂向前的狗爬式动作与自由泳动作相同。在双臂交替运动时，确保伸出去的手臂尽量向前拉伸，同时带动臀部一致摆动。仰泳式挥动即为双臂反方向按相同方式做运动。

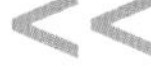

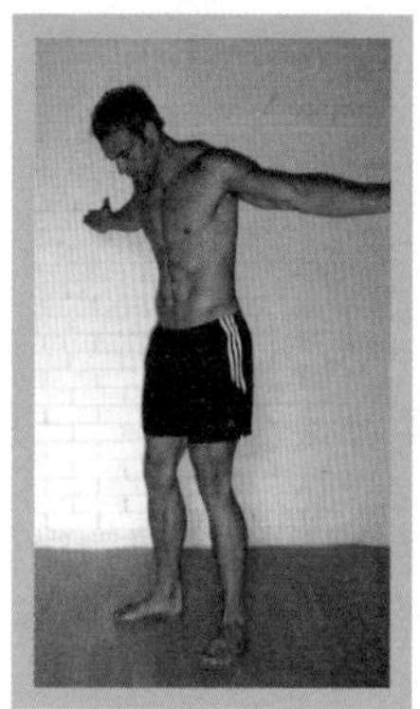
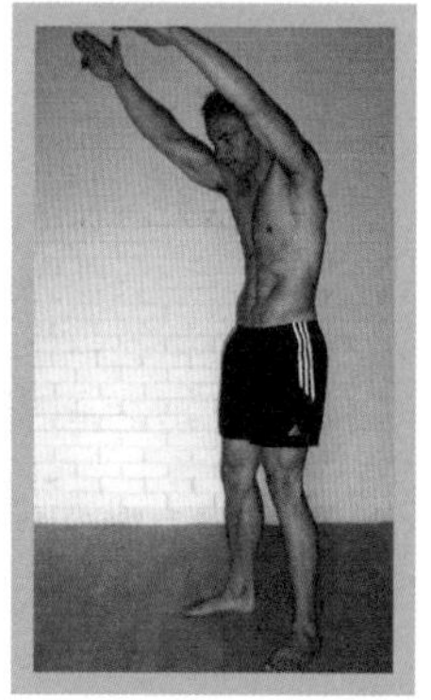

蝶式前后运动

蝶式前后运动与蝶泳动作相同。在做蝶式前后运动时，需要逐渐增加双臂前后运动的频率。

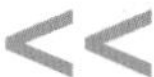

推举运动

做推举运动时，假想自己在向上推举杠铃，力度以肩膀有些许燃烧感为适。

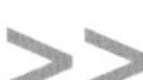

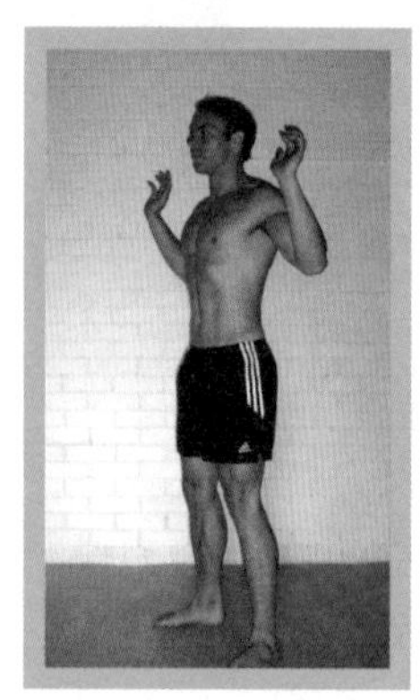
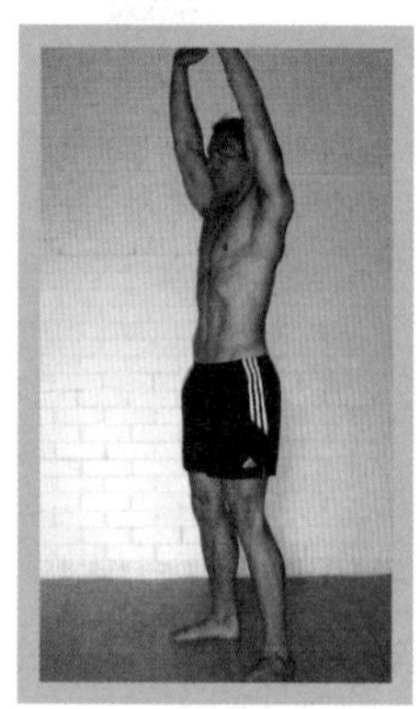

扭胯运动

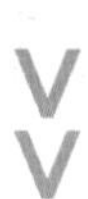

双脚分开，与肩同宽，双手自然放在腰部，按顺时针转动胯部，然后逆时针转动胯部。在做扭胯动作时，确保是胯部发力，而不是腿部发力。

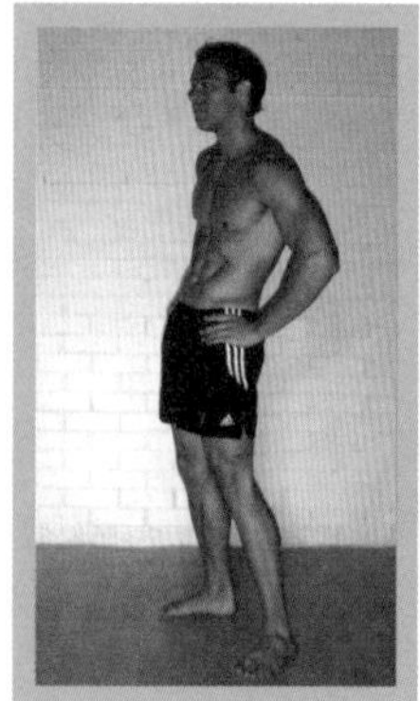
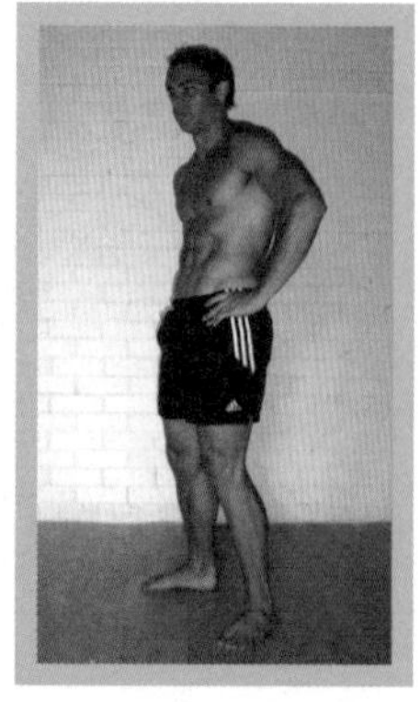
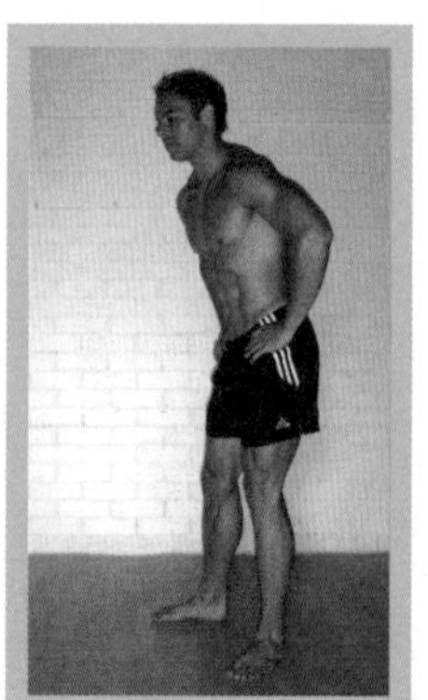
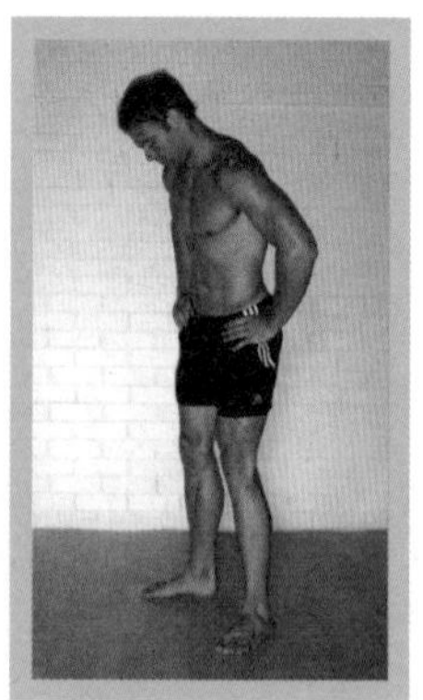

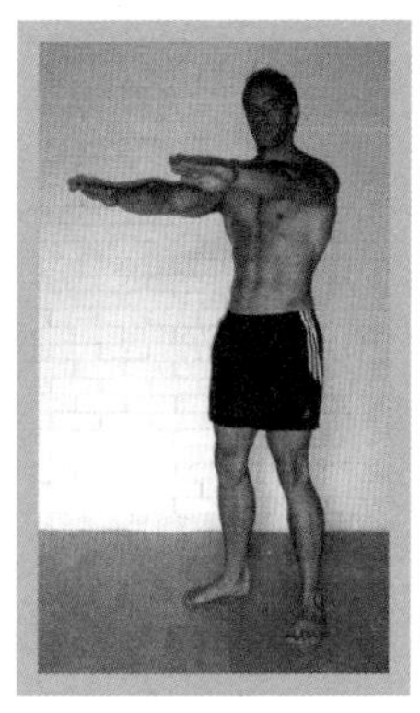

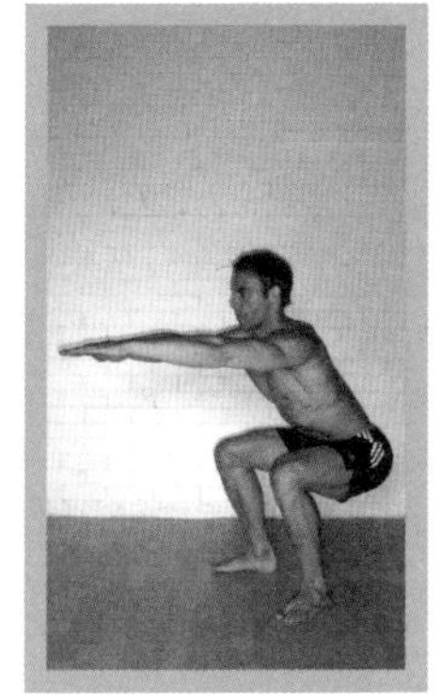

深蹲

做 10 到 30 个深蹲，可以让全身彻底放松。建议先做几个半蹲，然后逐渐增加下蹲程度到深蹲，最后做到全蹲。

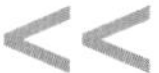

提踵

自然提起双脚脚后跟，重心前移，脚尖点地，尽量用脚尖站立，这样能使你充分感受到小腿发力。

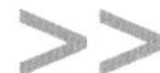

阶梯踏板运动

你可以利用台阶、箱子等各种物体进行上阶踏腿运动，该运动所需时间不长，一般 3 分钟不到就能够使心率加快，达到热身目的。

如果你需要放松某些肌肉，那么你可以增加一些拉伸运动。当你感觉身体已经活动开了，就可以开始训练了。

当你进行重量训练的时候，先不加任何重量片找找感觉，严格控制动作力度，一般做 20 次左右。然后，试着举起很小的重量片。之后，你的身体就能逐渐适应增加的重量。

在重量训练时，我会尽量在各组间安排拉伸运动。你在做拉伸运动时，要确保让锻炼部位的肌肉得到有效拉伸，这有助于打开肌肉并调动起更多的肌肉纤维为下一组训练做准备，最终能让你的肌肉变得更结实、有力，线条更清晰。

放松运动

在放松阶段，肌肉、心脏和肺部逐渐进入休息状态。进行放松运动时，你应该逐渐减少训练强度，从而慢慢降低心率和血压。

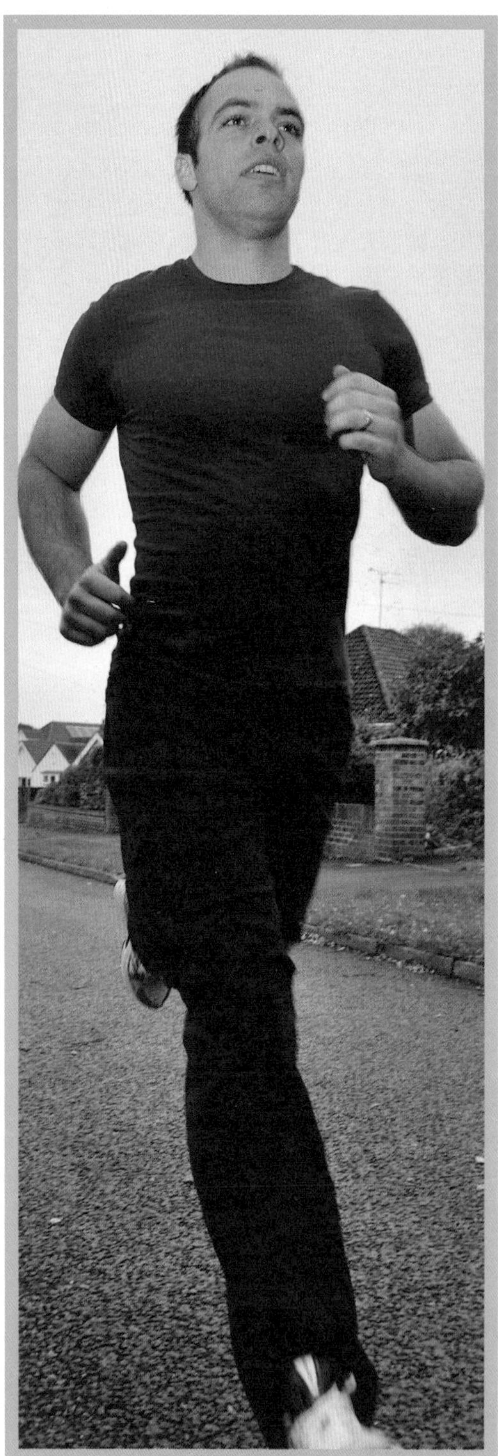

心肺功能训练的放松

当你完成心肺功能训练后，需要慢慢停下来。如果你在进行骑行训练，那么你需要逐渐放慢蹬踏的速度，直到你的腿部完全感觉不到任何蹬踏阻力为止。如果你在进行跑步训练，那么你需要放慢速度，逐渐过渡到步行状态。总之，你需要逐渐降低训练强度，直到身体放松，心率也降低到正常状态。一旦你感到全身恢复平静松弛状态，你就可以开始拉伸运动。

重量训练和循环训练的放松

重量训练和循环训练的放松方法与心肺功能训练的放松相同，你可以参照心肺功能训练的放松方式进行。我通常会在重量训练和循环训练后散步，我还会做双臂划圈运动这类的热身运动，加速乳酸排出体外。

等到心率恢复正常，你就可以开始拉伸运动。

热身环节和放松环节的拉伸

你可以在放松环节之后，适当做些拉伸运动，这可以帮你舒缓肌肉紧张，有效降低肌肉的疼痛感。

在整个 12 周的训练中，我每周都会做些肌肉拉伸运动，缓解特定部位的肌肉压力。整套拉伸运动需要大约 1 小时，它可以帮你舒缓身体的大部分肌肉。

你可以参照第 69 页到第 73 页，学习这种肌肉拉伸方法，也可以遵循我在下文中将要提到的基本拉伸技巧进行练习。我在日常训练中经常进行这些基本拉伸运动。你可以在两组训练之间和训练结束后做这些拉伸运动。

如何拉伸？

对于拉伸，并没有特定的时间限制。不过要记住，拉伸的幅度并不是越大越好，所以需要注意自己的身体感受。恰当的拉伸幅度不会让你的肌肉有烧灼、震颤或疼痛感，只要你能感觉到肌肉拉伸的张力，这个拉伸幅度就足够了。

拉伸运动

小腿（腓肠肌）拉伸

双手水平伸出，平放在前面的墙上，右腿向后自然伸直，左腿向前稍微弯曲，保持双脚前后平行；双手用力推墙，脚后跟使劲蹬地。此时，你能感受到右小腿后部（腓肠肌）得到拉伸。用同样的方法拉伸左小腿。

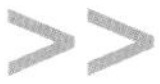

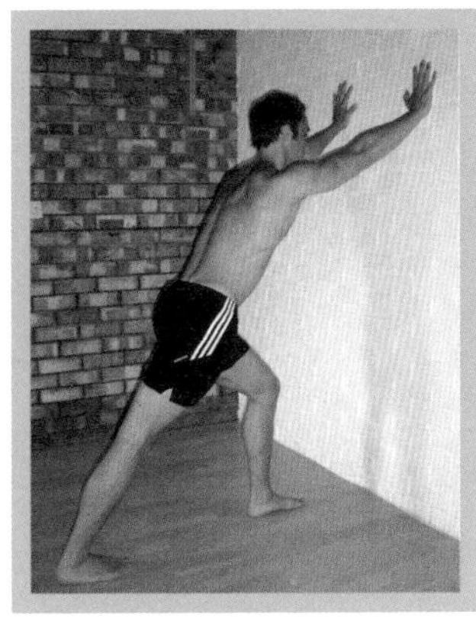

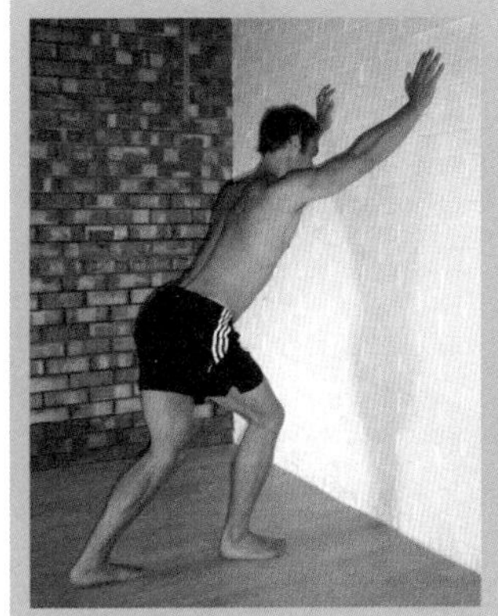

比目鱼肌拉伸

双手水平伸出，平放在前面的墙上，左腿向前弓步，右腿向后自然弯曲，保持双脚前后平行；双手用力推墙，前脚脚后跟使劲蹬地。此时，你能感受到右小腿的比目鱼肌得到拉伸。用同样的方法拉伸左小腿。

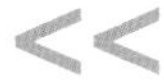

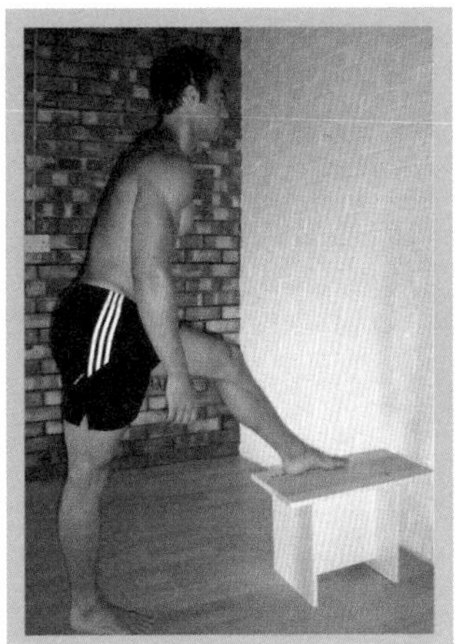

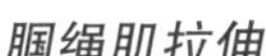

左脚伸出，放在椅子或台阶上，右腿稍微弯曲，使左脚平放在椅子或台阶上；保持后背笔挺，上半身自臀部向前倾，臀部向上抬。此时，你能感受到大腿后部肌肉得到拉伸。用同样的方法拉伸右腿腘绳肌。

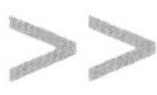

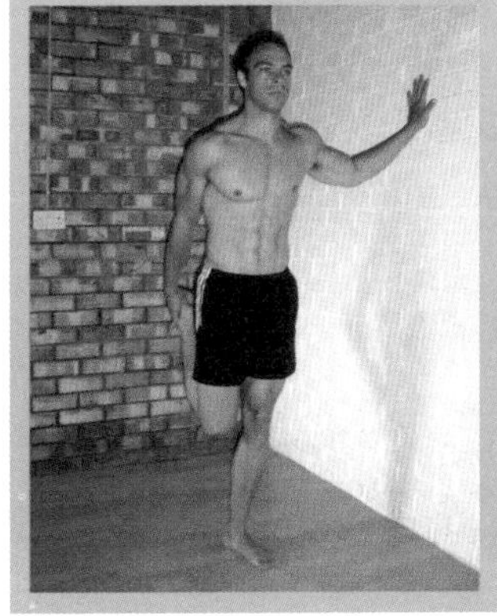

股四头肌拉伸

单腿平衡站立或手扶墙面或其他支撑物体站立，身体保持直挺，双腿平行。两侧膝盖并拢，右手抓住右脚抵在臀部，臀部稍向前倾斜。此时，你大腿前部的肌肉得到充分拉伸。用同样的方法拉伸另一侧左腿肌肉。

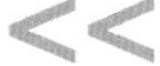

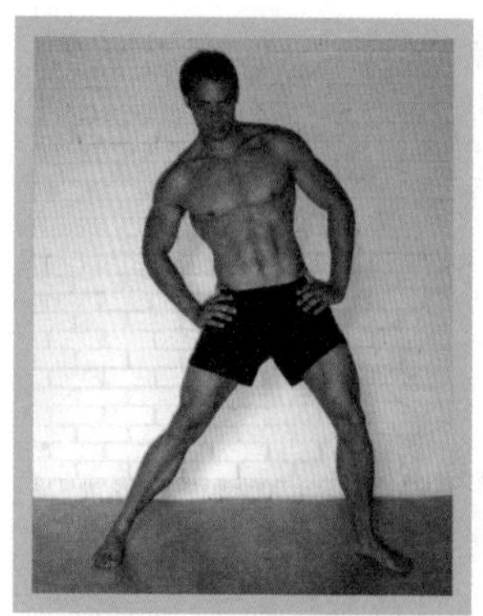

内收肌群拉伸

双脚打开站立，右腿伸直，脚趾向前；左腿弯曲向身体一侧迈出，左脚脚尖朝外，保持身体平衡，向左下方压低胯部，上半身可以向右侧倾斜，使右腿的内收肌群充分拉伸。用同样的方法拉伸左腿的肌肉。这并不是最佳的内收肌拉伸方法，但贵在简单，你随时随地都能做。

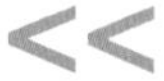

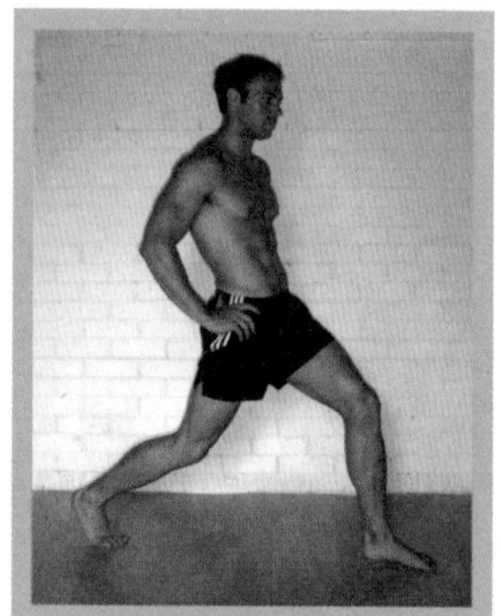

髋屈肌群拉伸

双脚合并站立，双手放在腰部，右腿弯曲，向后退一大步，左腿伸直，左脚平放在地面上，保持双脚彼此平行；上身向后倾斜，重心落在右腿上，把骨盆前倾，你也可以借助墙面或物体保持身体平衡。用同样的方法交换双腿，拉伸身体另一侧的肌肉。

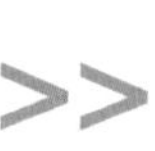

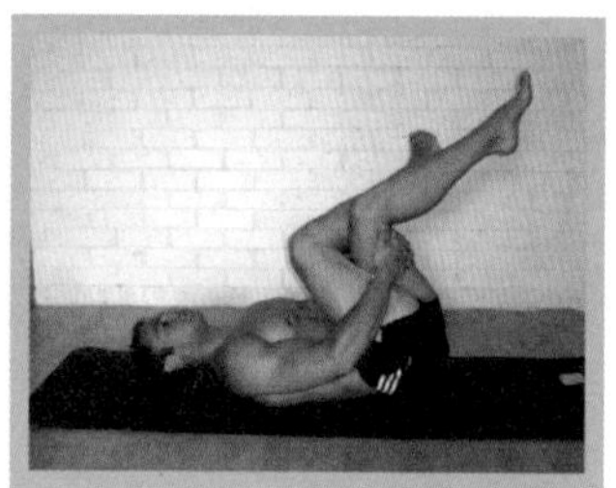

臀部拉伸

仰面平躺在运动垫上，双腿弯曲，将右腿交叉放置于左大腿上；然后双手伸出，经过右侧大腿，抓住左膝盖下方的大腿部位，慢慢把左腿拉向胸部。用同样的方法拉伸身体另一侧的肌肉。

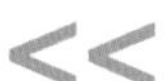

腹部拉伸

面朝下，趴在运动垫上，双臂自肘部弯曲，掌心向下，与肩同宽放在身体两侧；保持臀部、腿部和双脚贴在运动垫上，双臂慢慢撑起上半身，直到手臂完全伸直。

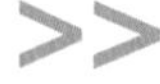

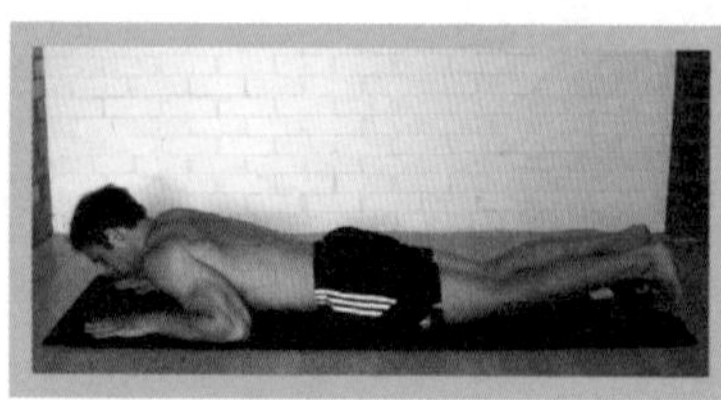

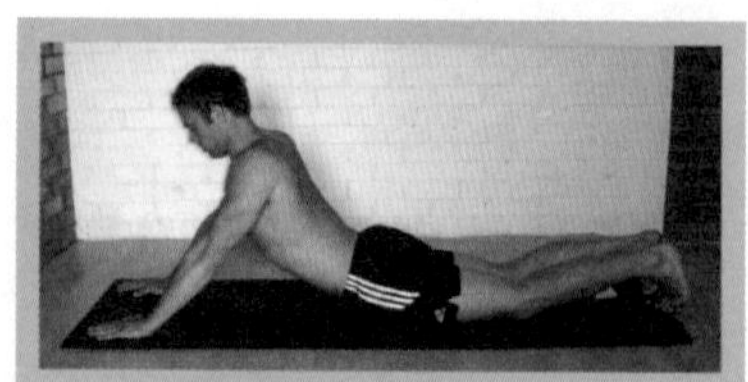

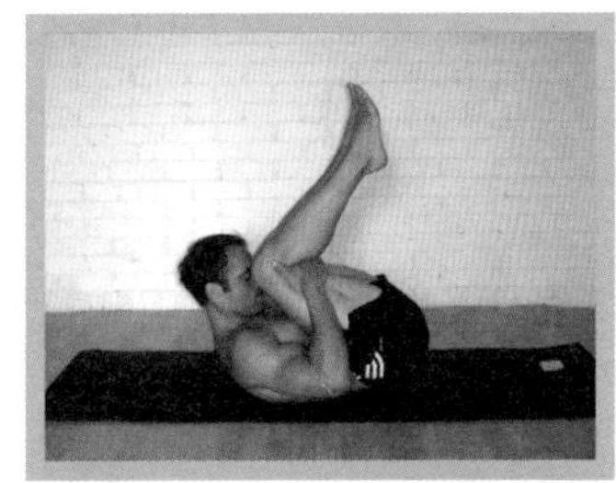

腰部拉伸

面朝上，平躺在运动垫上，双腿合并，自膝盖向上弯曲，双手在大腿后部和膝盖之间环扣，把膝盖拉向胸部，此时，臀部离开地面。

如果用上面的拉伸方法，你感觉不到腰部的拉伸，那么你可以选择下面这个拉伸运动。双膝合并跪在运动垫上，把所有身体重量压在双脚脚后跟，保持头部完全放松，双手掌心向下，双臂尽可能向前伸展。

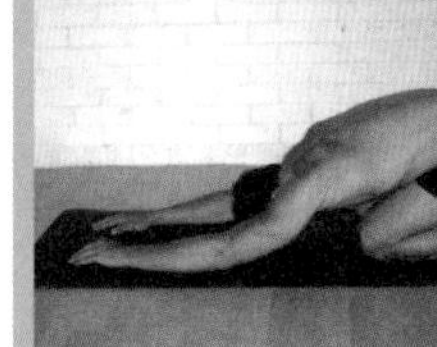

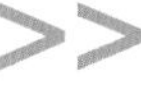

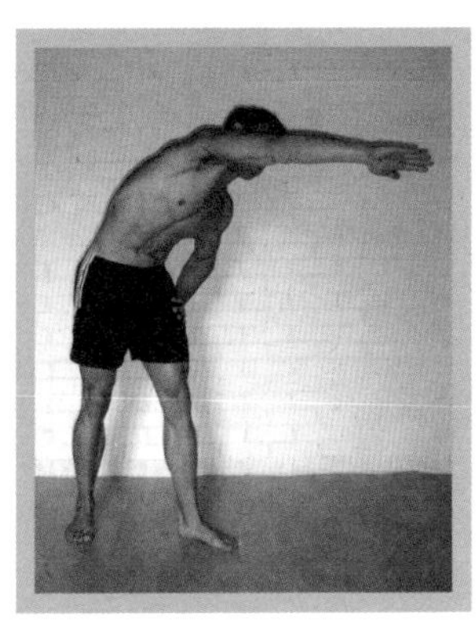

背阔肌拉伸

双脚分开，与肩同宽，自然站立，身体微微向前倾斜，拱起背部，右侧胳膊尽可能向前伸展。你也可以靠在某个物体或倚在门廊上，这会帮你充分拉伸背阔肌。用同样的方法拉伸身体另一侧的肌肉。

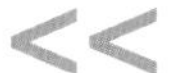

菱形肌拉伸

双脚分开，自然站立，双臂向前伸出，与肩膀高度齐平，双手指尖触碰，用力向前拉伸，尽量将后背的上半部分弓起，使肌肉充分伸展。

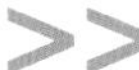

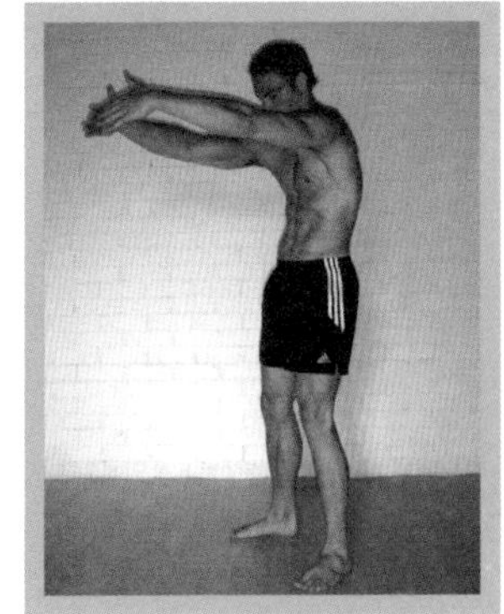

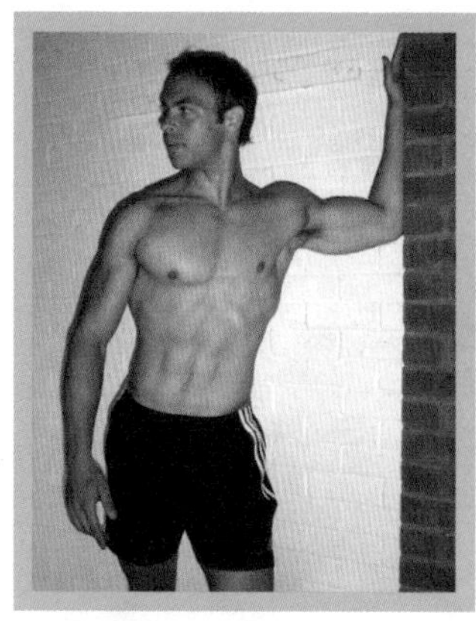

胸肌拉伸

双脚分开，与肩同宽，站在墙边，手臂自肘部弯曲成90度角，将前臂贴在墙上或门框上，与此同时，向前跨出同侧的腿，带动身体沿弯曲手臂的一侧向外转动身体和肩膀，感觉到胸肌得到拉伸即可。

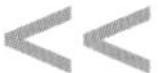

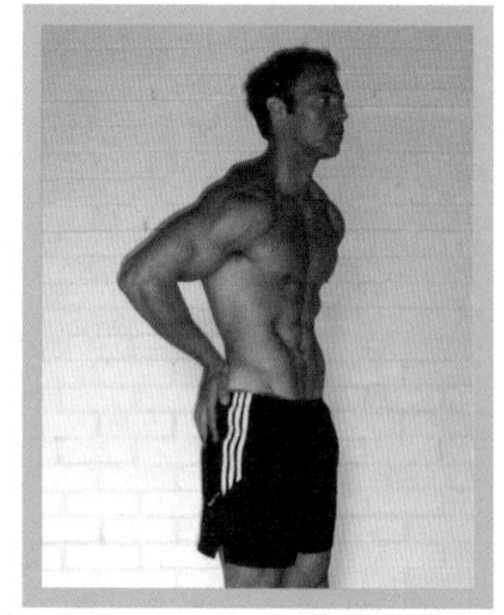

三角肌前束拉伸

双脚自然站立，双手放在腰部后方，像深呼吸那样，挺起胸部，向前收肩膀。此时，你会感到肩膀前半部分的肌肉得到拉伸。

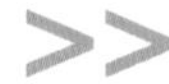

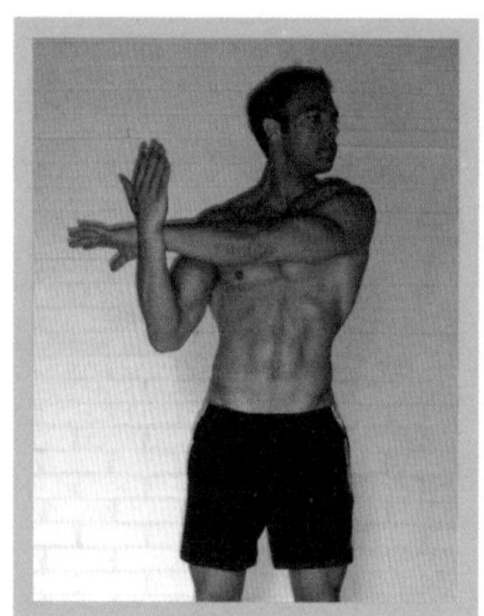

三角肌拉伸

双脚分开，自然站立，将左臂伸直，也可弯曲90度角穿过胸部前方，用右臂抵住左臂，用力把左侧胳膊拉向身体左侧，感觉到三角肌得到拉伸即可。双手交换，用同样的方法拉伸身体另一侧的肌肉。

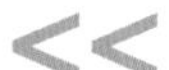

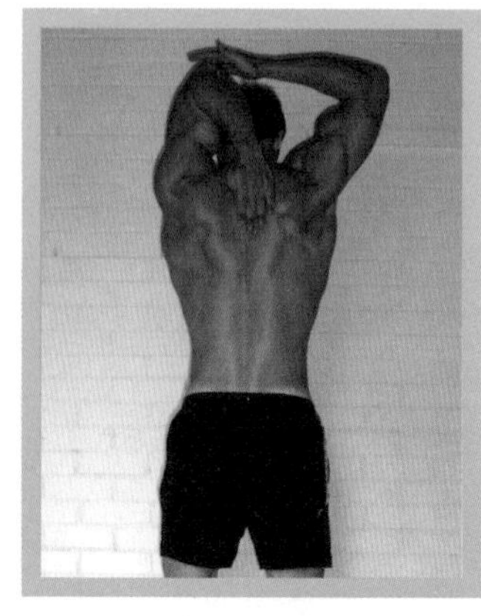

肱三头肌拉伸

双脚分开，自然站立，右肘弯曲，置于头部后下方，根据个人的柔韧性的不同，可尽量用左手抓住右肘向下拉或者从前向后推。双手交换，用同样的方法拉伸另一条手臂肌肉。

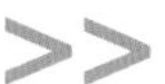

肱二头肌拉伸

右手手心向外，手肘弯朝上，抓住长凳，保持右手臂伸直，用力向身体斜下方拉伸，感觉到拉伸的张力即可。用同样的方法拉伸左手的肌肉。

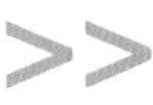

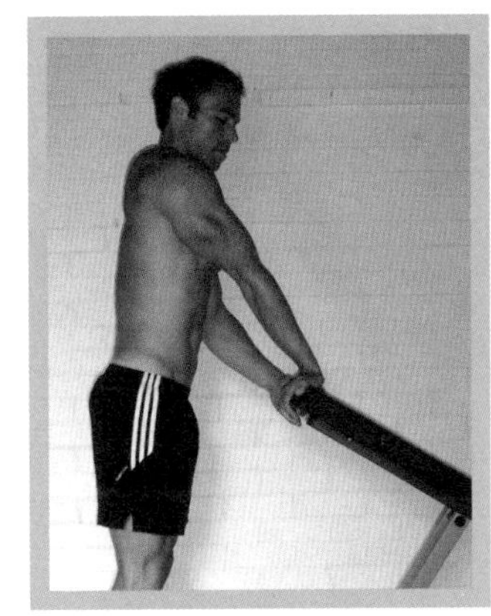

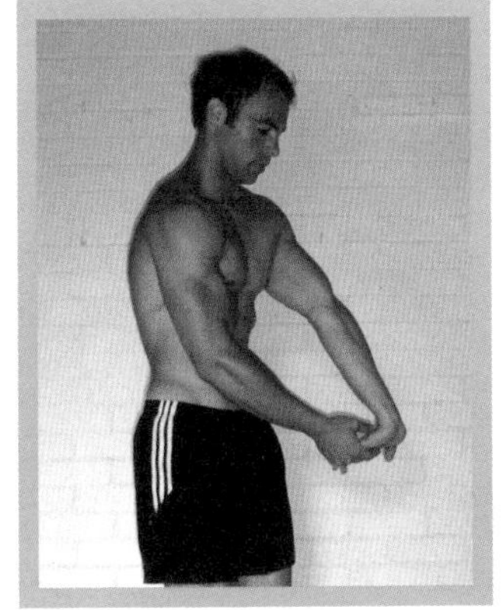

前臂屈肌拉伸

双脚分开，自然站立，右手抓住左手手指，使左手伸直，左手肘弯朝上，掌心朝外。然后，右手将左手手指拉向身体。用同样的方法拉伸右手肌肉。

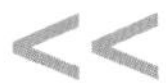

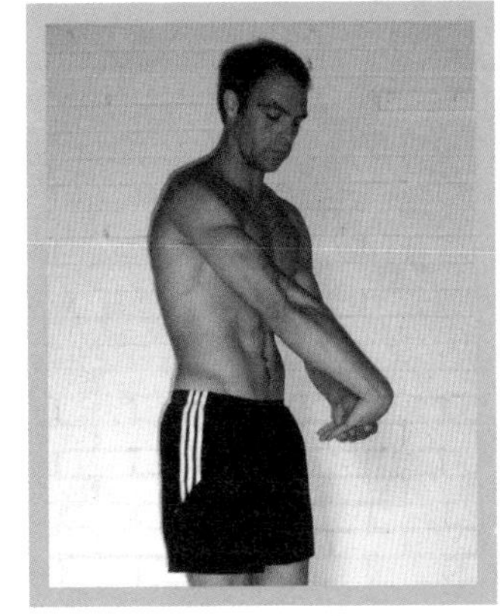

前臂伸肌拉伸

双脚分开，自然站立，左手抓住右手手指，使右手伸直，右手肘弯朝下，掌心朝内。然后，左手将右手手指拉向身体。用同样的方法拉伸左手的肌肉。

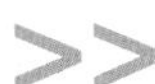

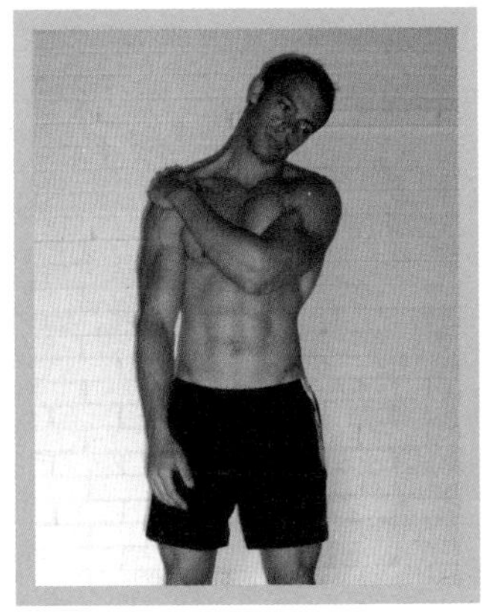

斜方肌和颈部拉伸

双脚分开，自然站立，头部正常抬起，目光直视前方；保持身体直立，肩膀不动，头部向身体左侧倾斜，用左侧耳朵贴近左侧肩膀；左手自身体前方，向下拉右侧肩膀，拉伸斜方肌。用同样的方法拉伸身体另一侧的肌肉。

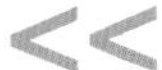

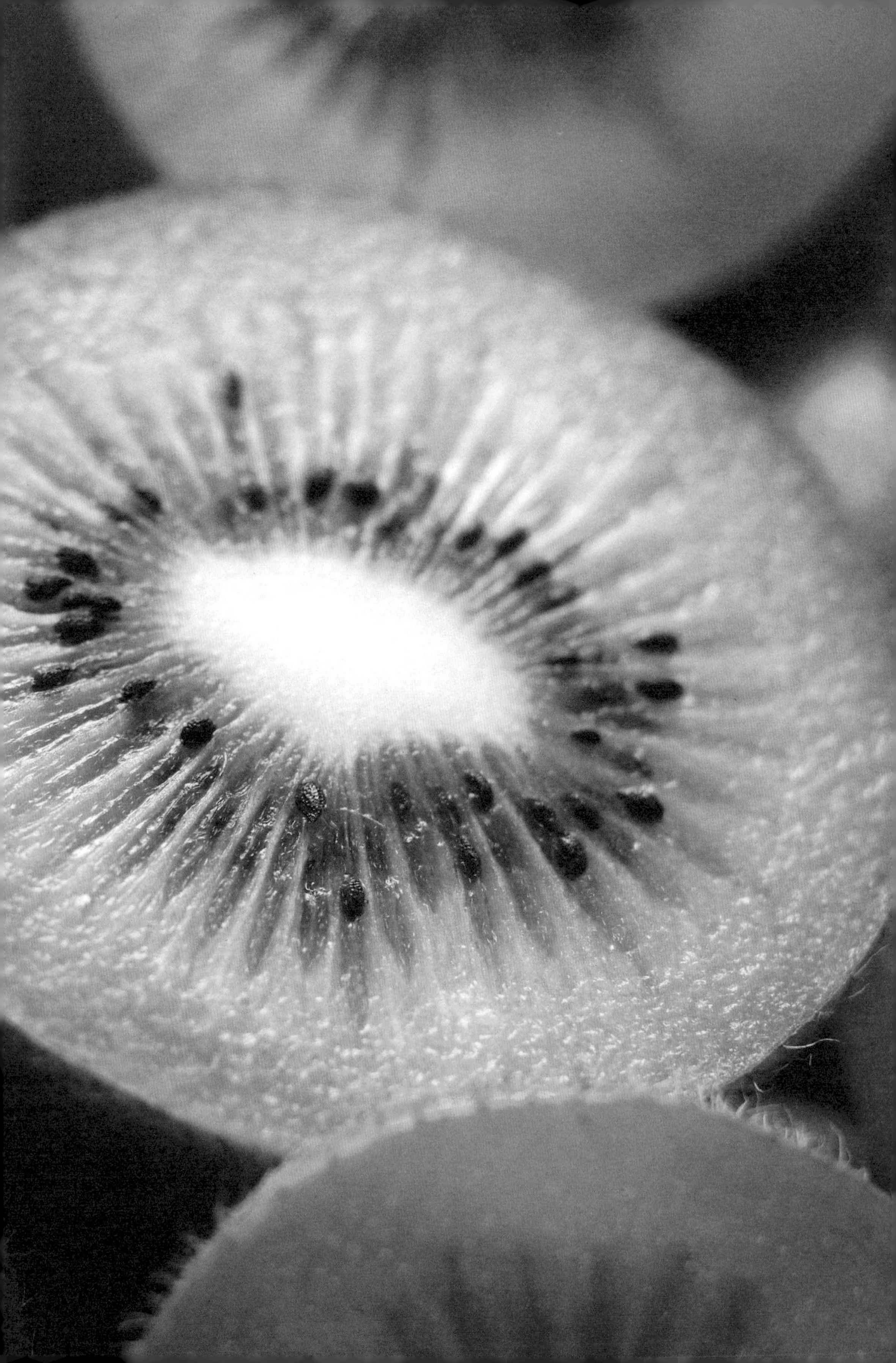

营养计划和训练日程

6

塑身前

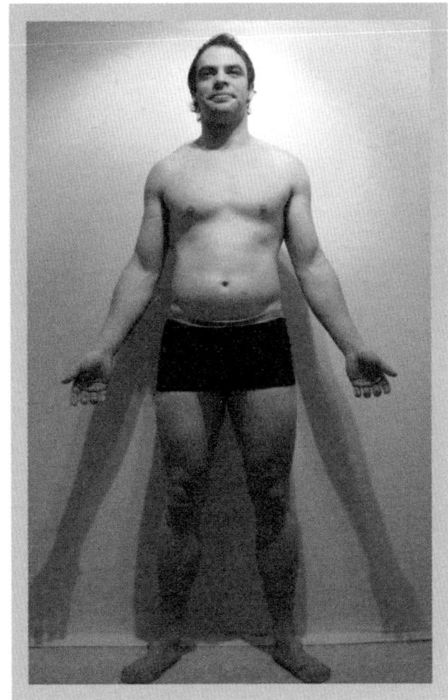

塑身前我的个人正面照

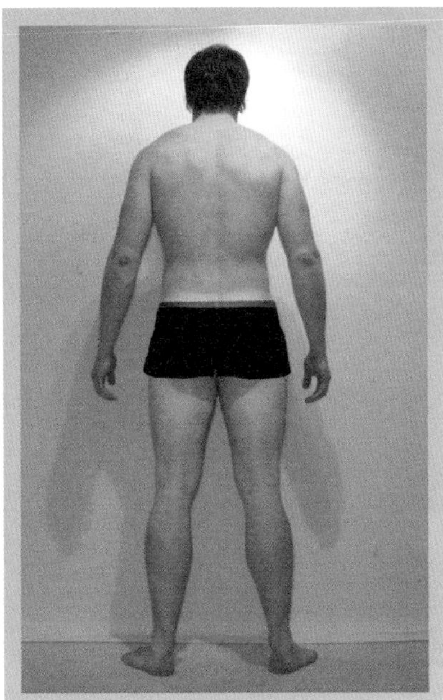

塑身后我的个人背面照

健美姿势造型

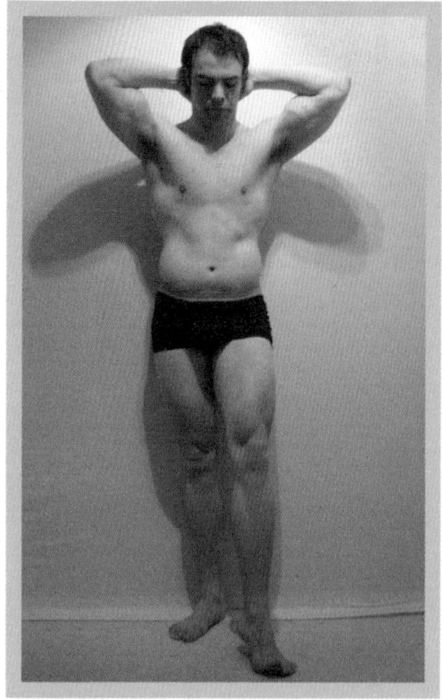

正展腹肌造型

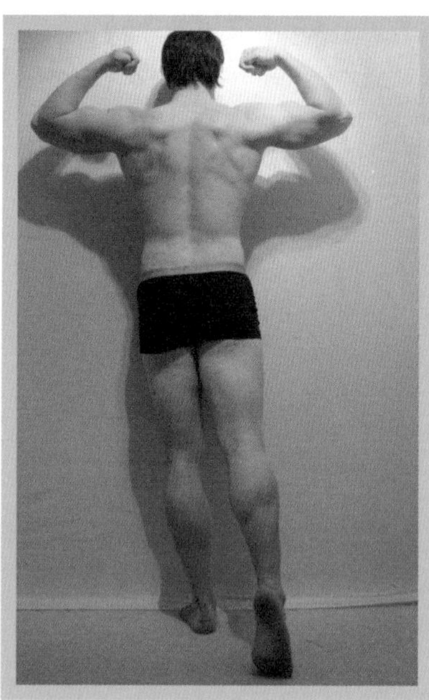

后展肱二头肌造型

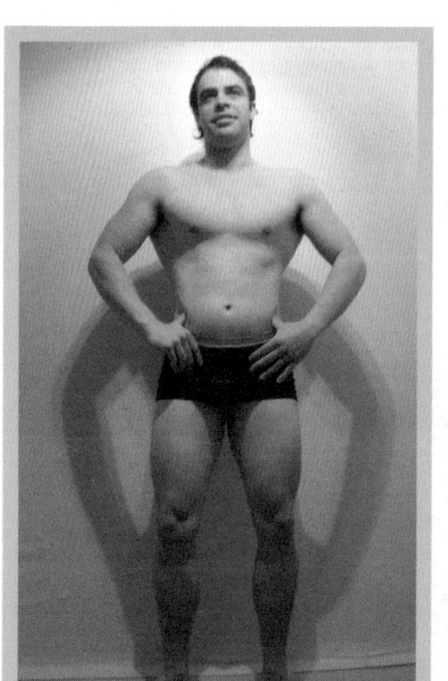

正展背阔肌造型

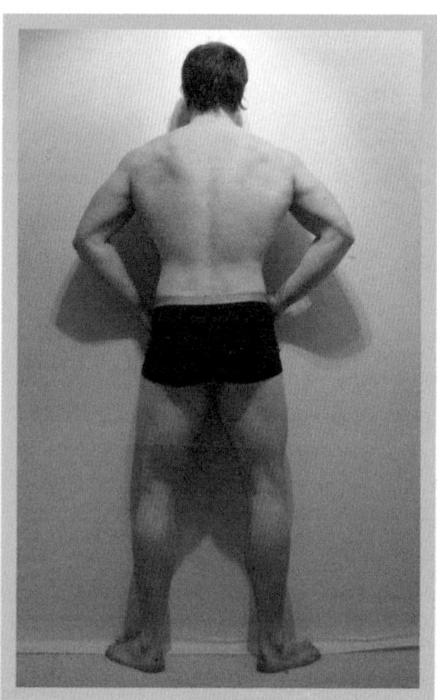

后展背阔肌造型

塑身前的体检

在整个 12 周的塑身和营养训练教程中，你要按照训练教程积极安排训练，然后结合每周的体检测试数据，做出相应的分析判断，明确自己循序逐步取得了哪些点滴进步，了解自身还有哪些健身塑形上的难点和弱点需要攻克，通过持之以恒的努力和科学方法，你就能更有效地达到健身塑形的目标。

我的体检结果

身高体重 体重（千克）：87.5
身高（厘米）：175.5

健康测试 体重指数：28.1
RHR 静息心率：79
血压：133/92
体脂 (%)：20.9
血糖：5.9
胆固醇：5.9
肺功能：600

身体围度测量（厘米） 颈围：40.64
胸围：99.06
臂围：右臂：34.29，左臂：34.92
腰围：90.17
臀围：87.63
大腿围：右腿：60.96 左腿：59.69
小腿围：右腿：40.64 左腿：39.37

皮脂钳测量（毫米） 肱二头肌：6
肱三头肌：8
腰部：15
肩胛下肌：12
总计：41
皮脂钳脂肪比率（%）：16.6

体能测试 折返跑测试（等级）：10.7

一分钟最大重复次数 俯卧撑：59
半仰卧起坐：60
深蹲：52
仰姿反屈伸：55
宽握引体向上：12

重量训练一次重复最大重量（千克） 深蹲：110
仰卧推胸：100
杠铃推举：60
硬拉：120

你的体检结果

身高体重 体重（千克）：
身高（厘米）：

健康测试 体重指数：
RHR 静息心率：
血压：　　/
体脂 (%)：
血糖：
胆固醇：
肺功能：

身体围度测量(厘米) 颈围：
胸围：
臂围：右臂：　　左臂：
腰围：
臀围：
大腿围：右臂：　　左 臂：
小腿围：右臂：　　左臂：

皮脂钳测量(毫米) 肱二头肌：
肱三头肌：
腰部：
肩胛下肌：
总计：
皮脂钳脂肪比率（%）：

体能测试 折返跑测试（等级）：

一分钟最大重复次数 俯卧撑：
半仰卧起坐：
深蹲：
仰姿反屈伸：
宽握引体向上：

重量训练一次重复最大重量（千克） 深蹲：
仰卧推胸：
杠铃推举：
硬拉：

第一周　营养计划 第一周

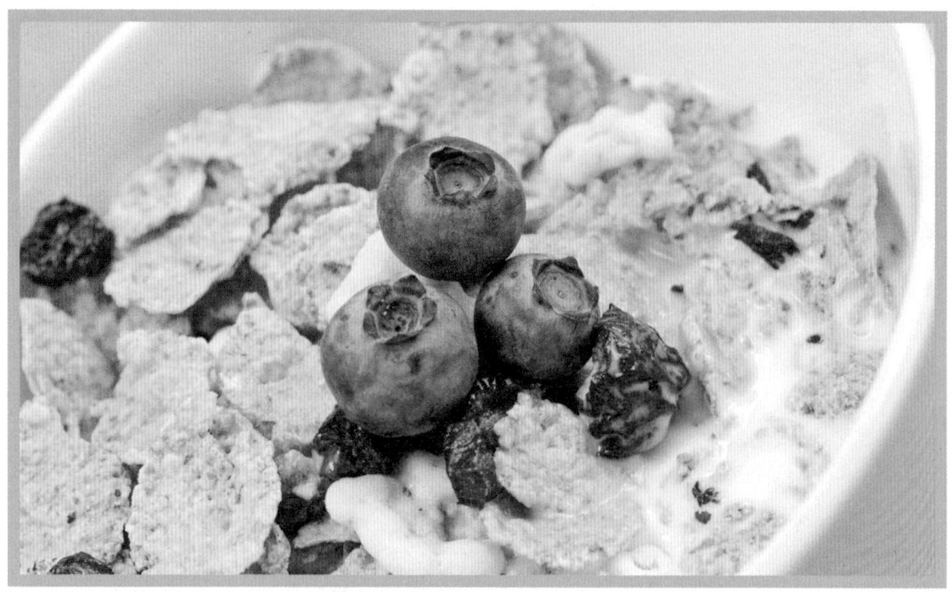

第一周　食谱概览

天	早餐	午餐	晚餐
1	牛奶什锦早餐麦片配鲜果	烟熏三文鱼皮塔饼	炒牛肉
2	水果麦片粥	金枪鱼橄榄沙拉	鸡肉配烤红薯
3	新鲜水果和瓜子仁	金枪鱼沙拉配红薯	慢烤橙味牛小排
4	小麦饼干或牛奶什锦早餐麦片配水果	火鸡肉卷饼	芝士烤马铃薯
5	水果沙拉	奶油南瓜配时蔬	香辣三文鱼
6	水果奶昔 1	皮塔饼火鸡肉沙拉	脆皮坦都里烤鸡
7	煎蛋卷	奶油南瓜香菜浓汤	青花鱼沙拉

购物清单 第一周

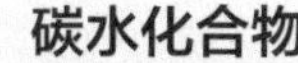

碳水化合物
糙米 1 袋
什锦早餐麦片 480 克
松子 1 袋
全麦皮塔饼面包或皮塔饼
黑面包 8 个
燕麦片 240 克
马铃薯 4 个
葵花子 1 袋
南瓜子 1 袋
红薯 9 个
有机玉米卷饼 4 张
小麦饼干

乳制品与非乳制品
低脂白干酪或软质山羊奶酪 350 克
鸡蛋 8 只
菲达奶酪或山羊奶酪 40 克
轻软奶酪或软质山羊奶酪 1 块
脱脂牛奶或豆奶、米浆、燕麦奶 680 毫升
大豆酸奶或原味酸奶 2 千克

鱼类
凤尾鱼片 8 片
青花鱼片 4 片
三文鱼片 4 片
烟熏三文鱼 1 包
金枪鱼罐头 4 小罐
金枪鱼鱼排 350 克

肉类
200 克牛排 4 块
鸡胸肉 8 块
瘦火腿肉 400 克
火鸡胸脯肉 8 块
牛小排 1.4 千克

水果
苹果 6 个
香蕉 12 根
蓝莓 1 小盒
柠檬 2 个
芒果 2 个
柳橙 1 个
大菠萝 1 个
树莓 1 小盒

蔬菜
牛油果 1 个
小菠菜 2 袋
黑橄榄 25 克
奶油南瓜 3 个
胡萝卜 5 根
芹菜杆 2 根
西葫芦 2 根
黄瓜 1 根
四季豆 175 克
韭葱 2 根
生菜 4 棵
嫩豌豆 265 克
蘑菇 150 克
洋葱 1 个
李子番茄 115 克
红皮洋葱 5 个
红椒 5 个
红皮番茄 20 个
芝麻菜 100 克
青葱 26 根
甜玉米粒 1 袋
黄椒 2 个

香辛调味料
罗勒
黑胡椒
五香粉
香菜
孜然
莳萝
生姜
大蒜头 1 颗
青辣椒
香菜粉
薄荷
肉豆蔻
红辣椒粉
姜黄

其他
香脂醋
牛肉高汤
玉米淀粉
鸡高汤
冷压初榨橄榄油
姜汁甜酒
酱油
坦都里印度烧鸡酱
纯番茄汁

小吃
水果
全麦薄脆或饼干、面饼
小碗牛奶什锦早餐麦片
大豆酸奶
坚果（腰果、松子或少量混合坚果）
大豆坚果
瓜子仁（南瓜子或葵花子）

果汁饮料
果汁饮料 1 箱

食谱 第一周　第一天

早餐　牛奶什锦早餐麦片配鲜果

牛奶什锦早餐麦片 240 克（每人 60 克）
一份奶制品
（豆奶、米浆、燕麦奶或脱脂牛奶）
按个人喜好任选水果，将水果切成小块食用（水果每人一份）

做法：

1. 将什锦早餐麦片倒入碗中，加入牛奶调和。
2. 配以水果一起食用。

午餐　烟熏三文鱼皮塔饼

全麦皮塔饼（冷热均可）
烟熏三文鱼
软质山羊奶酪或低脂软奶酪（每人一小份）
青葱 2 根，切碎段
小菠菜 200 克
大番茄 4 个，每个番茄都一切四
红椒 1 个，切薄片

做法：

1. 将皮塔饼面包用刀剖开，在其中一面上薄薄地涂抹一层山羊奶酪。
2. 随后放入烟熏三文鱼，并撒上青葱。
3. 与菠菜、番茄和红椒搭配食用。

晚餐　炒牛肉

玉米淀粉 2 茶匙
牛骨汤 115 毫升
酱油 2 汤匙
瘦肉牛排 800 克
橄榄油 1 汤匙
大蒜瓣 1 瓣切碎末
生姜片 取 2 厘米厚一块
蘑菇 150 克
嫩豌豆 100 克
糙米
青葱 4 根切段

做法：

1. 将牛骨汤、玉米淀粉和酱油混合拌匀。
2. 然后把牛肉、橄榄油、大蒜和生姜都一起放入大碗中搅拌混合。
3. 取一个大的平底煎锅或炒锅，放灶头上先热锅，锅底变烫后，将拌好的牛肉倒入锅中，炒至牛肉转为棕色时，盛出，放于一边待用。
4. 接着，把青葱、嫩豌豆、蘑菇倒入热锅内，稍加煸炒至食材变软。
5. 再将先前用牛骨汤、玉米淀粉和酱油一起拌好的酱料倒入锅中，大火翻炒，直至酱汁浓稠收汁。
6. 最后，将之前炒好盛出的牛肉再倒回锅内，加热炒匀。搭配糙米一起食用即可。

食谱 第一周　第二天

早餐　水果麦片粥

燕麦片 240 克（每人 60 克）
苹果 2~3 个，切片
120 毫升的水或奶制品（豆奶、米浆、燕麦奶或脱脂奶），量足够浸没燕麦片和苹果片即可

做法：

1. 将水或牛奶放在炖锅内小火煮开，之后加入燕麦片和苹果片。
2. 炖煮 10 分钟，期间需要不断搅拌至浓稠。如果粥烧得太过浓稠，可以再加点水或牛奶稀释一下。煮完后即可立即食用。

午餐　金枪鱼橄榄沙拉

四季豆 175 克，把两头剪掉
新鲜金枪鱼鱼排 350 克
小李子番茄 115 克，每颗对半切开
凤尾鱼鱼片 8 片，用厨房用纸擦干
卤水去核黑橄榄，25 克，沥干水分
装饰用的新鲜罗勒叶
调味料所用食材：
橄榄油 1 汤匙
大蒜瓣 1 瓣压碎
柠檬汁 1 汤匙
切碎的罗勒叶 1 汤匙

做法：

1. 将四季豆放在小炖锅里煮 5 分钟或煮到豆子轻微变软即可。沥干水分后，盖好盖子保温，放一边待用。
2. 在金枪鱼鱼排撒上黑胡椒调味，然后把鱼排放在烤架上，鱼排两面各烤 4 到 5 分钟，或至彻底烤透为止。
3. 用厨房用纸将金枪鱼表面吸干，然后用刀叉将鱼肉分成一片片一口大小的小片。
4. 将金枪鱼、四季豆、番茄、凤尾鱼片和黑橄榄都一起放在碗中拌匀制成金枪鱼色拉，并保温。
5. 将所有的调味食材调匀之后浇在金枪鱼色拉上，最后用罗勒叶装饰上碟，即可享用。

晚餐 鸡肉配烤红薯

红薯 3 个切块
奶油南瓜 1 个去皮切块
红皮洋葱 1 个去皮切块
青葱 6 根切细段
菲达奶酪或山羊奶酪 40 克，切成小丁
鸡胸肉 4 块，切片
橄榄油 2 汤匙
干的罗勒叶 1 茶匙
干的罗勒叶 1 茶匙
干的罗勒叶 1 茶匙
番茄 3 个，切大块
生菜，每人一把

做法：

1. 将烤箱预热至 190℃（375 ℉）。将红薯和奶油南瓜放入烤箱适用的餐盘中，再在上面淋上 1 汤匙的初榨橄榄油，使其与红薯南瓜充分混合。然后放入烤箱中烘烤 35 到 45 分钟。
2. 在烘烤的同时，取剩下的另一汤匙橄榄油放入锅内中火加热，再放入鸡胸肉烧 8 到 12 分钟，烧至鸡胸肉肉质转为金黄色、彻底烧熟为止。
3. 接着，将红洋葱、青葱、干罗勒和番茄放到红薯和奶油南瓜中，充分搅拌，拌匀之后，再一起烘烤 5 分钟。
4. 随后，在烤盘表面撒上奶酪，然后再烤 3 到 4 分钟即可。
5. 最后，在盘子里铺好生菜，上面摆上鸡胸肉，撒上青葱装点餐盘，搭配烤好的奶酪红薯和奶油南瓜即可享用美食。

明日午餐：
金枪鱼沙拉配红薯
为了明天的午餐，可以事先多准备点红薯。

食谱 第一周 第三天

早餐 新鲜水果和瓜子仁

大豆酸奶或原味酸奶 8 汤匙
葵花子或南瓜子少许
按个人喜好任选的水果 每人两份

做法：

1. 将大豆酸奶或原味酸奶与瓜子仁和水果混合拌匀。
2. 分成四份，即可享用新鲜简单的早餐料理。

午餐 金枪鱼沙拉配红薯

煮熟的红薯 4 个（每人一个）
金枪鱼罐头 4 小罐（每人一罐）
芝麻菜 100 克
番茄 4 个切大块
黄瓜，取四分之一段，切大块
嫩豌豆 50 克
红椒 1 个切片
香脂醋 1 汤匙
橄榄油 1 汤匙

做法：

1. 烤箱预热至 190℃（375℉）。
2. 将红薯切成小块，淋上初榨橄榄油。放入烤箱中烘烤 30 到 40 分钟。
3. 将芝麻菜、嫩豌豆、番茄、黄瓜和红椒都放入沙拉碗中。
4. 倒入香油和橄榄油均匀混合。
5. 搭配金枪鱼、红薯和沙拉一同食用。

晚餐 慢烤橙味牛小排

牛小排，肥肉剔除，1.4 千克
胡萝卜 2 根竖着切成长条
西葫芦 2 根切块
红皮洋葱 2 个切块
橄榄油 2 汤匙
青葱 4 根切细段
橙皮碎屑
橙汁 60 毫升
调味料所用食材：
奶油南瓜 1 个，去皮并切成小块
低脂天然酸奶或大豆酸奶 150 克
新鲜薄荷 2 汤匙
橄榄油 1/2 汤匙
柠檬汁 2 汤匙

做法：

1. 将烤箱预热至 200℃（400℉）。取一个大烤盘，里面放入奶油南瓜、胡萝卜、西葫芦和洋葱，然后淋上 1 汤匙橄榄油，均匀混合。
2. 将青葱、橙皮屑、橙汁和剩余的 1 汤匙橄榄油搅拌调匀成酱汁。
3. 将放牛小排的烤网架搁在烤蔬菜的烤盘上层，牛肉表面均匀抹上刚调好的酱汁。
4. 烘烤牛小排 40 分钟，或等烤到全部熟透即可。
5. 从烤箱中取出牛小排，并用锡纸包裹，静置 10 分钟。
6. 将所有调味料用到的食材放入大碗中混合，然后将调味料淋在烤好的蔬菜和牛小排表面，即可享用。

明日午餐：
火鸡肉卷饼
为了明天的午餐，建议事先准备好火鸡胸脯肉。

食谱 第一周　第四天

早餐 小麦饼干或牛奶什锦早餐麦片配水果

奶制品 560 毫升 （豆奶、米浆、燕麦奶或脱脂奶）

小麦饼干 2 到 3 块，或什锦早餐麦片 240 克（每人 60 克）

按个人喜好任选水果一份

做法：

1. 取适量什锦早餐麦片，倒入碗中，调入牛奶混合。
2. 搭配水果一起食用即可。

午餐 火鸡肉卷饼

火鸡胸脯肉 4 块煮熟并切片

有机玉米卷饼 4 张冷热均可

混合沙拉 200 克

番茄 4 到 5 个，切片

红皮洋葱 1 个， 切小块

黄椒 1 个，切片

大豆酸奶或原味酸奶 4 汤匙

做法：

1. 取半汤匙初榨橄榄油，放入煎锅中，中火加热。
2. 将 4 块火鸡胸脯肉切片后，放入锅内，煎至肉质金黄即可。
3. 将沙拉、红皮洋葱、番茄、黄椒和煎好的火鸡胸脯肉放入沙拉碗中，均匀搅拌。
4. 最后淋上酸奶，并将沙拉放入卷饼中，卷着吃即可。

晚餐 白干酪或山羊芝士烤马铃薯

烤马铃薯 选 4 个比较大的马铃薯，（用刀在每个马铃薯中央划个十字口，用叉子将马铃薯皮戳破）
番茄泥 3 茶匙
香菜粉 半茶匙
橄榄油 1 汤匙
青葱 4 根，切细段
新鲜绿尖椒 1 个，去籽，切碎末
新鲜香菜末，1 汤匙
低脂白干酪或软质山羊奶酪 350 克
松子 一把
配菜沙拉所用食材：
混合沙拉叶 大份
大番茄 4 个，切块
红椒 1 个，切块
黄瓜，取四分之一段，切块

做法：

1. 将烤箱预热至 200℃（400 ℉）。马铃薯放入烤箱烤 1 小时，直至烤熟变软即可。在烤的同时，可同步进行沙拉的制作。
2. 将番茄泥和香菜粉一起放入碗中拌匀。
3. 在马铃薯即将要烤完前，将橄榄油倒入小煎锅中，撒入青葱和绿尖椒末，翻炒 2 到 3 分钟，直至食材变软。
4. 在锅中倒入拌好的番茄糊，一边倒一边搅拌，1 分钟后，熄火。然后再拌入香菜末，搅拌均匀。
5. 在碗里放上白干酪，之后倒入前面一步刚烧好的番茄糊，再最终混合调匀成浓酱汁。
6. 把调好的酱汁分成四份，浇在每个烤马铃薯上。
7. 最后还可撒些松子在烤马铃薯上，搭配沙拉共同食用。

明日午餐：
奶油南瓜配时蔬
详细做法请见下一页，建议提前为明天的午餐做下食材准备。

食谱 第一周 第五天

早餐 水果沙拉

大豆酸奶或原味酸奶 8 汤匙（每人 2 汤匙）
燕麦 80 克
葵花子或南瓜子 60 克
水果 4 到 5 份（建议最好搭配一份时令水果）

做法：

1. 将水果切块，分成四人份。
2. 在每一份中，加入 2 汤匙的大豆酸奶或原味酸奶，并撒上燕麦和瓜子仁，简单的水果沙拉就做好了。

午餐 奶油南瓜配时蔬

奶油南瓜 1 个，去皮切块
红薯 2 个，去皮，切丁
韭葱 1 根切段
红皮洋葱 1 个一切四
橄榄油 1 汤匙
香菜一把，切碎
芝麻菜 每人一把
调味料所用食材：
取四分之一段的黄瓜 擦成黄瓜丝
大豆酸奶或原味酸奶 4 汤匙
橄榄油 1 汤匙
香脂醋 1 茶匙
黑胡椒 2 茶匙
干莳萝 2 茶匙

做法：

1. 将烤箱预热至 190℃（375 ℉）。把奶油南瓜、红薯、洋葱和韭葱放入大烤盘中，淋上橄榄油，并撒上黑胡椒和香菜调味。
2. 放烤箱烤 30 到 40 分钟，或至蔬菜烤熟即可。如有需要，可搅拌一下蔬菜。
3. 在烘烤的同时，可把所有的调味料所用食材都放到小碗中拌匀。
4. 烘烤完毕，将奶油南瓜和时蔬取出，配上芝麻菜，淋上调味料，即可享用。

晚餐 香辣三文鱼

三文鱼鱼片 4 片
五香粉 2 茶匙
生姜 取 2.5 厘米厚一块，切成姜丝
姜汁甜酒 2 汤匙
酱油 2 汤匙
橄榄油 1 汤匙
糙米
配菜所用食材：
韭葱 1 根，切碎片
胡萝卜 1 根 竖着切成长条
嫩豌豆 115 克， 切成细条

做法：

1. 在三文鱼鱼片的正反两面都擦上五香粉。
2. 把蔬菜放入碗中，加入姜汁甜酒和酱油，充分混合。
3. 将烤架预热至中火。与此同时，开始烧水煮糙米饭。
4. 把三文鱼鱼片放在烤架上，刷上一点酱油。 两面各烤几分钟。
5. 在烤鱼片的同时，在炒锅或煎锅里倒入橄榄油加热，然后放入蔬菜翻炒 3 到 5 分钟。
6. 当蔬菜和三文鱼都烹饪完毕后，装盘上碟，搭配糙米一起食用。

提前准备明天晚餐用的卤汁：
脆皮坦都里烤鸡

为了明天的晚餐，可将明晚所用的卤汁提前准备好（隔夜冷藏）。

食谱 第一周　第六天

早餐 水果奶昔 1

大芒果 2 个去皮切块
香蕉 4 根切块
树莓 2 把

做法：
将芒果、香蕉和树莓用食品搅拌机均匀打散搅拌后食用。

午餐 皮塔饼火鸡肉沙拉

全麦皮塔饼面包 4 片
火鸡胸脯肉 4 块 煮熟切片
沙拉叶大份
牛油果 1 个切片
红椒 1 个切片
黄椒 1 只切片
青葱 2 根切细段
橄榄油半汤匙
大豆酸奶或原味酸奶 4 汤匙

做法：
1. 将沙拉叶、牛油果、辣椒和青葱细段一起放入沙拉碗中搅拌混合。
2. 将皮塔饼用刀切开一个口子，塞入火鸡肉、沙拉和一大勺大豆酸奶或原味酸奶。
3. 就可马上享用美食啦。

晚餐 脆皮坦都里烤鸡

天然大豆酸奶或原味酸奶 100 克
鸡胸肉 4 块，切丁
小菠菜 300 克
香菜一把切碎
甜玉米粒 8 到 10 汤匙
糙米
卤汁所用食材：
坦都里印度烧鸡酱 1 汤匙
孜然 1 茶匙
天然大豆酸奶或原味酸奶 300 克
柠檬汁 1 汤匙
大蒜瓣 1 瓣压碎

做法：
1. 将所有卤汁所用食材放入碗中，均匀搅拌混合。
2. 把鸡肉丁浸入卤汁中，然后放入冰箱腌制至少 2 到 3 小时以上。
3. 将烤炉预热至中温，在烤盘里铺上烘焙纸。
4. 将鸡胸肉丁串在烤串上，放到烤盘上，烤 8 到 12 分钟，或烤至鸡肉变熟为止。（烧烤过程中需要不断翻转烤串）
5. 煮饭，在饭快要烧熟出锅前的最后两分钟放入甜玉米。
6. 将鸡肉、菠菜、甜玉米和糙米饭搭配一起食用。还可将余下的酸奶浇在鸡肉表面，用香菜做下装点。

食谱 第一周　第七天

早餐 煎蛋卷

鸡蛋 8 个（每人 2 个）
冷水 4 汤匙
初榨橄榄油 8 汤匙
瘦火腿肉 400 克
西葫芦 1 个 切薄片
青葱 4 根 切细段

做法：

1. 鸡蛋入碗，加少量水打散。入锅煎时，一次煎一个煎蛋卷。
2. 在平底不粘锅内倒入初榨橄榄油，大火加热，然后倒入鸡蛋液。煎 2 分钟，或等蛋液快要成形凝固时就调成中小火。
3. 将火腿和西葫芦放在蛋皮上，烧到蛋皮成形为止。
4. 撒上青葱，将蛋皮掀起对折为半圆形即可。

午餐 奶油南瓜香菜浓汤

鸡高汤 900 毫升
奶油南瓜 1 千克，去皮切块
洋葱 1 个，切大块
胡萝卜 2 根 切大块
芹菜杆 2 根， 切粗段
大蒜瓣 1 瓣压碎
红辣椒粉 1 茶匙
姜黄半茶匙
香菜粉半茶匙
肉豆蔻粉半茶匙

做法：

1. 把鸡高汤倒入大炖锅内烧开，之后加入蔬菜和调味料，再让其重新煮沸。
2. 转为小火，慢炖 20 分钟，或炖至蔬菜变软为止。
3. 冷却后即可食用。

晚餐 青花鱼沙拉

煮熟的青花鱼 4 条，去皮
混合沙拉叶大份
红椒 1 个切片去籽
番茄 4 到 5 个，切片
黄瓜取四分之一段，切片
调味料所用食材：
大豆酸奶或原味酸奶 3 汤匙
松子，少许
香脂醋 半汤匙
黑胡椒

做法：

1. 将沙拉叶、辣椒、番茄和黄瓜放在大盘中混合成沙拉。
2. 青花鱼切成片，摆在沙拉上面。
3. 调味料的具体做法：将酸奶、松子和香脂醋都放入小碗中调匀，然后撒上点黑胡椒增添风味。最后将做好的调味料浇在沙拉上即可。

明日午餐：
甜菜根沙拉
为了明天的午餐，建议可事先准备好米饭和红葱（见 P.97 页）。

训练日记 第一周

第一周 训练内容概览

第一天：负重训练——上半身
第二天：休息
第三天：心肺训练——跑步；体能训练——上半身
第四天：休息
第五天：休息
第六天：休息
第七天：循环训练；肌肉拉伸

我的日记

第一天（周一）

昨天晚上，我试着想用脱毛膏给自己脱下体毛，但最终只脱了一条小腿的毛就作罢了，脱毛的感觉实在是太疼了，我只能放弃，想必以后也不敢再轻易尝试了。脱毛之后，我的腿上竟然还起了皮疹，不过除此之外，我个人还是挺享受第一天的训练内容的。

疲劳程度：7
压力程度：7
睡眠时间：8 小时

第二天（周二）

第一天运动过后，我的上半身开始酸痛，这是由延迟性肌肉酸痛引起的，但我知道感觉到肌肉疼痛其实是个好迹象，这至少说明我之前认真刻苦的训练开始发挥作用了。

疲劳程度：6
压力程度：6
睡眠时间：7 小时 30 分钟

第三天（周三）

今天肌肉的疼痛感终于消失了，可是在完成了第一次跑步训练之后，转眼又发现自己的脚上已经起了大水泡，我的腿也特别酸。

疲劳程度：4
压力程度：9
睡眠时间：3 小时 45 分钟

第四天（周四）

今天我感觉自己好像体重已经有明显减轻了，不过，我还是忍住一时的好奇，等到周日再去称体重吧，我可不想让自己早早地失望而归。今天我给自己做了肌肉按摩， 舒展了僵硬紧绷的肌肉，缓解了肌肉酸胀和疲劳，我也希望通过按摩能纠正调整下我的身体姿势问题。

疲劳程度：8
压力程度：7
睡眠时间：8 小时

第五天（周五）

今天我因公要去伦敦出差一天，到了那儿，因为没有就近的健身房可用，我打算在宾馆房间里训练，或者找室外空地训练也行。现在的我真心希望自己能充分利用有限的空余时间，为达到塑身增肌目标，坚持不懈地锻炼。

疲劳程度：7
压力程度：6
睡眠时间：7 小时 30 分钟

第六天（周六）

也不知道什么原因，今天我感觉肚子特别饿，所以和平时相比，我一整天的喝水量较大，希望通过补充水分能增加饱腹感，至少在晚饭前我不会觉得饥肠辘辘。从伦敦回来之后，明天就要开始拍照记录工作，一周的训练结果也将新鲜出炉啦。

疲劳程度：5
压力程度：4
睡眠时间：5 小时 30 分钟

第七天 （周日）

今天体检结果出来了，和健身之前的初始数据相比，我的身体发生了积极的变化，真让我欣喜不已。身体的变化不光体现在体检数据上，从个人感受上更能深刻体会到自己体质也已经开始有所改善。比如：我的肠胃胀气明显减少了，脚也不再受足癣瘙痒的困扰，身上的湿疹斑点也慢慢消退痊愈了。另外，今天我又做了一小时肌肉拉伸，做完之后感觉全身轻盈舒爽，我着实体会到了肌肉拉伸对身体的好处，因此，我暗暗下定决心，从今往后，每个周日都要规定自己做一次肌肉拉伸来活络筋骨。

疲劳程度：6
压力程度：5
睡眠时间：4 小时 30 分钟

训练教程 第一周 第一天

我的训练教程

上午 休息

下午 **训练教程** 负重训练——上半身

训练时间 晚上 7:00~8:20

训练时长 1 小时 20 分钟

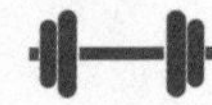

主观体力感觉评定（RPE） 3/10

锻炼项目

上斜杠铃卧推
1×20 次热身——单使用奥杆
组数和次数：1.20 2.10 3.10 4.10 5.10
重量（千克）：无 40 50 60 60

杠铃推举
组数和次数：1.10 2.10 3.7 4.8
重量（千克）：25 30 40 35

硬拉
组数和次数：1.10 2.10 3.10 4.10
重量（千克）：60 80 80 90

奥杆屈臂上提
组数和次数：1.10 2.10
重量（千克）：30 30

我的笔记：昨天体检测试之后，我就感到全身酸痛不已，特别是胸肌、股四头肌、内收肌、腘绳肌和肱三头肌的部位。因此，为了缓解肌肉酸痛感，我把今天的训练任务安排得相对轻松简单些，我希望通过这样的训练设置能让我的肌肉尽快恢复肌肉力量。另外，我也想看看通过运用正确的训练技巧，我个人能够达到的重量训练的水平。

在两轮复合训练之后，自我感觉肱三头肌的增肌效果明显，视觉上已经足够爆满涨大了，所以，今天我没有安排针对肱三头肌的特别训练。

你的训练教程

上午

下午 **训练教程** 负重训练——上半身

训练时间

训练时长

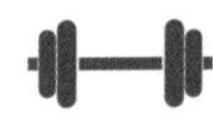

主观体力感觉评定（RPE） /10

锻炼项目

上斜杠铃卧推
1×20 次热身——单使用奥杆
组数和次数：1. 2. 3. 4. 5.
重量（千克）： 无

杠铃推举
组数和次数：1. 2. 3. 4.
重量（千克）：

硬拉
组数和次数：1. 2. 3. 4.
重量（千克）：

奥杆屈臂上提
组数和次数：1. 2.
重量（千克）：

你的笔记：

训练教程 第一周 第三天

我的训练教程

上午 休息

下午 **训练教程** 心肺训练——跑步

训练时间 晚上 6:45~7:15

训练时长 30 分钟

主观体力感觉评定（RPE） 5/10

下午 **训练教程** 体能训练——上半身

训练时间 晚上 7:15~7:45

训练时长 30 分钟

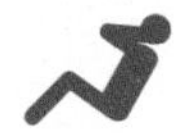

主观体力感觉评定（RPE） 4/10

锻炼项目

在完成 3 英里（1 英里约合 1.61 千米）跑步训练后，建议直接开始体能训练。

跑步

实际完成距离：3.1 英里
跑步时间：30 分钟
平均配速：10 分 / 英里

体能训练——上半身

在每组和每次之间不安排休息。
常规引体向上：1-6 和 6-1
总数：42

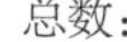

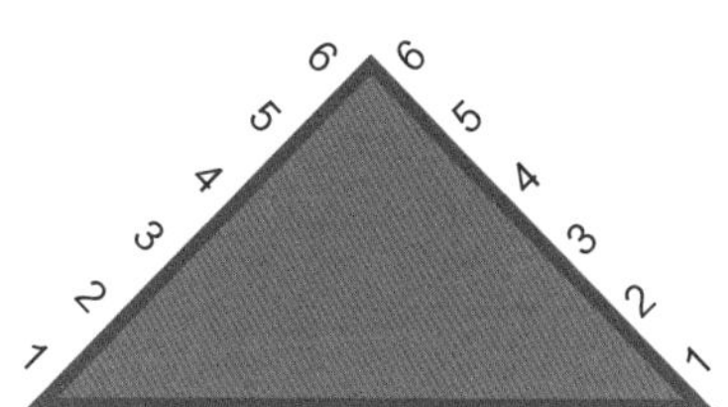

你的训练教程

上午

下午 **训练教程** 心肺训练——跑步

训练时间

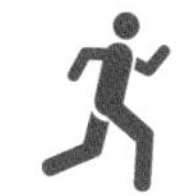

训练时长

主观体力感觉评定（RPE） /10

下午 **训练教程** 体能训练——上半身

训练时间

训练时长

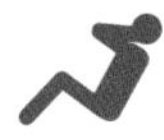

主观体力感觉评定（RPE） /10

锻炼项目

跑步

实际完成距离： 英里
跑步时间： 分钟
平均配速： 分 / 英里

体能训练——上半身

在每组和每次之间不安排休息。
常规引体向上：
总数：

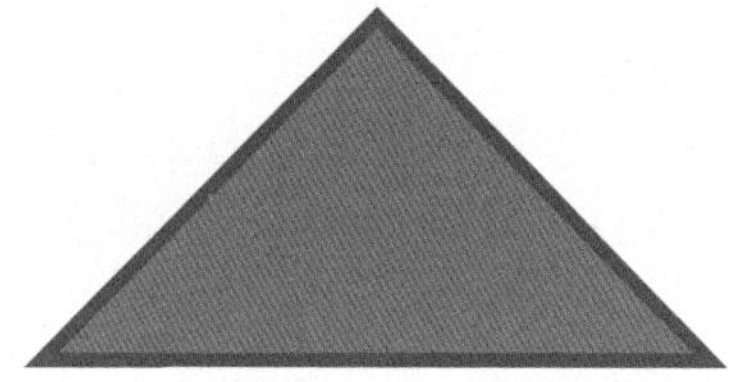

常规俯卧撑：1-10 和 10-1
总数：110

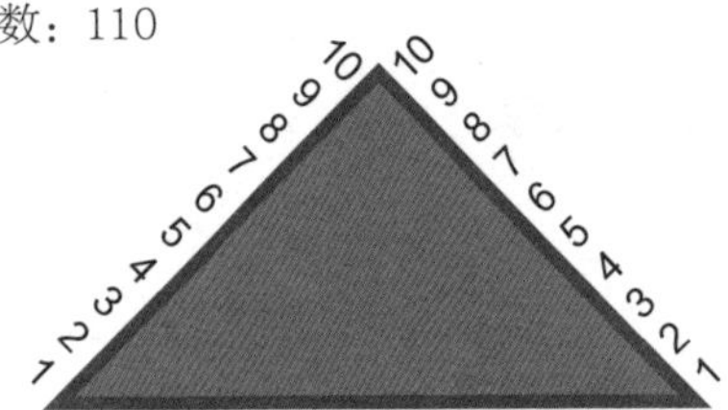

卷腹：3×30
杠杆提腿：3×15

我的笔记：在开始这个健身塑形教程之前，我已经有长达 4 个多月的时间没有进行任何跑步等相关运动锻炼了，所以对于今天的心肺训练，我选择以相对简单轻松的跑步训练作为开始，我的跑步速度非常慢，以便能让自己的身体逐步适应运动节奏。今天我的胸部肌肉还是有些轻微酸痛，当然，这是由延迟性肌肉酸痛造成的，所以不用特别担心。

常规俯卧撑：
总数：

卷腹：3×
杠杆提腿：3×

你的笔记：

训练教程 第一周 第七天

我的训练教程

上午 休息

下午 **训练教程** 循环训练

训练时间 晚上 7:00~8:20

训练时长 1 小时 20 分钟

主观体力感觉评定（RPE） 7/10

锻炼项目

在完成循环训练一和循环训练二里的每个项目的第一组训练之后，再接着进行循环训练一和循环训练二的下一组锻炼。按照此顺序重复训练，直至你完成循环训练一和循环训练二中的所有六组训练。

你的训练教程

上午

下午 **训练教程** 循环训练

训练时间

训练时长

主观体力感觉评定（RPE） /10

锻炼项目

循环训练一

引体向上

组数和次数：1.15 2.13 3.11 4.9 5.7 6.4

上斜卧推

组数和次数：1.30 2.28 3.26 4.24 5.22 6.20

重量（千克） 30 30 30 30 30 30

循环训练二

立卧撑

组数和次数：1.15 2.13 3.11 4.9 5.7 6.4

下蹲后促腿

组数和次数：1.15 2.13 3.11 4.9 5.7 6.4

交替下蹲后促腿

组数和次数：1.15 2.13 3.11 4.9 5.7 6.4

对于下面所列的每个训练中的第一项训练动作，需要连续完成其全部三组训练，在组间和各训练动作间不安排休息。

循环训练三

哑铃侧平举，负重 17.5 磅：3×15

障碍跳（手贴地）：3×15

背部滑轮下拉（窄握），负重 30 千克：3×15

宽距下蹲后促腿：3×15

仰卧推胸，负重 35 千克：3×15

蹲跳：3×15

超级组数训练

	杠铃直立划船			哑铃卧推		
组数和次数：	1.10	2.10	3.10	1.10	2.10	3.10
重量（千克）：	30	30	30	35	35	35

超级组数训练

	奥杆屈臂上提			肱三头肌滑轮屈臂下压		
组数和次数：	1.10	2.10	3.10	1.15	2.12	3.12
重量（千克）：	30	30	30	30	30	30

循环训练一

引体向上

组数和次数：1.　2.　3.　4.　5.　6.

上斜卧推

组数和次数：1.　2.　3.　4.　5.　6.

重量（千克）

循环训练二

立卧撑

组数和次数：1.　2.　3.　4.　5.　6.

下蹲后促腿

组数和次数：1.　2.　3.　4.　5.　6.

交替下蹲后促腿

组数和次数：1.　2.　3.　4.　5.　6.

循环训练三

哑铃侧平举，负重　　磅：3×

障碍跳（手贴地）：3×

背部滑轮下拉（窄握），负重　千克：3×

宽距下蹲后促腿：3×

仰卧推胸，负重　　千克：3×

蹲跳：3×

超级组数训练

	杠铃直立划船			哑铃卧推		
组数和次数：	1.	2.	3.	1.	2.	3.
重量（千克）						

超级组数训练

	奥杆屈臂上提			肱三头肌滑轮屈臂下压		
组数和次数：	1.	2.	3.	1.	2.	3.
重量（千克）						

你的笔记：

第一周 健康测试

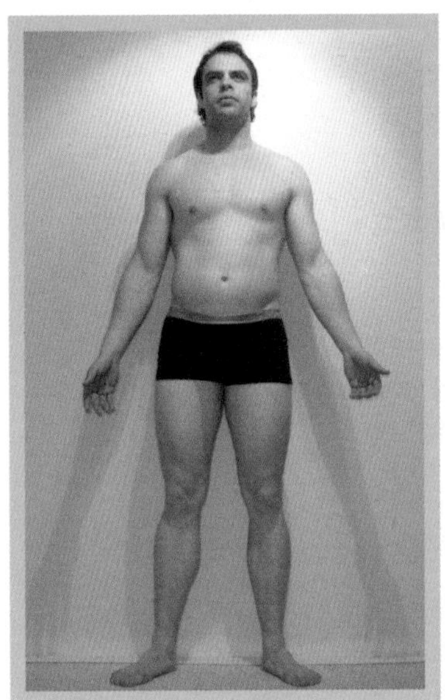
在第一周结尾期，我的个人正面照

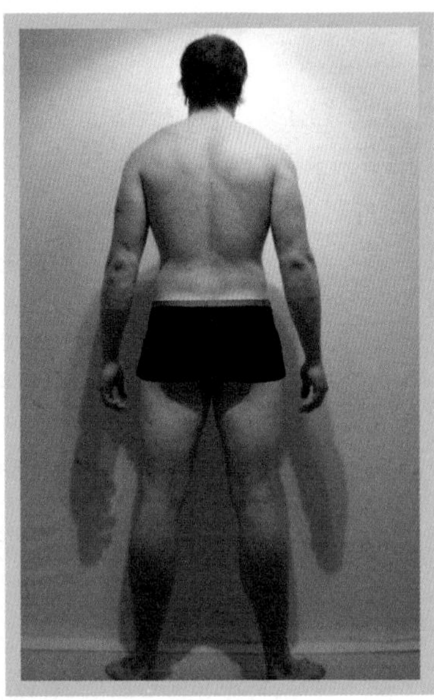
在第一周结尾期，我的个人背面照

给自己的正面和背面身体分别做拍照记录，借此帮助你清晰评估在健身塑形上取得的进步。

我的第一周体检结果

体重（千克）：85.5
身高（厘米）：175.5
体重指数：27.8
RHR 静息心率：74
血压：137/89
体脂 (%)：18.7

身体各部位尺寸（厘米）
颈围：40
胸围：100.96
臂围：右臂：34.29 左臂：34.29
腰围：87.63
臀围：88.90
大腿围：右腿：60.96 左腿：59.69
小腿围：右腿：40.64 左腿：39.37

你的第一周体检结果

体重（千克）：
身高（厘米）：
体重指数：
RHR 静息心率：
血压：
体脂 (%):

身体围度测量（厘米）
颈围：
胸围：
臂围： 右臂： 左臂：
腰围：
臀围：
大腿围：右腿： 左腿：
小腿围：右腿： 左腿：

第二周　营养计划 第二周

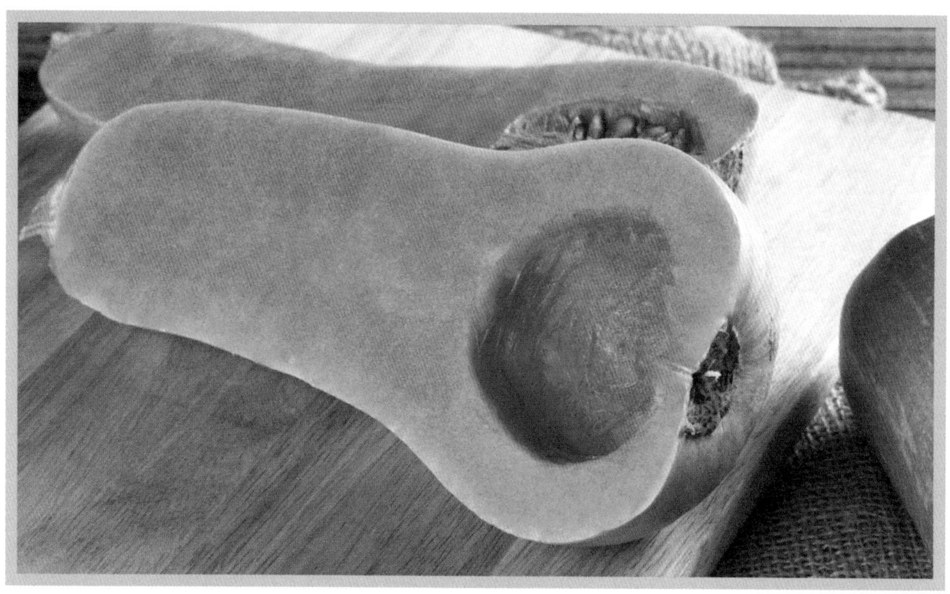

第二周　食谱概览

天	早餐	午餐	晚餐
1	水果沙拉	甜菜根沙拉	羊肉配什锦时蔬
2	牛奶什锦早餐麦片配鲜果	羊扒配菲达奶酪或山羊奶酪	辣椒鱼
3	野生菌菇炒鸡蛋	金枪鱼配红薯	火鸡肉快炒柳橙
4	水果麦片粥	蔬菜汤	金枪鱼鱼排配意大利白豆沙拉
5	新鲜水果和瓜子仁	牛肉沙拉皮塔饼	坦都里火鸡肉沙拉
6	水果奶昔 1	豆类沙拉	剑鱼配地中海时蔬
7	煎蛋卷	金枪鱼橄榄沙拉	热青豆奶油南瓜汤

购物清单 第二周

碳水化合物
糙米 1 袋
意大利白腰豆 400 克
罐装鹰嘴豆 50 克
蒸粗麦粉 250 克
芸豆 475 克
什锦早餐麦片 490 克
新马铃薯 10 个
松子 1 袋
斑豆 400 克
全麦皮塔饼面包或皮塔饼
黑面包 8 个
燕麦片 320 克
葵花子 1 袋
南瓜子 1 袋
红薯 8 个
菰米 4 袋

乳制品与非乳制品
鸡蛋 20 只
菲达奶酪或山羊奶酪 40 克
轻软奶酪或软质山羊奶酪 1 块
脱脂牛奶或豆奶、米浆、燕麦奶 1520 毫升
大豆酸奶 2 千克

鱼类
凤尾鱼鱼片 8 片
比目鱼鱼片 4 片
剑鱼 200 克 ×4 条
金枪鱼罐头 4 小罐
金枪鱼鱼排 750 克

肉类
烤熟的牛肉 400 克
羊扒 6 块
瘦火腿肉 400 克
火鸡胸脯肉 8 块

水果
苹果 7 个
杏 2 个
香蕉 6 根
蓝莓 1 小盒
柠檬 2 个
酸橙 1 个
芒果 2 个
柳橙 1 个
桃子 2 个
大菠萝 1 个
树莓 1 小盒

蔬菜
牛油果 2 个
小茄子 4 根
小菠菜 2 袋
煮熟的甜菜根 4 个
黑橄榄 25 克
西蓝花 175 克
樱桃小番茄 250 克
奶油南瓜 1 只
胡萝卜 6 根
芹菜杆 4 根
西葫芦 5 根
黄瓜 1 根
四季豆 175 克
韭葱 2 根
生菜 3 棵
嫩豌豆 50 克
蘑菇 8 个
洋葱 3 个
李子番茄 135 克
红皮洋葱 2 个
红椒 8 个
红皮番茄 10 个
芝麻菜 100 克
青葱 10 根
红葱 4 个
甜玉米粒 1 袋
黄椒 1 个

香辛调味料
罗勒
黑胡椒
卡宴辣椒
辣椒粉
五香粉
细香葱
香菜
香菜籽
孜然
生姜
葛拉姆马萨拉综合辛香料
大蒜头 1 颗
香菜粉
胡椒粉
薄荷
香芹
红尖椒 1 个
迷迭香
姜黄

其他
香脂醋
鸡高汤
辣椒酱
冷压初榨橄榄油
玉米淀粉
第戎芥末酱
姜汁甜酒
黑砂糖
酱油
芝麻油
坦都里印度烧鸡酱
纯番茄汁
蔬菜高汤
白葡萄酒醋
颗粒芥末酱

小吃
水果
全麦薄脆或饼干
扁面包
小碗牛奶什锦早餐麦片
酸奶或大豆酸奶
坚果（腰果、松子或少量混合坚果）
大豆坚果
瓜子仁（南瓜子或葵花子）

果汁饮料
果汁饮料 1 箱

食谱 第二周 第一天

早餐 水果沙拉

详细做法见第 85 页。

午餐 甜菜根沙拉

糙米 100 克
菰米 100 克
红葱 4 根去皮 一切二
橄榄油 2 茶匙
甜菜根 4 个，切丁煮熟
柠檬 1 个 榨汁
新鲜薄荷切碎末 2 汤匙
新鲜小葱切碎末 2 汤匙

做法：

1. 将烤箱预热至 200℃（400 ℉）。取一个平底锅，锅内放入菰米和糙米，淘洗干净，加入半锅的水开始煮米，煮开后再用小火炖 20 到 30 分钟。
2. 将红葱放在一个烤盘上，淋上橄榄油，然后放入烤箱烤 8 到 10 分钟。
3. 煮好后，将锅里的水沥尽后，让米慢慢降温冷却。之后把甜菜根、柠檬汁和薄荷混合搅拌后轻轻拌入米中。
4. 最后将红葱和小葱拌入，这道沙拉就做好了。

晚餐 羊肉配什锦时蔬

羊扒 8 块 切丁
橄榄油 1 汤匙
蒸粗麦粉 250 克
调味料所用食材：
新鲜研磨的胡椒粉 1 汤匙
全粒香菜籽 2 茶匙
葛拉姆马萨拉综合辛香料 1 茶匙
辣椒粉 1 茶匙
蔬菜什锦所用食材：
橄榄油 2 茶匙
小茄子 4 根
洋葱 1 个，切碎末
大蒜瓣 1 瓣切碎
红椒 1 个，去籽切片
西葫芦 1 根，切片
鸡高汤 115 毫升
番茄 2 个
香芹 切碎 1 汤匙

做法：

1. 将所有调味料用到的食材放入碗中混合拌匀，制成调料酱汁，然后先在羊扒上刷上一点橄榄油，接着抹上调料酱汁，使羊肉被酱汁充分包裹，最后包上保鲜膜，放入冰箱冷藏 1 小时。
2. 接下来开始做蔬菜什锦，首先在大煎锅中倒入橄榄油，中火加热。
3. 将茄子放入，煎炒 4 分钟，炒至茄子呈金黄色。然后倒入洋葱和大蒜，炒至些许变色为止。
4. 紧接着，锅内放入红椒和西葫芦，炒 1 分钟。然后，将鸡高汤倒入锅中，放入番茄，让其煮沸。待煮开后，再继续煮 5 分钟，最后，放入香芹增加风味。
5. 然后，取锅放入清水烧开，倒入蒸粗麦粉，盖上锅盖，让蒸粗麦粉慢慢沉淀焖熟。
6. 最后，煎锅内倒入橄榄油大火加热，锅内放入羊扒，每面各煎 3 分钟。
7. 羊扒煎好后，即可搭配蔬菜什锦和蒸粗麦粉一起上桌食用。

明日午餐：

羊肉配什锦时蔬（这里作者写错了，明日的午餐应该是羊扒配菲达奶酪或山羊奶酪）
为了明天的午餐做准备，可事先预留一些羊肉配什锦时蔬。

食谱 第二周　第二天

早餐　牛奶什锦早餐麦片配鲜果

详细做法见第 80 页。

午餐　羊扒配菲达奶酪或山羊奶酪

皮塔饼面包 4 只，每人一只（冷热皆可）
隔天晚上预留的什锦蔬菜和酱汁
生菜
菲达奶酪或山羊奶酪，小份
大豆或原味酸奶

做法：

1. 将皮塔饼面包切一开口，将羊肉、什锦蔬菜、生菜塞入其中，然后再撒上点菲达奶酪或山羊奶酪。
2. 之后在皮塔饼上淋上大豆酸奶或原味酸奶即可食用。

晚餐　辣椒鱼

比目鱼鱼片 4 片
橄榄油 1 汤匙
新鲜香菜碎 1 汤匙
柠檬汁 2 汤匙
水 300 毫升
辣椒酱 1 汤匙
纯番茄汁 2 汤匙
生姜，取 1 厘米厚度一块，擦成生姜丝
黑砂糖 1 茶匙
柠檬角，装点用
白葡萄酒醋 1 汤匙
糙米

做法：

1. 将鱼片放入碗中，再加入橄榄油、香菜碎和柠檬汁，使鱼片充分浸润，包上保鲜膜，放入冰箱腌制。
2. 将烤炉预热至中火。然后，把水、纯番茄汁、辣椒酱、白葡萄酒醋、生姜丝和糖放入小炖锅中，搅拌炖煮 5 到 8 分钟，或炖至酱汁变浓稠为止。
3. 在炖的时候，就可将鱼片从卤汁中取出，摆在烤炉上，烤 5 到 8 分钟，或用刀叉或筷子扒开鱼肉，见鱼肉呈白色絮状就证明烤熟了。
4. 将鱼片装入盘中，并舀上酱汁。
5. 餐盘上用柠檬角装点一下，搭配糙米共同食用即可。

明日午餐：
金枪鱼配红薯
为了明天的午餐，可考虑提前准备好红薯。

食谱 第二周　第三天

早餐 野生菌菇炒鸡蛋

野生菌菇 8 个，取大个菌菇
鸡蛋 8 只
奶制品 200 毫升（豆奶或米浆、燕麦奶、脱脂牛奶）
小葱 切碎末 1 汤匙
橄榄油 2 汤匙
研磨的黑胡椒粉

做法：

1. 将烤炉预热至高火。用刷子给菌菇刷上橄榄油，并撒上些胡椒粉。放在烤炉上烤 10 分钟左右，烤至菌菇变软即可。
2. 在烤的同时，把鸡蛋连同乳制品一起倒入碗里打散打匀，之后再撒上一点黑胡椒。
3. 将不粘锅用中火加热，将拌匀的蛋液倒入锅中，不断翻炒至完全炒熟，然后再拌入小葱。最后，将炒鸡蛋摆在菌菇上，烹饪完成，即可享用。

午餐 金枪鱼配红薯

详细做法见第 83 页。

晚餐 火鸡肉快炒柳橙

火鸡胸脯肉 4 块 切片
芝麻油 1 汤匙
橄榄油 1 汤匙
大个胡萝卜 2 根 切薄片
西蓝花 切成小朵 175 克
生姜 捣碎，取 2 茶匙
大蒜，捣碎，取 2 茶匙
青葱 4 根切碎末
玉米淀粉 1 汤匙
卤制所用食材：
颗粒芥末酱 1 汤匙
红椒 2 个切片
酱油 2 汤匙
大柳橙 1 个 皮擦成碎屑，肉榨汁
糙米

做法：

1. 卤汁做法：将酱油、芥末、橙皮屑和橙汁都放入小碗中混合拌匀。之后把火鸡胸脯肉也拌入，放置一边腌制。腌制的同时，开始煮糙米饭。
2. 取一个炒锅或大的平底煎锅，倒入橄榄油和芝麻油大火加热。 放入胡萝卜和西蓝花炒 3 分钟。
3. 将火鸡胸脯肉从卤汁中取出，放入炒锅中。加入大蒜、生姜、青葱和红椒，翻炒 4 分钟。
4. 把玉米淀粉与剩下的卤汁混合搅拌成均匀顺滑的酱汁，浇在火鸡肉上。
5. 再继续翻炒 1 到 2 分钟，等西蓝花变软后即可出锅装盘，搭配糙米一起上桌食用。

明日午餐：
蔬菜浓汤
建议为了明天的午餐，提前准备好所需的食材。

食谱 第二周　第四天

早餐　水果麦片粥

详细做法见第 81 页。

午餐　蔬菜浓汤

蔬菜高汤 1 升
胡萝卜 2 根切片
芹菜杆 2 根 切碎块
洋葱 1 个 切碎
新鲜香芹 切碎 1 汤匙
罐装番茄 400 克
罗勒 切碎 1 汤匙
迷迭香 切碎末 1 汤匙

做法：

1. 将蔬菜高汤倒入大炖锅中煮开。
2. 汤里加入胡萝卜、芹菜、洋葱、香芹和番茄，然后小火慢炖 30 分钟。
3. 最后放入罗勒、迷迭香，轻轻搅拌，撒上黑胡椒调味即可。

晚餐　金枪鱼鱼排配意大利白豆沙拉

松子 1 汤匙
金枪鱼鱼排 100 克 ×4 份
橄榄油 半汤匙
大蒜瓣 1 瓣捣碎
意大利白腰豆 400 克，洗净后沥干
罗勒，切碎末，1 汤匙
香芹碎半汤匙
青葱 2 根，切碎末
混合沙拉叶大份

做法：

1. 取一个小的平底不粘煎锅，中火加热，放入松子翻炒，直至颜色转为金黄色后盛出放在一边待用。
2. 再取一个大的平底不粘煎锅，大火加热，倒入橄榄油。
3. 将金枪鱼鱼排放入煎锅中，两面各煎 2 到 3 分钟， 不要煎得过透，中间部位的鱼肉应仍旧保持粉红色。 然后，盛出让其稍微冷却。
4. 将余下的白腰豆等食材与炒好的松子一起放入碗中，混合拌匀成沙拉。
5. 最后，将做好的意大利白豆沙拉作为配菜，搭配金枪鱼鱼排共同食用。

明日晚餐：

坦都里火鸡肉沙拉

为了明天的晚餐，建议可隔夜提前将火鸡胸脯肉腌制好。

食谱 第二周 第五天

早餐 新鲜水果和瓜子仁

详细做法见第 82 页。

午餐 牛肉沙拉皮塔饼

全麦皮塔饼面包 4 片（冷热皆可）
冷烤牛肉，400 克，切薄片
沙拉叶大份
大个番茄，4 个切片
红椒 1 个切片
红皮洋葱半个， 切薄片
罗勒碎叶，2 汤匙
调味料所用食材：
橄榄油 2 汤匙
香脂醋 1 汤匙
第戎芥末酱 1 茶匙
黑胡椒粉

做法：

1. 将做调味料用到的全部食材都放入小碗中混合拌匀。
2. 将其他肉和蔬菜都放在大沙拉碗中混合。
3. 把皮塔饼切开一个口子，塞入牛肉和沙拉。
4. 最后，将调味料浇在皮塔饼表面即可享用。

晚餐 坦都里火鸡肉沙拉

红薯 4 个，去皮切块
橄榄油半汤匙
火鸡胸脯肉 400 克
小菠菜 100 克
李子番茄 4 个切薄片
黄瓜 半根
香菜 一小把
柠檬角
卤汁所用食材：
坦都里印度烧鸡酱 1 汤匙
大豆酸奶或原味酸奶 50 克
调味料所用食材：
大豆酸奶或原味酸奶 150 克
新鲜薄荷 2 汤匙
橄榄油 半汤匙
柠檬汁 2 汤匙

做法：

1. 将坦都里印度烧鸡酱与酸奶放碗中混合。
2. 之后将火鸡肉放入酱汁中，使酱汁均匀包裹鸡肉。盖上盖子，让其静置 30 分钟，如果时间充裕，也可提前静置腌制一晚。
3. 在腌制的同时，将烤箱预热到 190℃（375 ℉）。
4. 把红薯放入耐热烤盘中，淋上橄榄油，烘烤 20 到 30 分钟，烤至红薯变软为止。
5. 另外，将烤炉预热，用中火烧烤火鸡肉，每一面各烤 6 分钟，烤至肉变熟为止，烤完后，将肉取出，冷却 5 分钟，之后将其切成长肉条。
6. 把菠菜、番茄和黄瓜一起放入大的沙拉碗中，在最上面摆上火鸡肉条。
7. 将制作调味料的食材放入小碗中拌匀成酱料，之后把它均匀地淋在沙拉上。
8. 用香菜和柠檬角装饰餐盘，即可享用这道新鲜美味的沙拉。

明日午餐：
豆类沙拉
可考虑提前准备好鸡蛋（隔夜冷藏）。

食谱 第二周 第六天

早餐 水果奶昔 1

详细做法见第 87 页。

午餐 豆类沙拉

鸡蛋 4 只
牛油果 2 个，去核去皮
罐装芸豆 400 克
罐装斑豆 400 克
红皮洋葱 1 个 切碎末
香菜一大把 切成碎末
樱桃小番茄 250 个， 一切二
沙拉调味料所用食材：
红尖椒 1 个切碎末
研磨的孜然粉 半茶匙
柠檬汁 1 汤匙
橄榄油 3 汤匙

做法：

1. 首先将鸡蛋煮 6 分半钟，之后放入冷水中冷却。
2. 牛油果切片，与豆类、洋葱、香菜以及番茄一起放入碗中拌成沙拉。
3. 再把做调味料的食材放小碗中混合拌匀。
4. 当鸡蛋冷却但仍留有一丝余温时，剥掉蛋壳，一切四块。
5. 将沙拉与调味料混合，在沙拉最上面摆上鸡蛋块，即可食用。

晚餐 剑鱼配地中海时蔬

橄榄油 2 汤匙
大蒜瓣 1 瓣切碎
香脂醋 2 茶匙
香芹 切碎 1 汤匙
罗勒碎叶 1 汤匙
半个柠檬 榨汁
剑鱼鱼排 200 克 ×4 份
红椒 1 个，去籽切片
黄椒 1 个，去籽切片
西葫芦 2 根切片
红皮洋葱 1 个切片
新马铃薯 10 个 切薄片
柠檬角

做法：

1. 将烤炉预热至高火。
2. 烤盘里放上马铃薯，淋上橄榄油。之后，放入烤炉烤 10 到 15 分钟。
3. 把辣椒、西葫芦和洋葱一起放入碗中，加入一汤匙橄榄油，混合拌匀。
4. 把蔬菜和新马铃薯一起放入烤炉，烤 3 到 5 分钟，烧烤时注意要时不时翻动一下，发现有轻微烤焦时就可取出。
5. 将烤好的蔬菜和土豆放入碗中。
6. 接下来是煎鱼酱汁的具体做法：拿一个碗，将大蒜、香脂醋、香芹、罗勒、柠檬汁和剩余的一汤匙橄榄油都放入碗中混合拌匀。
7. 将鱼放在铝箔纸上，浇上酱汁，再用铝箔纸把鱼包好。
8. 把鱼放入烤炉中，每一面各烤 2 到 3 分钟，直至烤熟为止。
9. 将全部的蔬菜和新马铃薯均匀分成四盘，把烤鱼摆在最上面。
10. 用柠檬角装点一下餐盘，即可立即享用美食。

食谱 第二周 第七天

早餐 煎蛋卷 *详细做法见第 88 页。*

午餐 金枪鱼橄榄沙拉 *详细做法见第 81 页。*

晚餐 热青豆奶油南瓜汤

橄榄油 1 到 2 汤匙
中等大小的洋葱 1 个剥皮切碎
大蒜瓣 2 瓣剥皮切碎末
奶油南瓜 1 只去皮，切成小块
大胡萝卜 2 根，去皮切块
芹菜杆 2 根剪短切段
大西葫芦 1 根切片
红椒 2 个，去籽切块
蔬菜高汤 1.5 升（2.5 品脱）
罐装鹰嘴豆 50 克
罐装红芸豆 75 克
卡宴辣椒 1 茶匙
姜黄粉 1 茶匙

做法：

1. 将橄榄油倒入大平底锅内中火加热，放入洋葱和大蒜，炒 2 到 3 分钟。
2. 加入卡宴辣椒和姜黄粉，翻炒 2 分钟。
3. 把奶油南瓜、胡萝卜和芹菜倒入锅中，再炒 4 到 5 分钟。
4. 之后，放入西葫芦和辣椒，再烧 2 分钟。
5. 最后放入鹰嘴豆、芸豆、奶油南瓜和蔬菜高汤。
6. 盖上锅盖，小火慢炖 40 分钟到 1 小时即可。

明日午餐：
鸡肉卷
可考虑提前准备好鸡肉（隔夜冷藏）。

训练日记 第二周

第二周 训练内容概览

第一天：心肺训练——划船机或骑行训练
第二天：休息
第三天：休息
第四天：体能训练——上半身
第五天：休息
第六天：负重训练——上半身
第七天：心肺训练——跑步；肌肉拉伸

我的日记

第一天（周一）

周一照例是节奏紧张、马不停蹄的一天，等忙完一天繁重的工作，已是夜色阑珊。到晚上 9 点，我才终于有空能在外边餐馆里好好吃顿饭。不过在百忙之中，我还是设法抽出时间去附近健身房参加了一项训练课程，这项健身训练课程对我可是免费开放的，我训练得可带劲了。另外，还有一个让我暗自欣喜的地方：我发现原本顽固的脚癣开始明显好转消退了。

疲劳程度：6
压力程度：5
睡眠时间：6 小时 45 分钟

第二天（周二）

今天又被忙碌的工作缠身，加班到很晚才把手头的任务完成，指针划过夜晚 8 点，我已别无选择，只得再次选择在外就餐。不过在外面吃饭可不能随性而为、胡吃海喝，我在营养计划上仍然会严格要求自己，如果我在家的话，一定会按照营养教程里列出的食谱自己亲手下厨烹，今天既然在外面就餐，那我就照着食谱，依样画葫芦买来吃了。还记得我原先因脱毛而爆发出的皮疹吗？现在皮疹已经大有好转了，虽然还未全部痊愈，但我已经感觉不到肌肤刺痛感了，只是表皮仍有些轻微骚痒。

疲劳程度：6
压力程度：5
睡眠时间：6 小时 45 分钟

第三天（周三）

我今天上班又特别忙，等到下班的时候时间又不早了。不过在回家的路上，我竟然与两位许久未见的老友在伦敦市中心不期而遇，之后我就兴高采烈地和他们一起到小酒吧里一起小酌了几杯，我喝了两品脱的健力士黑啤，2 杯伏特加，还有一些混合果蔬汁，大约到晚上 9 点多的时候，我才随便吃了点的东西填饱肚子。和朋友在一起天南海北侃大山的时候，时间就过得特别快，最后，我和他们在一起畅聊到凌晨三点半，才依依不舍地回家。

疲劳程度：8
压力程度：5
睡眠时间：6 小时

第四天（周四）

由于昨天拖到凌晨才到家，今天早上想要按时起床，对我来说实在是困难重重。此时，想要鼓励自己，让自己保持训练的斗志也变得越发不易。不过，三天打鱼两天晒网绝不是我的个人风格，健身教程才刚刚起了个头，怎么可以半途而废？ 想到这儿，我还是挣扎着起床并按规定完成了今天的训练任务。 此刻，在完成了一天的工作和健身之后，当我提笔记录下这一切，内心也万分感慨：健身贵在坚持，所有的付出都将终有所值。

疲劳程度：9
压力程度：6
睡眠时间：3 小时 30 分钟

第五天（周五）

今天一整天我都忙得团团转，没有空闲时间停歇下来好好吃顿午饭，最后，不得不在奔波路途中匆匆把午餐给解决了。

疲劳程度：7
压力程度：7
睡眠时间：7 小时 15 分钟

第六天（周六）

今天我下午四点半就下班了，紧接着我就立马参加了一项重量训练课程，另外，我还抽出时间去看望了艾莉森（Alison）。 在这次重量训练中，我感觉我的胸部增肌明显，胸大肌变得更强壮而有力了。

疲劳程度：6
压力程度：5
睡眠时间：4 小时 45 分钟

第七天（周日）

周日是我的体测日，我按照要求完成了体检测试，并做了相应的拍照记录，在返回伦敦工作前，因为时间还比较充裕，所以我进行了 3 英里（4.83 千米）的跑步训练。当我抵达伦敦之后，同事邀请我去参加了一个员工聚会，等聚会结束到家已是凌晨 1 点了。

疲劳程度：6
压力程度：6
睡眠时间：4 小时

训练教程 第二周 第一天

我的训练教程

上午 休息

下午 **训练教程** 心肺训练——划船机或骑行训练

训练时间 晚上 7:40~8:10

训练时长 30 分钟

主观体力感觉评定（RPE） 7/10

锻炼项目

划船机——7500 米

距离：2500 米

等级：7

时间：10.04

用 5 分钟时间进行拉伸运动，同时喝些水补充体能，之后直接投入到划船机训练中。

距离：5000 米

等级：10

时间：29.56

我的笔记：我最近一直都在伦敦工作，所以无法按照原来计划的那样，用我自备的自行车进行骑行训练。但幸运的是，我设法在附近的一个健身房争取到了免费健身的资格，这样我就能非常便捷地使用那里的 concept II 划船机进行心肺训练了。

我昨天参加了拉伸课程，为了能继续保持昨天的拉伸效果，所以，在结束今天的训练教程后，我也做了约 20 分钟的拉伸运动。

你的训练教程

上午 休息

下午 **训练教程** 心肺训练——划船机或骑行训练

训练时间

训练时长

主观体力感觉评定（RPE） /10

锻炼项目

划船机

距离： 米

等级：

时间：

距离： 米

等级：

时间：

或骑行

距离： 英里

平均时速

时间：

你的笔记：

训练教程 第二周 第四天

我的训练教程

上午 休息

下午 **训练教程** 体能训练——上半身

训练时间 晚上 8:00~8:40

训练时长 40 分钟

主观体力感觉评定（RPE） 6/10

锻炼项目

这两轮循环训练主要锻炼的是你的胸部、腹部、手臂和腿部的肌肉。循环训练一的重复次数为十次。对于循环训练二，要竭尽全力完成你所能达到的最大重复训练次数。在循环训练和其他训练项目间不安排任何休息。

循环训练一

常规俯卧撑：×7
半仰卧起坐：×7
窄距俯卧撑：×7
杠杆提腿：×7
宽距俯卧撑：×7
标准仰卧起坐：×7
总俯卧撑数：210
总仰卧起坐数：210

循环训练二

俯卧撑（双脚置于椅子上）：5×10
仰姿反屈伸（身体支撑在两把椅子间进行训练）：3×30

组合训练

	俯卧直臂划动	深蹲
组数和次数：	3×30	3×30

我的笔记：因为我离家到伦敦工作的原因，今晚我住在宾馆里，无法像往常一样到健身房进行训练，加之身边也没有任何健身器材可用，所以我只能临时就地取材，用最简单的椅子设计出了今天的训练教程。

你的训练教程

上午 休息

下午 **训练教程** 体能训练——上半身

训练时间

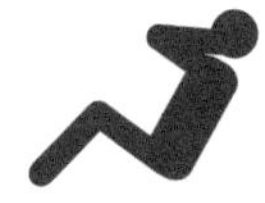

训练时长

主观体力感觉评定（RPE） /10

锻炼项目

循环训练一

常规俯卧撑：×
半仰卧起坐：×
窄距俯卧撑：×
杠杆提腿：×
宽距俯卧撑：×
标准仰卧起坐：×
总俯卧撑数：
总仰卧起坐数：

循环训练二

俯卧撑（双脚置于椅子上）：5×
仰姿反屈伸（身体支撑在两把椅子间进行训练）：3×

组合训练

	俯卧直臂划动	深蹲
组数和次数：	×	×

你的笔记：

训练教程 第二周 第六天

我的训练教程

上午 休息

下午 **训练教程** 重量训练——上半身

训练时间 晚上 7:30~8:15

训练时长 45 分钟

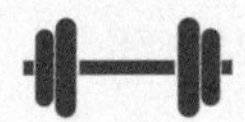

主观体力感觉评定（RPE） 8/10

锻炼项目

仰卧推胸

1×20 次热身——单使用奥杆

组数和次数：1.20 2.10 3.10 4.10 5.10

重量（千克）：40 60 70 70 70

T 杠划船

组数和次数：1.10 2.10 3.7 4.8 5.10

重量（千克）：30 40 50 50 50

杠铃推举

组数和次数：1.10 2.10 3.10 4.10 5.10

重量（千克）：30 35 35 35 35

我的笔记：我感觉今天在训练时似乎有些用力过猛。在每个训练动作中，当做到最后一组的第十次重复时，全都以失败告终。在每组间我给自己设定的休息时间为一分半钟，在这短暂的休息期间，我对锻炼部位的肌肉做了相应的拉伸运动。明天我计划进行跑步训练，所以并未对腿部肌肉做拉伸动作。

你的训练教程

上午 休息

下午 **训练教程** 重量训练——上半身

训练时间

训练时长

主观体力感觉评定（RPE） /10

锻炼项目

仰卧推胸

1×20 次热身——单使用奥杆

组数和次数：1. 2. 3. 4. 5.

重量（千克）：

T 杠划船

组数和次数：1. 2. 3. 4. 5.

重量（千克）：

杠铃推举

组数和次数：1. 2. 3. 4. 5.

重量（千克）：

你的笔记：

训练教程 第二周 第七天

我的训练教程

上午 **训练教程** 心肺训练——跑步

训练时间 上午 10:40~11:05

训练时长 25 分钟

主观体力感觉评定（RPE） 8/10

下午 休息

锻炼项目

跑步——3 英里
实际跑步距离：3.05 英里（4.91 千米）
耗时：23.03 分钟
平均配速：7.41 分 / 英里

我的笔记：正所谓是工作健身两不误，今天我的训练计划是跑步去火车站搭车上班，但不幸的是：我出门晚了，所以我只能拼了命地、竭尽全力一路往前奔，由于跑得速度过快，到最后我都感觉身体有些恶心反胃了。不过，说心里话，我个人其实还是挺享受跑步过程的。

你的训练教程

上午 **训练教程** 心肺训练——跑步

训练时间

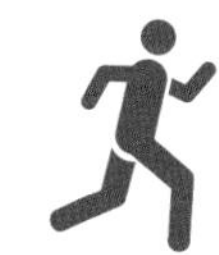

训练时长

主观体力感觉评定（RPE） /10

下午

锻炼项目

跑步——3 英里
实际跑步距离： 英里
耗时： 分钟
平均配速： 分 / 英里

你的笔记：

第二周　健康测试

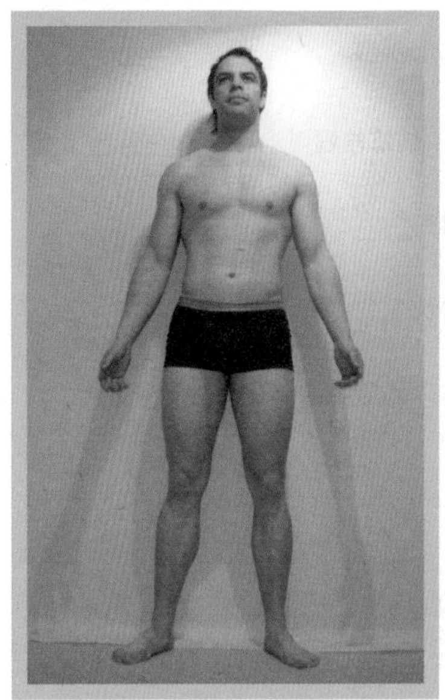

在第二周结尾期，我的个人正面照

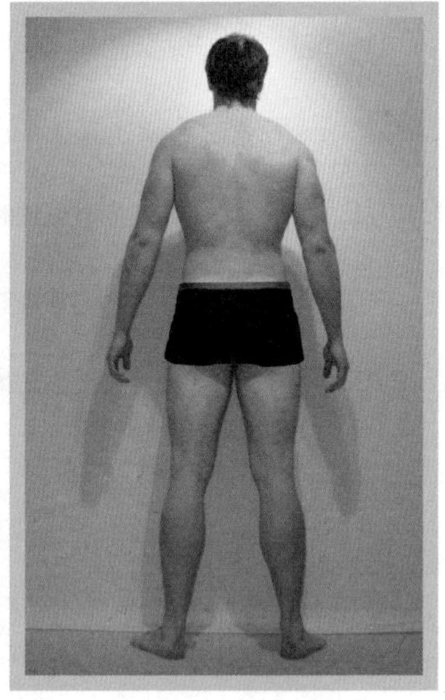

在第二周结尾期，我的个人背面照

我的第二周体检结果

体重（千克）：83
身高（厘米）：175.5
体重指数：26.9
RHR 静息心率：68
血压：134/79
体脂 (%): 16.8

身体围度测量（厘米）
颈围：38.74
胸围：101.60
臂围：右臂：34.92　左臂：34.92
腰围：86.36
臀围：86.36
大腿围：右腿：60.96　左腿：60.96
小腿围：右腿：39.37　左腿：39.37

你的第二周体检结果

体重（千克）：
身高（厘米）：
体重指数：
RHR 静息心率：
血压：
体脂 (%):

身体围度测量（厘米）
颈围：
胸围：
臂围：　右臂：　　　　左臂：
腰围：
臀围：
大腿围：右腿：　　　　左腿：
小腿围：右腿：　　　　左腿：

第三周　营养计划 第三周

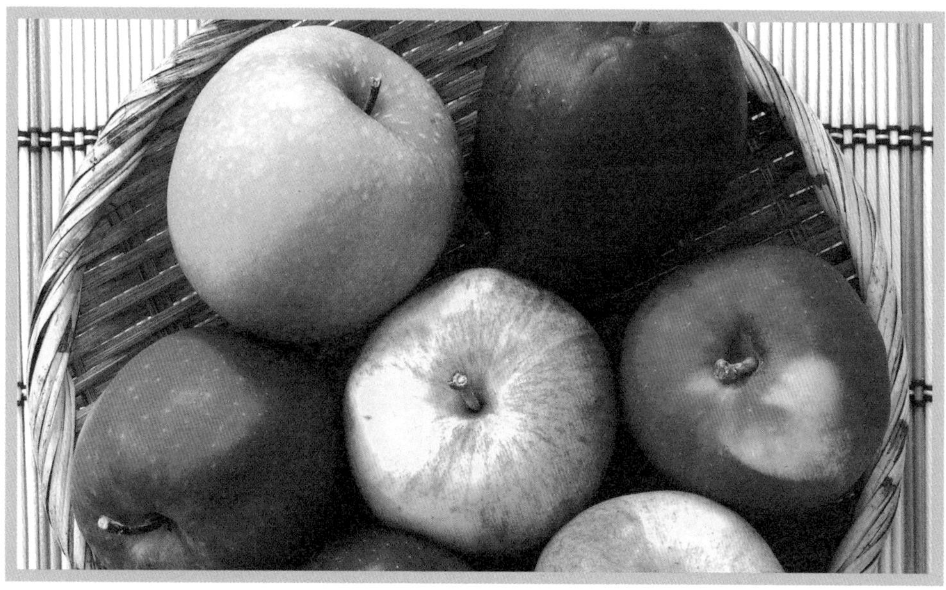

第三周 食谱概览

天	早餐	午餐	晚餐
1	水果沙拉	鸡肉卷	柠檬龙利鱼
2	水果麦片粥	金枪鱼配红薯	鸡肉火锅
3	牛奶什锦早餐麦片配鲜果	鸡肉火锅皮塔饼	鳕鱼菠菜包
4	小麦饼干或牛奶什锦早餐麦片配鲜果	鸡蛋沙拉	快炒卤猪肉
5	新鲜水果和瓜子仁	三文鱼沙拉	鸡肉酸奶
6	煎蛋卷	奶油南瓜香菜浓汤	酸橙金枪鱼鱼排
7	水果奶昔 1	鸡肉沙拉皮塔饼	牛肉红薯馅饼

购物清单 第三周

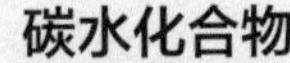

碳水化合物
糙米 1 袋
什锦早餐麦片 240 克
夏洛特马铃薯 10 个
新马铃薯 10 个
松子 1 袋
全麦皮塔饼面包或皮塔饼
黑面包 8 只
燕麦片 560 克
米粉 1 袋
葵花子和南瓜子各 1 袋
有机玉米卷饼 4 张
红薯 6 个
小麦饼干

乳制品与非乳制品
鸡蛋 12 只
脱脂牛奶、豆奶、米浆或
燕麦奶 680 毫升
大豆酸奶 1.7 千克

鱼类
鳕鱼片 200 克 ×4 份
煮熟的三文鱼鱼片 4 片
柠檬龙利鱼 4 条
金枪鱼鱼排 175 克 ×4 块
罐装金枪鱼 4 小罐

肉类
瘦牛肉馅 800 克
鸡胸肉 16 块
鸡大腿肉片 800 克
瘦火腿肉 400 克
猪肉片 450 克

水果
苹果 3 个
杏 2 个
香蕉 8 根
柠檬 1 个
酸橙 2 个
柳橙 3 个
芒果 2 个
甜瓜 1 个
树莓 1 小盒

蔬菜
牛油果 2 个
玉米笋 115 克
小生菜 4 棵
小菠菜 600 克
竹笋 400 克
西蓝花 175 克
小蘑菇 200 克
樱桃小番茄 300 克
奶油南瓜 2 个
胡萝卜 8 根
芹菜杆 7 根
西葫芦 2 根
黄瓜 1 根
韭葱 3 根
生菜 3 棵
嫩豌豆 450 克
洋葱 11 个
速冻豌豆 225 克
红皮洋葱 1 个
红椒 4 个
红皮番茄 14 个
芝麻菜 100 克
青葱 13 根
黄椒 6 个

香辛调味料
罗勒
黑胡椒
香菜
孜然
莳萝
生姜
大蒜瓣 1 瓣
柠檬百里香 1 小枝
肉豆蔻
香芹
迷迭香
姜黄

其他
香脂醋
牛骨汤
鸡高汤
黄酒
苹果醋
冷压初榨橄榄油
玉米淀粉
第戎芥末酱
中筋面粉
老抽
红葡萄酒 115 毫升
酱油
罐头番茄 400 克
蔬菜高汤
白葡萄酒 115 克
白葡萄酒醋

小吃
水果
全麦薄脆或全麦饼干
饼干或扁面包
小碗牛奶什锦早餐麦片
酸奶或大豆酸奶
坚果（腰果、松子或少量混合坚果）
大豆坚果
瓜子仁（南瓜子或葵花子）

果汁饮料
果汁饮料 1 箱

食谱 第三周　第一天

早餐 水果沙拉

详细做法见第 85 页。

午餐 鸡肉卷

鸡胸肉 4 块，煮熟并切成长肉条
有机玉米卷饼 4 张（冷热皆可）
混合沙拉 200 克
番茄 4 到 5 个切小块
红皮洋葱 1 个切碎末
黄椒 1 个切细长条
大豆酸奶或原味酸奶 2 汤匙

做法：

1. 取半汤匙初榨橄榄油倒入平底煎锅内中火加热。
2. 把 4 块鸡胸肉放锅内煎 8 到 12 分钟，至煎熟为止。
3. 将混合沙拉、红皮洋葱、黄椒、番茄和鸡胸肉一起放入沙拉碗中，充分拌匀。
4. 把有机玉米卷饼放在盘中，饼皮上面摆上刚拌好的蔬菜和鸡肉，然后将饼皮包卷起来。
5. 在卷饼上淋少许大豆酸奶或原味酸奶，即可食用。

晚餐 柠檬龙利鱼

小洋葱 1 个，切小块
柠檬龙利鱼片 4 片（每片 175 克）
大蒜瓣 2 瓣切薄片
柠檬百里香 4 小枝
柠檬 1 个 皮擦成碎屑，肉榨汁
橄榄油 2 汤匙
糙米
蔬菜，按个人喜好任选（如西葫芦、青葱）

做法：

1. 将烤箱预热至 180℃（350 ℉）。 把糙米加水煮熟，并将你个人挑选的蔬菜放烤炉烤熟。
2. 把龙利鱼片放在一个大的耐热烤盘内，在鱼片表面撒上洋葱，再将大蒜和两小枝柠檬百里香摆在鱼片上，撒上些许胡椒粉调味。
3. 然后将柠檬汁和橄榄油倒入小碗中，拌匀后浇在鱼片上。
4. 把鱼片放入烤箱中烘烤 15 分钟，或至鱼肉变为白色絮状时鱼片就烤好了。
5. 把柠檬皮和余下的柠檬百里香小枝撒在鱼片上，搭配糙米和蔬菜一起食用。

明日午餐：
金枪鱼配红薯
可考虑提前准备好红薯，并隔夜冰箱冷藏。

食谱 第三周　第二天

早餐 水果麦片粥

详细做法见第 81 页。

午餐 金枪鱼配红薯

详细做法见第 83 页。

晚餐 鸡肉火锅

橄榄油 2 汤匙
鸡大腿肉片 800 克 肉片切丁
鸡高汤 225 毫升
罐装番茄块 400 克
白葡萄酒 115 毫升
大蒜瓣 2 瓣压碎
玉米淀粉
芹菜杆 2 根切段
迷迭香 2 汤匙切碎
胡萝卜 2 根切薄片
韭葱 2 根洗净切片
夏洛特马铃薯

做法：

1. 将橄榄油倒入大平底锅中大火加热。
2. 分批放入鸡肉丁，炒 5 分钟，烧至鸡肉变熟转为棕褐色后，马上从锅内盛出。
3. 将火转为中火，放入韭葱炒 8 分钟，炒至韭葱变软即可。
4. 随后锅内再放入胡萝卜、芹菜和大蒜，继续炒 10 到 12 分钟，炒至所有食材变软为止。
5. 倒入鸡高汤、白葡萄酒和番茄块，烧至煮沸。
6. 将火转为小火，重新将开头的鸡肉倒回锅中，并撒入玉米淀粉勾芡，小火慢炖 35 分钟。
7. 最后撒上一点香辛调味料增加风味，搭配夏洛特马铃薯一起食用即可。

明日午餐：

鸡肉火锅皮塔饼

为了明天的午餐，可提前烧好 4 块鸡胸肉备用（每人一块），另外，也可以把今天鸡肉火锅中吃剩下的鸡肉和酱汁，用作明日午餐的食材。

食谱 第三周　第三天

早餐　牛奶什锦早餐麦片配鲜果

详细做法见第 80 页。

午餐　鸡肉火锅皮塔饼

鸡胸肉 4 块，煮熟切丁
全麦皮塔饼面包 4 片（冷热皆可）
昨天晚餐余下的酱汁
生菜 4 把 每人一把 洗净切碎
红椒 1 个切片
黄椒 1 个切片
红皮洋葱半个切薄片

做法：

1. 首先舀出昨天晚餐鸡肉火锅中剩余的鸡肉和酱汁。
2. 再取半汤匙的初榨橄榄油倒入平底煎锅内中火加热。
3. 将鸡胸肉放锅里煎 8 到 12 分钟，至煎熟为止。
4. 用刀将皮塔饼面包切开一小口，然后将鸡肉和蔬菜沙拉塞入其中，再将酱汁倒入即可。
5. 搭配沙拉一起食用。

晚餐　鳕鱼菠菜包

鳕鱼（或盲曹鱼）200 克 / 条 ×4 条去皮
小菠菜叶 200 克
生姜末，1 汤匙
青葱 3 棵切碎末
酱油 2 汤匙
香菜 一把
酸橙角
西蓝花
糙米

做法：

1. 将烤箱预热至 220℃（425 ℉）。将糙米和西蓝花加水煮开。
2. 取一张大的铝箔纸，将半份菠菜叶摊在铝箔纸中央，把一条鱼摆在菠菜叶上面，之后撒上四分之一汤匙的生姜末、青葱末，淋上 2 汤匙的酱油。
3. 随后，用铝箔纸把鱼包裹起来，铝箔纸的边角都需要折叠起来，确保包裹得严实密封。
4. 然后，对余下的三条鱼，都按照之前的步骤进行同样操作。
5. 将包好的四份鱼都放入烤盘中，放烤箱内烘烤 15 分钟。
6. 烤完后，小心打开鳕鱼菠菜包的铝箔纸，避免烫伤，将里面的食物轻轻地拨到餐盘中。
7. 最后，搭配西蓝花和糙米就可以享用这道美味的鳕鱼菠菜包了。

明日午餐：
鸡蛋沙拉
可考虑提前准备好鸡蛋（隔夜冷藏）。

食谱 第三周　第四天

早餐　小麦饼干或牛奶什锦早餐麦片配鲜果

详细做法见第 84 页。

午餐　鸡蛋沙拉

小生菜 4 棵
小菠菜 200 克
樱桃小番茄 150 克 一切二
白煮蛋 4 个剥壳一切四块
黄瓜半根切片
黄椒 1 个去籽切片
调味料所用食材：
第戎芥末酱 1 汤匙
橄榄油 1 汤匙
苹果醋 2 汤匙
水 1 茶匙

做法：

1. 将生菜、菠菜、番茄、黄椒和黄瓜都摆入沙拉盘中。
2. 将芥末酱加水放入小碗中调和，随后倒入橄榄油和苹果醋拌匀。
3. 最后，把鸡蛋块摆在沙拉上面，淋上调味料即可食用。

晚餐 快炒卤猪肉

瘦猪肉片 450 克，切成长条
橄榄油 1 汤匙
小蘑菇 16 个
玉米笋 115 克
大蒜瓣 1 瓣切碎末
生姜 取 2.5 厘米厚的一段，切碎末
嫩豌豆 400 克
竹笋 400 克，洗净沥干并切片
老抽 2 茶匙
黄酒 2 茶匙
蔬菜高汤或鸡高汤 225 毫升
玉米淀粉 2 茶匙
水 1 汤匙
胡萝卜 1 根 切薄片
青葱 1 到 2 根，两头修掉，再竖着切条
米饭或米粉
卤汁所用食材：
老抽 1 汤匙
黄酒 1 汤匙
玉米淀粉 2 茶匙
胡椒

做法：

1. 将所有卤汁所用的食材放在碗里拌匀，并撒上胡椒调味。
2. 将猪肉浸入卤汁，盖上盖子，腌制 20 分钟。
3. 将玉米笋放沸水中焯几分钟。
4. 之后舀出沥干，并用凉水过一下。
5. 接着，把炒锅预热，锅中倒入半汤匙的橄榄油烧热，放入猪肉翻炒 5 分钟，炒至猪肉呈棕褐色后，熄火，把猪肉盛出放一边待用。
6. 炒完猪肉后，快速冲洗一下锅子，抹干锅内壁后，倒入剩余的半汤匙橄榄油加热。接着，撒入大蒜，炒至金黄。之后，放入生姜、嫩豌豆、竹笋和蘑菇再翻炒 3 分钟。
7. 在翻炒的同时，把酱油、黄酒、高汤以及猪肉卤汁一起拌入锅内。
8. 炒 2 到 3 分钟后，再调入玉米淀粉和水，不断翻炒，至汤汁变稠。
9. 把开头盛出的猪肉连同胡萝卜一起倒入锅中加热翻炒。
10. 待炒熟后，就可以出锅装盘，撒上点葱花装饰下菜式，搭配米饭或米粉一起食用。

食谱 第三周 第五天

早餐 新鲜水果和瓜子仁

详细做法见第 82 页。

午餐 三文鱼沙拉

混合沙拉叶 200 克
黄瓜 取四分之一段，切大块
水煮三文鱼鱼片 4 片 把鱼片都切成一小口的尺寸
黄椒 2 个切片
香菜切碎末 2 汤匙
樱桃小番茄 250 克一切二
调味料所用食材：
大豆酸奶或原味酸奶 500 克
香菜切碎末 2 汤匙
大蒜瓣 1 瓣切碎末
柠檬汁 4 茶匙
研磨孜然粉 1 茶匙

做法：

1. 调味酱料做法：将所有调味食材放入碗中混合拌匀，用黑胡椒调味。
2. 在使用调味酱料前，先将调料盖上盖子，放入冰箱冷藏 5 到 10 分钟（如果酱汁变得过于浓稠，可适当加水稀释一下）。
3. 把沙拉叶、樱桃小番茄、青葱、三文鱼、黄瓜和黄椒一起放入沙拉碗中拌匀。
4. 在沙拉最上面放上三文鱼。
5. 淋上调味酱料，即可食用。

晚餐 鸡肉酸奶

中筋面粉 1 汤匙
瘦鸡胸肉 4 块，去皮切丁
橄榄油 1 汤匙
小洋葱 8 个，切片
大蒜瓣 2 瓣捣碎
鸡高汤 225 毫升
胡萝卜 2 根切块
芹菜杆 2 根切段
速冻豌豆 225 克
黄椒 1 个切片去籽
小蘑菇 115 克 切片
低脂大豆酸奶或原味酸奶 125 毫升
新鲜香芹碎 3 汤匙
新马铃薯 10 个

做法：

1. 在盘子里铺上面粉，并撒上胡椒粉增加风味，然后将鸡肉放入面粉里，使其表面被面粉均匀包裹。
2. 大炖锅内倒入橄榄油加热，撒入洋葱和大蒜，小火炒 5 分钟，期间注意不断翻炒。
3. 把鸡肉放入锅内，不断搅拌 10 分钟。
4. 之后，将鸡高汤、胡萝卜、豌豆和芹菜一同搅拌入锅。
5. 等锅烧开后，把火调小。继续合上盖子，焖 5 分钟。
6. 接着，放入辣椒和蘑菇，再合上盖子继续焖 10 分钟。
7. 最后，将大豆酸奶或原味酸奶连同香芹碎末一起搅拌入锅，再烧 1 到 2 分钟即可。
8. 烧好后，搭配新马铃薯一起食用。

食谱 第三周　第六天

早餐　煎蛋卷

详细做法见第 88 页。

午餐　奶油南瓜香菜浓汤

详细做法见第 88 页。

晚餐　酸橙金枪鱼鱼排

金枪鱼鱼排 175 克 ×4 份，鱼皮刮掉
橄榄油 2 茶匙
酸橙皮碎屑半茶匙
大蒜瓣 1 瓣捣碎
研磨孜然粉 1 茶匙
研磨香菜粉 1 茶匙
酸橙汁 1 汤匙
新鲜香菜 一小把 切碎末
沙拉叶
开胃菜所用食材：
牛油果 2 个，去皮切块
酸橙汁 1 汤匙
红皮洋葱半个切薄片
番茄 2 个切块

做法：

1. 将牛油果、酸橙汁、红皮洋葱和番茄放入小碗中一起混合拌匀。
2. 接着做鱼排蘸酱：将酸橙皮碎屑、橄榄油、大蒜、研磨孜然粉和研磨香菜粉都放入碗中调匀。
3. 然后，不粘锅放灶头上加热，同时，将金枪鱼鱼排两面都抹上一层厚厚蘸酱，之后， 把鱼排放入锅中按压，使其与锅底紧贴。
4. 把火转小，煎 5 分钟。煎好一面鱼排后，翻面，再煎 4 到 5 分钟，至煎透即可。
5. 从锅内盛出金枪鱼鱼排，用厨房用纸吸干油分。
6. 将鱼排移至餐盘中，搭配上沙拉叶和开胃小菜。
7. 在鱼排表面洒上一汤匙的酸橙汁，用新鲜香菜叶点缀便可上桌享用。

食谱 第三周　第七天

早餐 水果奶昔 1

详细做法见第 87 页。

午餐 鸡肉沙拉皮塔饼

皮塔饼面包 4 只 冷热皆可
橄榄油半汤匙
瘦鸡胸肉 4 块切长条
新鲜罗勒切碎末 4 汤匙
红椒 1 个
青葱 2 棵切细段
樱桃小番茄 150 克一切二
松子 2 汤匙
小菠菜 200 克
调味料所用食材：
黄瓜 取四分之一段擦成黄瓜丝
大豆酸奶或原味酸奶 4 汤匙
橄榄油 1 汤匙
香脂醋 1 茶匙
黑胡椒 2 茶匙
干莳萝 2 茶匙

做法：

1. 在煎锅或炒锅内倒入橄榄油，中火加热。
2. 放入鸡肉条，不断翻炒 8 分钟，或直到鸡肉颜色转为金黄色为止。
3. 在翻炒的同时，加入红椒、青葱、番茄、松子再继续炒几分钟。
4. 把所有的调味料食材放在小碗中调和拌匀。
5. 用刀把皮塔饼面包开一个小口，塞入鸡肉、菠菜及时蔬。淋上调味料，用罗勒碎点缀即可上桌食用。

晚餐 牛肉红薯馅饼

瘦牛肉馅 800 克
橄榄油 2 汤匙
洋葱 1 个切小块
韭葱 1 根切小段
胡萝卜 1 根切块
芹菜杆 1 根 切细段
番茄 4 个切丁
红薯 2 个去皮切块
中等大小的奶油南瓜 1 个去皮切块
大蒜瓣 2 瓣切碎末
牛骨汤 115 毫升
面粉 1 汤匙
红葡萄酒 115 毫升
迷迭香 切碎末 1 汤匙
沙拉叶

做法：

1. 将烤箱预热至 180℃ (350 ℉)。大锅中装水加热， 将红薯和奶油南瓜一起放水中煮 10 分钟，还可以用刀戳一下红薯和南瓜，若食材变软即可熄火。
2. 之后，取大平底锅加热，倒入橄榄油，按小份分批把牛肉馅放入锅中炒至棕色。
3. 牛肉馅炒熟后，锅里倒入洋葱、韭葱、胡萝卜、芹菜和大蒜，再接着炒上 4 分钟。
4. 倒入牛骨汤、面粉、红葡萄酒、番茄和迷迭香，煮沸后，用小火慢炖 25 分钟。
5. 将煮好的红薯和奶油南瓜放碗里捣成泥。
6. 将之前炖好的牛肉馅放入耐热大烤盘中，表面浇上一层红薯奶油南瓜泥。
7. 烤箱中烘烤 20 分钟后，牛肉红薯馅饼就做好了，可搭配沙拉叶共同食用。

明日午餐：
豆类沙拉
建议提前准备好鸡蛋（隔夜冷藏）。

训练日记 第三周

第三周 训练内容概览

第一天：休息
第二天：休息
第三天：心肺训练——跑步
第四天：休息
第五天：负重训练——背部和肩部训练
第六天：心肺训练——跑步
第七天：心肺训练——步行；
负重训练——胸部训练
随机安排：肌肉拉伸

我的日记

第一天（周一）

这段时间由于工作繁忙，缺少充足睡眠，我感觉身心疲惫，看来今天晚上一定要早点上床睡觉。不过今天有个好消息公布：那就是我发现自己发质和皮肤状态都变得越来越好了。

疲劳程度：7
压力程度：6
睡眠时间：6 小时 30 分钟

第二天（周二）

今天难得能正常时间下班，所以下班后我有充足的空余时间能和我的兄弟一起碰头聊天，我们俩在酒吧小坐一会儿之后，还一起吃了晚餐。

疲劳程度：5
压力程度：6
睡眠时间：7 小时 30 分钟

第三天（周三）

今天我绕着海德公园完成了一次跑步训练，效果不错，跑完后感觉全身舒畅，感觉非常棒。

疲劳程度：5
压力程度：5
睡眠时间：5 小时 40 分钟

第四天（周四）

昨天跑完步之后，感觉腿部肌肉酸痛乏力，虽然如此，我内心仍然抑制不住期待与兴奋，因为伦敦的出差之旅即将结束，我马上就能回家和家人团聚了。夜晚 10 点，我终于踏进了熟悉的家门，没过多久，艾莉森（Alison）也结束夜班回来了，大约在深夜十点一刻的时候，我和她一起共进了姗姗来迟的晚饭。

疲劳程度：5
压力程度：4
睡眠时间：7 小时 30 分钟

第五天（周五）

终于可以休假一天了，虽然今天不用工作，但我给自己安排的活动还是丰富多彩的：早上，我先睡了个大懒觉，起床后，我和艾莉森（Alison）一起去莱明顿湿地（Lymington marshes）附近散步。然后，我像往常一样到健身房开始锻炼。晚餐过后，我还带着我的宠物犬出门遛弯了一下。

疲劳程度：3
压力程度：3
睡眠时间：7 小时 20 分钟

第六天（周六）

今天一整天，我都与我的家人和朋友在一起，但我始终没有忘记健身大业，在闲暇之余，仍抽出时间完成了一次跑步训练。

疲劳程度：3
压力程度：3
睡眠时间：7 小时

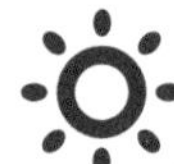

第七天（周日）

我在今天的健康测试中，感觉非常良好，通过对照训练前期与本周的身材照片，也可以明显看出我已经取得了大幅的健身塑形成果。今天出门散步时，我竟然遇见了今年的第一个大晴天，明媚和煦的阳光照在我身上，让我的心情也有如阳光一般灿烂。伴着愉悦的心情，我还在自家的后花园里进行了户外体育锻炼。

疲劳程度：2
压力程度：2
睡眠时间：6 小时 45 分钟

训练教程 第三周 第三天

我的训练教程

上午 **训练教程** 心肺训练——跑步

训练时间 上午 8:40~9:20

训练时长 40 分钟

主观体力感觉评定（RPE） 7/10

下午 休息

锻炼项目

跑步——5 英里
实际跑步距离：4.89 英里
耗时：37 分钟
平均配速：7.4 分 / 英里

我的笔记：今天的训练内容是跑步。我绕着海德公园以及周边的其他公园跑步。为了最大化延长我的跑步距离，我都是沿着路的最外围边缘跑步的。在跑步路途中我碰到了一段长约 1.5 英里（2.41 千米）的沙质路面。我知道对大部分跑步的人来说，平整的路面才是他们的首选。但碰到这样的路面，对我来说不算什么困难事，因为我可以用脚踩着长有杂草的路面跑步，这样做不光能防止膝关节运动受损，而且还能使腿部关节更加强健。

你的训练教程

上午 **训练教程** 心肺训练——跑步

训练时间

训练时长

主观体力感觉评定（RPE） /10

下午

锻炼项目

跑步——5 英里
实际跑步距离： 英里
耗时： 分钟
平均配速： 分 / 英里

你的笔记：

训练教程 第三周 第五天

我的训练教程

上午 休息

下午 **训练教程** 负重训练——背部和肩部锻炼

训练时间 晚上 6:20~7:20

训练时长 1 小时

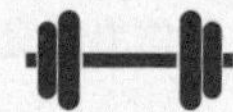

主观体力感觉评定（RPE） 6/10

锻炼项目

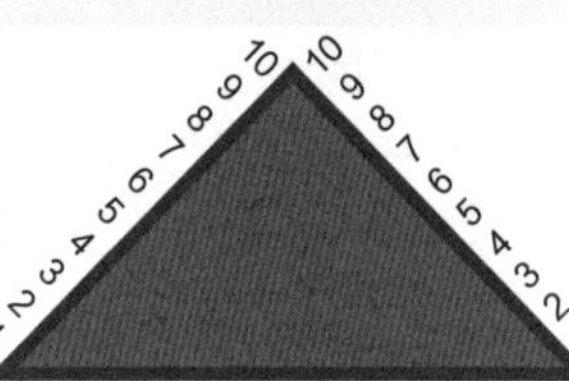

常规引体向上
1–10 和 10–1
总计：110

哑铃俯身侧平举
组数和次数：1.10 2.10 3.10 4.10
重量（磅）：17.5 22.5 30 30

大重量直立划船
组数和次数：1.10 2.8 3.6 4.4
重量（千克）：30 45 47.5 50

哑铃卧推
组数和次数：1.10 2.10 3.10 4.10 5.10 6.10 7.10
重量（磅）：7.5 12.5 17.5 22.5 30 40 50

我的笔记：今天在训练中我用到了强迫重复次数训练，比如当我做哑铃卧推时，在做到第七组的第七次重复时，我已经全身力竭，没有体力重复下去了，但我仍保持姿势，用力握住哑铃 12 秒，之后，待体力稍微恢复后，我坚持完成了剩余的 3 次重复训练。

由于一直要离家到异地工作的原因，我感觉自己已经有好长一段时间没有规律性地训练了，今天的训练课程又使我再次恢复到了之前斗志昂扬的训练状态。我对这次的整体表现也比较满意，训练中的全情投入使我取得了长足的进步。

你的训练教程

上午

下午 **训练教程** 负重训练——背部和肩部锻炼

训练时间

训练时长

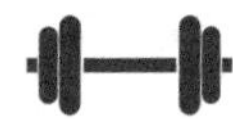

主观体力感觉评定（RPE） /10

锻炼项目

常规引体向上

总计：

哑铃俯身侧平举
组数和次数：1. 2. 3. 4.
重量（磅）：

大重量直立划船
组数和次数：1. 2. 3. 4.
重量（千克）：

哑铃卧推
组数和次数：1. 2. 3. 4. 5. 6. 7.
重量（磅）：

你的笔记：

训练教程 第三周　第六天

我的训练教程

上午　休息

下午　**训练教程：**心肺训练——跑步

训练时间　下午 2:55~3:20

训练时长　25 分钟

主观体力感觉评定（RPE）　8/10

锻炼项目

跑步——3 英里
实际跑步距离：2.89 英里
耗时：21.26 分钟
平均配速：7.08 分 / 英里

我的笔记：在这次的跑步训练中，我竭尽全力、充分挖掘体能潜力，以能达到的个人最快速度跑完了全程。这次的跑步路径中还有一段难度较大的爬坡山路，我都一路咬牙坚持，等跑到最后精疲力竭时才停下了脚步。

在这全程的 3 英里跑中，我已经把自己的体能推到了极限，身体有种彻底被掏空的感觉，我知道如果此时仍旧一意孤行地往前跑，是一种非常危险的举动，所以在跑步过程中，我会倾听身体发出的信号，当它提醒我该放慢脚步时，我就会减慢跑步速度。你在跑步时也需要留意身体给你的反馈。

你的训练教程

上午

下午　**训练教程：**心肺训练——跑步

训练时间

训练时长

主观体力感觉评定（RPE）　/10

锻炼项目

跑步——3 英里
实际跑步距离：　英里
耗时：　分钟
平均配速：　分 / 英里

你的笔记：

训练教程 第三周 第七天

我的训练教程

上午 **训练教程** 心肺训练——步行

训练时间 上午 9：55~10：55

训练时长 1 小时

主观体力感觉评定（RPE） 2/10

下午 **训练教程** 负重训练——胸部

训练时间 下午 4：00~4：50

训练时长 50 分钟

主观体力感觉评定（RPE） 6/10

锻炼项目

步行——4 英里
地点：从山德班克斯（Sandbanks）步行到伯恩茅斯（Bournemouth），再原路返回。

上斜卧推
组数和次数：1.10 2.10 3.10 4.10 5.10
重量（千克）：40 50 60 70 70

仰卧飞鸟
组数和次数：1.10 2.10 3.10 4.10 5.10
重量（磅）： 30 40 50 52.5 52.5

莫雷肌肉挤压法（适用于胸肌上部）
组数和次数：1.10 2.10 3.10 4.10
重量（磅）： 25 20 20 20

俯卧撑（任何类型皆可）
2,4,6,8,10,8,6,4,2
总计：55

1 2 3 4 5 6 7 8 9 10 10 9 8 7 6 5 4 3 2 1

我的笔记：今天，在我家的后花园，有几个朋友为伴，我们一起完成了训练课程。在俯卧撑训练上，我这次选择的是最常规的俯卧撑动作。今天的健身内容安排的都是比较常规的训练动作，我想如果你去健身房锻炼，应该能很方便地找到相应的健身器材进行锻炼。由于前两次的高强度训练，我的身体肌肉仍处于酸痛状态中，所以在这次训练中我并没有刻意消耗大量体能。

你的训练教程

上午 **训练教程** 心肺训练——步行

训练时间

训练时长

主观体力感觉评定（RPE） /10

下午 **训练教程** 负重训练——胸部

训练时间

训练时长

主观体力感觉评定（RPE） /10

锻炼项目

步行——4 英里
地点：

上斜卧推
组数和次数：1. 2. 3. 4. 5.
重量（千克）：

仰卧飞鸟
组数和次数：1. 2. 3. 4. 5.
重量（磅）：

莫雷肌肉挤压法（适用于胸肌上部）
组数和次数：1. 2. 3. 4.
重量（磅）：

俯卧撑（任何类型皆可）

总计：

你的笔记：

第三周　健康测试

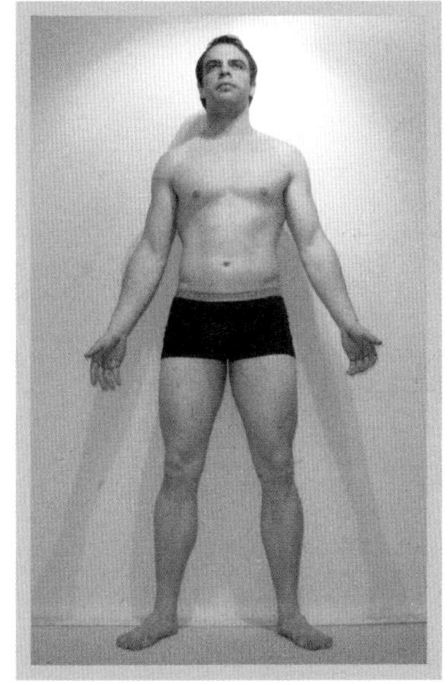

在第三周结尾期，我的个人正面照

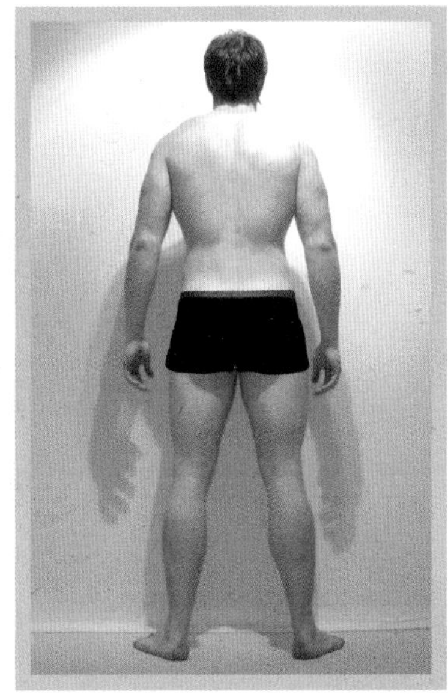

在第三周结尾期，我的个人背面照

我的第三周体检结果

体重（千克）：81.5
身高（厘米）：175.5
体重指数：26.5
RHR 静息心率：60
血压：139/69
体脂 (%)：16

身体围度测量（厘米）
颈围：38.74
胸围：102.87
臂围：右臂：35.56　左臂：35.56
腰围：84.45
臀围：86.36
大腿围：右腿：60.96　左腿：60.96
小腿围：右腿：40　　左腿：40

你的第三周体检结果

体重（千克）：
身高（厘米）：
体重指数：
RHR 静息心率：
血压：
体脂 (%):

身体围度测量（厘米）
颈围：
胸围：
臂围：　右臂：　　　左臂：
腰围：
臀围：
大腿围：右腿：　　　左腿：
小腿围：右腿：　　　左腿：

第四周　营养计划 第四周

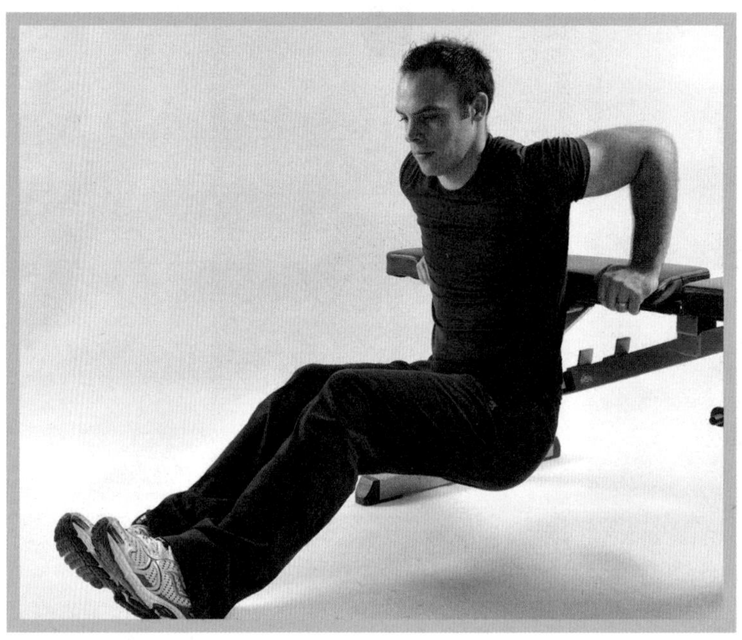

第四周 食谱概览

天	早餐	午餐	晚餐
1	新鲜水果和瓜子仁	豆类沙拉	地中海风味鱼排
2	小麦饼干或牛奶什锦早餐麦片配鲜果	金枪鱼沙拉	姜葱火鸡片
3	水果沙拉	甜菜根浓汤	烤鲑鱼
4	水果麦片粥	鸡肉卷	猪肉配烤苹果
5	牛奶什锦早餐麦片配鲜果	青花鱼土豆沙拉	金枪鱼小白菜
6	煎蛋卷	番茄红椒汤	意式炖时蔬配羊扒
7	水果奶昔 1	金枪鱼橄榄沙拉	柠檬烤鸡

购物清单 第四周

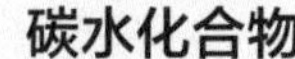

碳水化合物
烤马铃薯 400 克
糙米 1 袋
芸豆 810 克
蒸粗麦粉 250 克
什锦早餐麦片 240 克
斑豆 400 克
新马铃薯 400 克
燕麦片 520 克
米粉 1 袋
葵花子和南瓜子各 1 袋
有机玉米卷饼 4 张
芝麻 1 袋
红薯 8 个
小麦饼干

乳制品与非乳制品
鸡蛋 12 只
脱脂牛奶或豆奶、米浆、燕麦奶 680 毫升
大豆酸奶 1.7 千克

鱼类
凤尾鱼鱼片 8 片
鳕鱼鱼片 200 克 ×4 份
煮熟的青花鱼鱼片 4 片
金枪鱼鱼排 2000 克 ×4 份
金枪鱼罐头 4 小罐
鲑鱼 4 条

肉类
鸡胸肉 4 块
大个全鸡，一只
瘦火腿肉 400 克
羊扒 800 克
猪肉片 800 克
火鸡胸脯肉 4 块

水果
苹果 12 个
香蕉 8 根
蓝莓 1 小盒
柠檬 5 个
酸橙 2 个
芒果 2 个
甜瓜 1 个
树莓 1 小盒
草莓 1 小盒

蔬菜
茄子 4 根
牛油果 2 个
芦笋 8 根
生甜菜根 500 克
黑橄榄 25 克 ×16 份
樱桃小番茄 500 克
胡萝卜 2 根
芹菜杆 2 根
西葫芦 4 根
黄瓜半根
四季豆 225 克
青豆 250 克
生菜 2 棵
嫩豌豆 50 克
洋葱 7 个
小白菜 3 棵
牛蒡 4 根
速冻豌豆 50 克
李子番茄 115 克
红皮洋葱 3 个
青葱 12 根
红椒 7 个
红皮番茄 750 克
芝麻菜 100 克
皱叶甘蓝 200 克
白萝卜 1 根
黄椒 1 个

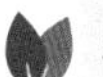

香辛调味料
罗勒
桂叶 1 片
黑胡椒
黑胡椒籽
辣椒粉
香葱
肉桂
莳萝
香菜
香菜籽
孜然
生姜
葛拉姆马萨拉综合辛香料
大蒜头 1 颗
茴香粉
薄荷
牛至
香芹
红尖椒
迷迭香

其他
香脂醋
鸡高汤
黄酒
冷压初榨橄榄油
玉米淀粉
第戎芥末酱
鱼高汤
花生油
红葡萄酒醋
番茄泥
酱油
红糖
罐头番茄 400 克
纯番茄汁
蔬菜高汤
白葡萄酒醋

小吃
水果
全麦薄脆饼干
扁面包
小碗牛奶什锦早餐麦片
酸奶或大豆酸奶
坚果（腰果、松子或少量混合坚果）
大豆坚果
瓜子仁（南瓜子或葵花子）

果汁饮料
果汁饮料 1 箱

食谱 第四周　第一天

早餐 新鲜水果和瓜子仁

详细做法见第 82 页。

午餐 豆类沙拉

详细做法见第 103 页。

晚餐 地中海风味鱼排

鳕鱼排 4 份，每份 140 克
鱼高汤 150 毫升
桂叶 1 片
黑胡椒籽 6 颗
柠檬皮
柠檬角
小洋葱 1 个 切片
香芹
蒸粗麦粉
酱汁所用食材：
罐头装碎番茄 400 克
大蒜瓣 1 瓣切碎末
番茄泥 1 汤匙
黑橄榄 16 颗 （可选）

做法：

1. 首先做酱汁：将碎番茄、大蒜、番茄泥和黑橄榄一起放入一个大的厚平底锅中，小火加热，间或翻炒一下。
2. 同时，取一个浅口的耐热烤盘，将鳕鱼放入，并浇上鱼高汤，撒上胡椒籽、桂叶、柠檬皮和洋葱，放灶头上煮，等煮开后，闷上盖子再慢煨 10 分钟。
3. 把鳕鱼盛出装盘，并盖上盖子保温。与此同时，锅内烧水煮蒸粗麦粉。
4. 接着，把鱼高汤过筛，倒入开头烧好的酱汁中，中火搅拌至汤汁变浓稠。
5. 将酱汁浇在鱼身上，用香芹和柠檬角做装饰。搭配蒸粗麦粉一起食用。

明日午餐：
金枪鱼沙拉
可提前准备好红薯（隔夜冷藏）。

食谱 第四周　第二天

早餐 小麦饼干或牛奶什锦早餐麦片配鲜果

详细做法见第 84 页。

午餐 金枪鱼沙拉

煮熟的红薯 4 个
罐装金枪鱼 4 小罐
香脂醋 1 汤匙
橄榄油 1 汤匙
配菜沙拉所用食材：
芝麻菜 100 克
番茄 4 个切大块
黄瓜 取四分之一段，切大块
嫩豌豆 50 克
红椒 1 个切片

做法：

1. 将烤箱预热至 190℃（375 ℉）。
2. 将红薯切成小块，表面淋上橄榄油，放入烤箱烤 30 到 40 分钟。
3. 烤熟后，取出冷却，并将一部分红薯放入冰箱中，留待明天午餐食用。
4. 把芝麻菜、嫩豌豆、番茄、黄瓜和红椒都一起放入沙拉碗中，浇上香脂醋和橄榄油轻柔拌匀。搭配金枪鱼和红薯一起享用。

晚餐 姜葱火鸡片

芝麻 2 茶匙
芝麻油 1 汤匙
去皮的火鸡胸脯肉 800 克，切成细长条
洋葱 1 个 一切四
红椒 1 个去籽切片
酱油 2 汤匙
黄酒 少许
小白菜 1 棵 一切二
生姜取 3 厘米厚一片
大蒜瓣 1 瓣捣碎
红尖椒 1 个切碎末
糙米

做法：

1. 取一个炒锅或大平底煎锅，中火加热，锅内放入芝麻，不断翻炒，直至芝麻烤香后盛出，放一边待用。
2. 将小白菜放入蒸锅中蒸 2 到 3 分钟，然后取出放一边待用。同时开始烧水煮米。
3. 把火鸡肉放入炒锅或大平底煎锅，翻炒 6 到 8 分钟，至火鸡肉炒熟即可。将火鸡肉从锅内盛出，放一边待用。用厨房用纸擦拭一下炒锅内壁。
4. 重新将炒锅上灶加热，放入余下的食材：芝麻油、生姜、大蒜、红辣椒、洋葱和红椒，一起翻炒 2 分钟。
5. 将火鸡肉倒回锅内，接着加入黄酒和酱油，搅拌一下，随后再放入白菜，同样再翻炒一下就烧好了。
6. 糙米上撒些刚炒熟的芝麻增添香味，搭配姜葱火鸡片共同食用。

食谱 第四周　第三天

早餐 水果沙拉

详细做法见第 85 页。

午餐 甜菜根浓汤

洋葱 2 个，去皮切大块
大胡萝卜 2 根去皮切大块
大白萝卜 1 根去皮切大块
芹菜杆 2 根切大块
生甜菜根 500 克去皮切块
马铃薯 400 克洗净切块
皱叶甘蓝 200 克
大蒜瓣 3 瓣切薄片
蔬菜高汤 2 升
罐装芸豆 410 克
红葡萄酒醋 1 汤匙
大豆酸奶或原味酸奶 150 克

做法：

1. 将洋葱、胡萝卜、白萝卜、芹菜、甜菜根、大蒜以及蔬菜高汤同时放入大锅中煮开。
2. 煮沸后，再焖 30 分钟。
3. 加入马铃薯、甘蓝、芸豆再焖 20 到 30 分钟，直至马铃薯烧熟变软。
4. 拌入红葡萄酒醋和酸奶。
5. 把汤盛入碗中，即可上桌食用。

晚餐 烤鲑鱼

红薯 4 个 切大块
西葫芦 1 根切大块
红椒 2 个切大块
樱桃小番茄 250 克
中等大小的红皮洋葱 1 个切大块
新鲜鲑鱼 4 条 洗净去内脏
黑胡椒
香菜碎 2 茶匙
肉桂 1 茶匙
牛至 2 茶匙
罗勒碎 2 茶匙
蒜瓣一瓣，切碎
橄榄油 1 汤匙

做法：

1. 将烤箱预热至 190℃ (375 ℉)。
2. 把红薯放入加了水的炖锅中，先煮一下，等红薯稍微变软即可熄火，沥干。
3. 把红薯、西葫芦、番茄、红椒、所有香辛料、大蒜和洋葱都放入烤盘中，淋上橄榄油。
4. 放入烤箱内烘烤 10 到 15 分钟，直至蔬菜烤熟为止，烘烤的时候可间或搅拌一下蔬菜。
5. 在烘烤的同时，给烤炉预热至中高火，把鱼放在烤盘上。
6. 淋上少许的橄榄油，并撒上黑胡椒调味，鱼身两面各烤 5 到 6 分钟，或至两面都烤熟为止。
7. 将烤好的蔬菜装盘，最后将烤鲑鱼摆在蔬菜最上面即可。

食谱 第四周　第四天

早餐 水果麦片粥

详细做法见第 81 页。

午餐 鸡肉卷

详细做法见第 113 页。

晚餐 猪肉配烤苹果

瘦猪里脊肉 800 克，去油肉
茴香粉 2 汤匙
橄榄油 2 汤匙
苹果 2 个去核 一切四
红糖 2 茶匙
水 2 汤匙
牛蒡 4 根去皮切块
迷迭香 4 小枝
青豆 200 克

做法：

1. 将烤箱预热至 180℃（350 ℉）。
2. 猪肉上撒点胡椒增添风味，然后把猪肉放在茴香粉里滚一下。
3. 用保鲜膜包好，放入冰箱冷藏 10 到 15 分钟。
4. 取一大炒锅，高温加热，锅内倒入一汤匙的橄榄油，开始煎猪里脊肉，猪肉两面各煎 3 分钟，煎至两面金黄即可。煎好后，将猪里脊盛入碗中，盖上盖子，放一边待用。
5. 把苹果放入耐热烤盘中，撒上红糖和水，盖上铝箔纸，放一边待用。
6. 将牛蒡、迷迭香和余下的橄榄油都放入烤盘中，拌一下，使蔬菜和橄榄油充分混合。
7. 把装苹果的烤盘放入烤箱，同时，在放牛蒡的烤盘里摆上猪肉片，两个烤盘同时放入烤箱烘烤 10 分钟，烤完后，牛蒡变为金黄色，猪肉片彻底烤熟，苹果也变得酥软。
8. 在烘烤的同时，取一个小炖锅装入清水烧开，放入青豆，煮 5 分钟即可。
9. 把所有烧好的食材装盘上桌，即可立即食用。

明日午餐：
青花鱼土豆沙拉
建议提前准备好土豆（隔夜冷藏）。

食谱 第四周 第五天

早餐 牛奶什锦早餐麦片配鲜果

详细做法见第 80 页。

午餐 青花鱼土豆沙拉

青花鱼鱼片 4 片（每片 250 克）
第戎芥末酱 4 茶匙
配菜青豆
土豆沙拉所用食材：
新马铃薯 400 克
青葱 4 根切段
新鲜莳萝，切碎一汤匙
小葱 切碎末 1 汤匙
香芹 切碎 1 汤匙

做法：

1. 将马铃薯放蒸锅中蒸 20 分钟，蒸到马铃薯变软。
2. 把青葱、莳萝、小葱、香芹、柠檬汁、马铃薯和新鲜奶酪同时放入沙拉碗中混合搅拌。
3. 将烤架预热至高火，清洗青花鱼片，之后用厨房用纸把鱼片吸干，清洗的时候注意鱼腹内的黑膜一定要撕干净。
4. 把鱼片带鱼皮的一面朝下放在烤炉上烤，在另一面鱼肉表面抹上芥末酱。
5. 青花鱼烤 5 分钟，烤至肉质转白即可。
6. 烤完后，搭配土豆沙拉和青豆一起食用。

晚餐 金枪鱼小白菜

金枪鱼鱼排 200 克 ×4 份
花生油 2 茶匙
小白菜 2 棵 菜叶掰开洗净
青葱 4 根切碎末
新鲜香菜碎 1 汤匙
薄荷叶 1 汤匙
酸橙角
调味料所用食材：
生抽 2 汤匙
酸橙汁 2 茶匙
生姜 擦成末 1 茶匙

做法：

1. 首先将所有调味料用到的食材放入一个小碗中拌匀。
2. 用中火加热煎锅，并给金枪鱼鱼排表面抹上花生油。
3. 把抹好油的鱼排放入煎锅中，每面各煎 4 分钟。
4. 把小白菜放入蒸锅中蒸 2 到 3 分钟。
5. 蒸好后，把白菜摆在餐盘中，在上面放上煎好的金枪鱼鱼排。
6. 撒上青葱、香菜和薄荷叶，再淋上之前调好的酱汁。
7. 最后用酸橙角装饰餐盘，即可享用美食。

食谱 第四周　第六天

早餐 煎蛋卷

详细做法见第 88 页。

午餐 番茄红椒汤

红椒 2 个去籽 一切二
橄榄油 2 汤匙
大洋葱 1 个切薄片
大蒜瓣 2 瓣捣碎
番茄泥 1 汤匙
番茄 750 克切大块
蔬菜高汤 450 毫
罗勒 一把

做法：

1. 将烤箱预热至 180℃ (350 ℉)。
2. 把红椒放入烤盘中，辣椒表皮的一面朝上，均匀淋上 1 汤匙的橄榄油。
3. 将辣椒烘烤 25 分钟，烤至辣椒变软时，从烤箱中取出。待其稍微冷却后，切成大块。
4. 把余下的橄榄油倒入大炖锅中，中火加热。
5. 锅内放入洋葱炒软。
6. 再加入大蒜和番茄泥，不断翻炒 2 分钟。
7. 最后把红椒块、番茄和蔬菜高汤一起倒入锅中，盖上盖子，小火慢炖 15 分钟。
8. 炖完之后，轻轻搅拌，让汤稍微冷却，撒上少许罗勒，即可上桌享用。

晚餐 意式炖时蔬配羊扒

瘦羊扒 8 块 羊肉切丁
橄榄油 1 汤匙
蒸粗麦粉 250 克
研磨胡椒粉 1 汤匙
香菜籽 2 茶匙
葛拉姆马萨拉综合辛香料 1 茶匙
辣椒粉 1 茶匙
意式炖菜所用食材：
橄榄油 2 茶匙
小茄子 4 根
洋葱 1 个 切小块
红椒 1 个去籽切片
西葫芦 1 根切片
鸡高汤 115 毫升
番茄 2 只 切片
香芹 切碎 1 汤匙
大蒜瓣 1 瓣切碎末

做法：

1. 把所有的辛香调味料放入小碗中拌匀成酱汁，取少许橄榄油刷在羊肉上，之后把羊肉浸入调味酱汁，使酱汁充分包裹羊肉，再用保鲜膜包好，放入冰箱冷藏 1 小时。
2. 接下来做意式炖菜：先把橄榄油倒入大煎锅内中火加热。放入茄子炒 4 分钟，炒至茄子转为金黄色即可。
3. 加入洋葱和大蒜，稍微翻炒至变色后，再放入红椒和西葫芦，继续翻炒若干分钟。
4. 随后锅里倒入鸡高汤和番茄，等锅烧开后再继续煮 5 分钟，之后，撒上香芹碎末增添风味。
5. 再拿一个空锅，锅内添水煮沸，加入蒸粗麦粉，盖上盖子，让其慢慢沉淀焖熟。
6. 大煎锅内再倒油大火加热，把腌制好的羊肉放锅内，每面肉各煎 3 分钟。
7. 最后，将羊肉搭配意式炖菜和蒸粗麦粉一起食用。

食谱 第四周　第七天

早餐 水果奶昔 1

详细做法见第 87 页。

午餐 金枪鱼橄榄沙拉

详细做法见第 81 页。

晚餐 柠檬烤鸡

柠檬 4 个 其中 2 个柠檬皮擦成碎屑，另 2 个柠檬都一切四
大个全鸡 1 只
洋葱 1 个切大块
豌豆 50 克（新鲜或速冻的均可使用）
四季豆 50 克，两头剪掉
西葫芦 1 根切片
芦笋头 6 到 8 个两端修掉
鸡高汤 600 毫升
新鲜罗勒叶 1 把切碎
糙米

做法：

1. 将烤箱预热至 180℃（350 ℉）。用柠檬皮擦拭鸡肉表面，之后将整鸡放入耐热烤盘中。
2. 在鸡肉表面均匀挤上柠檬汁。在整鸡周围摆上蔬菜，撒上罗勒。
3. 将鸡高汤浇在整鸡上，随后放入烤箱烘烤 1.5 小时。
4. 烘烤完毕后，搭配糙米饭一起食用。

明日午餐：

去皮黄豌豆浓汤

将去皮黄豌豆隔夜浸泡，留待明天做午餐时使用。

训练日记 第四周

第四周 训练内容概览

第一天：休息
第二天：体能训练——上半身；心肺训练——山地短跑
第三天：负重训练——背部和肩部
第四天：心肺训练——步行；心肺训练——跑步
第五天：负重训练——胸部和手臂
第六天：休息
第七天：体检测试日
随机安排：肌肉拉伸

我的日记

第一天（周一）

崭新的一周又到来了，本周我又要返回伦敦迎接新的工作挑战，离家的心情自然一言难尽，但对于当下的精神面貌，我想完全可以用三个字来表达：棒极了。

疲劳程度：4
压力程度：4
睡眠时间：7 小时

第二天（周二）

昨天晚上睡眠质量不好，断断续续总是被吵醒，睡得不踏实。今天的我，身困体乏，一点儿都不愿意到户外去锻炼。 所以，最终我还是选择在酒店室内训练。我的上半身肌肉还是有些轻微酸痛，不过这点小疼痛只能算是小菜一碟，它可无法轻易浇灭我训练的斗志。

疲劳程度：6
压力程度：4
睡眠时间：8 小时

第三天（周三）

今天下午我从伦敦回到了家中，一到家，我就立马像往常一样，开启了正常训练的模式。不过这也意味着，我又迎来了一份迟到的晚餐，到晚上 9 点 50 分我才坐到饭桌前吃晚饭。

疲劳程度：5
压力程度：4
睡眠时间：6 小时 45 分钟

第四天（周四）

今天利用上班之前的空余时间，我和艾莉森（Alison）两人一起沿着海边散了会儿步，我们总共走了 3 英里（4.83 千米）的路程。之后，我还给自己做了个全身淋巴按摩，按摩对身体益处良多，能帮助我排除体内的代谢废物和毒素。晚上，我按照训练教程完成了 3 英里（4.83 千米）跑步训练。

疲劳程度：4
压力程度：4
睡眠时间：5 小时

第五天（周五）

一天忙碌的工作和训练结束了，现在的我已感到丝丝倦意扑面而来。不过，在白天的时候，我整个人的体能状态是充沛饱满、神采奕奕的。

疲劳程度：3
压力程度：3
睡眠时间：7 小时

第六天（周六）

今天我和我的父母一起共进了晚餐，顺便和他们聊聊家常，增进下感情。

疲劳程度：3
压力程度：3
睡眠时间：6 小时 50 分钟

第七天 （周日）

今天是健康测试日。除了对杠铃推举上的一次重复最大重量的表现有些失望之外，我对我现阶段取得的进步和成果都非常满意。 在体测结束之后，我没有安排训练，舒舒服服地休息了大半天。

疲劳程度：4
压力程度：4
睡眠时间：5 小时 30 分钟

训练教程 第四周　第二天

我的训练教程

上午　休息

下午　**训练教程** 体能训练——上半身；心肺训练——山地短跑

训练时间　下午 7:15~8:00

训练时长　45 分钟

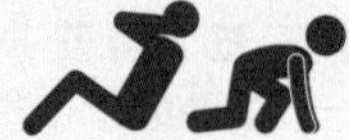

主观体力感觉评定（RPE）　9/10

锻炼项目

胸部和腹部循环训练 ×15

常规俯卧撑 ×10
半仰卧起坐 ×7
窄距俯卧撑 ×10
杠杆提腿 ×7
宽距俯卧撑 ×10
卷腹 ×7
总俯卧撑数：450
总仰卧起坐数：315

山地短跑或阶梯健身训练

10× 地短跑或爬楼冲刺跑

我今天原本的计划是进行山地短跑训练，但因为我现在远在伦敦，没有健身器材可用，应此，取而代之的是利用酒店的楼梯进行短跑训练。这个酒店的楼梯总共有 71 级台阶。

1.21.03 秒	2.20.30 秒
3.20.62 秒	4.20.59 秒
5.20.60 秒	6.20.55 秒
7.20.62 秒	8.17.24 秒
9.16.96 秒	10.16.92 秒

我的笔记：在短跑训练中，我把第一次短跑的成绩 21.03 秒作为参照物，在之后每次短跑中，我都要求自己努力超越第一次的成绩。如果其中有某一次未达标，那么我就会给自己设定一个惩罚运动。总体而言，短跑是一项非常具有挑战性的训练，每次山地短跑训练时，我都比平时消耗更大的体力。我期望你在做山地短跑训练或阶梯训练时，也能够坚持不懈，努力获得好成绩！

你的训练教程

上午

下午　**训练教程** 体能训练——上半身；心肺训练——山地短跑

训练时间

训练时长

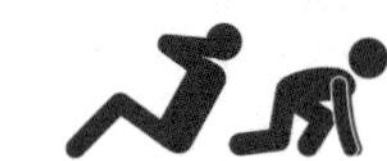

主观体力感觉评定（RPE）　/10

锻炼项目

胸部和腹部循环训练 ×15

常规俯卧撑 ×
半仰卧起坐 ×
窄距俯卧撑 ×
杠杆提腿 ×
宽距俯卧撑 ×
卷腹 ×
总俯卧撑数：
总仰卧起坐数：

山地短跑或阶梯健身训练

10× 山地短跑或爬楼冲刺跑

在爬楼冲刺时，要求用尽百分之百的全身最大体力；而在下楼时，可稍微放轻松些，消耗约 50% 的全身最大体力即可。如果你选择山地短跑训练，那么爬坡线路应该选择一段 45 秒之内就能到达山顶的路径。

1.	秒	2.	秒
3.	秒	4.	秒
5.	秒	6.	秒
7.	秒	8.	秒
9.	秒	10.	秒

你的笔记：

训练教程 第四周 第三天

我的训练教程

上午 休息

下午 **训练教程** 负重训练——背部和肩部

训练时间 晚上 6:00~7:00

训练时长 1 小时

主观体力感觉评定（RPE） 8/10

锻炼项目

引体向上
常规引体向上：2,4,6,8
窄握引体向上：2,4,6,8
宽握引体向上：2,4,6,8
反手引体向上：2,4,6,8
俯身登山引体向上：2,4,6,8
总计：100

杠铃推举
1×20 热身运动——单使用奥杆
组数和次数：1.15 2.10 3.10 4.10
重量（千克）：30 40 45 50

哑铃卧推
组数和次数：1.10 2.8 3.10 4.10
重量（磅）： 30 40 50 55

哑铃俯身侧平举
组数和次数：1.15 2.15 3.10 4.10
重量（磅）：17.5 22.5 30 30

我的笔记：我个人特别喜欢引体向上这个训练项目。锻炼难度很大，但训练完成后，特别有成就感。

你的训练教程

上午

下午 **训练教程** 负重训练——背部和肩部

训练时间

训练时长

主观体力感觉评定（RPE） /10

锻炼项目

引体向上
常规引体向上：
窄握引体向上：
宽握引体向上：
反手引体向上：
俯身登山引体向上：
总计：

杠铃推举
1×20 热身运动——单使用奥杆
组数和次数：1. 2. 3. 4.
重量（千克）：

哑铃卧推
组数和次数：1. 2. 3. 4.
重量（磅）：

哑铃俯身侧平举
组数和次数：1. 2. 3. 4.
重量（磅）：

你的笔记：

训练教程 第四周 第四天

我的训练教程

上午　训练教程 心肺训练——步行

训练时间　上午 8:00~8:45

训练时长　45 分钟

主观体力感觉评定（RPE）
2/10

下午　训练教程： 心肺训练——跑步

训练时间　下午 7:50~8:15

训练时长　25 分钟

主观体力感觉评定（RPE）　9/10

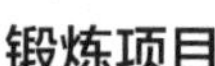

锻炼项目

步行——3 英里

跑步——3 英里

实际跑步距离：3.05 英里
耗时：23.41 分钟
平均配速：7.53 分 / 英里

我的笔记： 我在这次跑步前做足了准备，跑步时也拼尽了全力，但没想到刚跑到 2.7 英里时就开始体力不支了。原本我设想得特别美好，觉得这次打破个人最好跑步成绩将是件唾手可得的事，但最终以这样的表现收场，真让我始料未及、沮丧不已。事实上，我体能之所以消耗这么快，是另有其因的，我在跑步时岔气了，一度感觉恶心不舒服。而且，当中有一半的路程，我是头顶狂风艰难前行，当我折返开始跑剩下的一半路程时，大风倒是一路推着我向前跑。

你的训练教程

上午　训练教程 心肺训练——步行

训练时间

训练时长

主观体力感觉评定（RPE）
/10

下午　训练教程： 心肺训练——跑步

训练时间

训练时长

主观体力感觉评定（RPE）　/10

锻炼项目

步行——3 英里

跑步——3 英里

实际跑步距离：　　英里
耗时：　　分钟
平均配速：　　分 / 英里

你的笔记：

训练教程 第四周 第五天

我的训练教程

上午 休息

下午 **训练教程** 负重训练——胸部和手臂

训练时间 晚上 5:05~6:35

训练时长 1 小时 30 分钟

主观体力感觉评定（RPE）
5/10

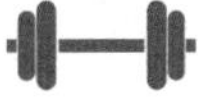

锻炼项目

上斜卧推
1×20 热身运动——单使用奥杆
组数和次数：1.20 2.10 3.10 4.9 5.7
重量（千克）：40 50 70 75 75

仰卧推胸
组数和次数：1.10 2.9 3.7 4.8
重量（千克）：60 90 90 90

上斜卧推
组数和次数： 1.9 2.9 3.8
重量（千克）：90 90 90

组合训练
上斜哑铃屈臂
组数和次数：1.10 2.10 3.10 4.10
重量（磅）： 50 50 50 50
旋转屈臂上提
组数和次数：1.10 2.10 3.10 4.10
重量（磅）： 7.5 7.5 7.5 7.5

肱三头肌屈臂下拉
每组间安排 30 秒的休息时间。
组数和次数：1.20 2.13 3.7 4.8 5.6 6.10 7.10
重量（千克）：15 15 15 15 15 15 15

莫雷肌肉滑轮挤压法（适用于胸肌上部）
组数和次数：1.10 2.10 3.10
重量（千克）：7.5 7.5 7.5

你的训练教程

上午

下午 **训练教程** 负重训练——胸部和手臂

训练时间

训练时长

主观体力感觉评定（RPE）
/10

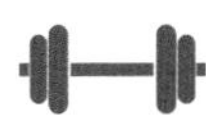

锻炼项目

上斜卧推
1×20 热身运动——单使用奥杆
组数和次数：1. 2. 3. 4. 5.
重量（千克）：

仰卧推胸
组数和次数：1. 2. 3. 4.
重量（千克）：

上斜卧推
组数和次数：1. 2. 3.
重量（千克）：

组合训练
上斜哑铃屈臂
组数和次数：1. 2. 3. 4.
重量（磅）：
旋转屈臂上提
组数和次数：1. 2. 3. 4.
重量（磅）：

肱三头肌屈臂下拉
每组间安排 30 秒的休息时间。
组数和次数：1. 2. 3. 4. 5. 6. 7.
重量（千克）：

莫雷肌肉滑轮挤压法（适用于胸肌上部）
组数和次数：1. 2. 3.
重量（千克）：

我的笔记：经过这轮的健身锻炼，我感觉全身肌肉充盈肿胀，饱满结实，这真是种奇妙的感觉，让我兴奋不已。

你的笔记：

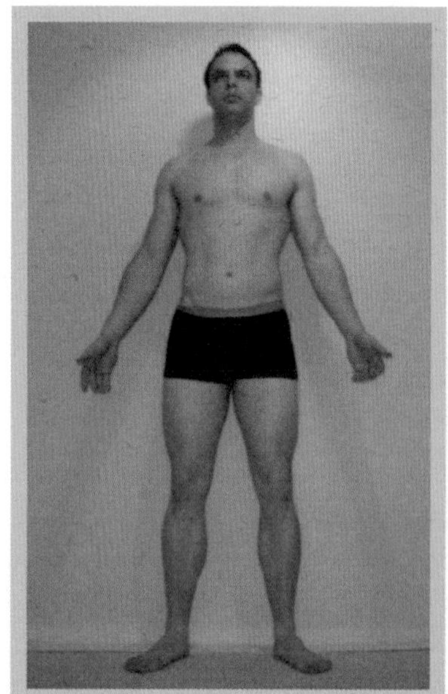
在第四周结尾期，我的个人正面照

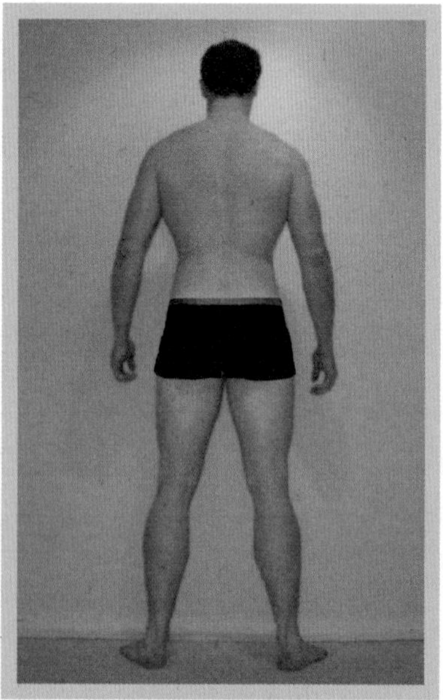
在第四周结尾期，我的个人背面照

第四周 健康测试

我的第四周体检结果

身高体重 体重（千克）：80
身高（厘米）：175.5
健康测试 体重指数：26
RHR 静息心率：57
血压：140/58
体脂 (%)：15.1
血糖：5.7
胆固醇：4.6
肺功能：640
身体围度测量(厘米) 颈围：38.73
胸围：104.14
臂围：右臂：36.83，左臂：36.83
腰围：83.18
臀围：86.36
大腿围：右腿：60.96 左腿：60.96
小腿围：右腿：40 左腿：40
皮脂钳测量(毫米) 肱二头肌：3
肱三头肌：7
腰部：10
肩胛下肌：11
总计：31
皮脂钳脂肪比率（%）：13.1
体能测试 折返跑测试（等级）：12.3
一分钟最大重复次数 俯卧撑：59
半仰卧起坐：60
深蹲：52
仰姿反屈伸：55
宽握引体向上：12
重量训练一次重复最大重量（千克） 深蹲：110
仰卧推胸：100
杠铃推举：60
硬拉：120

你的第四周体检结果

身高体重 体重（千克）：
身高（厘米）：
健康测试 体重指数：
RHR 静息心率：
血压： /
体脂 (%)：
血糖：
胆固醇：
肺功能：
身体围度测量(厘米) 颈围：
胸围：
臂围：右臂： 左臂：
腰围：
臀围：
大腿围：右腿： 左腿：
小腿围：右腿： 左腿：
皮脂钳测量(毫米) 肱二头肌：
肱三头肌：
腰部：
肩胛下肌：
总计：
皮脂钳脂肪比率（%）：
体能测试 折返跑测试（等级）：
一分钟最大重复次数 俯卧撑：
半仰卧起坐：
深蹲：
仰姿反屈伸：
宽握引体向上：
重量训练一次重复最大重量（千克） 深蹲：
仰卧推胸：
杠铃推举：
硬拉：

第五周　营养计划 第五周

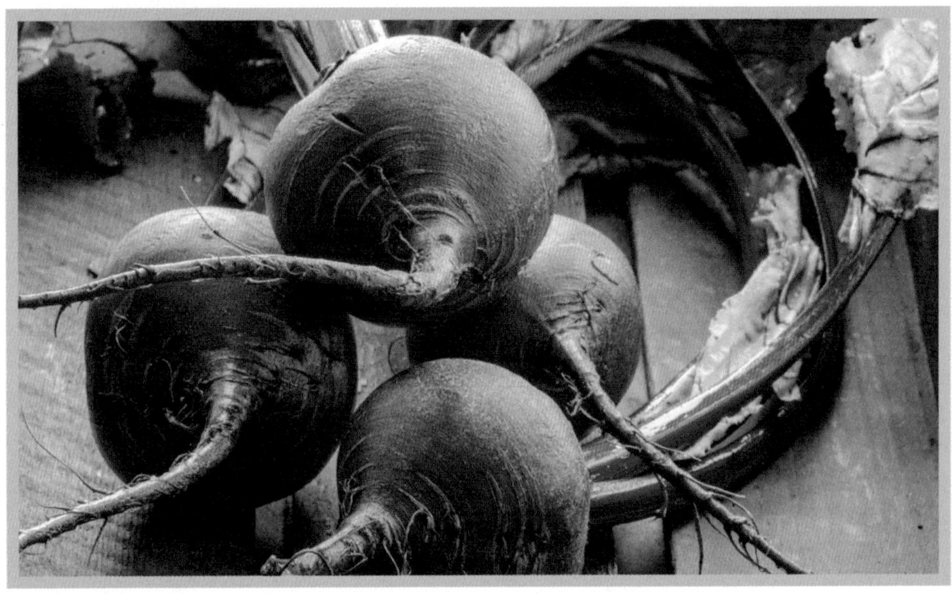

第五周 食谱概览

天	早餐	午餐	晚餐
1	新鲜水果和瓜子仁	去皮黄豌豆浓汤	快炒虾仁
2	小麦饼干或牛奶什锦早餐麦片配鲜果	金枪鱼沙拉	炖羊肉
3	牛奶什锦早餐麦片配鲜果	羊肉皮塔饼	柠檬香茅烤鸡
4	水果麦片粥	三文鱼沙拉	菲力牛排
5	新鲜水果和瓜子仁	鸡肉卷	咖喱盲曹鱼
6	煎蛋卷	牛肉和甜菜根沙拉	西班牙海鲜饭
7	水果奶昔 2	金枪鱼橄榄沙拉	烤鸡

购物清单 第五周

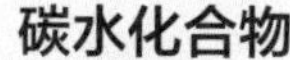

碳水化合物

烤马铃薯 6 个
糙米 1 袋
什锦早餐麦片 260 克
新马铃薯 12 个
燕麦片 480 克
去皮黄豌豆 225 克
短粒米 200 克
米粉 1 袋
葵花子和南瓜子各 1 袋
有机玉米饼卷 4 张
红薯 5 个
小麦饼干

乳制品与非乳制品

鸡蛋 8 只
希腊酸奶 150 克
帕马森干酪或山羊奶酪 50 克
脱脂牛奶或豆奶、米浆、燕麦奶 1760 毫升
大豆酸奶 2.5 千克

鱼类

盲曹鱼鱼片 800 克
鱿鱼 150 克
贻贝 200 克
对虾 600 克
水煮三文鱼鱼片 4 片
罐装三文鱼 4 小罐
按个人喜好任选白鱼一条 400 克

肉类

菲力牛排（牛里脊肉）800 克
烤熟的牛肉 400 克
带骨鸡肉块 800 克
鸡胸肉 4 块
大个全鸡，一只
瘦火腿肉 400 克
去骨羊肉 600 克

水果

苹果 7 个
杏 2 个
香蕉 9 根
蓝莓 1 小盒
青葡萄 1 袋
柠檬 3 个
酸橙 1 个
桃子 2 个
树莓 1 小盒

蔬菜

芦笋 16 根
煮熟的甜菜根 4 个
速冻蚕豆 125 克
西蓝花 250 克
樱桃小番茄 250 克
胡萝卜 7 根
芹菜杆 4 根
西葫芦 1 根
黄瓜半根
生菜 3 棵
嫩豌豆 250 克
蘑菇 175 克
洋葱 8 个
速冻豌豆 275 克
荷包豆 200 克
红皮洋葱 1 个
青椒 1 个
红椒 2 个
红皮番茄 12 个
芝麻菜 150 克
小菠菜 150 克
青葱 21 根
甜豌豆 150 克
黄椒 1 个

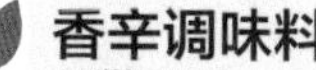

香辛调味料

罗勒
桂叶 3 片
黑胡椒
香菜
孜然
莳萝枝 6 枝
茴香头 1 个
大蒜头 1 个
生姜
柠檬香茅 11 根
薄荷
牛至
红辣椒粉
香芹
胡椒籽 6 颗
红尖椒
迷迭香
藏红花
百里香

其他

香脂醋
鸡高汤
黄酒
冷压初榨橄榄油
玉米淀粉
第戎芥末酱
鱼酱
虾酱
酱油
红糖
罐头番茄 800 克
纯番茄汁
蔬菜高汤
白葡萄酒 115 毫升
伍斯特辣酱油

小吃

水果
全麦薄脆饼干
扁面包
小碗牛奶什锦早餐麦片
酸奶或大豆酸奶
坚果（腰果、松子或少量混合坚果）
大豆坚果

果汁饮料

果汁饮料 1 箱

食谱 第五周　第一天

早餐 新鲜水果和瓜子仁

详细做法见第 82 页。

午餐 去皮黄豌豆浓汤

去皮黄豌豆 225 克（提前隔夜放冷水中浸泡 12 小时）
蔬菜高汤 1.5 升
洋葱 1 个去皮切片
红薯 1 个去皮切块
胡萝卜 3 根，根部削掉，去皮，切片
新鲜薄荷一把
小菠菜叶 4 把

1. 把豌豆里的水沥干。
2. 将蔬菜高汤放入大炖锅中和去皮黄豌豆一起煮，煮开后再小火慢煨 25 分钟，注意撇掉汤表面涌起的浮渣泡沫。
3. 把其他蔬菜都放入锅内后，继续炖 15 到 20 分钟，直至所有食材变软即可。
4. 熄火，让浓汤慢慢冷却。
5. 将浓汤倒入食品料理机或搅拌机中打匀。
6. 最后搭配上新鲜薄荷即可食用。

晚餐 快炒虾仁

青葱 8 根切碎末
青椒 1 个切碎末
红椒 1 个切碎末
橄榄油 2 汤匙
大蒜瓣 2 瓣切碎末
生姜 切碎末 1 汤匙
嫩豌豆 200 克
对虾 450 克 解冻剥成虾仁
黄酒 4 汤匙
米粉

做法：

1. 把橄榄油倒入大煎锅或炒锅内中高火加热。
2. 锅内放入青葱、大蒜、生姜和辣椒，不断翻炒 4 分钟。
3. 接着，把嫩豌豆和虾仁倒入，继续翻炒 4 分钟，直至虾仁变色即可。
4. 然后再倒入黄酒，炒一下。
5. 最后出锅装盘，搭配米粉一起享用。

明日午餐：
金枪鱼沙拉
可考虑提前准备好红薯（隔夜冷藏）。

食谱 第五周　第二天

早餐 小麦饼干或牛奶什锦早餐麦片配鲜果

详细做法见第 84 页。

午餐 金枪鱼沙拉

详细做法见第 131 页。

晚餐 炖羊肉

去骨瘦羊肉 600 克 切成 2.5 厘米厚的羊肉块
洋葱 1 个切块
胡椒籽 6 颗
茴香头 1 个
蘑菇 115 克
玉米淀粉 1 茶匙
豆奶 1 汤匙
大豆酸奶或原味酸奶 150 毫升
烤马铃薯 6 个
新鲜莳萝小枝 6 枝
桂叶 1 片
柠檬半只，皮擦成碎屑，肉榨汁

做法：

1. 把羊肉放入大炖锅中，加入冷水没过羊肉。
2. 用中火把羊肉煮开，撇掉表面泡沫浮渣。
3. 添入洋葱、两根莳萝小枝、桂叶和胡椒籽，转小火，盖上锅盖，炖 45 分钟。
4. 然后，再加入茴香、马铃薯和蘑菇，继续炖 30 分钟，直至羊肉炖得酥软为止。
5. 取一个漏勺，把羊肉、洋葱、茴香和蘑菇都舀出装盘，并保温。
6. 把锅中余下的汤汁过筛，留下 300 毫升汤汁。把留下的汤汁再倒回锅中煮开。将玉米淀粉加豆奶调和后加入汤汁内。
7. 转小火，将汤汁再小火煨 5 分钟，期间不断搅拌使汤汁变浓稠。
8. 把柠檬皮碎屑连同柠檬汁一起倒入汤汁中。
9. 重新把原先煮好的羊肉、洋葱、茴香和蘑菇倒回烧汤汁的锅中，最后炖上 5 分钟。
10. 在快炖好的时候，把酸奶和四小枝新鲜莳萝枝放入小碗中混合拌匀倒入羊肉锅中，至此，炖羊肉就做好了。
11. 搭配马铃薯一起食用。

明日午餐：
羊肉皮塔饼
晚餐可预留些羊肉和羊肉酱汁作为明天午餐的食材。

食谱 第五周　第三天

早餐 牛奶什锦早餐麦片配鲜果

详细做法见第 80 页。

午餐 羊肉皮塔饼

皮塔饼面包 4 片（每人一片）
昨天晚餐预留的羊肉和酱汁
芝麻菜 每人一把
番茄 4 个切片

做法：

1. 用刀将皮塔饼面包切开一小口。
2. 将昨天晚餐预留的羊肉和酱汁搭配芝麻菜和番茄片一起塞入皮塔饼中，即可食用。

晚餐 柠檬香茅烤鸡

带骨瘦鸡肉 800 克
甜豌豆 150 克
芦笋 16 根
青葱 4 根切碎段
酸橙角
糙米
卤汁所用食材：
柠檬香茅 1 根，切成细段
大蒜瓣 2 瓣捣碎
生姜 擦成碎屑 2 茶匙
酱油 2 汤匙
鸡高汤 115 毫升
橄榄油 2 茶匙
黄酒 2 汤匙

做法：

1. 将做卤汁用到的食材都放在碗中混合拌匀。
2. 把鸡肉放入卤汁中充分腌制。
3. 包上保鲜膜，放入冰箱冷藏 2 小时，也可提前就隔夜冷藏好，如果不嫌麻烦的话，腌制期间最好间或翻动下鸡肉。
4. 将烤箱预热至 180℃（350 ℉）。
5. 将鸡肉和卤汁放入烤盘中，烘烤 30 分钟，烘烤的时候间或翻转一下。
6. 取一个小炖锅，加水煮开，放入芦笋和甜豌豆煮 2 到 3 分钟。
7. 把芦笋和甜豌豆沥干装盘，搭配柠檬烤鸡和时蔬，再来一杯果汁，就能完美地享用晚餐。

食谱 第五周 第四天

早餐 水果麦片粥

详细做法见第 81 页。

午餐 三文鱼沙拉

详细做法见第 118 页。

晚餐 菲力牛排

菲力牛排（牛里脊肉）800 克
洋葱 3 个切细片
橄榄油 2 茶匙
香脂醋 2 茶匙
蘑菇 8 个，去皮切茎
白葡萄酒 115 毫升
新鲜混合沙拉叶 100 克

做法：

1. 将烤箱预热至 180℃（350 ℉）。
2. 锅内倒入橄榄油，撒入洋葱，中火翻炒 20 到 25 分钟，炒至洋葱变软即可。随后倒入香脂醋再炒 5 分钟。
3. 取一个不粘锅大火加热，锅内放入菲力牛排，把两面都煎封一下，达到肉质外焦、里未熟的状态，之后把牛排取出放入烤盘中。
4. 然后再拿一个烤盘，里面摆上蘑菇，浇上白葡萄酒并用铝箔纸包裹。
5. 把两个烤盘同时放入烤箱，烘烤 15 分钟。
6. 烤完后，把牛排从烤箱中取出，包上铝箔纸，静置 10 分钟。
7. 与此同时，把装蘑菇的烤盘上的铝箔纸拿掉，再继续放烤箱焗 10 分钟。
8. 最后把菲力牛排切成四份，搭配混合沙拉叶，香甜四溢的炒洋葱以及焗蘑菇一起享用即可。

明日午餐：
鸡肉卷
建议提前准备好鸡肉（隔夜冷藏）。

食谱 第五周　第五天

早餐 新鲜水果和瓜子仁　*详细做法见第 82 页。*

午餐 鸡肉卷　*详细做法见第 113 页。*

晚餐 咖喱盲曹鱼

橄榄油 1 汤匙
盲曹鱼鱼片 800 克肉切丁
红糖 1 茶匙
鸡高汤 115 毫升
鱼露 1 汤匙
荷包豆 200 克
香菜 一把
米饭或蔬菜
咖喱酱所用食材：
红尖椒 1 个 切大块
柠檬香茅 1 个切碎末
青葱 2 根切碎末
大蒜瓣 1 瓣切大块
生姜 擦成碎屑 2 茶匙
香菜末 2 茶匙
虾酱 1 茶匙

做法：

1. 把所有制作咖喱酱的食材放入食品料理机中混合捣碎成细糊。
2. 把米煮开，如果选择单吃蔬菜，那么就将蔬菜放在烤炉上中火烤熟。
3. 把橄榄油倒入大的不粘锅内中火加热。
4. 锅内倒入咖喱酱和鱼肉丁，翻炒 3 分钟，翻炒时注意确保每块鱼都被咖喱酱充分包裹。
5. 接着放入红糖、鸡高汤、鱼露和荷包豆。
6. 继续煮 5 分钟之后，盛出，搭配米饭或蔬菜一起食用。

食谱 第五周　第六天

早餐 煎蛋卷　*详细做法见第 88 页。*

午餐 牛肉和甜菜根沙拉

熟甜菜根 4 个
帕马森干酪 50 克，磨成粉
冷烤精牛肉 400 克 切成薄片
大份沙拉和小菠菜叶
罗勒 一小把，切碎
调味料所用食材：
香脂醋 1 汤匙
冷压橄榄油 2 汤匙
大蒜瓣 1 瓣切碎
第戎芥末酱 1 茶匙

做法：

1. 将制作调味料所用的食材放入碗中搅拌打散。
2. 把其余食材都放入大的沙拉碗中混合拌匀。
3. 最后把调好的调味酱汁浇在沙拉上即可。

晚餐 西班牙海鲜饭

洋葱 1 个 切碎末
番茄 3 个切大块
短粒米 200 克
鸡高汤 1 升
按个人喜好任选鱼一条 400 克
生的对虾 150 克 剥成虾仁
贻贝 200 克 扯掉贻贝上的胡须，清洗干净
鱿鱼 150 克
豌豆 150 克
香辛料所用食材：
藏红花 1 茶匙
红辣椒粉 1 茶匙
大蒜瓣 2 瓣捣碎
香芹一小把 切碎
研磨黑胡椒粉
柠檬角

做法：

1. 取一小不粘锅，放入藏红花，轻微翻炒一下后，立即出锅倒入杯子中。
2. 把藏红花捣碎，然后倒入红辣椒粉和 60 毫升的沸水。持续搅拌至溶解，然后放一边待用。
3. 把橄榄油倒入大煎锅内中火加热。
4. 放入大蒜和洋葱，翻炒 5 分钟，至食材变软即可。
5. 再放入番茄，继续炒 3 分钟。
6. 随后，锅里加米，炒 5 分钟，炒时注意不断搅拌。在炒的同时，把鸡高汤倒入大炖锅中煮沸。
7. 将鸡高汤和藏红花水一起倒入炒饭里，均匀翻炒后，盖上锅盖焖 15 分钟。
8. 然后，把鱼、虾仁、贻贝、鱿鱼都均匀摆在炒饭表面，用铝箔纸盖住，再烧 10 分钟。
9. 再把豌豆放入，重新盖上锅盖，煮上 5 分钟即可。
10. 最后，锅内撒点香芹、黑胡椒粉增添风味，放上柠檬角，西班牙海鲜饭就做好了。

食谱 第五周　第七天

早餐 水果奶昔 2

坚果和瓜子什锦早餐麦片 4 汤匙
奶制品 1200 毫升（豆奶或米浆、燕麦奶脱脂奶）
香蕉 2 根
杏 2 个
桃子 2 个

做法：

1. 将什锦早餐麦片和牛奶放入搅拌机中打散混合。
2. 之后放入香蕉、桃子、杏，再用搅拌机充分打匀成奶昔。
3. 如果奶昔过稠，可以适当加些水稀释下。

午餐 金枪鱼橄榄沙拉

详细做法见第 81 页。

晚餐 烤鸡

橄榄油 1 汤匙
瘦鸡一只 1.5 千克
洋葱 1 个，去皮切大块
大蒜瓣 2 瓣切碎末
芹菜杆 2 根，切成粗段
大胡萝卜 2 根切块
新马铃薯 12 个
新鲜百里香 1 汤匙
桂叶 2 片
罐装番茄块 400 克
伍斯特辣酱油 1 汤匙
鸡高汤 300 毫升
速冻蚕豆 125 克
速冻豌豆 125 克
西蓝花 250 克
新鲜研磨的黑胡椒粉

做法：

1. 将烤箱预热至 190℃（375 ℉）。
2. 把橄榄油倒入耐热烤盘中加热，把鸡肉上多余的肥肉去掉，将鸡胸肉的一面朝上放置在烤盘内。
3. 随后摆入洋葱、大蒜、芹菜、胡萝卜、马铃薯、百里香和桂叶。
4. 再将碎番茄块、伍斯特辣酱油和鸡高汤一同倒入烤盘中，混合均匀后， 火力调至煨炖档。
5. 盖上盖子，烤 1 小时，至肉质变软即可。
6. 小心地将鸡从烤盘中取出。
7. 然后把速冻豌豆、速冻蚕豆和西蓝花放入烤盘，加些胡椒粉增添风味，再烤 10 分钟即可。
8. 从全鸡上切下鸡肉片，搭配蔬菜和番茄酱一起食用。

明日午餐：
鸡肉沙拉
不要把鸡肉全部吃完，可预留些鸡肉明天做午餐时还能用到。

训练日记 第五周

第五周 训练内容概览

第一天：休息
第二天：负重训练——胸部和背部
第三天：心肺训练——跑步
第四天：心肺训练——跑步体能训练
第五天：心肺训练——步行；心肺训练——循环体能训练
第六天：负重训练——腿部
第七天：休息
随机安排：肌肉拉伸

我的日记

第一天（周一）
周一又要离家出差了，可能又要打乱原来的训练计划了。不过，目前我自我感觉精力旺盛，所以在训练时我也铆足了劲，对每个训练项目都全力以赴认真锻炼。
疲劳程度：4
压力程度：3
睡眠时间：6 小时 30 分钟

第二天（周二）
今天突然有点喉咙痛，但我在健身房锻炼时感觉体力充沛，各项目动作发挥也丝毫未受影响，我想我的身体应该没什么大碍，希望喉咙能快快痊愈。
疲劳程度：4
压力程度：4
睡眠时间：7 小时

第三天（周三）
今天一整天，我都让我的宠物犬陪伴在左右，训练时也不例外，它可以充当我的训练小搭档。我在跑步的时候也带着它，不过让它跟着我一起跑步还着实把它累得够呛，看着它气喘吁吁的样子，我实在不忍心，最终不得不提前结束了跑步训练。
疲劳程度：7
压力程度：4
睡眠时间：6 小时 45 分钟

第四天（周四）
也不知怎么的，我发现今天额头上居然冒出了一大片痘痘，幸好情况还不算特别糟糕，后续我要对它们保持密切观察。不过，好消息是，我那些因脱毛诱发的皮疹倒是已经全部消退了。我今天还给自己做了一次肌肉按摩，这对于调整我的个人体姿，保持正确体位有很大帮助。
疲劳程度：4
压力程度：4
睡眠时间：7 小时 30 分钟

第五天（周五）
今天一大早，我带着宠物犬和艾莉森（Alison）一起到户外步行训练了两小时，到傍晚的时候，我又给自己安排了户外健身锻炼。
疲劳程度：3
压力程度：3
睡眠时间：7 小时

第六天（周六）
今天我陪着妈妈一起出门购物了。一路上，我们俩有说有笑，聊得很开心。不过，当妈妈谈及我的个人工作和感情问题时，我内心还是颇感压力。
疲劳程度：4
压力程度：5
睡眠时间：7 小时 40 分钟

第七天（周日）
今天真是个快乐的日子，为了庆祝朋友过生日，我们去主题乐园尽情地玩耍了一整天。
疲劳程度：2
压力程度：3
睡眠时间：6 小时 50 分钟

训练教程 第五周 第二天

我的训练教程

上午 休息

下午 **训练教程** 负重训练——胸部和背部

训练时间 晚上 6:00~7:00

训练时长 1 小时

主观体力感觉评定（RPE） 7/10

锻炼项目

硬拉
1×20 热身运动——单使用奥杆
组数和次数：1.10 2.10 3.10 4.10 5.10
重量（千克）：50 90 100 110 110

仰卧推胸
组数和次数：1.15 2.10 3.10 4.8 5.7
重量（千克）：40 60 80 90 100

组合训练
常规引体向上 低拉
组数：1. 2. 3. 4. 5. 1. 2. 3. 4. 5.
次数：12 10 8 6 4 10 10 10 10 10
重量（千克）：50 50 50 50 50

组合训练
上斜飞鸟 莫雷肌肉挤压法（适用于胸肌上部）
组数：1. 2. 3. 4. 5. 1. 2. 3. 4. 5.
次数：12 10 8 6 4 12 10 8 6 4
重量（磅）：35 35 35 35 35 20 20 20 20 20

我的笔记：我觉得今天的训练状态非常好，体力特别充沛，所以在锻炼时我都竭尽全力，甚至还尝试挑战了 100 千克的仰卧推胸。训练完之后，我感觉我的背阔肌、胸肌和肱二头肌都增肌明显，肌肉线条和围度均更加凸显。在重量训练上，尽管这次推举的重量大大超过了我以往能完成的水平，而且在发挥时也确实感觉难度不小，但对每一个训练动作，我都用尽了最大体能，付出了百分之百的不懈努力。

你的训练教程

上午

下午 **训练教程** 负重训练——胸部和背部

训练时间

训练时长

主观体力感觉评定（RPE） /10

锻炼项目

硬拉
1×20 热身运动——单使用奥杆
组数和次数：1. 2. 3. 4. 5.
重量（千克）：

仰卧推胸
组数和次数：1. 2. 3. 4. 5.
重量（千克）：

组合训练
常规引体向上 低拉
组数：1. 2. 3. 4. 5. 1. 2. 3. 4. 5.
次数：
重量(千克)：

组合训练
上斜飞鸟 莫雷肌肉挤压法（适用于胸肌上部）
常规引体向上 低拉
组数：1. 2. 3. 4. 5. 1. 2. 3. 4. 5.
次数：
重量（磅）：

你的笔记：

训练教程 第五周 第三天

我的训练教程

上午 休息

下午 **训练教程**：心肺训练——跑步

训练时间 下午 6:10~6:45

训练时长 36 分钟

主观体力感觉评定（RPE） 6/10

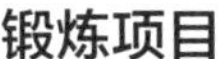

锻炼项目

跑步——6 英里

实际跑步距离：4.25 英里
耗时：35.58 分钟
平均配速：8.28 分 / 英里

我的笔记：今天我带着我的宠物犬一起跑步，不过，也正是由于它的加入，我不得不提前结束了我的 6 英里长跑。在跑到差不多 3 英里路程时，我的宠物犬就开始气喘吁吁，体力不支，无法再跟上我的步伐，最后没办法，我只得带着它折返回家。不过，这次跑步也给我带来了积极的影响：我的脑海里久久地萦绕着今天跑步的画面，我多么希望能一直这样不停歇地跑下去。所以，现在的我迫不及待地期待着下一次跑步训练能快快到来。另外值得一提的是，这次跑步的路面和地形也和以往的训练略有不同，我时而脚踏水面，与海水嬉戏，时而又沿着海边的一段鹅卵石路跑了约 0.5 英里，这段路程真是让原本单调的跑步训练平添了无尽的新鲜乐趣。

你的训练教程

上午

下午 **训练教程**：心肺训练——跑步

训练时间

训练时长

主观体力感觉评定（RPE） /10

锻炼项目

跑步——6 英里

实际跑步距离： 英里
耗时： 分钟
平均配速： 分 / 英里

你的笔记：

训练教程 第五周　第四天

我的训练教程

上午　休息

下午　**训练教程** 心肺训练——跑步

训练时间　下午 5:40~6:40

训练时长　1 小时

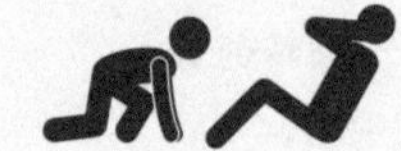

主观体力感觉评定（RPE）　4/10

锻炼项目

跑步 1 英里路程到达站点 1，完成第一个训练动作中规定的所有组数和次数，接着以同样的方式继续完成下一个训练项目，当你完成站点 1 所有的训练内容后，立即出发跑向下一个站点，采用和之前相同的方式，完成所有该站点规定的训练内容。

跑步 1 英里到达站点 1
引体向上（任何类型）：3×15
斜面仰卧起坐 ：3×20
半仰卧起坐：3×20

跑步到达站点 2
俯卧撑：3×30
常规引体向上：3×10

跑步到达站点 3
仰姿反屈伸：3×10
上阶踏腿：3×20

跑步到达站点 4
蛙跳（尽可能跳得越高越好）：4×10

跑步 1 英里到达终点
实际跑步距离：4.32 英里

我的笔记：今天下班后，我临时起意，决定和我的朋友一起训练。我在每个站点间设定的跑步距离约为 0.75 英里。虽然和朋友一起训练拉慢了我跑步的速度，但能够有朋友陪伴在身边，枯燥乏味的训练也就充满了欢乐和动力。

你的训练教程

上午

下午　**训练教程** 心肺训练——跑步

训练时间

训练时长

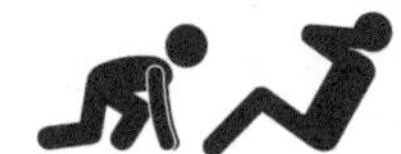

主观体力感觉评定（RPE）　/10

锻炼项目

跑步 1 英里到达站点 1
引体向上（任何类型）：×
斜面仰卧起坐 ：×
半仰卧起坐：×

跑步到达站点 2
俯卧撑：×
常规引体向上：×

跑步到达站点 3
仰姿反屈伸：×
上阶踏腿：×

跑步到达站点 4
蛙跳（尽可能跳得越高越好）：×

跑步 1 英里到达终点
实际跑步距离：　英里

你的笔记：

训练教程 第五周 第五天

我的训练教程

上午　训练教程 心肺训练——步行

训练时间　上午 8:00~10:00

训练时长　2 小时

主观体力感觉评定（RPE）　2/10

下午 训练教程 心肺训练——骑行体能训练

训练时间　晚上 6:10~7:10

训练时长　1 小时

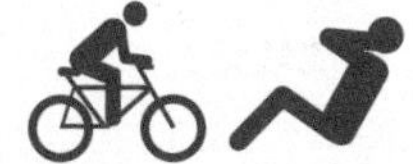

主观体力感觉评定（RPE）　8/10

锻炼项目

步行——2 英里

骑行体能训练

这次的训练动作对组数和次数没有特别要求。如果你是和朋友一起搭档训练，那么当你的朋友在进行 400 米骑行或短跑时，你同时进行以下健身动作的训练，当你的搭档训练完毕返回后，就和他互换训练内容。当你骑行结束后，再接着进入下一项动作训练。如果你是单独一人锻炼，那么需要对骑行时间进行计时，然后在骑行时间内完成全部训练项目。

循环训练 1（重复两次）

哑铃卧推
俯卧撑
300 米 × 短距离骑行
200 米 × 短跑

循环训练 2（重复两次）

俯身划船
半仰卧起坐
反向举腿

你的训练教程

上午　训练教程 心肺训练——步行

训练时间

训练时长

主观体力感觉评定（RPE）　/10

下午　训练教程 心肺训练——骑行体能训练

训练时间

训练时长

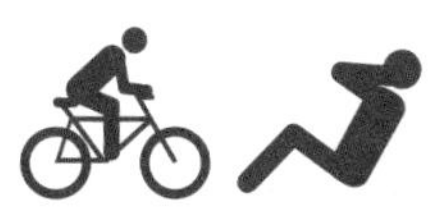

主观体力感觉评定（RPE）　/10

锻炼项目

步行——2 英里

骑行体能训练

循环训练 1（重复两次）

哑铃卧推
俯卧撑
300 米 × 短距离骑行
200 米 × 短跑

循环训练 2（重复两次）

俯身划船
半仰卧起坐
反向举腿

300 米 × 短距离骑行
200 米 × 短跑

循环训练 3- 腿部锻炼（重复三次）
深蹲 :×15
静态弓步：×15
蛙跳：×10
障碍跳：×15
提踵：×15

循环训练 4- 腹部锻炼
半仰卧起坐：×100
反向举腿：×100
俯卧挺身：×100

我的笔记：我和四个朋友一起完成了本次的循环训练，因为有朋友的共同参与，所以这次的训练也变得异常精彩纷呈、充满乐趣。等一天训练完毕，我能感觉到自己的腿部和臀部肌肉都得到了全面而深度的锻炼。

300 米 × 短距离骑行
200 米 × 短跑

循环训练 3- 腿部锻炼（重复三次）
深蹲 : ×
静态弓步： ×
蛙跳： ×
障碍跳： ×
提踵 : ×

循环训练 4- 腹部锻炼
半仰卧起坐： ×
反向举腿： ×
俯卧挺身： ×

你的笔记：

训练教程 第五周 第六天

我的训练教程

上午 休息

下午 **训练教程** 负重训练——腿部

训练时间 晚上 6:15~7:25

训练时长 1 小时 10 分钟

主观体力感觉评定（RPE） 8/10

锻炼项目

深蹲

1×20 热身运动——单使用奥杆

组数和次数：1.16 2.16 3.14 4.12 5.12

重量（磅）： 50 70 70 90 90

直腿硬拉

组数和次数：1.12 2.12 3.12

重量（千克）：55 55 55

手持哑铃静态弓步

组数和次数：1.12 2.12 3.12

重量（磅）： 55 55 55

提踵

组数和次数：1.20 2. 20 3. 20 4.20

重量（千克）：90 90 90 90

我的笔记：在深蹲训练组数完成过半的时候，也是我体力上承受最大挑战的阶段，我必须通过补充大量水分来进行体能补给。 由于昨天高强度的骑行体能训练，我的臀部和腹部肌肉到现在仍有些许酸痛，不过这点酸痛感还能忍受，这至少证明我的锻炼对身体产生了积极的效果。

你的训练教程

上午

下午 **训练教程** 负重训练——腿部

训练时间

训练时长

主观体力感觉评定（RPE） /10

锻炼项目

深蹲

1×20 热身运动——单使用奥杆

组数和次数：1. 2. 3. 4. 5.

重量（磅）：

直腿硬拉

组数和次数：1. 2. 3.

重量（千克）：

手持哑铃静态弓步

组数和次数：1. 2. 3.

重量（磅）：

提踵

组数和次数：1. 2. 3. 4.

重量（千克）：

你的笔记：

第五周　健康测试

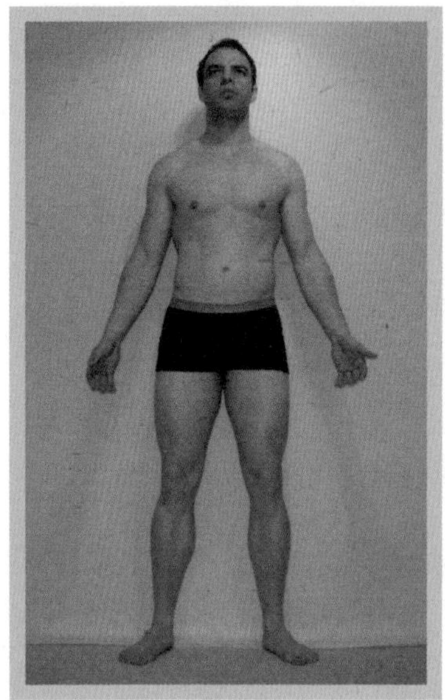

在第五周结尾期，我的个人正面照

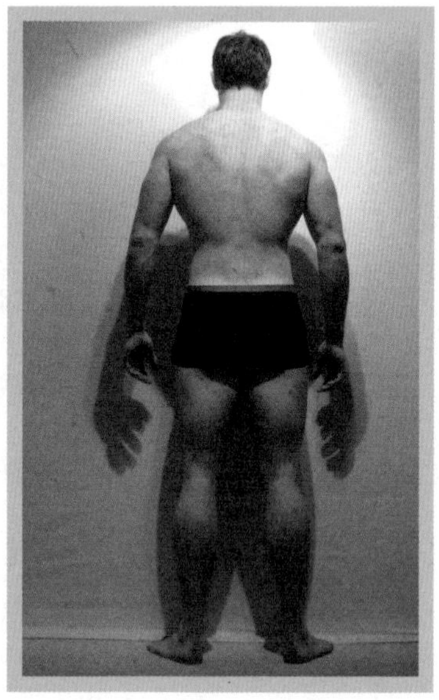

在第五周结尾期，我的个人背面照

我的第五周体检结果

体重（千克）：80
身高（厘米）：175.5
体重指数：26
RHR 静息心率：50
血压：148/53
体脂 (%): 14.7

身体围度测量（厘米）
颈围：38.73
胸围：104.77
臂围：右臂：36.83　左臂：36.83
腰围：82.55
臀围：86.36
大腿围：右腿：60.96　左腿：60.96
小腿围：右腿：40　　左腿：40

你的第五周体检结果

体重（千克）：
身高（厘米）：
体重指数：
RHR 静息心率：
血压：
体脂 (%):

身体围度测量（厘米）
颈围：
胸围：
臂围：　右臂：　　　左臂：
腰围：
臀围：
大腿围：右腿：　　　左腿：
小腿围：右腿：　　　左腿：

第六周　营养计划 第六周

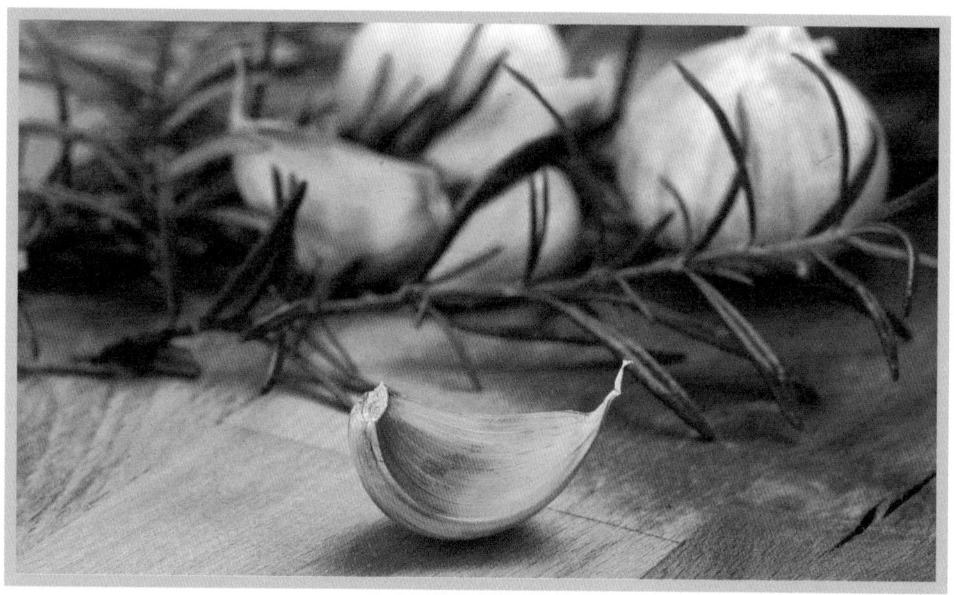

第六周 食谱概览

天	早餐	午餐	晚餐
1	水果麦片粥	鸡肉沙拉	香辣虾仁
2	小麦饼干或牛奶什锦早餐麦片配鲜果	蔬菜浓汤	希腊鸡肉沙拉
3	牛奶什锦早餐麦片配鲜果	鸡肉卷	迷迭香蒜蓉羊肉
4	水果奶昔 2	金枪鱼沙拉	奶油南瓜配菠菜烘蛋
5	新鲜水果和瓜子仁	火鸡肉松子沙拉	青咖喱鱼
6	煎蛋卷	米饭配甜菜根沙拉	豉椒牛肉
7	水果沙拉	奶油南瓜香菜浓汤	鱼蛋香料饭

购物清单 第六周

碳水化合物

黑豆 1 袋
印度香米 1 袋
糙米 1 袋
菰米 1 袋
鹰嘴豆 1 罐
长粒米 1 袋
什锦早餐麦片 250 克
燕麦片 320 克
米粉 1 袋
葵花子 1 袋
南瓜子 1 袋
有机玉米卷饼 4 张
松子 1 袋
马铃薯（挑质地松软的那种）8 个
红薯 4 个
荸荠 225 克
全麦皮塔饼面包或皮塔饼
黑面包 8 只
小麦饼干

乳制品与非乳制品

菲达奶酪或山羊奶酪 200 克
山羊奶酪 50 克
鸡蛋 17 只
脱脂牛奶或豆奶、米浆、燕麦奶 1.88 升
大豆酸奶 2 千克

鱼类

黑线鳕鱼片 225 克
烟熏黑线鳕鱼片 225 克
煮熟的对虾 700 克
罐装三文鱼 4 小罐
白鱼 225 克 ×4 条

肉类

牛臀肉 400 克
鸡胸肉 8 块
瘦火腿肉 400 克
羊腿 1.5 千克
火鸡胸脯肉 4 块

水果

苹果 7 个
杏 2 个
香蕉 6 根
黑莓 1 小盒
蓝莓 1 小盒
柠檬 4 个
桃子 4 个
大菠萝 1 个
树莓 1 小盒

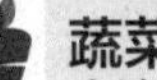

蔬菜

牛油果 1 个
玉米笋 115 克
小菠菜 300 克
熟甜菜根 4 个
黑橄榄 12 个
西蓝花 225 克
奶油南瓜 1.4 千克
樱桃小番茄 6 只
胡萝卜 4 根
芹菜杆 4 根
长叶莴苣 1 根
西葫芦 1 根
黄瓜 2 根
青椒 1 个
韭葱 2 根
生菜 2 棵
嫩豌豆 50 克
洋葱 3 个
李子番茄 8 只
红皮洋葱 2 个
红椒 3 个
红皮番茄 8 个
芝麻菜 175 克
红葱 4 根
青葱 20 根
白萝卜 1 根
黄椒 3 个

香辛调味料

罗勒
黑胡椒
辣椒粉
香菜
香菜粉
研磨香菜籽粉
生姜
绿尖椒 2 个
大蒜头 1 个
薄荷
肉豆蔻
红辣椒粉
香芹
红尖椒 4 个
迷迭香
姜黄

其他

香脂醋
红糖
椰奶 150 毫升
鸡肉浓汤
黄酒
冷压初榨橄榄油
花生油
酱油
芝麻酱
罐头番茄 800 克
蔬菜高汤
白葡萄酒 115 毫升

小吃

水果
全麦薄脆饼干
扁面包
小碗牛奶什锦早餐麦片
酸奶或大豆酸奶
坚果（腰果、松子或少量混合坚果）
大豆坚果
瓜子仁（南瓜子或葵花子）

果汁饮料

果汁饮料 1 箱

食谱 第六周　第一天

早餐 水果麦片粥

详细做法见第 81 页。

午餐 鸡肉沙拉

隔夜烧好的鸡肉，把鸡肉切成片
大份沙拉叶
红椒 1 个切片
黄椒 1 个切片
青葱 2 根切碎末

做法：

1. 把沙拉叶和蔬菜食材放入碗中，鸡肉片摆在最上面。
2. 即可立即食用。

晚餐 香辣虾仁

大蒜瓣 2 瓣切碎末
生姜 取 2 厘米厚一块，切成薄片
新鲜红尖椒 4 个去籽切小块
橄榄油 1 汤匙
青葱 4 根切段
米饭或按个人喜好选择的时蔬
青椒 2 个，去籽切片
罐装番茄 400 克
红糖半汤匙
煮熟的虾仁 700 克
青葱 4 根削成薄片做装饰用

做法：

1. 把橄榄油倒入大炒锅或煎锅内中火加热。
2. 加入生姜、辣椒和大蒜，不断翻炒 1 分钟，注意不要炒焦。
3. 随后放入青葱和青椒，继续翻炒 5 分钟。
4. 再把罐头番茄和红糖倒入煮开，并不断搅拌。如果感觉酱汁过于浓稠，可适量加水稀释。
5. 转为小火，炖 5 分钟。
6. 把虾仁拌入锅内煮 4 分钟。
7. 将烧好的虾仁盛出装盘，用青葱装点一下，即可搭配米饭或时蔬一起食用。

明日午餐：

蔬菜浓汤

详细做法见下页，建议提前为明天的午餐做好食材准备。

食谱 第六周　第二天

早餐 小麦饼干或牛奶什锦早餐麦片配鲜果

详细做法见第 84 页。

午餐 蔬菜浓汤

详细做法见第 100 页。

晚餐 希腊鸡肉沙拉

长叶莴苣 1 棵，切大块
黄瓜 1 根，切大块
青椒 1 个去籽切小块
橄榄 12 个（任选）
红皮洋葱半个，切薄片
李子番茄 8 只
柠檬汁 1 汤匙
橄榄油 1 汤匙
低脂菲达奶酪或山羊奶酪 200 克
鸡胸肉 4 块
全麦皮塔饼面包 8 片（每人 2 片）
希腊酸奶黄瓜酱所用食材：
大蒜瓣 1 瓣捣碎
大豆酸奶或原味酸奶 200 克
黄瓜 取四分之一段 擦成黄瓜丝
小红皮洋葱 半个切片
香芹 切碎 1 汤匙
薄荷切碎 1 汤匙
鹰嘴豆泥所用食材：
大罐装鹰嘴豆 1 罐 沥干水分
大蒜瓣 2 瓣去皮
橄榄油 2 到 3 汤匙
芝麻酱 1 甜品勺

做法：

1. 将长叶莴苣、黄瓜、青椒、橄榄、番茄和洋葱同时放入大沙拉碗中。
2. 加入橄榄油和柠檬汁充分混合拌匀。
3. 撒一些菲达奶酪或山羊奶酪、熟奶酪的奶酪屑在沙拉上。
4. 将制作希腊酸奶黄瓜酱所用的食材都放入小碗中充分拌匀。
5. 把制作鹰嘴豆泥的食材都放入食品搅拌机中，打成细腻的面糊。
6. 同时，将鸡胸肉放在烤炉上用中火烧烤 8 到 12 分钟，至肉质彻底烤熟为止。
7. 让烤好的鸡肉冷却几分钟，待凉些之后切成肉片。
8. 烤一下皮塔饼面包，然后将鸡肉、沙拉、鹰嘴豆泥和希腊酸奶黄瓜酱塞入皮塔饼面包中即可享用。

明日午餐：

鸡肉卷

可考虑事先多准备些鸡肉，明天午餐做鸡肉卷时会用到（隔夜冷藏）。

食谱 第六周　第三天

早餐 牛奶什锦早餐麦片配鲜果

详细做法见第 80 页。

午餐 鸡肉卷

详细做法见第 113 页。

晚餐 迷迭香蒜蓉羊肉

瘦羊腿 1.5 千克（每人 200 克）
橄榄油 1 汤匙
迷迭香 2 小枝
大蒜瓣 2 瓣去皮 一切二
柠檬 2 个 一切四
白葡萄酒 115 毫升

本道菜式可搭配你个人喜爱的蔬菜、豆类，或者配上 8 只烤马铃薯（每人 2 只）一起食用。

做法：

1. 将烤箱预热至 180℃（350 ℉）。
2. 羊肉表面抹上橄榄油。
3. 将迷迭香、大蒜、柠檬放入烤盘中，倒入白葡萄酒。
4. 把羊肉铺在最上面，放入烤箱中烤 1 到 1.5 小时，具体烘烤时长取决于个人的口味喜好。
5. 把蔬菜煮熟，把马铃薯烤好。
6. 将羊肉从烤箱中取出，包上铝箔纸，静置 10 分钟后再用刀把羊腿肉切开。

明日午餐：
金枪鱼沙拉
为了明天的午餐，可考虑提前准备好红薯。

食谱 第六周　第四天

早餐 水果奶昔 2

详细做法见第 152 页。

午餐 金枪鱼沙拉

详细做法见第 131 页。

晚餐 奶油南瓜配菠菜烘蛋

奶油南瓜 400 克，去皮，切成 3 厘米厚的南瓜丁
橄榄油 1 汤匙
酱油 1 茶匙
韭葱 2 根，切细段并洗净
大蒜瓣 2 瓣捣碎
小菠菜 300 克
鸡蛋 8 个
大豆酸奶或原味酸奶 400 克
熟奶酪或山羊奶酪 擦成碎屑 50 克
沙拉叶

做法：

1. 将烤箱预热至 170℃（330 ℉）。取少许橄榄油抹在一个小烤盘内。
2. 将奶油南瓜放入烤盘内，加入 1 茶匙的橄榄油和 1 茶匙的酱油，烘烤 25 分钟。
3. 把余下的橄榄油放入锅内中火加热。
4. 随后，锅中撒入韭葱炒 5 分钟，炒至韭葱变软即可。然后，把大蒜和菠菜叶放入一起炒，炒到菠菜缩水变软。
5. 把鸡蛋、大豆酸奶或原味酸奶以及奶酪都放入大碗中搅拌打散。
6. 然后把烤好的奶油南瓜以及炒好的菠菜都一起放入大碗中，充分拌匀。
7. 将拌匀的奶油南瓜和菠菜混合物倒入烤盘中，烧 20 分钟，等烘蛋凝固成形后，即可出锅上桌，搭配沙拉一起食用。

明日午餐：
火鸡肉松子沙拉
为了明天的午餐，可考虑提前准备好火鸡肉。

食谱 第六周　第五天

早餐 新鲜水果和瓜子仁

详细做法见第 82 页。

午餐 火鸡肉松子沙拉

橄榄油 半汤匙
松子 3 到 4 汤匙
熟火鸡胸脯肉 4 块，切成肉片
大份的沙拉叶
牛油果 1 个，切片
红椒 1 个切片
黄椒 1 个切片
青葱 2 根切细段

做法：

1. 把橄榄油倒入煎锅内中火加热。
2. 放入火鸡胸脯肉炒 8 到 10 分钟，炒熟即可。
3. 将火鸡肉盛出冷却。
4. 随后，将火鸡肉摆在沙拉叶上面。
5. 撒上松子。
6. 淋上香脂醋后，即可立即食用。

晚餐 青咖喱鱼

橄榄油 1 汤匙
青葱 2 根切片
研磨的孜然籽 1 茶匙
绿尖椒 2 个切小片
香菜籽 1 茶匙
新鲜香菜末 4 汤匙
新鲜薄荷末 4 汤匙
椰汁 150 毫升
白鱼鱼排 4 片（每片 225 克）
米饭或时蔬

做法：

1. 将橄榄油倒入大煎锅内中火加热。放入青葱炒 2 分钟至葱变软即可。
2. 拌入研磨孜然粉、辣椒和香菜籽，充分炒出香料的香味。
3. 加入新鲜香菜、薄荷和椰汁。
4. 把鱼排放煎锅中煎 10 到 15 分钟，可用叉子把鱼肉扒开，如果鱼肉变为白色絮状就煎好了。
5. 将煎好的鱼排盛出装盘，搭配米饭或你个人喜爱的时蔬一起食用。
6. 鱼排上还可撒上些新鲜薄荷叶做装点。

明日晚餐：
豉椒牛肉
可提前准备好卤汁（隔夜放冰箱腌制）。

食谱 第六周　第六天

早餐 煎蛋卷

详细做法见第 88 页。

午餐 米饭配甜菜根沙拉

糙米 100 克
菰米 100 克
红葱 4 根去皮对半切
橄榄油 2 茶匙
熟甜菜根 4 个 切成小丁
柠檬 1 个榨汁
新鲜薄荷 切碎 2 汤匙
新鲜香芹 切碎 2 汤匙

做法：

1. 将烤箱预热至 200℃（400 ℉）。炖锅装水，放入糙米和菰米煮熟，等煮开后再小火慢炖 20 分钟。
2. 在烤盘中放入红葱，淋上橄榄油，烤 8 到 10 分钟。
3. 待米煮好后，将锅里的水沥干，让米慢慢冷却。之后，将甜菜根、柠檬汁和薄荷混合拌匀，随后拌入香芹碎以及烤好的红葱，即可上桌食用。

晚餐 豉椒牛肉

瘦牛臀肉 400 克 剔除肥肉，切成大块
橄榄油 1 汤匙
西蓝花 225 克，切成小朵
玉米笋 115 克，一切二
青葱 4 根斜切成细段
罐装荸荠 225 克
米饭或鸡蛋面
卤汁所用食材：
黑豆 1 汤匙 冷水里浸泡 5 到 10 分钟
老抽 2 汤匙
黄酒 2 汤匙
花生油 1 汤匙
红糖 1 茶匙
大蒜瓣 1 瓣切薄片
生姜 切碎末 1 汤匙

做法：

1. 卤汁做法：将黑豆放碗里，用叉子捣碎，拌入其他卤汁所用食材，一起放入食品料理机中搅拌打匀。
2. 将打好的卤汁浇在放牛臀肉的烤盘内，使牛臀肉充分腌制。用保鲜膜包好，放入冰箱内冷藏腌制至少 6 小时。
3. 将橄榄油倒入大炒锅或煎锅内加热。将冰箱内腌制的牛肉取出沥干，将卤汁放一边待用。
4. 中火或大火翻炒牛肉块 3 分钟，然后出锅盛入盘中。
5. 炒锅中放入西蓝花和玉米笋，拌入 3 汤匙水，翻炒一下，盖上锅盖，蒸 5 分钟，至蔬菜变软即可。
6. 随后再把青葱和荸荠一同放入锅中再翻炒 2 分钟。
7. 将牛肉重新倒入锅中，并将之前的卤汁也同时全部倒入继续烧煮。
8. 边烧边注意不断搅拌，等全部彻底加热后，就可以搭配你喜欢的米饭或鸡蛋面一起食用了。

食谱 第六周　第七天

早餐 水果沙拉

详细做法见第 85 页。

午餐 奶油南瓜香菜浓汤

详细做法见第 88 页。

晚餐 鱼蛋香料饭

黑线鳕鱼片 225 克
烟熏黑线鳕鱼片 225 克
橄榄油 1 汤匙
洋葱 1 个切块
长粒米 225 克
水煮蛋 1 个一切四块
新鲜香芹碎末 2 汤匙
调味料所用食材：
研磨姜黄粉半茶匙
孜然半茶匙
辣椒粉半茶匙
生姜粉 四分之一茶匙

做法：

1. 将黑线鳕鱼片和烟熏黑线鳕鱼片都放入大煎锅中。
2. 倒入适量的水浸没鱼片，小火煮 10 到 15 分钟。
3. 煮完后，熄火，将鱼片盛出，放置一边冷却。
4. 将刚才煮鱼片的汤汁过筛后倒入量杯中，留取 600 毫升的量。
5. 将橄榄油倒入大煎锅。
6. 锅中放入洋葱，小火炒 3 分钟，炒至洋葱变软。
7. 随后放入调味料、米饭一起炒，注意在炒的时候要均匀翻炒，使米粒能与调味料充分混合。
8. 将之前预留的鱼汤慢慢搅拌入锅，并煮沸。
9. 盖上锅盖，小火再煮 20 分钟，或看到汤汁逐渐被米饭吸收即可。
10. 在煮的同时，把鱼片上的鱼皮剥掉、鱼骨剔除。
11. 将鱼肉撕成鱼条拌入饭中。
12. 将拌好的饭盛出装盘，用切好的水煮蛋块装点一下餐盘。
13. 最后撒上香芹碎末，即可立即享受美食。

训练日记 第六周

第六周 训练内容概览

第一天：负重训练——胸部和背部
第二天：心肺训练——跑步体能训练
第三天：心肺训练——跑步；
负重训练——肩部和臂部
第四天：负重训练——腿部
第五天：体能训练——上半身
第六天：循环训练
第七天：休息
随机安排：肌肉拉伸

我的日记

第一天（周一）

今天早上我和艾莉森两个人舒舒服服地睡了个大懒觉。起床后，她就带着我一起出门散步了，我们这次散步的地方是我个人最喜欢的步行路线之一，对我也有着特殊的意义。我们俩都非常享受这段散步的路程，一点都不觉得累。最终，我们竟然漫步了有四个多小时之久，午餐也是在沿途解决的。

疲劳程度：1
压力程度：1
睡眠时间：7 小时

第二天（周二）

今天我在普尔（Poole）上班，普尔公园里新添了跑道设施，所以下班后，我就兴冲冲地赶到普尔公园去跑步了。

疲劳程度：5
压力程度：4
睡眠时间：6 小时

第三天（周三）

下班后，我照例给自己安排了训练。晚上，和一些顺道来看我的朋友一起放松小叙了一下。

疲劳程度：4
压力程度：4
睡眠时间：7 小时

第四天（周四）

经过昨天的训练，我今天感觉全身肌肉有些酸痛，晚上，我还被朋友们硬拉着到外面去聚会，最后玩到凌晨 12 点半才回家。可怜的我晚饭什么都没有吃，只喝了一杯饮料，等我瘫倒在床的时候，感觉整个人都快要散架了。

疲劳程度：6
压力程度：4
睡眠时间：6 小时

第五天（周五）

今天肌肉酸痛感仍然存在，不过有些部位的肌肉已经不再僵硬，感觉变得稍许柔软一些了，这是个好现象。最近我打算把家里的房子重新装修一下，但我对装修方案举棋不定，犹豫不决。今天我又思前想后了一晚，导致又拖到很晚才上床睡觉，这都怪我自己不好，真不应该这样。

疲劳程度：4
压力程度：3
睡眠时间：7 小时

第六天（周六）

今天一整天我都和艾莉森在一起。我们俩携手漫步于海边，享受了一段浪漫而惬意的休闲时光。

疲劳程度：3
压力程度：3
睡眠时间：4 小时 30 分钟

第七天（周日）

今天休息一天，没有安排任何工作和训练内容。不过，我又给自己做了一次全身联觉按摩，感觉好极了。

疲劳程度：3
压力程度：3
睡眠时间：4 小时 30 分钟

训练教程 第六周　第一天

我的训练教程

上午　休息

下午　**训练教程** 负重训练——胸部和背部

训练时间　晚上 5:40~7:15

训练时长　1 小时 35 分钟

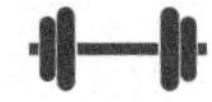

主观体力感觉评定（RPE）　6/10

锻炼项目

循环训练

将以下列出的训练项目按照先后顺序，每个动作重复 30 次。

1. 上阶踏腿
2. 哑铃卧推
3. 卷腹
4. 双脚跳跃
5. 俯身划船
6. 反向举腿

仰卧推胸

1×20 热身运动——单使用奥杆

组数和次数：1.10　2.10　3.10　4.7　5.8　6.6

重量（千克）：40　60　90　100　100　105

组合训练

	俯身划船			上斜仰卧飞鸟		
组数和次数：	1.10	2.10	3.10	1.10	2.10	3.10
重量（千克）	75	75	75	55	55	55

莫雷肌肉挤压法（适用于胸肌上部）

组数和次数：1.10　2. 10　3. 10

重量（磅）：22.5　22.5　22.5

反向耸肩

组数和次数：1.10　2. 10　3. 10　4.10

重量（千克）：75　75　75　75

你的训练教程

上午

下午　**训练教程** 负重训练——胸部和背部

训练时间

训练时长

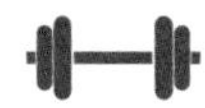

主观体力感觉评定（RPE）　/10

锻炼项目

循环训练

1. 上阶踏腿
2. 哑铃卧推
3. 卷腹
4. 双脚跳跃
5. 俯身划船
6. 反向举腿

仰卧推胸

1×20 热身运动——单使用奥杆

组数和次数：　1.　2.　3.　4.　5.　6.

重量（千克）：

组合训练

	俯身划船			上斜仰卧飞鸟		
组数和次数：	1.	2.	3.	1.	2.	3.
重量（千克）						

莫雷肌肉挤压法（适用于胸肌上部）

组数和次数：1.　2.　3.

重量（磅）：

反向耸肩

组数和次数：　1.　2.　3.　4.

重量（千克）：

哑铃俯身侧平举

组数和次数：1.10　2. 10　3. 10　4.10

重量（磅）：25　25　25　25

组合训练

	单侧滑轮飞鸟			单臂拉力器划船		
组数和次数：	1.10	2.10	3.10	1.10	2.10	3.10
重量（千克）：	10	10	10	20	20	20

我的笔记：今天的天气很好，沐浴着灿烂的阳光，我开始了室外锻炼。虽然训练的节奏比较慢，但整体训练强度还是比较紧凑的，高强度的运动能够激发运动的潜力，我觉得自己有能力在重量训练上挑战更大的重量、更长的时间。

哑铃俯身侧平举

组数和次数：1.　2.　3.　4.

重量（磅）：

组合训练

	单侧滑轮飞鸟			单臂拉力器划船		
组数和次数：	1.	2.	3.	1.	2.	3.
重量（千克）：						

你的笔记：

训练教程 第六周　第二天

我的训练教程

上午　休息

下午　**训练教程**　心肺训练——跑步

体能训练

训练时间　晚上 5:30~6:30

训练时长　1 小时

主观体力感觉评定（RPE）　7/10

你的训练教程

上午

下午　**训练教程**　心肺训练——跑步

体能训练

训练时间

训练时长

主观体力感觉评定（RPE）　/10

锻炼项目

跑步 1 英里路程到达站点 1，完成第一组训练动作中规定所有组数和次数，接着以同样的方式继续完成下一个训练项目，当你完成站点 1 所有的训练内容后，立即出发跑向下一个站点，采用与之前相同的方式，完成所有该站点规定的训练内容。

总跑步距离：

4.32 英里

跑步 1 英里到达站点 1

引体向上（任何类型皆可）：3×10

杠杆提腿 ：3×10

斜面仰卧起坐：3×20

半仰卧起坐：3×20

跑步到达站点 2

俯卧撑：3×30

常规引体向上：3×10

杠杆提腿 ：3×10

跑步到达站点 3

仰姿反屈伸：3×10

上阶踏腿：3×20

宽距俯卧撑：3×20

下斜俯卧撑（脚部抬高）：3×10

跑步到达站点 4

蛙跳（尽可能跳得越高越好）：4×12

跑步 1 英里到达终点

我的笔记：在每个站点间我的平均跑步距离约为 0.75 英里。在阳光灿烂的日子里锻炼绝对是一种享受。今天和我一起跑步的仍是我上次的训练搭档。不过这次我们俩的跑步速度都比之前快了不少。待全部训练完之后，我竟然也没像往常一样感到肌肉酸痛，因此，我感觉全身劲头十足、充满活力。

锻炼项目

总跑步距离：

跑步 1 英里到达站点 1

引体向上（任何类型皆可）： ×

杠杆提腿 ： ×

斜面仰卧起坐： ×

半仰卧起坐： ×

跑步到达站点 2

俯卧撑： ×

常规引体向上： ×

杠杆提腿 ： ×

跑步到达站点 3

仰姿反屈伸： ×

上阶踏腿： ×

宽距俯卧撑： ×

下斜俯卧撑（脚部抬高）： ×

跑步到达站点 4

蛙跳（尽可能跳得越高越好）： ×

跑步 1 英里到达终点

你的笔记：

训练教程 第六周　第三天

我的训练教程

上午　休息

下午　**训练教程** 心肺训练——跑步

训练时间　晚上 6:52~7:15

训练时长　23 分钟

主观体力感觉评定（RPE）　8/10

下午　**训练教程** 负重训练——肩部和臂部

训练时间　晚上 7:15~8:20

训练时长　1 小时 5 分钟

主观体力感觉评定（RPE）　8/10

锻炼项目

当你完成 3 英里跑步后，不安排休息，直接开始重量训练。

跑步——3 英里

实际跑步距离：3.05 英里
耗时：22.3 分钟
平均配速：7.3 分 / 英里

杠铃推举

1×20 热身运动——单使用奥杆
组数和次数：1.10　2.10　3.9　4.7　5.6
重量（千克）：40　50　55　55　55

阿诺德推举

组数和次数：1.10　2.8　3.6　4.4
重量（磅）：　35　35　35　35

哑铃俯身侧平举

组数和次数：1.10　2.10　3.10　4.10
重量（磅）：17.5　22.5　30　30

你的训练教程

上午

下午　**训练教程** 心肺训练——跑步

训练时间

训练时长

主观体力感觉评定（RPE）　/10

下午　**训练教程** 负重训练——肩部和臂部

训练时间

训练时长

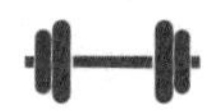

主观体力感觉评定（RPE）　/10

锻炼项目

跑步——3 英里

实际跑步距离：　英里
耗时：　分钟
平均配速：　分 / 英里

杠铃推举

1×20 热身运动——单使用奥杆
组数和次数：1.　2.　3.　4.　5.
重量（千克）：

阿诺德推举

组数和次数：1.　2.　3.　4.
重量（磅）：

哑铃俯身侧平举

组数和次数：1.　2.　3.　4.
重量（磅）：

奥杆屈臂上提
组数和次数：1.10 2.10 3.10 4. 10
重量（千克）：35 35 35 35

仰卧屈臂上举
组数和次数：1.10 2.10 3.10 4. 10
重量（千克）：35 35 35 35

组合训练

	旋转屈臂上提				肱三头肌屈伸			
组数：	1.	2.	3.	4.	1.	2.	3.	4.
次数：	10	10	10	10	10	10	10	10
重量（磅）：	35	52.5	52.5	52.5	20	30	30	30

我的笔记：今天的课程设置非常全面，感觉训练效果棒极了。在 3 英里跑步还差最后 0.3 英里的时候，我开始发力全速冲刺跨越了终点线。然后我径直跑向健身房开始了器械锻炼。在重量训练上，我感觉自己的推举能力显著增强，我非常享受末尾的组合训练，它对手臂的增肌效果非常明显。

奥杆屈臂上提
组数和次数： 1. 2. 3. 4.
重量（千克）：

仰卧屈臂上举
组数和次数： 1. 2. 3. 4.
重量（千克）：

组合训练

	旋转屈臂上提				肱三头肌屈伸			
组数：	1.	2.	3.	4.	1.	2.	3.	4.
次数：								
重量（磅）：								

你的笔记：

训练教程 第六周 第四天

我的训练教程

上午 休息

下午 **训练教程** 负重训练——腿部

训练时间 晚上 6:00~7:05

训练时长 1 小时 5 分钟

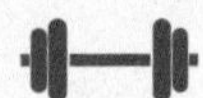

主观体力感觉评定（RPE） 7/10

锻炼项目

深蹲
1×20 热身运动——单使用奥杆
组数和次数：1.16 2.16 3.16 4.12 5.13
重量（磅）： 50 70 90 90 90

直腿硬拉
组数和次数：1.12 2.12 3.12
重量（千克）：65 65 65

提踵
组数和次数： 1.20 2. 20 3. 20 4.20
重量（千克）：110 110 110 110

循环训练（重复三次）
弓步交互跳（负重 8 千克）：×10
蹲跳（负重 8 千克）：×10
半圆平衡球深蹲（底朝上放置，负重 8 千克）：×30

我的笔记：在所有的训练项目中，我觉得深蹲是难度最大的一项，今天安排了不少的深蹲组数和次数训练，高难度的动作练习让我再次感觉筋疲力尽、疲惫不堪。在做提踵训练时，我原本还有体力尝试更大的重量，但因为我没有腕带，无法为手臂提供支撑保护，所以最后也就作罢。

你的训练教程

上午

下午 **训练教程** 负重训练——腿部

训练时间

训练时长

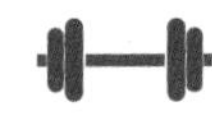

主观体力感觉评定（RPE） /10

锻炼项目

深蹲
1×20 热身运动——单使用奥杆
组数和次数：1. 2. 3. 4. 5.
重量（磅）：

直腿硬拉
组数和次数： 1. 2. 3.
重量（千克）：

提踵
组数和次数： 1. 2. 3. 4.
重量（千克）：

循环训练（重复三次）
弓步交互跳（负重 千克）： ×
蹲跳（负重 千克）： ×
半圆平衡球深蹲（底朝上放置，负重千克）： ×

你的笔记：

训练教程 第六周 第五天

我的训练教程

上午 休息

下午 **训练教程**：体能训练——上半身

训练时间 下午 5:55~6:40

训练时长 45 分钟

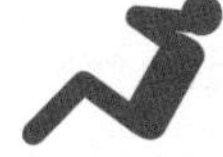

主观体力感觉评定（RPE） 7/10

锻炼项目

首先完成引体向上全部动作，接着开始胸部和腹部的训练。所有组间和重复次数之间均不安排休息。

常规引体向上

1-10-10-1

总数：110

胸部和腹部循环训练（重复 15 次）

常规俯卧撑：×10

半仰卧起坐：×10

窄距俯卧撑：×10

杠杆提腿：×10

宽距俯卧撑：×10

V 形仰卧起坐：×10

总俯卧撑数：450

总仰卧起坐数：450

我的笔记：引体向上对我来说比较上手，完成得还相对轻松。但这次的俯卧撑和仰卧起坐都是不小的挑战，训练时可不能轻视怠慢。另外，我的肱三头肌从这周三起就持续感觉酸痛。总体而言，今天的训练时间不长，安排的训练节奏也比较紧凑，想必你也应该很享受这种速战速决型的训练课程。

你的训练教程

上午

下午 **训练教程**：体能训练——上半身

训练时间

训练时长

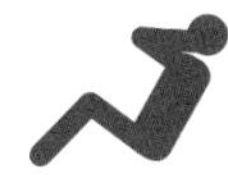

主观体力感觉评定（RPE） /10

锻炼项目

常规引体向上

- - -

总数：

胸部和腹部循环训练（重复 15 次）

常规俯卧撑： ×

半仰卧起坐： ×

窄距俯卧撑： ×

杠杆提腿： ×

宽距俯卧撑： ×

V 形仰卧起坐 ×

总俯卧撑数：

总仰卧起坐数：

你的笔记：

训练教程 第六周 第六天

我的训练教程

上午 休息

下午 **训练教程** 循环训练

训练时间 下午 12:30~1:30

训练时长 1 小时

主观体力感觉评定（RPE） 9/10

锻炼项目

下面分别列出了三种循环训练项目。在循环训练一和二中，需对每个锻炼项目进行计时，每个项目时长 1 分钟。按照顺序，在完成循环训练一中的所有动作后，再接着继续完成循环训练二和三中的训练内容。 所有训练动作的使用负重为 13 千克。

你的训练教程

上午

下午 **训练教程** 循环训练

训练时间

训练时长

主观体力感觉评定（RPE） /10

锻炼项目

你的笔记：

循环训练一

1. 上阶踏腿
2. 俯身划船
3. 上阶踏腿
4. 俯身划船
5. 上阶踏腿
6. 俯身划船

1. 脚尖阶梯踏板锻炼
2. 俯身划船 / 哑铃卧推
3. 脚尖阶梯踏板锻炼
4. 俯身划船 / 哑铃卧推
5. 脚尖阶梯踏板锻炼
6. 俯身划船 / 哑铃卧推

1. 单侧弓步
2. 俯身划船 / 哑铃卧推 / 屈臂上提
3. 单侧弓步
4. 俯身划船 / 哑铃卧推 / 屈臂上提
5. 单侧弓步
6. 俯身划船 / 哑铃卧推 / 屈臂上提

循环训练二

1. 半仰卧起坐
2. 仰卧飞鸟
3. 半仰卧起坐
4. 仰卧飞鸟
5. 半仰卧起坐
6. 仰卧飞鸟

1. 杠杆提腿
2. 仰卧飞鸟 / 仰卧屈臂上举
3. 杠杆提腿
4. 仰卧飞鸟 / 仰卧屈臂上举
5. 杠杆提腿
6. 仰卧飞鸟 / 仰卧屈臂上举

1. 仰卧交替手碰脚后跟
2. 仰卧飞鸟 / 仰卧屈臂上举 / 仰卧拉举
3. 仰卧交替手碰脚后跟
4. 仰卧飞鸟 / 仰卧屈臂上举 / 仰卧拉举
5. 仰卧交替手碰脚后跟
6. 仰卧飞鸟 / 仰卧屈臂上举 / 仰卧拉举

循环训练三

1. 跳绳：3×1 分钟
2. 旋转屈臂上提（负重 23 千克）：3×10
3. 上斜仰卧飞鸟（负重 11 千克）：3×10

我的笔记：今天做完整套循环训练之后，我的腿部肌肉已经酸痛得无法再做任何跑步或其他运动了。你在做循环训练时要特别注意，每一分钟内完成的速度都要越快越好，等全部结束之后，你会有一种非常酣畅淋漓的感觉，这也正是循环训练的魅力所在。

第六周 健康测试

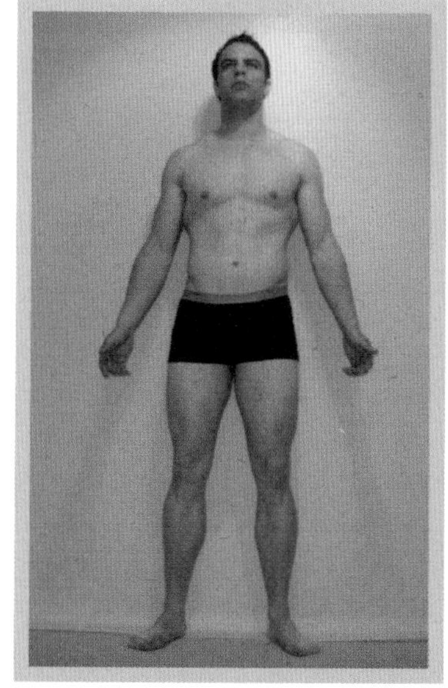

在第六周结尾期，我的个人正面照

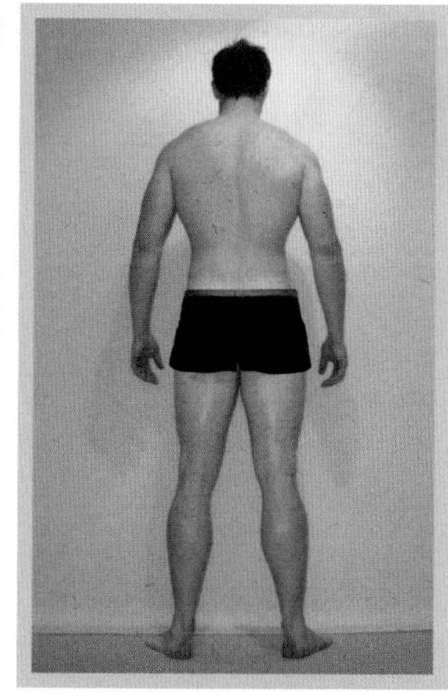

在第六周结尾期，我的个人背面照

我的第六周体检结果

体重（千克）：80
身高（厘米）： 175.5
体重指数：25.6
RHR 静息心率：50
血压：148/48
体脂 (%): 13.9

身体围度测量（厘米）

颈围：38.73
胸围：106.04
臂围：右臂：36.83 左臂：36.83
腰围：80.64
臀围：83.82
大腿围：右腿：60.96 左腿：60.96
小腿围：右腿：40 左腿：40

你的第六周体检结果

体重（千克）：
身高（厘米）：
体重指数：
RHR 静息心率：
血压：
体脂 (%):

身体围度测量（厘米）

颈围：
胸围：
臂围： 右臂： 左臂：
腰围：
臀围：
大腿围：右腿： 左腿：
小腿围：右腿： 左腿：

时光飞逝，当你翻到本页时，你的健身塑形训练教程已经完成过半，请不要松懈，继续努力。

第七周　营养计划 第七周

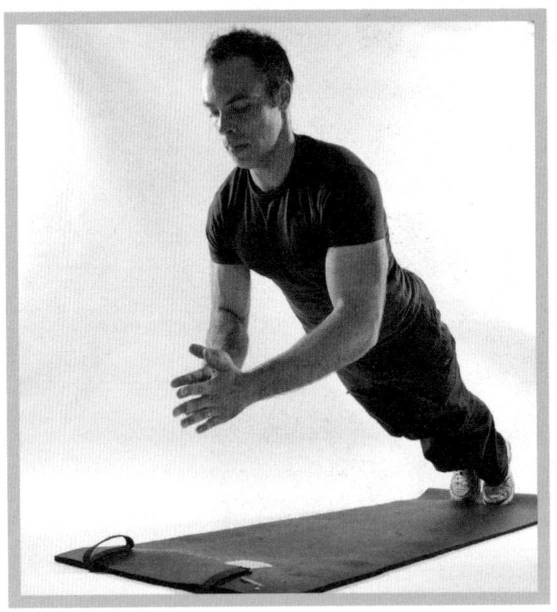

第七周 食谱概览

天	早餐	午餐	晚餐
1	小麦饼干或牛奶什锦早餐麦片配鲜果	牛肉沙拉皮塔饼	罗勒鲷鱼
2	水果沙拉	去皮黄豌豆浓汤	鸡肉配烤番茄
3	牛奶什锦早餐麦片配鲜果	鸡肉卷	羊肉配烤茴香
4	水果麦片粥	鸡蛋沙拉	柑橘烤鳕鱼
5	新鲜水果和瓜子仁	金枪鱼沙拉	大豆酸奶或原味酸奶焗嫩鸡
6	煎蛋卷	番茄酸辣汤	素食小炒
7	水果奶昔 1	三文鱼沙拉	五香盲曹鱼片

购物清单 第七周

碳水化合物
糙米 1 袋
夏洛特马铃薯 12 个
什锦早餐麦片 240 克
燕麦片 560 克
米粉 1 袋
葵花子 1 袋
南瓜子 1 袋
有机玉米卷饼 4 张
芝麻 1 袋
红薯 5 个
全麦皮塔饼面包或皮塔饼
黑面包 8 只
去皮黄豌豆 225 克
小麦饼干

乳制品与非乳制品
鸡蛋 12 只
菲达奶酪或山羊奶酪 60 克
脱脂牛奶或豆奶、米浆、燕麦奶 680 毫升
大豆酸奶 2 千克

鱼类
盲曹鱼 200 克 ×4 条
鳕鱼 175 克 ×4 条
鲷鱼鱼片 200 克 ×4 份
煮熟的三文鱼鱼片 4 片
罐装三文鱼 4 小罐

肉类
烤熟的牛肉 400 克
鸡胸肉 12 块
瘦火腿肉 400 克
羊排 1.4 千克

水果
苹果 3 个
香蕉 4 根
柠檬 2 个
酸橙 2 个
芒果 2 个
甜瓜 1 个
柳橙 1 个
大菠萝 1 个
树莓 1 小盒

蔬菜
玉米笋 100 克
小菠菜 3 袋
小蘑菇 55 克
西蓝花 1 棵
卷心菜 350 克
樱桃小番茄 400 克
胡萝卜 3 根
西葫芦 1 根
黄瓜 2 根
茴香头 2 个
青椒 1 个
生菜 4 棵
嫩豌豆 200 克
蘑菇 150 克
洋葱 6 个
红皮洋葱 2 个
红椒 4 个
芝麻菜 100 克
雪豆 20 克
青葱 11 根
番茄 750 克
红番茄 21 个
黄椒 5 个

香辛调味料
罗勒
黑胡椒
小豆蔻籽
辣椒粉
五香粉
肉桂
香菜
孜然
生姜
大蒜头 1 个
薄荷
牛至
香芹
红尖椒 1 个
迷迭香
龙蒿叶

其他
香脂醋
苹果醋
冷压初榨橄榄油
第戎芥末酱
蚝油
花生油
芝麻油
酱油
纯番茄汁
蔬菜高汤
白葡萄酒 60 毫升

小吃
全麦薄脆饼干
饼干或扁面包
小碗牛奶什锦早餐麦片
酸奶或大豆酸奶
坚果（腰果、松子或少量混合坚果）
大豆坚果
瓜子(南瓜子或葵花子)

果汁饮料
果汁饮料 1 箱

食谱 第七周　第一天

早餐　小麦饼干或牛奶什锦早餐麦片配鲜果

详细做法见第 84 页。

午餐 牛肉沙拉皮塔饼

详细做法见第 101 页。

晚餐　罗勒鲷鱼

鲷鱼片 200 克 ×4 片
橄榄油 2 汤匙
大蒜瓣 1 瓣捣碎
红尖椒半只切碎末
青葱 4 根切碎末
罗勒 2 汤匙切碎
干牛至 1 汤匙
白葡萄酒 60 毫升
番茄 4 只 切大块
蔬菜沙拉

做法：

1. 将烤箱预热至 180℃（350 ℉）。
2. 取一汤匙的橄榄油放入小炖锅内中火加热。
3. 锅内放入红尖椒、大蒜和青葱翻炒 2 分钟，炒至大蒜变为金黄色即可。
4. 转为中火，锅内倒入辛香料和白葡萄酒，不时搅拌一下，烧 5 分钟。
5. 熄火后，锅中倒入番茄块，边倒边搅拌。
6. 取一个大不粘锅，大火加热，将剩余的橄榄油抹在鱼片上。
7. 将鱼片两面各煎封 2 分钟后，把鱼片放入烤盘，表面浇上之前做好的汤汁。
8. 最后将鱼片放入烤箱中烘烤 6 到 8 分钟，当用叉子拨开鱼肉，看到鱼肉成絮状时，鱼就烤好了。这时就可搭配沙拉上桌享用。

明日午餐：

去皮黄豌豆浓汤

隔夜先将去皮黄豌豆水中浸泡，提前为明天的午餐食材做好准备。

食谱 第七周　第二天

早餐 水果沙拉

详细做法见第 85 页。

午餐 去皮黄豌豆浓汤

详细做法见第 146 页。

晚餐 鸡肉配烤番茄

大番茄 4 个一切四
橄榄油 1 汤匙
小洋葱 1 个 切片
新鲜罗勒 切碎 1 汤匙
去皮鸡胸肉 200 克 × 4 份
山羊奶酪或熟奶酪 60 克 切成小块
按个人喜好任选沙拉或蔬菜

做法：

1. 将烤箱预热至 180℃（350 ℉）。在烤盘中铺上烘焙纸并放上番茄。
2. 将番茄放入烤箱中烤 15 分钟，与此同时，煎锅内倒入橄榄油并用中火加热。
3. 锅内放入洋葱和罗勒，炒 5 分钟，至洋葱变软即可。
4. 将洋葱和罗勒沥干油分后放入餐盘中，沥出的油留一边待用。
5. 将煎锅重新加热，倒入之前留下的橄榄油。
6. 倒入鸡胸肉，每一面各煎 6 分钟，煎至鸡肉呈淡褐色即可。
7. 将烤炉加热至中火。
8. 将鸡胸肉分成四份，然后把烤番茄以及炒好的洋葱和罗勒都铺在鸡肉上面。
9. 在最上层撒上一层薄薄的菲达奶酪或山羊奶酪，然后放烤炉上烤至奶酪融化为止。
10. 搭配沙拉或蔬菜一起食用。

明日午餐：

鸡肉卷

为了明天的午餐，可提前多准备些鸡肉。

食谱 第七周　第三天

早餐 牛奶什锦早餐麦片配鲜果

详细做法见第 80 页。

午餐 鸡肉卷

详细做法见第 113 页。

晚餐 羊肉配烤茴香

羊排 1.4 千克（每人 200 克）肥肉剔掉
茴香头 2 个切片
红皮洋葱 2 个 切成洋葱角
橄榄油 1 汤匙
小菠菜叶 100 克
夏洛特马铃薯 8 到 12 个
卤汁所用食材：
迷迭香 切碎 2 汤匙
龙蒿叶 切碎 2 茶匙
香芹 切碎 2 茶匙
橄榄油 1 汤匙

做法：

1. 将做卤汁的全部食材都倒入一个浅盘中混合拌匀。
2. 把羊排浸入卤汁中充分腌制。
3. 盖上盖子，使羊肉静置腌制 30 分钟。
4. 将烤箱预热至 180℃（350 ℉）。
5. 把茴香和洋葱放入烤盘中，淋上橄榄油，烘烤 20 分钟。
6. 紧接着烤马铃薯。
7. 将烤架预热至高火，摆上羊排开始烧烤，最终烤熟的程度依个人喜好而定。
8. 烤好后，先将羊肉放一边，把菠菜叶拌入刚烤好的茴香和洋葱里。
9. 之后，把蔬菜装盘，在最上面摆上烤好的羊肉。
10. 搭配烤马铃薯一起食用。

明日午餐：
鸡蛋沙拉
可提前准备好鸡蛋（隔夜冷藏）。

食谱 第七周 第四天

早餐 水果麦片粥

详细做法见第 81 页。

午餐 鸡蛋沙拉

详细做法见第 116 页。

晚餐 柑橘烤鳕鱼

鳕鱼片 4 份（每份 175 克）
酸橙汁 2 汤匙
青椒，去籽切成长条
橄榄油 1 汤匙
洋葱 1 个切碎块
大蒜瓣 1 瓣捣碎
南瓜子 40 克
酸橙 1 个皮擦成碎屑
香菜 切碎 1 汤匙
小蘑菇 55 克切薄片
新鲜橙汁 或白葡萄酒 2 汤匙
西蓝花

做法：

1. 将鳕鱼放入浅烤盘中，浇上酸橙汁。
2. 盖上盖子，放入冰箱腌制 15 到 25 分钟。
3. 将烤箱预热至 180℃ (350 ℉)。
4. 煎锅中倒入橄榄油加热，放入洋葱、大蒜、青椒和南瓜子翻炒，炒至洋葱变软即可。
5. 接着，在锅中撒入酸橙皮碎屑、香菜碎和蘑菇片，轻轻搅拌。
6. 之后，把锅里烧好的混合食材舀出浇在在鳕鱼片上，再把橙汁倒入烤盘。
7. 盖上盖子，放入烤箱中烤 30 分钟，烤到鱼肉酥软即可。
8. 最后，搭配清蒸西蓝花一同上桌食用。

明日午餐：
金枪鱼沙拉
为了明天的午餐，可提前多准备些红薯。

食谱 第七周 第五天

早餐 新鲜水果和瓜子仁

详细做法见第 82 页。

午餐 金枪鱼沙拉

详细做法见第 131 页。

晚餐 大豆酸奶或原味酸奶焗嫩鸡

橄榄油 1 汤匙
去皮鸡胸肉 200 克 ×4 份
沙拉所用食材：
黄瓜 半根切片
大番茄 4 个切片
小红皮洋葱 半个切薄片
薄荷叶半汤匙
柠檬汁 1 茶匙
卤汁所用食材：
五香粉半茶匙
辣椒粉 1 茶匙
酱油 2 茶匙
大蒜瓣 1 瓣捣碎
橄榄油 1 汤匙
大豆酸奶或原味酸奶 200 克

做法：

1. 将五香粉、辣椒粉、酱油、大蒜、橄榄油混合大豆酸奶或原味酸奶一起放在碗里调匀。
2. 将调匀后的酱汁抹在鸡胸肉上，静置腌制，腌制时间不超过 4 小时。
3. 将烤箱预热至 180℃（350 ℉）。
4. 在烤盘内铺上烘焙纸。
5. 不粘锅中倒入橄榄油中火加热。
6. 锅内放入腌制好的鸡胸肉，每一面各煎 2 分钟。
7. 随后，将煎好的鸡胸肉移至事先准备好的烤盘中，放烤箱中焗 6 到 8 分钟，焗到变熟即可。
8. 把鸡胸肉从烤箱中取出，放一边静置 5 分钟。
9. 之后，将鸡肉切成厚肉片。
10. 把全部做沙拉的食材放碗中混合一下，沙拉就做好了。
11. 沙拉搭配上焗鸡肉，一道简单美味的晚餐就完成了。

食谱 第七周　第六天

早餐 煎蛋卷

详细做法见第 88 页。

午餐 番茄酸辣汤

详细做法见第 135 页。

晚餐 素食小炒

花生油 1 汤匙
大蒜瓣 1 瓣
生姜 擦成碎屑 1 茶匙
洋葱 1 个 切片
嫩豌豆 150 克
蘑菇 150 克
卷心菜 350 克 撕成碎片
玉米笋 100 克
蚝油 2 汤匙
酱油 1 汤匙
香菜叶 2 汤匙
糙米

做法：

1. 取一个大炒锅或煎锅，大火加热。
2. 倒入花生油，等油锅冒烟后立即放入大蒜、生姜和洋葱。
3. 翻炒 2 到 3 分钟，炒至洋葱变软即可。
4. 接着，锅内倒入嫩豌豆、蘑菇、卷心菜、玉米笋，均匀翻炒 5 分钟，炒至快熟为止。
5. 最后放入蚝油、酱油、香菜叶，炒 1 分钟。
6. 出锅，搭配糙米饭共同食用。

食谱 第七周　第七天

早餐 水果奶昔 1

详细做法见第 87 页。

午餐　三文鱼沙拉

详细做法见第 118 页。

晚餐 五香盲曹鱼片

橄榄油 1 汤匙
盲曹鱼片 200 克 ×4 份
芝麻油 1 汤匙
豌豆荚 20 克（豆荚两侧的茎剥掉）
芝麻 1 汤匙
大黄椒 1 个，切成细长条
糙米
鱼酱所用食材：
新鲜研磨的胡椒粉
研磨孜然粉 1 茶匙
研磨小豆蔻粉半茶匙
研磨肉桂粉半茶匙
大蒜瓣 1 瓣切碎
新鲜香菜末 1 汤匙
香芹碎 1 汤匙
柠檬 1 个 肉榨汁皮擦成碎屑

做法：

1. 将烤箱预热至 180℃（350 ℉）。用厨房用纸将鱼表面吸干，刷上半汤匙的橄榄油，并撒上胡椒粉调味。
2. 把鱼片一一平铺放到耐热烤盘内。
3. 接着，将余下的半汤匙橄榄油与孜然粉、香菜末、小豆蔻粉、肉桂粉、大蒜、香芹、柠檬汁、柠檬皮碎屑都混合在一起，充分调和，搅拌成稀软的面糊，然后把面糊抹在鱼片表面。
4. 用铝箔纸包裹烤盘，放入烤箱烤 10 到 15 分钟，烤熟即可。在烤鱼的同时，开始加水煮饭。
5. 将芝麻油倒入锅内中高火加热，放入豌豆荚和芝麻。
6. 翻炒 2 分钟，炒至豌豆荚脆软。 随即将黄椒拌入，轻轻翻炒 2 分钟。之后，就可以马上出锅，搭配盲曹鱼片和米饭一起食用。

明日午餐：
红薯配豆类沙拉
建议提前准备好鸡蛋和红薯（隔夜冷藏）。

训练日记 第七周

第七周 训练内容概览

第一天：心肺训练——跑步
第二天：负重训练——胸部和背部
第三天：心肺训练——跑步；
第四天：负重训练——肩部和臂部
第五天：体能训练——下半身
第六天：循环训练
第七天：休息
随机安排：肌肉拉伸

我的日记

第一天（周一）

今天我完成了一次高水准的、全程不受干扰的跑步训练。为什么要这么说呢？因为只有我一个人下雨天还在外面跑步，也难怪沿途连半个人影都没有瞧见。

疲劳程度：4
压力程度：3
睡眠时间：6 小时 45 分钟

第二天（周二）

感觉今天平淡无奇、乏善可陈，并没有什么特别值得记录的事情发生。

疲劳程度：4
压力程度：4
睡眠时间：6 小时

第三天（周三）

现阶段我对自身的整体感觉评估良好，我觉得无论是在个人身材体质抑或是精神状态上，我都取得了积极明显的改善。

疲劳程度：3
压力程度：3
睡眠时间：6 小时

第四天（周四）

今天拖到很晚才开始健身训练。其实，对于今天到底要不要安排训练，我内心一直犹豫不定。我的大脑对我坚定地说：去吧，要坚持训练；但我的身体却在唱反调：休息一天吧，难得放松一下。不过最终，我的毅力克服了惰性，我还是坚持出门锻炼了。所以对于同样在努力训练的你，我也希望你能够时不时地督促逼迫一下自己，坚持到底就是胜利。

疲劳程度：5
压力程度：3
睡眠时间：7 小时

第五天（周五）

今天上午我有些工作缠身，晚上，我和艾莉森（Alison）一起度过了美好的时光。

疲劳程度：**3**
压力程度：**2**
睡眠时间：6 小时 30 分钟

第六天（周六）

今天首先完成了 2 英里的步行训练，其他空余时间我都在尝试打理自家的小花园。可别小看园艺这种手工活，对我来说也是一项不亚于健身锻炼的高难度挑战。

疲劳程度：2
压力程度：2
睡眠时间：7 小时 30 分钟

第七天 （周日）

我的哥哥今天从伦敦远道而来，还在我家小住一晚，令我意外的是，他竟然注意到了我身材上的变化，我事先可没有告诉他我正在进行健身教程的事，这不禁让我暗自惊喜，他甚至都夸赞我斑点变少了，肤色也变得更好了。

疲劳程度：3
压力程度：2
睡眠时间：7 小时

训练教程 第七周 第一天

我的训练教程

上午 休息

下午 **训练教程** 心肺训练——跑步

训练时间 晚上 6:05~7:00

训练时长 55 分钟

主观体力感觉评定（RPE） 5/10

锻炼项目

跑步——6 英里

实际跑步距离：6.02 英里

耗时：51.53 分钟

平均配速：8.37 分 / 英里

我的笔记： 今天我选择了一个新的跑步路线，给我增添了不少新鲜的跑步体验，特别是这次跑步路线中还涵盖一段几英里的海滩跑步， 那一路开阔的视野，心旷神怡的景致， 真是让我倍感乐趣无限。说来你可能有点不信，其实我并不是一个特别热衷于跑步的人，因为跑步常常使人感觉枯燥乏味，但如果以后每次跑步都能像今天这般，那想必我一定会对跑步积累浓厚的兴趣。

你的训练教程

上午

下午 **训练教程** 心肺训练——跑步

训练时间

训练时长 分钟

主观体力感觉评定（RPE） /10

锻炼项目

跑步——6 英里

实际跑步距离： 英里

耗时： 分钟

平均配速： 分 / 英里

你的笔记：

训练教程 第七周　第二天

我的训练教程

上午　休息

下午　**训练教程** 负重训练——胸部和背部

训练时间　晚上 6:35~7:40

训练时长　1 小时 5 分钟

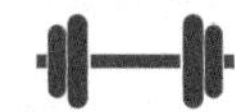

主观体力感觉评定（RPE） 7/10

锻炼项目

上斜杠铃卧推

1×20 热身运动——单使用奥杆
组数和次数：1.20　2.10　3.10　4.10　5.10
重量（千克）：40　50　90　90　90

引体向上

常规引体向上：2,4,6,8,10
宽握引体向上：2,4,6,8,10
窄握引体向上：2,4,6,8,10
俯身登山引体向上：2,4,6,8,10
反手引体向上：2,4,6,8,10

组合训练

	杠铃卧推				绳索下拉			
组数：	1.	2.	3.	4.	1.	2.	3.	4.
次数：	10	10	8	7	10	10	10	10
重量（千克）：	90	105	110	110	50	50	50	50

莫雷肌肉滑轮挤压法（适用于胸肌上部）

组数和次数：1.15　2.10　3.10
重量（千克）：10　10　10

我的笔记：在今天的训练安排中，新增了几类难度各异的引体向上动作，当你在做这些动作时，能充分感受到引体向上对你整个背部的发力作用，它能显著增大增强你背部的肌肉，我个人也非常享受引体向上对我肌肉的锻炼。在完成了我自己的训练安排之外，我今天还给学员上了一门私教训练课程，不过我在课上并没有大量运动，只是快走了约 1 英里而已，所以我也就没有将其记录在训练日记里。

你的训练教程

上午

下午　**训练教程** 负重训练——胸部和背部

训练时间

训练时长

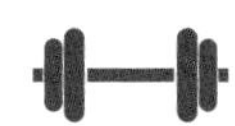

主观体力感觉评定（RPE）　/10

锻炼项目

上斜杠铃卧推

1×20 热身运动——单使用奥杆
组数和次数：1.　2.　3.　4.　5.
重量（千克）：

引体向上

常规引体向上：2,4,6,8,10
宽距引体向上：2,4,6,8,10
窄距引体向上：2,4,6,8,10
俯身登山引体向上：2,4,6,8,10
反手引体向上：2,4,6,8,10

组合训练

	杠铃卧推				绳索下拉			
组数：	1.	2.	3.	4.	1.	2.	3.	4.
次数：								
重量（千克）：								

莫雷肌肉滑轮挤压法（适用于胸肌上部）

组数和次数：1.　2.　3.
重量（千克）：

你的笔记：

训练教程 第七周 第三天

我的训练教程

上午 休息

下午 **训练教程** 心肺训练——跑步

训练时间 晚上 6:40~7:15

训练时长 35 分钟

主观体力感觉评定（RPE） 8/10

锻炼项目

跑步——4 英里
实际跑步距离：4.01 英里
耗时：32.00 分钟
平均配速：8.00 分 / 英里

我的笔记： 我今天情绪有点低落，一点儿都没有渴望运动的动力。虽然对于今天训练的主观体力感觉评定，我的打分是 8/10， 但从心理上说，10/10 应该是我内心更真实的写照。当我最终跑到终点的那一刻，我如释重负，暗自庆幸：今天的训练终于结束了。

你的训练教程

上午

下午 **训练教程** 心肺训练——跑步

训练时间

训练时长

主观体力感觉评定（RPE） /10

锻炼项目

跑步——4 英里
实际跑步距离： 英里
耗时： 分钟
平均配速： 分 / 英里

你的笔记：

训练教程 第七周 第四天

我的训练教程

上午 休息

下午 **训练教程** 负重训练——肩部和臂部

训练时间 晚上 8:00~9:25

训练时长 1 小时 25 分钟

主观体力感觉评定（RPE） 6/10

你的训练教程

上午

下午 **训练教程** 负重训练——肩部和臂部

训练时间

训练时长

主观体力感觉评定（RPE） /10

锻炼项目

杠铃推举

1×20 热身运动——单使用奥杆

组数和次数：1.10　2.10　3.10　4.10　5.10

重量（千克）：30　40　50　50　50

滑轮直立划船

组数和次数：1.10　2.10　3.10　4.10

重量（千克）：40　40　40　40

反向耸肩

组数和次数：1.10　2.10　3.10　4.10

重量（千克）：50　90　90　90

哑铃俯身侧平举（递减组训练）

组数和次数：1.10　2.10　3.10　4.10　5.10　6.10

重量（磅）：40　20　40　20　40　20

肱三头肌屈臂下压

组数和次数：1.10　2.10　3.10

重量（千克）：25　25　25

旋转屈臂上提

组数和次数：1.10　2.10　3.10

重量（磅）：40　40　40

腹部循环训练

半仰卧起坐（三种仰卧起坐为一组，每组做20个重复）

反向举腿：3×10

杠杆提腿：3×10

我的笔记：我在训练刚开始的时候状态还是挺不错的，但因为今天晚上8点才开始训练，对我来说时间已经有点太晚了，所以当临近训练末尾时，我的体能消耗特别快，最终只完成了两个臂部动作训练。对于这样的训练结果，我也很是无奈，作为加班一族的我，只能充分利用下班后的这个时间段，抓紧好好训练。

锻炼项目

杠铃推举

1×20 热身运动——单使用奥杆

组数和次数：1.　2.　3.　4.　5.

重量（千克）：

滑轮直立划船

组数和次数：1.　2.　3.　4.

重量（千克）：

反向耸肩

组数和次数：1.　2.　3.　4.

重量（千克）：

哑铃俯身侧平举（递减组训练）

组数和次数：1.　2.　3.　4.　5.　6.

重量（磅）：

肱三头肌屈臂下压

组数和次数：1.　2.　3.

重量（千克）：

旋转屈臂上提

组数和次数：1.　2.　3.

重量（磅）：

腹部循环训练

半仰卧起坐（三种仰卧起坐为一组，每组做20个重复）

反向举腿：3×

杠杆提腿：3×

你的笔记：

训练教程 第七周 第五天

我的训练教程

上午 休息

下午 **训练教程** 体能训练——下半身

训练时间 晚上 6:00~6:35

训练时长 35 分钟

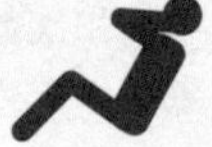

主观体力感觉评定（RPE） 7/10

锻炼项目

引体向上、俯卧撑和仰卧起坐的各组间和重复次数间都不安排休息。

蹲跳：4×15
右腿静态弓步：4×15
左腿静态弓步：4×15
提踵：4×15
障碍跳：4×15
蛙跳：4×15
反向举腿：3×20
半仰卧起坐：3×20
标准仰卧起坐：3×20
仰卧交替手碰脚后跟：3×20

我的笔记：今天的增强型训练对锻炼腿部肌肉有非常显著的效果。不过需要注意的是，过多的增强型训练会增加锻炼受伤的风险，因此你还是需合理适度地安排训练。

你的训练教程

上午

下午 **训练教程** 体能训练——下半身

训练时间

训练时长

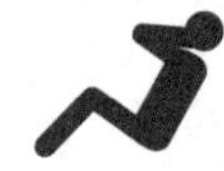

主观体力感觉评定（RPE） /10

锻炼项目

蹲跳： ×
右腿静态弓步： ×
左腿静态弓步： ×
提踵： ×
障碍跳： ×
蛙跳： ×
反向举腿： ×
半仰卧起坐： ×
标准仰卧起坐： ×
仰卧交替手碰脚后跟： ×

你的笔记：

训练教程 第七周 第六天

我的训练教程

上午 休息

下午 **训练教程** 循环训练

训练时间 晚上 7:30~8:05

训练时长 35 分钟

主观体力感觉评定（RPE） 9/10

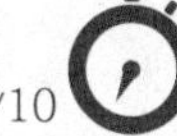

锻炼项目

每个站点的训练内容都由重量训练、垫上运动及徒手训练组成。在站点 1 完成全部训练动作后，休息一下（如果需要的话），然后再接着进入第二个站点的训练，最终依次完成全部十个站点的训练内容。每个训练动作的时长都为 1 分钟。

在重量训练上，我个人使用的是 20 千克的重量（单使用奥杆）。

1. 杠铃推举 – 标准仰卧起坐 – 下蹲后促腿
2. 深蹲 – V 形仰卧起坐 – 交替下蹲后促腿
3. 俯身划船 – 半仰卧起坐 – 开合跳
4. 直立划船 – 反向举腿 – 俯卧撑
5. 屈臂上提 – 平板支撑 – 跳跃侧转体
6. 头后三头肌屈伸 – 反向卷体 – 立卧撑
7. 宽握俯身划船 – 卷腹 – 宽距下蹲后促腿
8. 右腿静态弓步 – 仰卧交替手碰脚后跟 – 窄距俯卧撑
9. 左腿静态弓步 – 俯卧挺身 – 同手同脚跳跃
10. 提踵 – 杠杆提腿 – 宽距俯卧撑

我的笔记：经过这次循环训练，现在我感觉腿部肌肉有强烈的酸痛感，已经无法再继续做跑步或其他训练动作了。你在训练时也要注意，对每一个训练动作，都要争取在 1 分钟内完成得越快越好，等全部训练完成之后，你全身都会有非常酣畅淋漓的成就感。

你的训练教程

上午

下午 **训练教程** 循环训练

训练时间

训练时长

主观体力感觉评定（RPE） /10

你的笔记：

第七周　健康测试

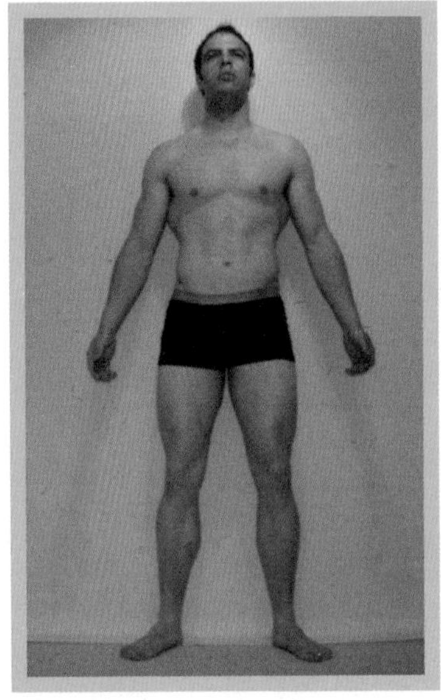
在第七周结尾期，我的个人正面照

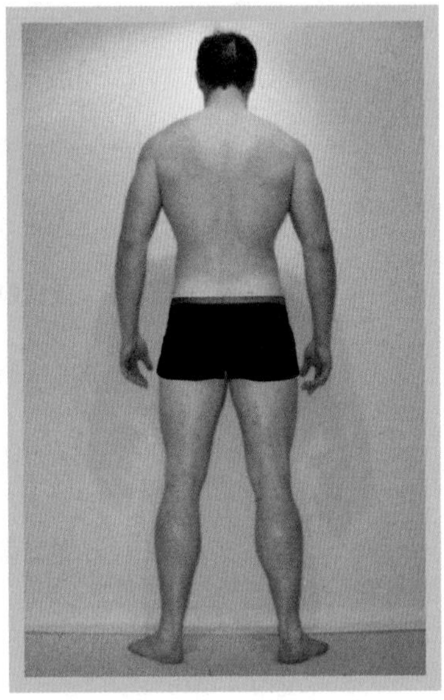
在第七周结尾期，我的个人背面照

我的第七周体检结果

体重（千克）：79
身高（厘米）：175.5
体重指数：25.6
RHR 静息心率：48
血压：145/45
体脂 (%): 13.5

身体围度测量（厘米）
颈围：38.73
胸围：104.77
臂围：右臂：37.46　左臂：37.46
腰围：80.64
臀围：83.82
大腿围：右腿：60.96　左腿：60.96
小腿围：右腿：40　　左腿：40

你的第七周体检结果

体重（千克）：
身高（厘米）：
体重指数：
RHR 静息心率：
血压：
体脂 (%):

身体围度测量（厘米）
颈围：
胸围：
臂围：　右臂：　　　　左臂：
腰围：
臀围：
大腿围：右腿：　　　　左腿：
小腿围：右腿：　　　　左腿：

第八周　营养计划 第八周

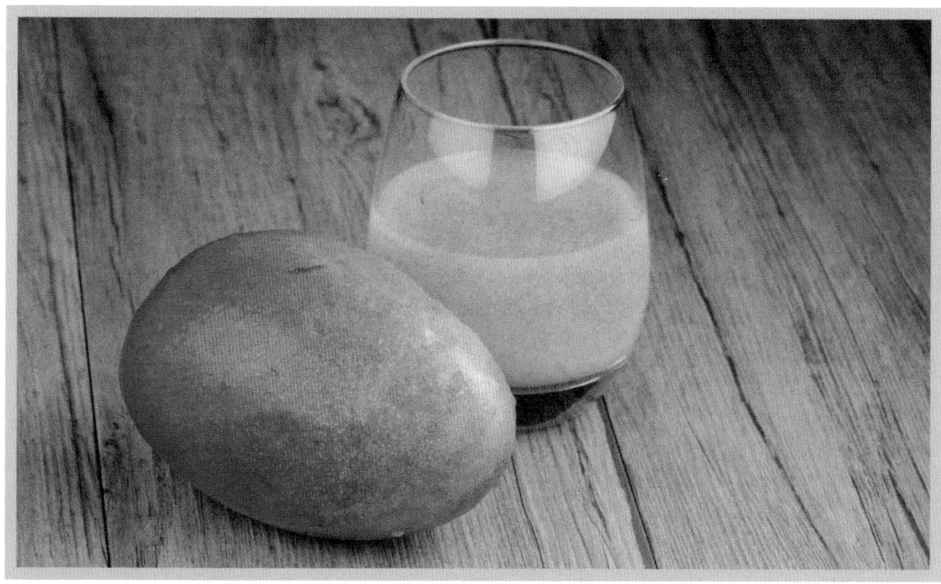

第八周 食谱概览

天	早餐	午餐	晚餐
1	新鲜水果和瓜子仁	红薯配豆类沙拉	青花鱼松子沙拉
2	水果麦片粥	金枪鱼橄榄沙拉	西蓝花炒鸡肉
3	牛奶什锦早餐麦片配鲜果	蔬菜浓汤	照烧汉堡排
4	水果奶昔 1	牛肉沙拉皮塔饼	辣椒虾仁配杏仁
5	新鲜水果和瓜子仁	青花鱼土豆沙拉	芥末鸡肉
6	煎蛋卷	烟熏三文鱼皮塔饼	大蒜三文鱼配烤时蔬
7	小麦饼干或牛奶什锦早餐麦片配鲜果	金枪鱼沙拉	羊肉砂锅

购物清单 第八周

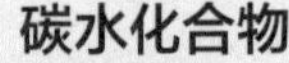
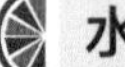

碳水化合物
杏仁 80 克
糙米 1 袋
蒸粗麦粉 1 袋
芸豆 400 克
什锦早餐麦片 240 克
松子 1 袋
新马铃薯 125 克
斑豆 400 克
燕麦片 560 克
马铃薯 12 个
葵花子 1 袋
南瓜子 1 袋
红薯 8 个
全麦皮塔饼面包或皮塔饼
黑面包 8 只
小麦饼干

乳制品与非乳制品
鸡蛋 12 只
菲达奶酪或山羊奶酪 20 克
山羊奶酪或低脂软奶酪 50 克
脱脂牛奶或豆奶、米浆、燕麦奶 880 毫升
大豆酸奶 1.7 千克

鱼类
凤尾鱼鱼片 8 片
青花鱼 4 条，去鳞去内脏
新鲜青花鱼 225 克
煮熟的对虾 800 克
三文鱼鱼片 4 片
烟熏三文鱼 1 包（四人份的用量）
金枪鱼鱼排 1.15 千克
金枪鱼罐头 4 罐

肉类
瘦牛肉馅 500 克
烤熟的牛肉 400 克
鸡胸肉 8 块
瘦火腿肉 400 克
羊腿 800 克

水果
苹果 4 个
杏 1 个
香蕉 8 根
黑莓 1 小盒
蓝莓 1 小盒
柠檬 3 个
酸橙 2 个
芒果 2 个
甜瓜 1 个
柳橙 2 个
桃子 1 个
大菠萝 1 个
树莓 1 小盒

蔬菜
牛油果 2 个
小菠菜 600 克
黑橄榄 25 克
西蓝花 75 克
樱桃小番茄 250 克
胡萝卜 3 根
芹菜杆 1 根
西葫芦 1 根
黄瓜半根
四季豆 175 克
韭葱 2 根
生菜 3 棵
嫩豌豆 50 克
洋葱 5 个
牛蒡 2 根
李子番茄 115 克
红皮洋葱 3 个
红椒 4 个
番茄 23 个
芝麻菜 100 克
红葱 1 根
青葱 10 根

香辛调味料
罗勒
桂叶 2 片
黑胡椒
小葱
香菜
孜然
生姜
大蒜头 1 个
香芹
红尖椒 2 个
迷迭香

其他
香脂醋
鸡高汤
黄酒
冷压初榨橄榄油
玉米淀粉
第戎芥末酱
生抽
花生油
红葡萄酒 60 毫升
芝麻油
酱油
红糖
罐装番茄 400 克
纯番茄汁
蔬菜高汤
白葡萄酒醋
颗粒芥末酱

小吃
水果
全麦薄脆饼干
扁面包
小碗牛奶什锦早餐麦片
酸奶或大豆酸奶
坚果（腰果、松子或少量混合坚果）
大豆坚果
瓜子（南瓜子或葵花子）

果汁饮料
果汁饮料 1 箱

食谱 第八周　第一天

早餐 新鲜水果和瓜子仁

详细做法见第 82 页。

午餐 红薯配豆类沙拉

烧熟的红薯 4 个
鸡蛋 4 个
牛油果 2 个 去核去皮
罐装芸豆 400 克
罐装斑豆 400 克
香菜一大把切碎
樱桃小番茄 250 克 对半切
小红皮洋葱 1 个切薄片

做法：

1. 将烤箱预热至 190℃（375 ℉）。
2. 将鸡蛋放水中煮 6 分半钟，煮好后，放入凉水冷却。
3. 把红薯切成小块，淋上一汤匙的橄榄油，放入烤箱烤 30 到 40 分钟。
4. 牛油果切块，连同斑豆、芸豆、烤好的红薯、洋葱、香菜和番茄都一起放入碗中。
5. 把橄榄油、酸橙汁、红尖椒和孜然一同放入小碗中均匀混合成沙拉酱。
6. 等鸡蛋稍稍冷却但仍保有余温时，剥掉蛋壳，并把蛋一切四块。
7. 最后，把做好的沙拉酱和蔬菜拌匀，沙拉表面摆上鸡蛋，即可享用美味沙拉。

晚餐 青花鱼松子沙拉

青花鱼 4 条去鳞去内脏
大蒜瓣 1 瓣去皮切片
香芹切碎 4 汤匙
青葱 4 根两头修掉并切段
松子 3 汤匙
柠檬 1 个擦成柠檬皮碎屑
按个人喜好任选沙拉一种

做法：

1. 将烤炉预热至高温，烤盘内铺上铝箔纸。
2. 将青花鱼侧面肚子剖开，塞入大蒜和香芹，之后把鱼放烤盘中。
3. 把青葱、松子和柠檬皮碎屑放小碗中拌匀，之后也把它们塞到鱼肚中。
4. 把鱼放烤炉上，每面各烤 3 到 4 分钟，烤至两面变熟即可。
5. 将青花鱼从烤炉上取下，冷却几分钟，之后就能搭配沙拉一起食用。

食谱 第八周　第二天

早餐 水果麦片粥

详细做法见第 81 页。

午餐 金枪鱼橄榄沙拉

详细做法见第 81 页。

晚餐 西蓝花炒鸡肉

去皮鸡胸肉 800 克肉切丁
西蓝花 1 颗 切成小朵
生姜，擦成姜末 1 汤匙
大蒜瓣 1 瓣捣碎
洋葱 1 个 一切四
红椒 1 个去籽切片
水 2 汤匙
黄酒 2 茶匙
酱油 1 汤匙
玉米淀粉 2 茶匙
芝麻油 1 茶匙
花生油 1 汤匙
糙米

做法：

1. 取一个小炖锅，装水煮沸后，西蓝花放锅里焯 2 分钟。之后，沥干水分并让其冷却。
2. 将水、黄酒、酱油和玉米淀粉都放入一个杯子中混合，放一边待用。
3. 接着，取一个炒锅或大煎锅，中火加热。
4. 放入芝麻油和花生油，等油锅冒烟后，立即放入生姜和大蒜，持续翻炒几秒钟。
5. 随后，立即把鸡胸肉放入锅中，翻炒 6 到 8 分钟，至鸡肉炒熟即可，盛出鸡肉，放一边待用。
6. 锅内加水煮糙米。煮饭的同时，在煎锅内放入洋葱和红椒，翻炒 5 分钟，炒至食材稍微变软即可。
7. 随后，锅内倒入焯好的西蓝花和之前调好的玉米淀粉，不断搅拌至酱汁变稠。
8. 最后，再把鸡胸肉倒入锅内彻底加热，西蓝花炒鸡肉就做好了，可搭配糙米饭一起食用。

明日午餐：
蔬菜浓汤
建议提前为明天的午餐准备好食材。

食谱 第八周　第三天

早餐 牛奶什锦早餐麦片配鲜果

详细做法见第 80 页。

午餐 蔬菜浓汤

详细做法见第 100 页。

晚餐　照烧汉堡排

瘦牛肉馅 500 克
生抽 2 汤匙
生姜去皮擦成碎屑 1 汤匙
大蒜瓣 1 瓣剁碎末
洋葱 取四分之一个，切碎
胡椒 一小撮
烤土豆 4 个切成土豆角
生菜叶
番茄 3 个切片
小红皮洋葱 1 个切片
山羊奶酪或熟奶酪 20 克每人 5 克

做法：

1. 将烤箱预热至 190℃（373 ℉）。
2. 把土豆角煮到部分变软即可。
3. 然后，将土豆角置于烤盘内，淋上初榨橄榄油。
4. 把土豆角放烤箱内烤至金黄松脆。
5. 接下来把做汉堡排所需的食材都放入碗中混合调匀成肉泥。
6. 取适量用手揉压，做成 4 到 8 个汉堡排，然后将汉堡排放到烤炉上，每一面烤 5 分钟，一面烤完后翻转再烤另一面。
7. 最后，把奶酪放在汉堡排上面，再继续烤 5 分钟，烤至奶酪融化即可。

食谱 第八周　第四天

早餐 水果奶昔 1

详细做法见第 87 页。

午餐 牛肉沙拉皮塔饼

详细做法见第 101 页。

晚餐 辣椒虾仁配杏仁

红尖椒 1 个切碎末
橄榄油 1 汤匙
洋葱 1 个切碎末
大蒜瓣 2 瓣切碎
番茄 8 个 切大块
研磨孜然粉 1 茶匙
鸡高汤 100 毫升
研磨杏仁粉 80 克
大豆酸奶或原味酸奶 150 毫升
煮熟的虾仁 800 克
酸橙 1 个
糙米以及按你个人喜好任选的蔬菜

做法：

1. 将橄榄油倒入煎锅内中火加热。
2. 放入大蒜、红尖椒、洋葱，炒软。
3. 接着，倒入番茄块和研磨孜然粉，烧 10 分钟，期间不时搅拌一下。
4. 随后，锅内倒入鸡高汤混合，然后将锅里的混合食材一起放入食品料理机中打成均匀的酱汁。
5. 把酱汁倒入大炖锅中，撒入研磨杏仁粉，小火搅拌 2 分钟。
6. 再轻轻拌入酸奶。
7. 挤出酸橙汁，拌入酱汁中。
8. 稍转大火，开始炖煮。
9. 把虾仁放入锅中回热 2 到 3 分钟，至虾仁彻底转热即可出锅装盘。
10. 搭配糙米饭和蔬菜就可一起上桌食用。

明日午餐：
青花鱼土豆沙拉
可考虑提前准备好马铃薯（隔夜冷藏）。

食谱 第八周 第五天

早餐 新鲜水果和瓜子仁

详细做法见第 82 页。

午餐 青花鱼土豆沙拉

详细做法见第 134 页。

晚餐 芥末鸡肉

橄榄油 1 汤匙
鸡胸肉 4 块肥肉剔除
大柳橙 2 个 去皮 把果瓤切分成小瓤（切瓤时流出的橙汁留着，不要扔掉）
玉米淀粉 2 茶匙
大豆酸奶或原味酸奶 150 毫升
颗粒芥末酱 1 茶匙
装饰用的香芹
粗蒸麦粉，搭配按你个人喜好任选的沙拉或蔬菜

做法：

1. 大煎锅中倒入橄榄油加热，放入鸡胸肉。
2. 用中高火将鸡胸肉两面各煎 5 分钟，煎至鸡肉酥软、不再有带血汁水流出即可。
3. 给鸡肉撒上些黑胡椒粉调味，然后从锅内盛出鸡肉，用铝箔纸盖住保温。
4. 将橙汁倒入碗中，调入玉米淀粉，搅拌成均匀的面糊。
5. 然后，将酸奶和芥末酱倒入煎锅内，不断搅拌，小火煮沸。
6. 把橙子瓤放入煎锅 ，撒上胡椒粉增添风味。
7. 把煎鸡胸肉时留下的鸡油汁同时拌入其中，酱汁就做好了，把酱汁舀到四个大餐盘中，在上面摆上鸡胸肉。
8. 最后用香芹装饰下餐盘，搭配粗蒸麦粉以及沙拉或蔬菜一起食用。

食谱 第八周　第六天

早餐 煎蛋卷

详细做法见第 88 页。

午餐 烟熏三文鱼皮塔饼

详细做法见第 80 页。

晚餐 大蒜三文鱼配烤时蔬

韭葱 2 根两头修掉并切片
小菠菜叶 500 克
三文鱼鱼片 100 克 ×4 份
橄榄油 1 汤匙
大蒜瓣 2 瓣去皮切碎末
生姜 擦成姜末 1 汤匙
柠檬 1 个榨汁
香菜 装饰用
蒸粗麦粉

做法：

1. 将烤箱预热至 200℃（400 ℉）。
2. 用小火将韭葱蒸煮 5 分钟。
3. 在烤盘内先放入菠菜叶，然后摆上韭葱，最后将三文鱼鱼片放最上面。
4. 将橄榄油、大蒜末和生姜丝放小碗中拌匀成酱料，之后用糕点刷把酱料抹在三文鱼鱼片上。
5. 盘内倒入柠檬汁后，放入烤箱烤 10 分钟。
6. 开始烧蒸粗麦粉。
7. 三文鱼鱼片烤完后从烤箱内取出，放一边冷却几分钟。
8. 最后盘内撒上香菜装饰一下，搭配蒸粗麦粉即可享用美食。

食谱 第八周 第七天

早餐小麦饼干或牛奶什锦早餐麦片配鲜果

详细做法见第 84 页。

午餐 金枪鱼沙拉

详细做法见第 131 页。

晚餐 羊肉砂锅

瘦羊腿肉 800 克 肉切丁
橄榄油 2 汤匙
洋葱 1 个切碎末
胡萝卜 1 根切小块
芹菜杆 1 根切碎块
大蒜瓣 2 瓣捣碎
红葡萄酒 60 毫升
纯番茄汁 2 汤匙
鸡高汤 450 毫升
桂叶 1 片
迷迭香小枝 2 枝
牛蒡 2 根 去皮切块
香芹碎 2 汤匙
新马铃薯

做法：

1. 将烤箱预热至 180℃（350 ℉）。
2. 取一个大炖锅，大火加热。
3. 把羊肉涂上橄榄油后，分批放入锅内，烧 5 分钟，或至羊肉烧成棕色即可。
4. 将羊肉从锅内盛出，放一边待用。
5. 锅内加入洋葱、胡萝卜、芹菜，烧 5 分钟，烧至食材变软。
6. 接着，重新将羊肉倒回锅中，另外加入大蒜、红葡萄酒和纯番茄汁，继续烧 5 分钟。
7. 加入鸡高汤、桂叶和迷迭香，并倒入足量的水使羊肉完全浸没。
8. 盖上盖子，将羊肉放入烤箱烤 1 小时。
9. 随后放入牛蒡，接着烤 40 分钟。
10. 烤完之后，撒上香芹碎，搭配马铃薯一起食用。

训练日记 第八周

第八周 训练内容概览

第一天：体能训练——上半身
第二天：负重训练——胸部和背部
第三天：负重训练——腿部
第四天：休息
第五天：循环训练；负重训练——肩部和臂部
第六天：心肺训练——骑行
第七天：休息
随机安排：肌肉拉伸

我的日记

第一天（周一）

周一又开启了新一周的工作模式，和往常一样，我出门上班。下班后，我给自己做了个肌肉按摩，犒劳一下辛勤工作的自己，而且这也能帮助改善体姿问题。

疲劳程度： 2
压力程度： 3
睡眠时间： 6 小时 45 分钟

第二天（周二）

我一直想挑战一下我个人在杠铃卧推上的最好成绩，对于今天的训练课程，我是望眼欲穿，万分期待，希望我能够有好的表现。

疲劳程度： 2
压力程度： 2
睡眠时间： 7 小时

第三天（周三）

虽然我上半身肌肉有些轻微酸痛，但我对自己还是很满意，这证明我昨晚的训练取得了良好的效果。今天因为工作加班，又加之晚上有朋友邀约，所以我都没空在家做饭吃，但我还是找了些点心来填饱肚子，然后尽力挤出空余时间完成了今天的健身课程。

疲劳程度： 3
压力程度： 1
睡眠时间： 6 小时

第四天（周四）

今天我把自己的健身房重新整理翻修了一下，下周它就将以崭新的面貌迎接我的学员的到来。从昨天训练过后，我的腿部和臀部肌肉始终处于酸痛状态，不过正所谓“痛并快乐着”，这些酸痛恰恰说明运动对我的肌肉产生了积极的影响，除了这些正常的身体症状外，其实在心理上，我最近也遭受了不少的生活压力困扰，但我会参照本书第 2 章中关于如何调节压力的内容，积极尝试心理调节，为自己舒缓压力。

疲劳程度： 5
压力程度： 3
睡眠时间： 8 小时 30 分钟

第五天（周五）

近来因为工作加班等各种原因，我已经好几天都没有吃晚饭了，生活作息的不规律使我感觉最近体型有所反弹，好像又有点复胖了。昨天晚上，我在艾莉森（Alison）家里吃了饭。今天我做了一次循环训练，希望能快速甩掉身上过剩的脂肪。

疲劳程度： 2
压力程度： 1
睡眠时间： 6 小时 45 分钟

第六天（周六）

今天我安排骑行训练，从家里骑车出发，目的地为普尔（Poole）。这是我第一次尝试这样远距离的骑行训练，但未曾想到，这次骑行完成得竟是如此艰难，绝对可称得上是一次毕生难忘的经历。在整个骑行过程中，想放弃的念头无数次地闪现在我的脑海，但凭借着我坚强的意志力，那一连串想缴械投降的念头都被我一一击败，最终我坚持了下来。当到达骑行终点时，我如释重负，内心无比骄傲，因为我终于知道：只要我下定决心，那没有什么是不可能完成的任务！

疲劳程度： 3
压力程度： 1
睡眠时间： 8 小时

第七天（周日）

又到了健康测试的日子，说实话，对于昨天的训练安排，我今天都有些后悔了，因为经过昨天的长途骑行，我到现在还没缓过劲来，仍然感到十分疲惫。尽管如此，我还是对测试付出了百分之百的努力，有付出就有回报，最终结果出炉，果然没有让我失望，我的体测成绩又比上一次进步不少。

疲劳程度： 4
压力程度： 3
睡眠时间： 4 小时 30 分钟

训练教程 第八周 第一天

我的训练教程

上午 休息

下午 **训练教程** 体能训练——上半身

训练时间 晚上 5:55~6:40

训练时长 55 分钟

主观体力感觉评定（RPE） 7/10

锻炼项目

在做引体向上、俯卧撑和仰卧起坐的各组间和重复次数间都不安排休息。

胸部和腹部循环训练 × 20

常规俯卧撑：×10
半仰卧起坐：×10
窄距俯卧撑：×10
杠杆提腿：×10
宽距俯卧撑：×10
卷腹：×10
总俯卧撑数：600
总仰卧起坐数：600

俯卧直臂划动：3 × 50

我的笔记：在短暂休息了一天之后，我今天重新回到健身房训练。我感觉自己精力特别旺盛，能够一口气接连不停地训练下去，自己也不由地感叹：在训练时，不能一味盲目地给自己加压锻炼，适时的劳逸结合、张弛有度才是更科学合理的训练安排，有时哪怕只是一天的休息，也能给体能带来惊人的恢复效果。

你的训练教程

上午

下午 **训练教程** 体能训练——上半身

训练时间

训练时长

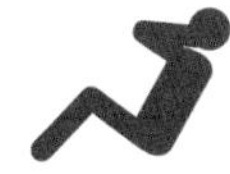

主观体力感觉评定（RPE） /10

锻炼项目

胸部和腹部循环训练 ×

常规俯卧撑： ×
半仰卧起坐： ×
窄距俯卧撑： ×
杠杆提腿： ×
宽距俯卧撑： ×
卷腹： ×
总俯卧撑数：
总仰卧起坐数：

俯卧直臂划动：3×

你的笔记：

训练教程 第八周　第二天

我的训练教程

上午　休息

下午　**训练教程** 负重训练——胸部和背部

训练时间　晚上 5:40~7:00

训练时长　1 小时 20 分钟

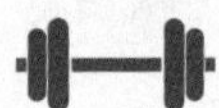

主观体力感觉评定（RPE）　7/10

锻炼项目

上斜杠铃卧推
1×20 热身运动——单使用奥杆
组数和次数：1.20　2.15　3.10　4.10　5.6　6.6
重量（千克）：40　50　80　90　110　112.5

硬拉
1×20 热身运动——单使用奥杆
组数和次数：1.10　2.10　3.10　4.10
重量（千克）：90　110　120　120

组合训练
哑铃直臂上拉　　莫雷肌肉滑轮挤压法（适用于胸肌下部）
组数和次数：1.10　2.10　3.10　1.10　2.10　3.10
重量（千克）：52.5　52.5　52.5　10　10　10

T 杠划船
组数和次数：1.10　2. 10　3. 10　4.10
重量（千克）：35　45　50　50

我的笔记：由于这几天我一直感觉体力充沛，所以我在杠铃卧推和硬拉上进行了更高难度的尝试。这次我顺利达到了本次重量训练的重量要求，这是我多年来挑战过的最大重量了。

你的训练教程

上午

下午　**训练教程** 负重训练——胸部和背部

训练时间

训练时长

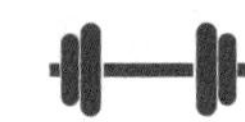

主观体力感觉评定（RPE）　/10

锻炼项目

上斜杠铃卧推
1×20 热身运动——单使用奥杆
组数和次数：1.　2.　3.　4.　5.　6.
重量（千克）：

硬拉
1×20 热身运动——单使用奥杆
组数和次数：1.　2.　3.　4.
重量（千克）：

组合训练
哑铃直臂上拉　　莫雷肌肉滑轮挤压法（适用于胸肌下部）
组数和次数：1.　2.　3.　1.　2.　3.
重量（千克）：

T 杠划船
组数和次数：1.　2.　3.　4.
重量（千克）：

你的笔记：

训练教程 第八周 第三天

我的训练教程

上午 休息

下午 **训练教程** 负重训练——腿部

训练时间 晚上 6:00~7:10

训练时长 1 小时 10 分钟

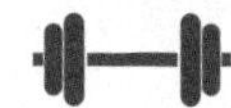

主观体力感觉评定（RPE） 6/10

锻炼项目

哑铃静态弓步
1×20 热身运动——无负重
组数和次数：1.16 2.16 3.16 4.16
重量（磅）： 55 55 55 55

挺髋蹲
组数和次数：1.10 2.10 3.10 4.10

直腿硬拉
组数和次数：1.12 2.12 3.12 4.12
重量（千克）：75 75 75 75

深蹲
1×20 热身运动——单使用奥杆
组数和次数：1.16 2.16 3.12 4.12 5.12 6.16
重量（千克）：60 80 110 110 110 60

提踵
组数和次数：1.20 2.20 3.20 4.20 5.15
重量（千克）：90 110 110 110 110

我的笔记：昨天硬拉训练之后，我能感觉到我整个后背肌肉乃至大腿腘绳肌的饱满肿胀感，今天在深蹲训练中，当做到第六组动作时，我减轻了重量，目的是使自己能够下蹲得更深，能更加充分锻炼到我的股四头肌部位。我真不喜欢深蹲运动，因为做深蹲时全身肌肉都特别疼，但另一方面，我又很享受这种挑战体能的折磨感，我对深蹲还真是到了爱恨交加的地步呀。

你的训练教程

上午

下午 **训练教程** 负重训练——腿部

训练时间

训练时长

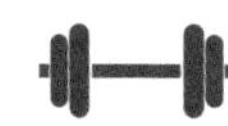

主观体力感觉评定（RPE） /10

锻炼项目

哑铃静态弓步
1×20 热身运动——无负重
组数和次数：1. 2. 3. 4.
重量（磅）：

挺髋蹲
组数和次数：1. 2. 3. 4.

直腿硬拉
组数和次数：1. 2. 3. 4.
重量（千克）：

深蹲
1×20 热身运动——单使用奥杆
组数和次数：1. 2. 3. 1. 2. 3.
重量（千克）：

提踵
组数和次数：1. 2. 3. 4.
重量（千克）：

你的笔记：

训练教程 第八周 第五天

我的训练教程

上午 休息

下午 **训练教程** 负重训练——肩部和臂部

训练时间 上午 10:00~11:15

训练时长 1 小时 15 分钟

主观体力感觉评定（RPE） 7/10

下午 **训练教程** 循环训练

训练时间 晚上 6:00~7:10

训练时长 1 小时 10 分钟

主观体力感觉评定（RPE） 7/10

锻炼项目

杠铃推举

1 × 20 热身运动——单使用奥杆

组数和次数：1.10 2.10 3.10 4.10 5.8

重量（千克）：30 40 50 50 55

反向耸肩

组数和次数：1.10 2.10 3.10 4.10

重量（千克）：50 90 90 100

哑铃侧平举

组数和次数：1.10 2.10 3.10

重量（磅）： 35 35 40

头后三头肌屈伸

组数和次数：1.10 2.10 3.10 4. 7

重量（千克）：25 30 35 40

集中弯举

组数和次数：1.10 2.10 3.8 4.7

重量（磅）： 40 40 40 40

你的训练教程

上午

下午 **训练教程** 负重训练——肩部和臂部

训练时间

训练时长

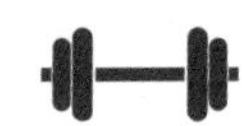

主观体力感觉评定（RPE） /10

下午 **训练教程** 循环训练

训练时间

训练时长

主观体力感觉评定（RPE） /10

锻炼项目

杠铃推举

1 × 20 热身运动——单使用奥杆

组数和次数：1. 2. 3. 4. 5.

重量（千克）：

反向耸肩

组数和次数：1. 2. 3. 4.

重量（千克）：

哑铃侧平举

组数和次数：1. 2. 3.

重量（千克）：

头后三头肌屈伸

组数和次数：1. 2. 3. 4.

重量（磅）：

集中弯举

组数和次数：1. 2. 3. 4.

重量（磅）：

组合训练

	托臂弯举			单臂下拉		
组数和次数：	1.10	2.10	3.10	1.20	2.20	3.15
重量（千克）：	30	30	30	5	5	7.5

锻炼项目

在循环训练项目中，首先以循环训练 1 开始，然后做循环训练 2 ，最后以循环训练 3 结束训练。

循环训练 1

所用动作的重量为：13 千克。每个动作时长 1 分半钟。

1. 弓步交互跳	1. 硬拉	1. 俯身哑铃侧平举
2. 蹲跳	2. 坐姿推胸	2. 上斜杠铃卧推
3. 障碍跳	3. 哑铃侧平举	3. 提踵

循环训练 2

杠铃杆重量：30 千克；哑铃重量：7 千克

每个动作重复 30 次。

1. 障碍跳
2. V 形仰卧起坐
3. 哑铃侧平举
4. 俯身哑铃侧平举
5. 杠铃杆硬拉
6. 半圆平衡球深蹲
7. 仰姿反屈伸
8. 宽距下蹲后促腿
9. 杠杆提腿
10. 杠铃杆屈臂上提
11. 左腿和右腿半圆平衡球弓步
12. 俯卧直臂划动
13. 倒立走

循环训练 3

每组动作重复 30 次。

1. 直拳
2. 半仰卧起坐
3. 连环拳
4. 侧卧腹斜肌卷腹
5. 上勾拳
6. V 形仰卧起坐
7. 平勾拳
8. 反向举腿

最后以 2 分钟的平板支撑结束训练。

组合训练

	托臂弯举			单臂下拉		
组数和次数：	1.	2.	3.	1.	2.	3.
重量（千克）：						

锻炼项目：

你的笔记：

训练教程 第八周 第六天

我的训练教程

上午 休息

下午 **训练教程** 心肺训练——骑行

训练时间 晚上 6:50~8:10

训练时长 1 小时 20 分钟

主观体力感觉评定（RPE） 10/10

锻炼项目

骑行——20 英里

实际骑行距离：20.5 英里

我的笔记：

今天我骑车从新米尔顿（New Milton）出发，到普尔去拜访我的一位朋友。我记得在三年前有一次我也是这样骑着车去看我朋友的，但在我的印象中，这一路骑行可从未像今天这般充满艰辛。今天的天气因为大风变得异常恶劣，当我沿着海岸边一路奋力蹬踏时，狂风大作，把我吹得东倒西歪，猛烈的大风一度将我顶得无法动弹。因为我的腿实在使不出力，一路上有四五次我都只能靠自身重力向前滑行。当我终于历经千辛万苦抵达朋友家后，又没有片刻休息，紧接着又走了 1 英里的路到其他朋友家拜访。当一天的奔波终于结束时，我感觉整个人都快要散架了。

你的训练教程

上午

下午 **训练教程** 心肺训练——骑行

训练时间

训练时长

主观体力感觉评定（RPE） /10

锻炼项目

骑行——20 英里

实际骑行距离： 英里

你的笔记：

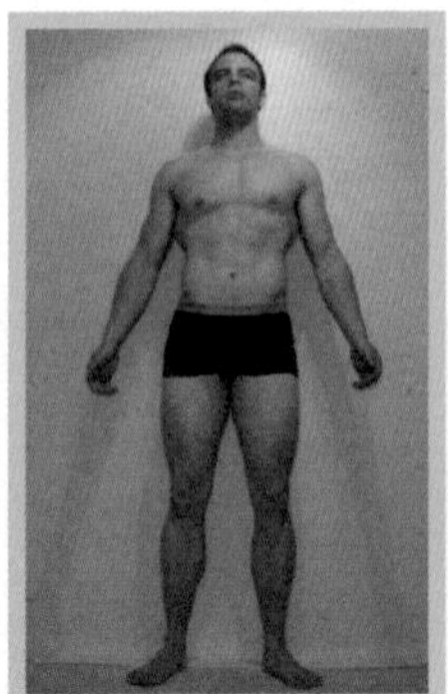

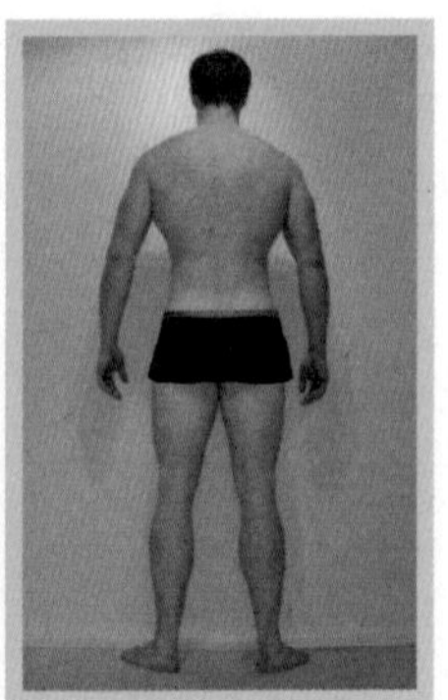

在第八周结尾期，我的个人正面照和背面照。

第八周 健康测试

我的第八周体检结果

身高体重	体重（千克）：78.5 身高（厘米）：175.5
健康测试	体重指数：25.5
	RHR 静息心率：45
	血压：138/44
	体脂 (%)：13.2
	血糖：5.1
	胆固醇：3.9
	肺功能：670
身体围度	颈围：38.73
测量(厘米)	胸围：106.04
	臂围：右臂：37.46，左臂：37.46
	腰围：79.37
	臀围：83.18
	大腿围：右腿：61.59　左腿：61.59
	小腿围：右腿：40　左腿：40
皮脂钳	肱二头肌：3
测量(毫米)	肱三头肌：6
	腰部：9
	肩胛下肌：9
	总计：27
	皮脂钳脂肪比率（%）：11.9
体能测试	折返跑测试（等级）：12.5
一分钟最大	俯卧撑：80
重复次数	半仰卧起坐：99
	深蹲：78
	仰姿反屈伸：90
	宽握引体向上：35
重量训练	深蹲：132.5
一次重复	仰卧推胸：120
最大重量	杠铃推举：64
(千克)	硬拉：132.5

你的第八周体检结果

身高体重	体重（千克）： 身高（厘米）：
健康测试	体重指数：
	RHR 静息心率：
	血压：　　/
	体脂 (%)：
	血糖：
	胆固醇：
	肺功能：
身体围度	颈围：
测量(厘米)	胸围：
	臂围：右臂：　　左臂：
	腰围：
	臀围：
	大腿围：右腿：　　左腿：
	小腿围：右腿：　　左腿：
皮脂钳	肱二头肌：
测量(毫米)	肱三头肌：
	腰部：
	肩胛下肌：
	总计：
	皮脂钳脂肪比率（%）：
体能测试	折返跑测试（等级）：
一分钟最大	俯卧撑：
重复次数	半仰卧起坐：
	深蹲：
	仰姿反屈伸：
	宽握引体向上：
重量训练	深蹲：
一次重复	仰卧推胸：
最大重量	杠铃推举：
(千克)	硬拉：

第九周　营养计划 第九周

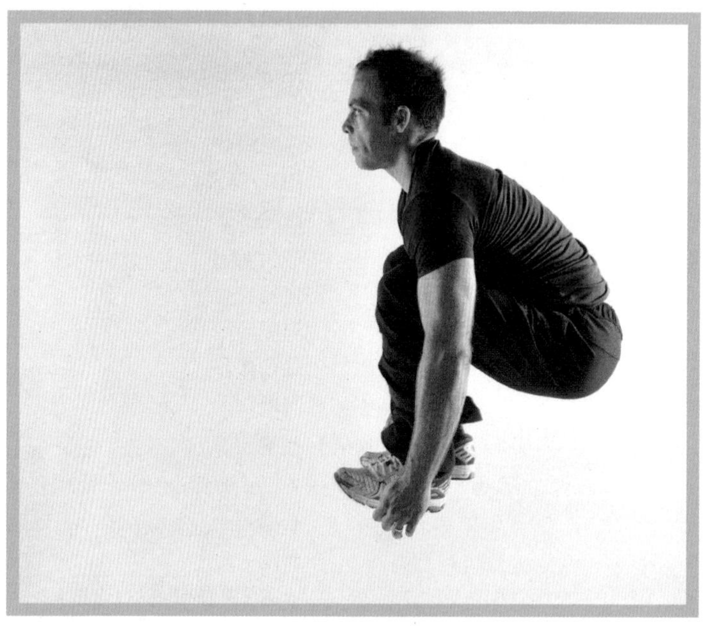

第九周 食谱概览

天	早餐	午餐	晚餐
1	新鲜水果和瓜子仁	甜菜根沙拉	椰汁安康鱼
2	水果奶昔 2	去皮黄豌豆浓汤	香菜鸡肉
3	牛奶什锦早餐麦片配鲜果	鸡蛋沙拉	卡津烤鱼
4	小麦饼干或牛奶什锦早餐麦片配鲜果	三文鱼沙拉	泰式牛肉沙拉
5	水果麦片粥	金枪鱼沙拉	香辣番茄鸡
6	煎蛋卷	奶油南瓜香菜浓汤	三文鱼配芦笋
7	水果沙拉	鸡肉沙拉皮塔饼	生姜咖喱火鸡

购物清单 第九周

碳水化合物
糙米 1 袋
燕粗麦粉 1 袋
什锦早餐麦片 260 克
燕麦片 560 克
葵花子 1 袋
南瓜子 1 袋
红薯 5 个
全麦皮塔饼面包或皮塔饼
黑面包 4 只
去皮黄豌豆 225 克
菰米 1 袋
小麦饼干

乳制品与非乳制品
鸡蛋 12 只
脱脂牛奶或豆奶、米浆、燕麦奶 2105 毫升
大豆酸奶 2 千克

鱼类
凤尾鱼片 6 片
安康鱼 450 克
虾仁 225 克
煮熟的三文鱼鱼片 4 片
三文鱼鱼排 200 克 × 4 份
金枪鱼罐头 4 罐
按个人喜好任选一条白鱼 800 克

肉类
牛臀肉 800 克
去骨鸡胸肉 500 克
鸡胸肉 8 块
瘦火腿肉 400 克
火鸡胸脯肉 400 克

水果
苹果 8 个
杏 2 个
香蕉 6 根
黑莓 1 小盒
蓝莓 1 小盒
柠檬 4 个
酸橙 2 个
甜瓜 1 个
柳橙 2 个
桃子 2 个
大菠萝 1 个
树莓 1 小盒

蔬菜
芦笋长条 16 根
牛油果 1 个
小生菜 1 棵
小菠菜 350 克
豆芽 150 克
熟甜菜根 4 个
奶油南瓜 1.4 千克
樱桃小番茄 650 克
胡萝卜 5 根
芹菜杆 2 根
西葫芦 1 根
黄瓜 1 根半
生菜 3 棵
嫩豌豆 50 克
洋葱 4 个
红皮洋葱 3 个
红椒 4 个
红皮番茄 5 个
芝麻菜 100 克
红葱 5 根
青葱 13 根
黄椒 5 个

香辛调味料
辣椒粉
小葱
香菜
香菜粉
孜然
咖喱粉
生姜
大蒜头 1 个
绿尖椒 1 个
薄荷
肉豆蔻
红辣椒粉
香芹
红尖椒 1 只
迷迭香
姜黄

其他
香脂醋
鸡高汤
苹果醋
椰奶 150 毫升
冷压初榨橄榄油
玉米淀粉
第戎芥末酱
鱼露
蜂蜜
柠檬汁 115 毫升
木串 8 根
酱油
纯番茄汁
蔬菜高汤
伍斯特辣酱油

小吃
水果
全麦薄脆饼干
扁面包
小碗牛奶什锦早餐麦片
酸奶或大豆酸奶
坚果（腰果、松子或少量混合坚果）
大豆坚果
瓜子（南瓜子或葵花子）

果汁饮料
果汁饮料 1 箱

食谱 第九周　第一天

早餐 新鲜水果和瓜子仁

详细做法见第 82 页。

午餐 甜菜根沙拉

详细做法见第 97 页。

晚餐 椰汁安康鱼

安康鱼 450 克 切成块
生的虾仁 225 克
红椒 1 个 切成块，并串在烤串上
黄椒 1 个切成块，并串在烤串上
红皮洋葱 1 个，切成块，并串在烤串上
沙拉叶
蒸粗麦粉
卤汁所用食材：
橄榄油 1 茶匙
小洋葱 半个，擦成碎屑
生姜 擦成姜末 1 茶匙
罐装椰奶 150 毫升
新鲜香菜切碎 2 汤匙

做法：

1. 首先做卤汁，将橄榄油放入大炖锅中加热，撒入生姜和洋葱，煎炒 5 分钟，炒至食材变软但颜色未发黑即可。
2. 锅内倒入椰奶，煮沸。
3. 快煮 5 分钟后，熄火，将椰奶放一边，让其彻底冷却。
4. 待椰奶变凉后，把香菜碎拌入椰奶，然后倒入一个浅盘中。
5. 轻轻地将安康鱼和虾仁也一起拌入椰奶中，盖上盖子。
6. 之后，将其放入冰箱腌制 1 到 4 小时。
7. 腌制的同时，将烤炉预热至中火。
8. 把腌制好的鱼肉和虾仁连同红皮洋葱和辣椒一起串到烤串上。
9. 接下来开始烤串，烧烤约 10 到 15 分钟，烧烤时需不停翻转烤串。
10. 最后，用烤干的椰丝装点餐盘，搭配沙拉和蒸粗麦粉一起食用即可。

明日午餐：
去皮黄豌豆浓汤
建议提前先把去皮黄豌豆用冷水浸泡一夜。

食谱 第九周　第二天

早餐 水果奶昔 2

详细做法见第 152 页。

午餐 去皮黄豌豆浓汤

去皮黄豌豆 225 克（隔夜先把去皮黄豌豆用冷水浸泡 12 小时）
蔬菜高汤 1.5 升
洋葱 1 个去皮切片
红薯 1 个去皮切块
胡萝卜 3 根 两头修掉 去皮切片
新鲜薄荷
新鲜小菠菜叶， 4 把

做法：

1. 首先将去皮黄豌豆里的水沥干。
2. 把蔬菜浓汤倒入大炖锅中煮沸，倒入去皮黄豌豆。
3. 小火炖煮 25 分钟，撇掉汤表面的浮渣泡沫。
4. 把其他蔬菜（除了菠菜）都放入锅中，再继续炖 15 到 20 分钟，炖至所有蔬菜变软后熄火，放一边待其冷却。
5. 冷却后，把浓汤倒入食品料理机或搅拌机中充分搅拌打匀。
6. 把汤重新加热，加入菠菜。最后撒上些新鲜薄荷做小装饰，即可上桌食用。

晚餐 香菜鸡肉

橄榄油 1 汤匙
去皮去骨鸡胸肉，每块 115 克 ×4 块，剔掉肥肉
玉米淀粉 1 茶匙
水 1 汤匙
大豆酸奶或原味酸奶 100 毫升
鸡高汤 175 毫升
酸橙汁 2 汤匙
大蒜瓣 2 瓣切碎末
番茄 1 个 去皮，去籽，切块
红葱 1 棵 切碎末
新鲜香菜 1 把 切碎
按你个人喜好任选的沙拉

做法：

1. 把橄榄油倒入大煎锅内，然后放入鸡胸肉，两面肉各用中火煎 5 分钟，至鸡肉彻底煎熟即可。
2. 把鸡肉盛出，并盖上盖子保温。
3. 将玉米淀粉与水混合拌匀，然后再拌入酸奶。
4. 将鸡高汤和酸橙汁倒入煎锅中，撒入大蒜和红葱。
5. 转为小火，炖上 1 到 2 分钟。之后，把番茄块倒入翻炒。
6. 不停翻炒 1 到 2 分钟，切记不要让酱汁煮沸。
7. 最后再翻炒拌入香菜。
8. 可将烧好的酱汁浇在沙拉上，用新鲜香菜装饰一下，搭配鸡胸肉一起食用。

明日午餐：
鸡蛋沙拉
建议提前煮好鸡蛋（隔夜冷藏）。

食谱 第九周　第三天

早餐 牛奶什锦早餐麦片配鲜果

详细做法见第 80 页。

午餐 鸡蛋沙拉

详细做法见第 116 页。

晚餐 卡津烤鱼

豆奶或脱脂奶 225 毫升
白鱼鱼片（如鲷鱼、牙鳕、鲬鱼等）800 克
橄榄油 2 汤匙
大豆酸奶或原味酸奶 400 克
黄瓜半条切薄片
按你个人喜好任选的沙拉
调味料：
红辣椒粉 1 汤匙
研磨孜然粉 2 茶匙
辣椒粉 1 茶匙

做法：

1. 将烤箱预热至 200℃（400 ℉）。
2. 在烤盘内铺上烘焙纸。
3. 把牛奶倒入小碗中，再把所有调味料倒入另一个小碗中拌匀。
4. 把鱼片放牛奶中蘸一下，然后放调味料里滚一下。
5. 取一个大煎锅，锅内倒入橄榄油大火加热，然后把鱼片分批放入快煎一下，每一面各煎 2 分钟，煎至鱼片金黄即可。注意在煎鱼时，每次放的鱼不要太多，否则鱼片黏在一起不容易煎透。
6. 接着，把鱼片放到烤盘中，烘烤 5 分钟。
7. 把大豆酸奶或原味酸奶与黄瓜调匀，做成沙拉酱。
8. 最后，在沙拉上浇上沙拉酱，搭配烤鱼一起享用即可。

食谱 第九周　第四天

早餐 小麦饼干或牛奶什锦早餐麦片配鲜果

详细做法见第 84 页。

午餐 三文鱼沙拉

详细做法见第 118 页。

晚餐 泰式牛肉沙拉

瘦牛臀肉 800 克
橄榄油 1 汤匙
沙拉所用食材：
菠菜叶 100 克
红椒 1 个去籽切薄片
豆芽 150 克
青葱 4 根切细段
新鲜香菜 125 克
薄荷 切碎 2 汤匙
沙拉酱所用食材：
酸橙汁 2 汤匙
鱼露 1 汤匙
酱油 1 汤匙
大蒜瓣 1 瓣捣碎
红尖椒 1 个去籽切片

做法：

1. 将烤炉预热至高火。
2. 把橄榄油抹在牛肉上，放烤炉上每一面各烤 3 到 4 分钟，或者烤至你个人喜欢的熟度即可。
3. 之后将牛肉从烤炉上取下，包裹上铝箔纸，让其静置 5 分钟。
4. 与此同时，把做沙拉酱所用的食材都放入小碗中均匀混合。
5. 顺着牛肉纹理，把牛肉切成细条。把牛肉条和其他沙拉食材一起放入大碗中。
6. 把调好的沙拉酱浇在沙拉上，轻轻拌一下，就能马上食用了。

明日午餐：
金枪鱼沙拉
为了明天的午餐，建议提前准备好红薯。

食谱 第九周 第五天

早餐 水果麦片粥

详细做法见第 81 页。

午餐 金枪鱼沙拉

详细做法见第 131 页。

晚餐 香辣番茄鸡

去骨鸡胸肉 500 克 肉切丁
纯番茄汁 3 汤匙
蜂蜜 2 汤匙
伍斯特辣酱油 2 汤匙
迷迭香 切碎 1 汤匙
樱桃小番茄 250 克
木串 8 根
按你个人喜好任选的沙拉

做法：

1. 把番茄酱、蜂蜜、伍斯特辣酱油和迷迭香同时放入碗中调和拌匀。
2. 放入鸡丁肉，使酱汁均匀包裹鸡肉。
3. 把烤炉预热至中火。
4. 把鸡肉和樱桃小番茄串到木串子上，然后放烤架上烤。
5. 再把蜂蜜酱汁舀在鸡肉烤串上，烤 8 到 10 分钟，期间注意不断翻转烤串，至鸡肉彻底烤熟为止。
6. 烤好后，就可以搭配你喜欢的沙拉一起食用了。

食谱 第九周　第六天

早餐 煎蛋卷

详细做法见第 88 页。

午餐 奶油南瓜香菜浓汤

详细做法见第 88 页。

晚餐 三文鱼配芦笋

奶油南瓜 400 克 去皮切成厚片
橄榄油 1 汤匙
三文鱼鱼片 200 克 ×4 份
芦笋头 16 个
开胃小菜所用食材：
新鲜香芹 1 大把
凤尾鱼鱼片 6 片
柠檬 2 个 皮擦成碎屑
柠檬汁 115 毫升
橄榄油 60 毫升

做法：

1. 首先做开胃小菜，把所有开胃小菜用到的食材（除了橄榄油）都放入食品料理机中，稍稍打散。
2. 之后，把橄榄油倒入，调成一个厚厚的面糊。
3. 把烤箱预热至 180℃（350 ℉）。
4. 碗里放入奶油南瓜片，表面均匀浇上半汤匙的橄榄油。
5. 把奶油南瓜片移至烤盘内，烤 20 分钟，烤到变软即可。
6. 在烤南瓜的同时，把烤炉开到高火，将余下的橄榄油抹在三文鱼鱼片上。
7. 把三文鱼放到烤炉上，每一面各烤 4 分钟。
8. 烤好后，从烤炉上取下，盖上盖子，放一边待用。
9. 取一个炖锅装水煮沸，放入芦笋头，焯 2 分钟，再把水倒掉。
10. 把三文鱼、芦笋和奶油南瓜片装入餐盘，即可上桌食用。

食谱 第九周　第七天

早餐 水果沙拉

详细做法见第 85 页。

午餐 鸡肉沙拉皮塔饼

详细做法见第 120 页。

晚餐 生姜咖喱火鸡

火鸡肉片 400 克
橄榄油半汤匙
洋葱 1 个切片
绿尖椒 1 个切薄片
生姜 取 12 厘米厚一块，去皮切片
大蒜瓣 1 瓣去皮切碎
咖喱粉 3 茶匙
鸡高汤或蔬菜高汤 300 毫升
糙米或菰米 300 克
香菜一大把
大豆酸奶或原味酸奶 5 汤匙

做法：

1. 把橄榄油加热，锅内放入洋葱、生姜、辣椒和大蒜。用中火炒 10 分钟。
2. 把火鸡肉切成小片，和咖喱粉一起放入锅中，炒 5 分钟。
3. 随后，锅内倒入高汤，煮沸后转小火慢炖 15 分钟。
4. 接下来，用中火煮米 15 到 20 分钟，煮至米饭变熟即可。
5. 最后，把酸奶和香菜碎一起拌入炖好的咖喱火鸡肉中，搭配米饭一起食用。

明日午餐：
奶油南瓜香菜浓汤
建议提前准备好午餐所用食材（隔夜冷藏）。

训练日记 第九周

第九周 训练内容概览

第一天：负重训练——胸部和背部
第二天：心肺训练——跑步
第三天：负重训练——肩部和臂部
第四天：心肺训练——跑步；重量训练——腿部
第五天：负重训练——胸部和背部；体能训练——上半身
第六天：心肺训练——步行
第七天：休息
随机安排：肌肉拉伸

我的日记

第一天（周一）

我今天早上原本是要安排训练的，只怪自己睡得太香，没能按时起床，所以不得不临时取消计划，改在今天傍晚训练。等我踏进健身房的那一刻，其实我还没有找到那种摩拳擦掌、跃跃欲试的训练动力，但一旦开始训练之后，我似乎逐渐找回了运动的感觉，随着一个个健身项目接连进行，我已经充分掌握了训练的节奏，感觉整个身体有如满血复活一般充满了力量。

疲劳程度：3
压力程度：2
睡眠时间：7 小时 45 分钟

第二天（周二）

今天是马不停蹄、非常忙碌的一天，我不光要驱车送我的家人去机场，而且还有许多工作任务要等着完成。

疲劳程度：4
压力程度：2
睡眠时间：8 小时 30 分钟

第三天（周三）

又能休息一天啦，感觉真开心。整个教程进行到现在已经有一段时间了，总体来说，我觉得自己表现还算不错，特别是在营养计划上，我都严于律己，严格遵照食谱要求饮食。但是，今晚，在训练结束后，我和艾莉森（Alison）破戒享受了一顿美味大餐，餐后的甜点，居然还有不含奶的冰激凌，真是让我惊喜不已，一想到它就垂涎三尺。要知道一提到解馋的零食，冰激凌永远是我抵挡不住的诱惑。

疲劳程度：3
压力程度：2
睡眠时间：8 小时

第四天（周四）

今天我在健身房锻炼得非常尽兴，特别享受今天的训练过程。但不知为何，我今天蹬腿时似乎有些用力过猛，肌肉有些疼痛，所以训练完之后，我给自己做了按摩，帮助缓解腿部肌肉紧张，这样的话，到第二天也不会感觉自己的腿特别酸痛难忍。

疲劳程度：2
压力程度：2
睡眠时间：7 小时 45 分钟

第五天（周五）

又是一个在健身房努力拼搏、挥汗如雨的日子，这次训练过后，我感觉是时候给自己的身体放一个假，让它好好休整几天，待下次重新恢复训练时，我的体格肯定能比之前更加强健。

疲劳程度：2
压力程度：2
睡眠时间：6 小时

第六天（周六）

今天我和我的朋友一起去波倍克半岛（Isle of Purbecks）参加了 15 英里（24.14 千米）的步行训练。在步行时，我不知不觉地就沉浸于山水美景间，让我抛却了一时的琐事烦恼，和大自然融为一体，我喜欢这样的步行训练，它带给我的是身心的双重享受。

疲劳程度：2
压力程度：0
睡眠时间：6 小时

第七天（周日）

昨天一路长途步行，导致我全身酸痛，今天真应该好好休息一下。我给自己做了一次肌肉按摩，按摩之后，肌肉酸痛有所缓解，而且我感觉自己的肌肉线条也更加有型了。

疲劳程度：3
压力程度：2
睡眠时间：5 小时

训练教程 第九周 第一天

我的训练教程

上午 休息

下午 **训练教程** 负重训练——胸部和背部锻炼

训练时间 晚上 6:30~8:00

训练时长 1 小时 30 分钟

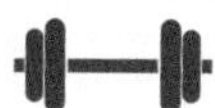

主观体力感觉评定（RPE） 5/10

锻炼项目

上斜杠铃卧推

1×20 热身运动——单使用奥杆

组数和次数：1.15 2.15 3.10 4.10 5.10 6.6

重量（千克）：40 70 90 90 100 100

组合训练

	仰卧飞鸟				滑轮低拉			
组数：	1.	2.	3.	4.	1.	2.	3.	4.
次数：	10	10	10	10	10	10	10	10
重量（千克）：	52.5	52.5	52.5	52.5	60	80	80	80

引体向上

常规引体向上：2,4,6,8,10

窄握引体向上：2,4,6,8,10

宽握引体向上：2,4,6,8,10

反手引体向上：2,4,6,8,10

俯身登山引体向上：2,4,6,8,10

莫雷肌肉滑轮挤压法（适用于胸肌上部）——递减组训练

组数和次数：1.10 1.10 2.10 2.10 3.10 3.10

重量（磅）： 25 15 25 15 25 15

绳索下拉

组数和次数：1.10 2. 10 3. 10 4.10

重量（千克）：15 17.5 17.5 17.5

你的训练教程

上午

下午 **训练教程** 负重训练——胸部和背部锻炼

训练时间

训练时长

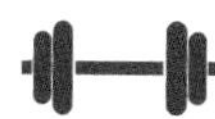

主观体力感觉评定（RPE） /10

锻炼项目

上斜杠铃卧推

1×20 热身运动——单使用奥杆

组数和次数：1. 2. 3. 4. 5. 6.

重量（千克）：

组合训练

	仰卧飞鸟				滑轮低拉			
组数：	1.	2.	3.	4.	1.	2.	3.	4.
次数：								
重量（千克）：								

引体向上

常规引体向上：

窄握引体向上：

宽握引体向上：

反手引体向上：

俯身登山引体向上：

莫雷肌肉滑轮挤压法（适用于胸肌上部）——递减组训练

组数和次数：1. 2. 3. 1. 2. 3.

重量（磅）：

绳索下拉

组数和次数：1. 2. 3. 4.

重量（千克）：

半仰卧起坐：　X100

我的笔记：这次我一口气做完了 100 个半仰卧起坐，在训练开始前，我就觉得这个挑战难度太高，对全部做完并没有把握。但随着一个个动作项目的进行，我的状态也慢慢适应，渐入佳境，最后竟然非常顺利地完成了。今天整体训练时间较长，但渐进的训练节奏使我在做上斜杠铃卧推动作时，成功达到了我个人有史以来最大的推举重量。

半仰卧起坐：　X

你的笔记：

训练教程 第九周　第二天

我的训练教程

上午　休息

下午　**训练教程** 心肺训练——跑步

训练时间　晚上 5:00~6:05

训练时长　1 小时 5 分钟

主观体力感觉评定（RPE） 7/10

锻炼项目

跑步——8 英里

实际跑步距离：8.00 英里

耗时：1 小时 2 分钟

平均配速：7.45 分 / 英里

我的笔记：今天虽然天气不太好，又是刮风又是下雨的，但是我仍然很享受在雨中的跑步训练。当我出门时，风一路推着我往前跑，等我折返回家时，风又挡着我前行。在前 5 英里的跑步过程中，我的体力还比较充沛，但在接下来的 0.5 英里的路程中，我的体力有明显下降。尽管如此，我仍咬牙克服了这段体能疲劳期，等挨过了这段最艰难的阶段后，之后就感觉越跑越顺、风雨无阻了。

你的训练教程

上午

下午　**训练教程** 心肺训练——跑步

训练时间

训练时长

主观体力感觉评定（RPE） /10

锻炼项目

跑步——8 英里

时间距离：　英里

耗时：　分钟

平均配速：　分 / 英里

你的笔记：

训练教程 第九周 第三天

我的训练教程

上午 休息

下午 **训练教程** 负重训练——肩部和臂部

训练时间 下午 1:50~3:00

训练时长 1 小时 10 分钟

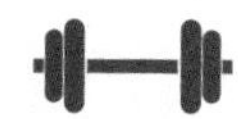

主观体力感觉评定（RPE） 8/10

锻炼项目

杠铃推举
1×20 热身运动——单使用奥杆
组数和次数：1.10 2.10 3.8 4.6 5.6
重量（千克）：30 50 55 55 55

杠铃直立划船
组数和次数：1.9 2.8 3.7 4.8
重量（千克）：55 55 55 55

奥杆屈臂上提
组数和次数：1.7 2.6 3.6 4.6
重量（千克）：50 50 50 50

滑轮侧平举
组数和次数：1.10 2.10 3.10
重量（千克）：5 5 5

哑铃俯身侧平举（递减组训练）
组数和次数: 1.10 2.10 3.10 4. 10 5.10 6.10
重量（磅）：40 20 40 20 40 20

单臂滑轮下拉
组数和次数：1.10 2.10 3.9
重量（千克）：10 10 10

肱三头肌屈臂下压
组数和次数：1.10 2.10 3.9
重量（千克）：27.5 27.5 27.5

你的训练教程

上午

下午 **训练教程** 负重训练——肩部和臂部

训练时间

训练时长

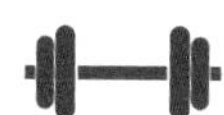

主观体力感觉评定（RPE） /10

锻炼项目

杠铃推举
1×20 热身运动——单使用奥杆
组数和次数：1. 2. 3. 4. 5.
重量（千克）：

杠铃直立划船
组数和次数：1. 2. 3. 4.
重量（千克）：

奥杆屈臂上提
组数和次数：1. 2. 3. 4.
重量（千克）：

滑轮侧平举
组数和次数：1. 2. 3.
重量（千克）：

哑铃俯身侧平举（递减组训练）
组数和次数：1. 2. 3. 4. 5. 6.
重量（磅）：

单臂滑轮下拉
组数和次数：1. 2. 3.
重量（千克）：

肱三头肌屈臂下压
组数和次数：1. 2. 3.
重量（千克）：

旋转屈臂上提

（递减组训练 - 第一组到第五组间不安排休息）

组数和次数：1.12 2.10 3.12 4. 15 5.15

重量（磅）： 55 35 20 10 5

我的笔记：

非常遗憾，这次旋转屈臂上提的所有组次动作都未能顺利完成。虽然这次的课程安排都是专门针对臂部训练的，我也觉得这些动作对手臂确实有效果，但不知为何，我就是无法让我的肩部进一步发力。

旋转屈臂上提

（递减组训练 - 第一组到第五组间不安排休息）

组数和次数：1. 2. 3. 4. 5.

重量（磅）：

你的笔记：

训练教程 第九周　第四天

我的训练教程

上午　休息

下午　**训练教程** 心肺训练——跑步

训练时间　下午 5:40~6:02

训练时长　22 分钟

主观体力感觉评定（RPE）　9/10

下午　**训练教程** 负重训练——腿部

训练时间　晚上 6:05~7:24

训练时长　1 小时 19 分钟

主观体力感觉评定（RPE）　8/10

你的训练教程

上午

下午　**训练教程** 心肺训练——跑步

训练时间

训练时长

主观体力感觉评定（RPE）　/10

下午　**训练教程** 负重训练——腿部

训练时间

训练时长

主观体力感觉评定（RPE）　/10

锻炼项目

跑步——3 英里
实际跑步距离：3.05 英里
耗时：20.52 分钟
平均配速：6.57 分 / 英里

跑步训练结束后，立即开始重量训练。

锻炼项目

重量训练（一个循环重复四次）
深蹲：×20
静态弓步：×20
蛙跳：×20
障碍跳：×20
提踵：×20

半圆平衡球深蹲（底朝上）
3×30 不负重

带杠铃深蹲
3×30，30 千克

半圆平衡球深蹲
3×30 不负重

组合训练

	臀部伸展	跪姿髋外展
组数和次数：	5×20	5×20

我的笔记：在跑步时，我全程都以最快的速度、竭尽全力往前冲，到达终点时，感觉有些反胃恶心。后来，我又一路顶着大风折返跑回了健身房，一到健身房我就立马开始了重量训练。虽然今天的教程难度对我来讲特别大，但我依然很享受训练的过程。在训练完毕后，我照例给自己的腿部做了拉伸运动，来松弛紧张的肌肉。

锻炼项目

跑步——3 英里
实际跑步距离：　　英里
耗时：　　分钟
平均配速：　　分 / 英里

锻炼项目

重量训练（一个循环重复四次）
深蹲：　×
静态弓步：　×
蛙跳：　×
障碍跳：　×
提踵：　×

半圆平衡球深蹲（底朝上）
　×　　不负重

带杠铃深蹲
　×　　，30 千克

半圆平衡球深蹲
　×　　不负重

组合训练

	臀部伸展	跪姿髋外展
组数和次数：	×	×

你的笔记：

训练教程 第九周 第五天

我的训练教程

上午 休息

下午 **训练教程** 负重训练——胸部和背部锻炼；体能训练——上半身

训练时间 晚上 6:15~7:20

训练时长 55 分钟

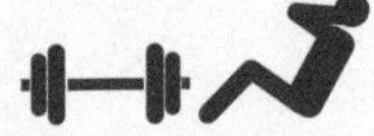

主观体力感觉评定（RPE） 7/10

锻炼项目

重量训练——胸部和背部

杠铃卧推

1×20 热身运动——单使用奥杆

组数和次数：1.20 2.15 3.10 4.10 5.10 6.8 7.6

重量（磅）： 40 50 70 90 100 110 115

俯身划船

1X20 热身运动——单使用奥杆

组数和次数：1.10 2. 15 3. 10 4.10 5.10

重量（磅）： 30 50 90 90 90

体能训练——上半身，胸部和腹部（一个循环重复 5 次）

常规俯卧撑：×15

半仰卧起坐：×15

窄距俯卧撑：×15

杠杆提腿：×15

宽距俯卧撑：×15

V 形仰卧起坐：×15

总俯卧撑数：225

总仰卧起坐数：225

俯卧直臂划动：x45

我的笔记：

我在做引体向上、仰卧起坐和俯卧撑时，各组间及各重复次数间都未安排休息。当我做完 115 千克重量级的杠铃卧推后，增肌明显，大大增强了我后续做俯卧撑的肌肉力量。

你的训练教程

上午

下午 **训练教程** 负重训练——胸部和背部锻炼；体能训练——上半身

训练时间

训练时长

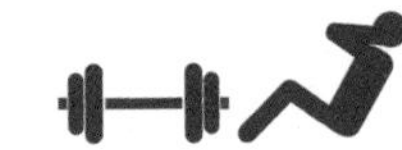

主观体力感觉评定（RPE） /10

锻炼项目

重量训练——胸部和背部

杠铃卧推

1×20 热身运动——单使用奥杆

组数和次数：1. 2. 3. 4. 5. 6. 7.

重量（磅）：

俯身划船

1×20 热身运动——单使用奥杆

组数和次数：1. 2. 3. 4. 5.

重量（磅）：

体能训练——上半身，胸部和腹部（一个循环重复 5 次）

常规俯卧撑： ×

半仰卧起坐： ×

窄距俯卧撑： ×

杠杆提腿： ×

宽距俯卧撑： ×

V 形仰卧起坐： ×

总俯卧撑数：

总仰卧起坐数：

俯卧直臂划动： ×

你的笔记：

训练教程 第九周　第六天

我的训练教程

上午　休息

下午　**训练教程** 心肺训练——步行

训练时间　晚上 7:45~ 凌晨 1:25

训练时长　4 小时 40 分钟

主观体力感觉评定（RPE）　5/10

锻炼项目

步行——15 英里

实际步行距离：18 英里
耗时：4 小时 40 分钟
平均配速：15.55 分 / 英里

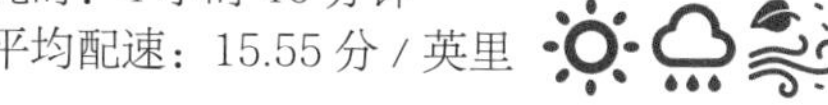

我的装备

食物：2 根香蕉　2 个苹果
1 袋大豆坚果　1 袋枸杞子
3 块火鸡胸脯肉

服装：高筒靴　户外徒步长裤
背心　训练上衣
徒步袜　防水夹克

备用衣物：凉鞋　保暖夹克或御寒上衣
手套　帽子
围巾

其他：急救小药箱　手电筒
急救绷带　地图和指南针
骑行短裤　钱
手机　口哨

我的笔记：今天我去户外进行了步行训练，我也希望你能够多出去走走，有机会的话多参加一下这类的步行项目。我这次找了我的朋友一同出发，我们俩随身配备了齐全的装备，用来应对各种可能发生的天气和状况。在刚出发走了 1 小时的路后，我们就碰上了倾盆大雨，幸好我们带足了装备，没有被弄得手忙脚乱。不过，天公还算作美，没过多时就雨止转晴，我们又迎来了阳光灿烂的好天气。

你的训练教程

上午

下午　**训练教程** 心肺训练——步行

训练时间

训练时长

主观体力感觉评定（RPE）　/10

锻炼项目

步行——15 英里

实际步行距离：　英里
耗时：　分钟
平均配速：　分 / 英里

你的装备

食物：

服装：

备用衣物：

其他：

你的笔记：

第九周 健康测试

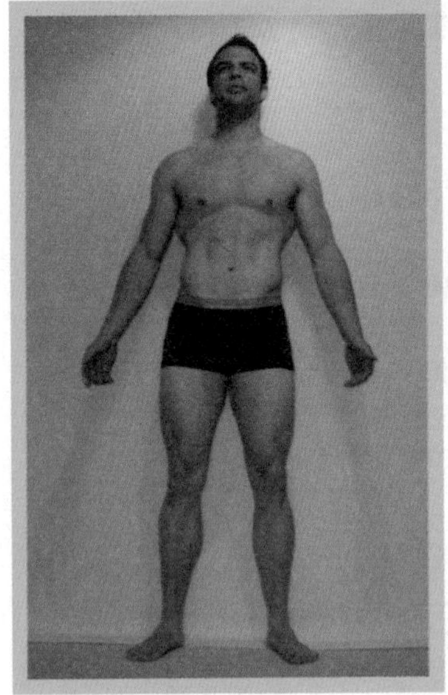
在第九周结尾期，我的个人正面照

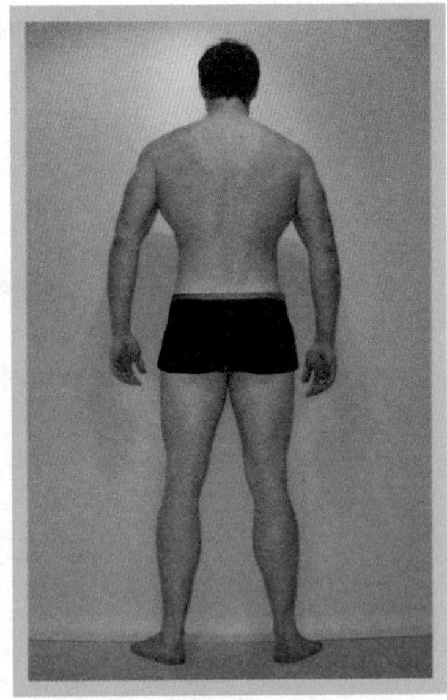
在第九周结尾期，我的个人背面照

我的第九周体检结果

体重（千克）：78.5
身高（厘米）：175.5
体重指数：25.5
RHR 静息心率：40
血压：135/46
体脂 (%): 13.2

身体围度测量（厘米）
颈围：38.10
胸围：106.68
臂围：右臂：37.46 左臂：37.46
腰围：78.74
臀围：82.55
大腿围：右腿：61.59 左腿：61.59
小腿围：右腿：40 左腿：40

你的第九周体检结果

体重（千克）：
身高（厘米）：
体重指数：
RHR 静息心率：
血压：
体脂 (%):

身体围度测量（厘米）
颈围：
胸围：
臂围： 右臂： 左臂：
腰围：
臀围：
大腿围：右腿： 左腿：
小腿围：右腿： 左腿：

第十周　营养计划 第十周

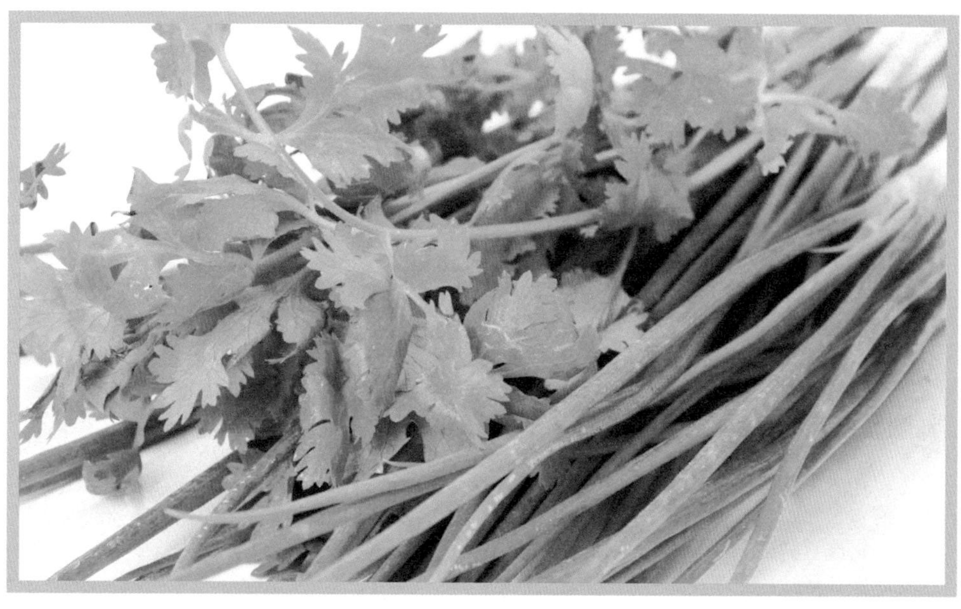

第十周 食谱概览

天	早餐	午餐	晚餐
1	水果麦片粥	奶油南瓜香菜浓汤	剑鱼西葫芦沙拉
2	水果沙拉	甜菜根沙拉	烤羊肉配时蔬
3	牛奶什锦早餐麦片配鲜果	牛肉沙拉皮塔饼	水煮口水鸡
4	小麦饼干或牛奶什锦早餐麦片配鲜果	鸡肉卷	马林鱼鱼排
5	新鲜水果和瓜子仁	金枪鱼橄榄沙拉	地中海烤时蔬配意大利乳清干酪和火鸡
6	煎蛋卷	蔬菜浓汤	酸辣安康鱼
7	水果奶昔 1	金枪鱼沙拉	大蒜羊肉

购物清单 第十周

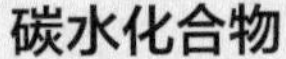

碳水化合物
糙米 1 袋
蒸粗麦粉 1 袋
什锦早餐麦片 240 克
燕麦片 560 克
葵花子 1 袋
南瓜子 1 袋
红薯 4 个
有机玉米卷饼 4 张
全麦皮塔饼面包或皮塔饼
黑面包 4 只
菰米 1 袋
小麦饼干

乳制品与非乳制品
鸡蛋 8 只
意大利乳清干酪或山羊奶酪 200 克
脱脂牛奶或豆奶、米浆、燕麦奶 680 毫升
大豆酸奶 1.5 千克

鱼类
凤尾鱼鱼片 8 片
鳕鱼 350 克
马林鱼鱼排 4 块
安康鱼 350 克
大对虾 16 只
剑鱼鱼排 200 克 × 4 份
金枪鱼鱼排 350 克
金枪鱼罐头 4 小罐

肉类
烤熟的牛肉 400 克
鸡胸肉 8 块
瘦火腿肉 400 克
去骨羊肉 350 克
羊排 800 克
火鸡胸脯肉 4 块

水果
苹果 6 个
杏 1 个
香蕉 8 根
黑莓 1 小盒
柠檬 4 个
酸橙 2 个
芒果 2 个
柳橙 2 个
桃子 1 个
大菠萝 1 个
树莓 1 小盒
西瓜 1 个

蔬菜
茄子 2 根
小胡萝卜 200 克
熟甜菜根 4 个
奶油南瓜 1 千克
黑橄榄 24 个
胡萝卜 4 根
芹菜杆 8 根
西葫芦 8 根
黄瓜 1 根
四季豆 175 克
青豆 200 克
青椒 1 个
生菜 2 棵
嫩豌豆 50 克
洋葱 6 个
豌豆 200 克
红皮洋葱 4 个
红椒 4 个
红皮番茄 22 个
小李子番茄 115 克
芝麻菜 100 克
红葱 4 根
青葱 10 根
黄椒 2 个

香辛调味料
罗勒
黑胡椒
辣椒粉
小葱
肉桂枝
孜然
生姜
大蒜头 1 个
绿尖椒 1 个
薄荷
肉豆蔻
牛至
红辣椒粉
香芹
迷迭香
龙蒿叶
百里香 4 小枝
姜黄

其他
杏干 150 克
香脂醋
鸡高汤
黄酒
冷压初榨橄榄油
第戎芥末酱
鱼高汤
蜂蜜
生抽
中筋面粉
酱油
红糖
塔巴斯科辣椒酱
罐装番茄 400 克
蔬菜高汤

小吃
水果
全麦薄脆饼干
扁面包
小碗牛奶什锦早餐麦片
酸奶或大豆酸奶
坚果（腰果、松子或少量混合坚果）
大豆坚果
瓜子（南瓜子或葵花子）

果汁饮料
果汁饮料 1 箱

食谱 第十周　第一天

早餐 水果麦片粥

详细做法见第 81 页。

午餐 奶油南瓜香菜浓汤

详细做法见第 88 页。

晚餐 剑鱼西葫芦沙拉

剑鱼鱼排 200 克 ×4 份
橄榄油 1 汤匙
柠檬角
新鲜香芹 切碎 2 汤匙
蒸粗麦粉
沙拉所用食材：
橄榄油 2 茶匙
柠檬汁 2 汤匙
红皮洋葱半个 切薄片
橄榄 12 个（任选）
小西葫芦 3 根

做法：

1. 首先做沙拉，将橄榄油、柠檬汁、洋葱和橄榄同时放入碗中混合拌匀。
2. 把西葫芦放锅内蒸软。
3. 之后把西葫芦拌入沙拉中，使表面均匀包裹上沙拉汁。
4. 开始煮蒸粗麦粉。
5. 将不粘锅中火加热，鱼排表面刷上橄榄油后，放入不粘锅中，两面各煎 2 分钟。
6. 将香芹碎拌入西葫芦沙拉中，充分搅拌后，舀出盛到餐盘中。
7. 把剑鱼鱼排摆在沙拉上面，装点上柠檬角，搭配蒸粗麦粉一起食用。

食谱 第十周　第二天

早餐 水果沙拉　*详细做法见第 85 页。*

午餐 甜菜根沙拉　*详细做法见第 97 页。*

晚餐 烤羊肉配时蔬

橄榄油 1 汤匙
百里香 4 小枝 切碎
龙嵩叶切碎 1 汤匙
香芹切碎 1 汤匙
大蒜瓣 1 瓣
羊肋骨肉 800 克（每人 200 克）肥肉剔除
柠檬 1 个 柠檬皮擦成碎屑
小胡萝卜 200 克
青豆 200 克
豌豆 200 克

做法：

1. 将烤箱预热至 200℃（400 ℉）。
2. 把半汤匙橄榄油、香料、大蒜和柠檬皮屑一起放入碗中拌匀。
3. 取一个大煎锅高火加热。
4. 把余下的橄榄油都刷在羊肉表面，放入锅中，两面封煎至金黄色。
5. 煎好后，把羊肉盛到烤盘中，抹上之前拌好的辛香料，随后放入烤箱中烤 25 分钟。
6. 烤完之后，将羊肉取出，在上面松松地盖一层铝箔纸，放一边静置 10 分钟。
7. 取一个大炖锅，锅内装水煮开，然后把胡萝卜放沸水里煮上 2 分钟，之后再倒入青豆和豌豆煮 4 分钟。
8. 煮好后，沥干水分，即可搭配羊肉一起食用。

食谱 第十周　第三天

早餐 牛奶什锦早餐麦片配鲜果　*详细做法见第 80 页。*

午餐 牛肉沙拉皮塔饼　*详细做法见第 101 页。*

晚餐 水煮口水鸡

生抽 2 汤匙
黄酒 1 汤匙
生姜 取 2 厘米厚的一块，切片
香菜碎 1 汤匙
青葱 6 棵 切细段
鸡高汤 1 升
去皮鸡胸肉 4 块
糙米和时蔬

做法：

1. 把生抽、黄酒、生姜、香菜、四棵青葱段和鸡高汤同时放入大炖锅中煮开。
2. 然后放入鸡胸肉，转小火慢炖 12 分钟。
3. 熄火，让鸡肉在汤里静置 5 分钟。
4. 之后，取出鸡肉切成厚片，置于餐盘中。
5. 将锅里的鸡汤浇在鸡肉上，撒上余下的青葱段。
6. 最后，搭配米饭和时蔬就能品尝鲜美的口水鸡了。

明日午餐：
鸡肉卷
为了明天的午餐，建议提前准备好鸡肉。

食谱 第十周　第四天

早餐 小麦饼干或牛奶什锦早餐麦片配鲜果

详细做法见第 84 页。

午餐 鸡肉卷

详细做法见第 113 页。

晚餐 马林鱼鱼排

马林鱼鱼排 4 块
调味料所用食材：
橄榄油 100 毫升
酸橙 2 个榨汁
大蒜瓣 1 瓣捣碎
香芹 切碎 1 汤匙
干牛至半茶匙
橄榄油 1 汤匙
大份蔬菜，种类按你个人喜好任选

做法：

1. 首先做调味料，先把 100 毫升橄榄油倒入碗中，然后倒入酸橙汁和 70 毫升的热水，慢慢搅拌混合。
2. 接着加入大蒜、香芹和牛至，搅拌均匀。
3. 把1汤匙橄榄油倒入大煎锅内高火加热。
4. 放入马林鱼鱼排，两面各煎 3 分钟。
5. 煎好后，淋上调味料，搭配蔬菜一起食用即可。

食谱 第十周　第五天

早餐 新鲜水果和瓜子仁

详细做法见第 82 页。

午餐 金枪鱼橄榄沙拉

详细做法见第 81 页。

晚餐 地中海烤时蔬配意大利乳清干酪和火鸡

红椒 1 个对半切去籽
黄椒 1 个对半切去籽
西葫芦 4 根竖着切成长条
茄子 1 根切成薄片
橄榄油 1 汤匙
大蒜瓣 1 瓣捣碎
小红皮洋葱 2 个切成薄片
李子番茄 4 个切丁
新鲜罗勒 115 克
低脂意大利乳清干酪或山羊奶酪 200 克
火鸡胸脯肉 4 块

做法：

1. 将烤箱预热至 180℃（350 ℉）。
2. 把辣椒表皮的一面朝上摆入烤盘中，淋上少许的橄榄油，放烤箱中烤 20 分钟。
3. 烤完后，将烤盘从烤箱中取出，盖上铝箔纸，让其稍微冷却。
4. 将火鸡胸脯肉切成粗条。
5. 把烤炉预热至高火。
6. 把西葫芦和茄子一同放入碗中，再倒上半汤匙橄榄油，拌一下。然后把西葫芦和茄子同时放烤炉上烤至酥软。
7. 把剩余的橄榄油倒入大的不粘锅内，高火加热。放入大蒜和洋葱炒软。
8. 随后，将所有时蔬连同番茄和罗勒一起都摆入不粘烤盘内。
9. 表面撒上意大利乳清干酪屑后，放入烤箱烤 30 分钟。
10. 把火鸡胸脯肉放烤炉上中火烤 8 到 12 分钟，至烤熟为止。期间需注意不断翻转火鸡肉。
11. 最后，将烤好的火鸡肉搭配烤时蔬和干酪，就可上桌食用了。

食谱 第十周　第六天

早餐 煎蛋卷

详细做法见第 88 页。

午餐 蔬菜浓汤

详细做法见第 100 页。

晚餐 酸辣安康鱼

大对虾 16 只剥成虾仁
银鳕鱼或黑线鳕鱼片 350 克去皮切丁
安康鱼 350 克切丁
洋葱 2 个切碎末
芹菜杆 4 根切碎块
中筋面粉 2 汤匙
鱼高汤 700 毫升
红椒 1 个去籽切片
青椒 1 个去籽切片
大番茄 2 只切块
橄榄油 1 汤匙
大蒜瓣 1 瓣捣碎
红糖半茶匙
研磨孜然粉 1 茶匙
香芹 切碎 4 汤匙
新鲜香菜 切碎 1 汤匙
塔巴斯科辣椒酱 少许
糙米或印度香米

做法：

1. 将橄榄油倒入大炖锅中，放入洋葱和芹菜杆，翻炒 5 分钟。
2. 放入大蒜，再炒 1 分钟。
3. 接着，拌入面粉、红糖和孜然粉，不断搅拌，翻炒 2 分钟。
4. 然后，再缓缓拌入鱼高汤，不断搅拌至煮沸。
5. 开始煮饭。
6. 炖锅里放入辣椒和番茄，锅盖半掩，把火候转为文火，慢炖 10 分钟。炖的时候也要不时搅拌一下。
7. 随后，把香芹、香菜和塔巴斯科辣椒酱都倒入锅内，紧接着，再缓缓拌入安康鱼丁和虾仁。
8. 食材全部放入后，合上锅盖，小火慢炖 5 分钟，炖至鱼肉彻底熟透、虾仁变色即可。
9. 出锅前，再轻轻搅拌下食材，然后盛出装盘。
10. 搭配米饭，即可一起上桌食用。

食谱 第十周　第七天

早餐 水果奶昔 1

详细做法见第 87 页。

午餐 金枪鱼沙拉

详细做法见第 131 页。

晚餐 大蒜羊肉

橄榄油 1 汤匙
洋葱 1 个切碎
去骨瘦羊肉 350 克 切丁
蔬菜高汤 600 毫升
橙子 1 个 皮擦成碎屑，肉榨汁
茄子 1 根 竖着对半切开，再切成薄片
番茄 4 个切块
未浸泡过的干杏脯 115 克
大蒜瓣 1 瓣切碎末
蜂蜜 1 茶匙
肉桂条 1 根
生姜 取 1 厘米厚一块 切成碎末
新鲜香菜 切碎 2 汤匙
糙米

做法：

1. 在大煎锅中倒入橄榄油中火加热。
2. 锅内放入洋葱和羊肉丁，不断翻炒 5 分钟，炒至羊肉呈淡褐色即可。
3. 将大蒜、蔬菜高汤、橙皮屑和橙汁、蜂蜜、肉桂条还有生姜都放入锅内煮沸。
4. 转小火，合上锅盖，慢炖 45 分钟。
5. 之后，放入茄子、番茄和杏脯。
6. 再盖上锅盖，继续炖 45 分钟，或炖至羊肉酥软为止。
7. 最后拌入香菜，再撒上黑胡椒增添风味。
8. 搭配糙米饭，即可上桌食用。

明日午餐：
鸡肉沙拉皮塔饼
建议提前准备好鸡肉。

训练日记 第十周

第十周 训练内容概览

第一天：负重训练——胸部和背部
第二天：心肺训练——骑行；心肺训练——骑行；负重训练——肩部和臂部
第三天：心肺训练——骑行；心肺训练——骑行；骑行体能训练——锻炼全身肌肉
第四天：休息
第五天：心肺训练——跑步；负重训练——胸部和背部
第六天：心肺训练——跑步
第七天：休息
随机安排：肌肉拉伸

我的日记

第一天（周一）

今天又是个稀松平常的日子，我像往常一样到健身房锻炼，不过，在做第一项引体向上动作时就给了我一个大大的惊喜，我意外地发现，如今的我已经能够毫不费力地完成该组动作，并且完成质量和以往相比有大幅提高。是不是我之前几周的训练积累已经让我达到了质的飞跃？现在的我特别期待最终的体测日，我迫不及待地想要亲眼见证：在12周塑形与营养教程的指导下，我在健身塑形上取得的成果。

疲劳程度： 3
压力程度： 2
睡眠时间： 8小时

第二天（周二）

我今天训练内容以骑行为主，今天我在艾莉森（Alison）家过夜，由于从她家出发到我上班的地方路途比较近，不像从我家到公司距离那么远，所以我决定第二天一大早骑车去上班。下班后，我骑车返回了自己的家中，到家后，我给自己做了淋巴按摩，帮助缓解肌肉疲劳，恢复体能。

疲劳程度： 3
压力程度： 3
睡眠时间： 5小时30分钟

第三天（周三）

今天我从汉普郡的家中出发，骑车到普尔（Poole）上班。下班后，我约了一个朋友一起去健身，然后再骑车回到了艾莉森（Alison）家里。晚上的我，终于可以抛下繁忙的工作以及紧张的训练，优哉游哉地享受一段空闲时光。

疲劳程度： 4
压力程度： 3
睡眠时间： 5小时30分钟

第四天（周四）

因为今天没有训练安排，所以我决定好好休息一下并做个全身按摩。按摩之后，我立马感觉自己的站姿变得更加修长挺拔，腿部肌肉更加轻盈敏捷，背部肌肉也同样更舒展灵活了，这次按摩真可以说是我有史以来体验过的效果最棒的一次。

疲劳程度： 3
压力程度： 2
睡眠时间： 7小时

第五天（周五）

昨天按摩之后，我周身上下都感觉特别轻松舒畅，今天无论是重量训练还是心肺训练，我都以饱满的状态全身心地投入训练，良好的体能帮助我圆满地完成了今天的训练课程。

疲劳程度： 3
压力程度： 2
睡眠时间： 7小时30分钟

第六天（周六）

对于今天的训练安排，我一直在两个训练项目中举棋不定，到底是选10英里（16.09千米）跑步训练还是皮划艇训练呢？ 后来，我还是选择了皮划艇训练。我独自一人、耗时5小时，沿着巴顿昂塞（Barton on Sea）到普尔港（Poole Harbour）之间的海岸线完成了皮划艇训练，这次皮划艇训练给我留下了一段难以忘怀的经历。

疲劳程度： 2
压力程度： 0
睡眠时间： 7小时

第七天（周日）

虽然今天不用训练，能好好休息一天，但可笑的是我竟然全身上下都被晒伤了，皮肤变得红肿难忍，稍稍用手碰一下就感觉刺痛无比。我这才想起来，昨天皮划艇训练时忘记涂防晒霜了，这次惨痛的晒伤经历给了我一记深刻的教训，那就是下次户外训练时一定要记得提前做好防晒准备。到了傍晚，我顶着一头晒得通红的脸去朋友家参加了一次户外烧烤聚会。

疲劳程度： 3
压力程度： 1
睡眠时间： 9小时15分钟

训练教程 第十周 第一天

我的训练教程

上午 休息

下午 **训练教程** 负重训练——胸部和背部锻炼

训练时间 晚上 6:20~7:50

训练时长 1 小时 30 分钟

主观体力感觉评定（RPE） 8/10

锻炼项目

常规引体向上
1-10 和 10-1
总数：110

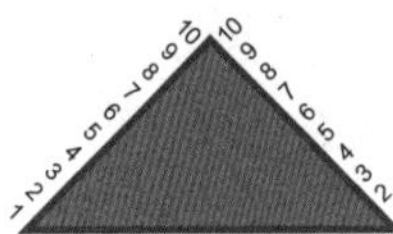

上斜仰卧飞鸟
组数和次数：1.15　2. 15　3. 10　4.10　5.9
重量（磅）：　35　45　55　55　55

哑铃平板卧推
组数和次数：1.10　2. 10　3. 9　4.9
重量（磅）：　50　60　70　70

单臂哑铃划船
组数和次数：1.15　2. 10　3.10　4.10
重量（磅）：　70　80　90　90

哑铃反向耸肩
组数和次数：1.15　2. 20　3. 20　4.20
重量（磅）：　85　85　85　85

莫雷肌肉挤压法（适用于胸肌上部）
组数和次数：1.10　2.10　3.10　4.10
重量（磅）：　30　30　30　30

你的训练教程

上午

下午 **训练教程** 负重训练——胸部和背部锻炼

训练时间

训练时长

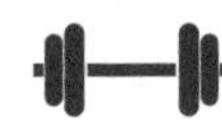

主观体力感觉评定（RPE） /10

锻炼项目

常规引体向上

总数：

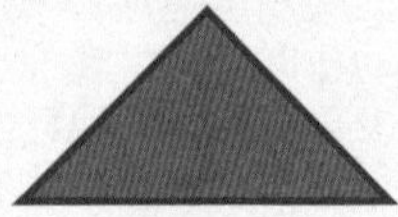

上斜仰卧飞鸟
组数和次数：1.　2.　3.　4.　5.
重量（磅）：

哑铃平板卧推
组数和次数：1.　2.　3.　4.
重量（磅）：

单臂哑铃划船
组数和次数：1.　2.　3.　4.
重量（磅）：

哑铃反向耸肩
组数和次数：1.　2.　3.　4.
重量（磅）：

莫雷肌肉挤压法（适用于胸肌上部）
组数和次数：1.　2.　3.　4.
重量（磅）：

我的笔记： 在引体向上从 10 个做到 1 个的阶段中，我给自己额外增加了 7.5 千克的负重，这样能进一步增强我背部肌肉的锻炼。

你的笔记：

训练教程 第十周 第二天

我的训练教程

上午 休息

下午 **训练教程** 心肺训练——骑行

训练时间 下午 5:11~6:13

训练时长 1 小时 2 分钟

主观体力感觉评定（RPE） 9/10

下午 **训练教程** 负重训练——肩部和臂部

训练时间 晚上 6:25~7:25

训练时长 1 小时

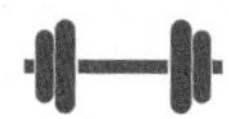

主观体力感觉评定（RPE） 8/10

锻炼项目

骑行——20 英里

实际骑行距离：19.7 英里

骑行完成后，尽量不要安排休息，马上开始重量训练。

你的训练教程

上午

下午 **训练教程** 心肺训练——骑行

训练时间

训练时长

主观体力感觉评定（RPE） /10

下午 **训练教程** 负重训练——肩部和臂部

训练时间

训练时长

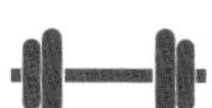

主观体力感觉评定（RPE） /10

锻炼项目

骑行——20 英里

实际骑行距离： 英里

哑铃卧推
1×20 热身运动
组数和次数：1.20 2.10 3.10 4.6 5.7
重量（磅）： 35 45 55 55 55

两手交替哑铃前平举
组数和次数：1.10 2.8 3.10
重量（磅）： 25 25 25

肱三头肌屈臂下压（反握）
组数和次数：1.10 2.8 3.8 4.8
重量（千克）：25 25 25 25

旋转屈臂上提 -（使用可调节卧推椅）
90,75,60,45
组数和次数：1.10 2.10 3.6 4. 6
重量（磅）： 35 35 35 35

组合训练

	哑铃侧平举			哑铃俯身侧平举		
组数和次数：	1.10	2.10	3.10	1.10	2.10	3.10
重量（千克）：	25	25	25	25	25	25

组合训练

	托臂弯举			单臂下拉		
组数和次数：	1.10	2.10	3.10	1.15	2.15	3.15
重量（千克）：	35	35	35	7.5	7.5	7.5

我的笔记：今天的教程安排提高了训练难度，我希望你能够顺利完成全部的训练内容。当你能咬牙坚持到最后，就能充分体会到锻炼的效果，你的训练成就感也将油然而生。

哑铃卧推
1×20 热身运动
组数和次数：1. 2. 3. 4. 5.
重量（磅）：

两手交替哑铃前平举
组数和次数：1. 2. 3.
重量（磅）：

肱三头肌屈臂下压（反握）
组数和次数：1. 2. 3. 4.
重量（千克）：

旋转屈臂上提 -（使用可调节卧推椅）
, , ,
组数和次数：1. 2. 3. 4.
重量（磅）：

组合训练

	哑铃侧平举			哑铃俯身侧平举		
组数和次数：	1.	2.	3.	1.	2.	3.
重量（千克）：						

组合训练

	托臂弯举			单臂下拉		
组数和次数：	1.	2.	3.	1.	2.	3.
重量（千克）：						

你的笔记：

训练教程 第十周 第三天

我的训练教程

上午 **训练教程** 心肺训练——骑行

训练时间 上午 7:40~8:43

训练时长 1 小时 3 分钟

主观体力感觉评定（RPE） 8/10

下午 **训练教程** 骑行体能训练——锻炼全身肌肉

训练时间 下午 7:00~7:50

训练时长 50 分钟

主观体力感觉评定（RPE） 7/10

锻炼项目

骑行——20 英里
实际骑行距离：19.7 英里

骑行体能训练
骑行距离：7 英里

骑行 3 英里到达站点 1

站点 1（循环训练重复 10 次）
仰姿反屈伸：×10
半仰卧起坐：×20
俯卧撑：×10
引体向上：×10

骑行 3 英里到达站点 2

你的训练教程

上午 **训练教程** 心肺训练——骑行

训练时间

训练时长

主观体力感觉评定（RPE） /10

下午 **训练教程** 骑行体能训练——锻炼全身肌肉

训练时间

训练时长

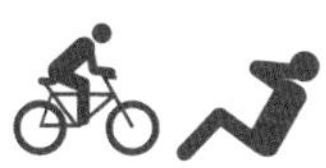

主观体力感觉评定（RPE） /10

锻炼项目

骑行——20 英里
实际骑行距离： 英里

骑行体能训练
骑行距离： 英里

骑行 3 英里到达站点 1

站点 1（循环训练重复 10 次）
仰姿反屈伸：×
半仰卧起坐：×
俯卧撑：×
引体向上：×

骑行 3 英里到达站点 2

站点 2（循环训练重复 5 次）

仰姿反屈伸：×10

半仰卧起坐：×10

宽距俯卧撑：×10

引体向上：×10

骑行 1 英里到达终点

我的笔记：在引体向上从 10 个做到 1 个的阶段中，我给自己额外增加了 7.5 千克的负重，这样能进一步增强我背部肌肉的锻炼。

站点 2（循环训练重复 5 次）

仰姿反屈伸：×

半仰卧起坐：×

宽距俯卧撑：×

引体向上：×

骑行 1 英里到达终点

你的笔记：

训练教程 第十周　第五天

我的训练教程

上午　训练教程 心肺训练——跑步

训练时间　上午 11:00~11:30

训练时长　30 分钟

主观体力感觉评定（RPE）　6/10

下午　训练教程 负重训练——胸部和背部

训练时间　晚上 6:20~8:00

训练时长　1 小时 40 分钟

主观体力感觉评定（RPE）　7/10

你的训练教程

上午　训练教程 心肺训练——跑步

训练时间

训练时长

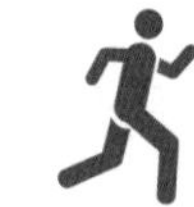

主观体力感觉评定（RPE）　/10

下午　训练教程 负重训练——胸部和背部

训练时间

训练时长

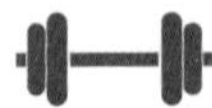

主观体力感觉评定（RPE）　/10

锻炼项目

跑步——3 英里
实际跑步距离：3.05 英里
耗时：24 分钟
平均配速：8.00 分 / 英里

上斜杠铃卧推
1×20 热身运动——单使用奥杆
组数和次数：1.10　2. 10　3.10　4.8　5.7
重量（千克）：50　70　90　100　100

下斜杠铃卧推
组数和次数：　1.10　2.10　3.6　4.6
重量（千克）：100　110　120　120

T 杠划船
组数和次数：1.10　2.10　3.10　4.10
重量（千克）：55　75　90　90

硬拉
1×20 热身运动 - 单使用奥杆
组数和次数：　1.10　2. 10　3. 10　4.8
重量（千克）：70　110　120　120

仰卧飞鸟
组数和次数：1.10　2.10　3.10
重量（磅）：　65　65　65

我的笔记：这次的健身训练是我感觉自己肌肉发力最强的一次。虽然训练难度很大，持续时间也很长，但我在保证动作不变形的前提下，努力尝试高重量级的挑战，尽量完成更多组次的重量训练。

锻炼项目

跑步——3 英里
实际跑步距离：　英里
耗时：　分钟
平均配速：　分 / 英里

上斜杠铃卧推
1×20 热身运动——单使用奥杆
组数和次数：1.　2.　3.　4.　5.
重量（千克）：

下斜杠铃卧推
组数和次数：1.　2.　3.　4.
重量（千克）：

T 杠划船
组数和次数：1.　2.　3.　4.
重量（千克）：

硬拉
1×20 热身运动 - 单使用奥杆
组数和次数：1.　2.　3.　4.
重量（千克）：

仰卧飞鸟
组数和次数：1.　2.　3.
重量（磅）：

你的笔记：

训练教程 第十周　第六天

我的训练教程

上午 / 下午　**训练教程** 心肺训练——跑步（或皮划艇训练）

训练时间　上午 11:15- 下午 4:30

训练时长　5 小时 40 分钟

主观体力感觉评定（RPE）　10/10

锻炼项目

皮划艇训练——15 英里
实际完成距离：18.25 英里
耗时：5 小时 15 分钟
平均配速：17.26 分 / 英里

我的装备

食物：2 个橙子　2 个苹果
1 袋大豆坚果　2 根玉米棒
3 条青花鱼　3 升水

服装：水牛皮保暖夹克　手套
骑行短裤　帽子
围巾　训练上衣
紧身潜水衣　救生衣

干物袋内存放的物品：凉鞋　急救小药箱
手电筒　地图
指南针　钱
手机　小推车
iPod 和扬声器　口哨

我的笔记：我想今天的皮划艇训练可以算是一次真正意义上的户外拓展运动。白天气候温度适宜，海面状况绝佳。我先来回跑了 1 英里路，赶到海边查看海面情况，在确认海面风浪条件适宜皮划艇训练之后，我立马就把所需装备全部打包，然后用小推车推着我的皮划艇步行了约 1 英里路到达出发点。在划行中，幸运的我只碰到了两次海浪，一次是在亨吉斯伯瑞头海岬（Hengistbury Head），另一次是在普尔港 (Poole Harbour)，在普尔港遭遇的那个海浪威力很大。不幸的是，虽然我出发前涂抹了带防晒指数 SPF15 的乳液，但还是被晒伤了。我把随身携带防晒霜的事忘得一干二净，真拿自己没办法。

你的训练教程

上午 / 下午　**训练教程** 心肺训练——跑步（或皮划艇训练）

训练时间

训练时长

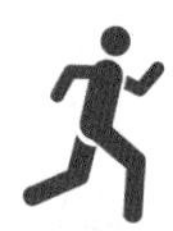

主观体力感觉评定（RPE）　/10

锻炼项目

跑步——10 英里（或者皮划艇训练——15 英里）
实际步行距离：　英里
耗时：　分钟
平均配速：　分 / 英里

你的装备

食物：

备用衣物：

其他：

你的笔记：

第十周　健康测试

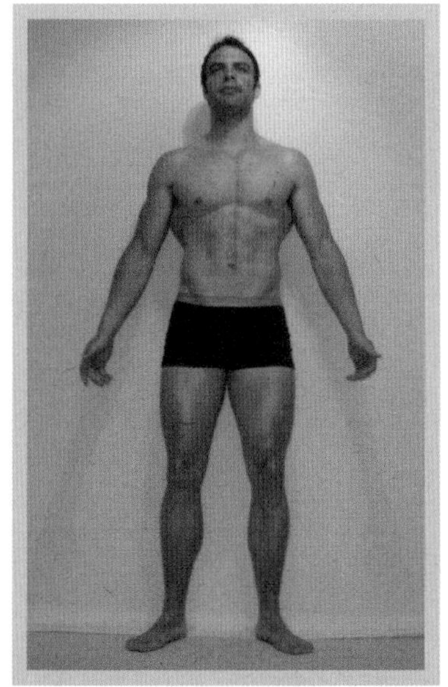
在第十周结尾期，我的个人正面照

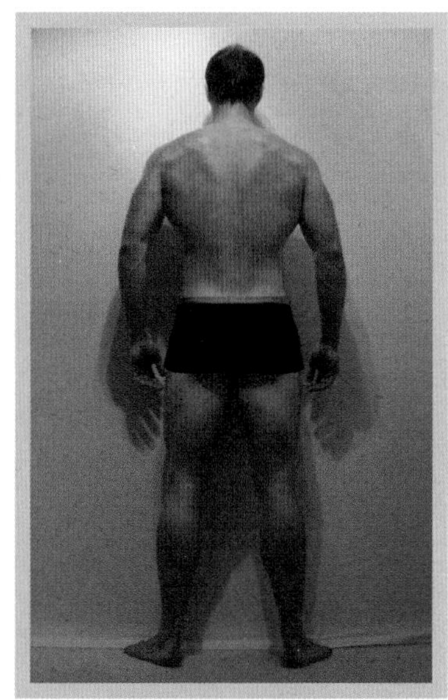
在第十周结尾期，我的个人背面照

我的第十周体检结果

体重（千克）：78.5
身高（厘米）：175.5
体重指数：25.5
RHR 静息心率：40
血压：140/45
体脂 (%)：13.1

身体围度测量（厘米）
颈围：38.10
胸围：106.68
臂围：右臂：37.46　左臂：37.46
腰围：78.74
臀围：81.91
大腿围：右腿：61.59　左腿：61.59
小腿围：右腿：40　左腿：40

你的第十周体检结果

体重（千克）：
身高（厘米）：
体重指数：
RHR 静息心率：
血压：
体脂 (%):

身体围度测量（厘米）
颈围：
胸围：
臂围：　右臂：　左臂：
腰围：
臀围：
大腿围：右腿：　左腿：
小腿围：右腿：　左腿：

第十一周　营养计划 第十一周

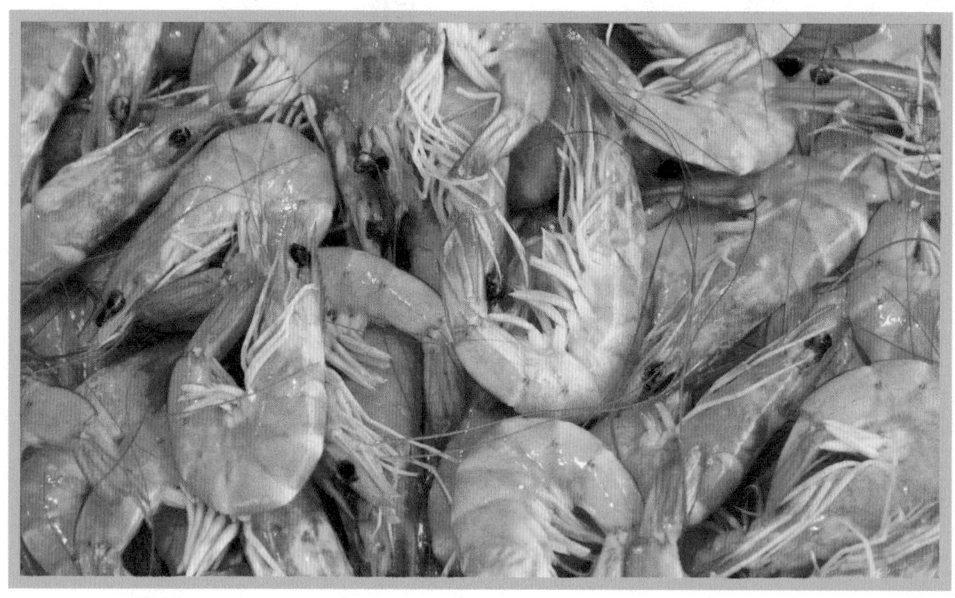

第十一周 食谱概览

天	早餐	午餐	晚餐
1	新鲜水果和瓜子仁	鸡肉沙拉皮塔饼	纸包茴香大比目鱼
2	野生菌菇炒鸡蛋	金枪鱼沙拉	薄荷烤鸡配酸橙
3	牛奶什锦早餐麦片配鲜果	去皮黄豌豆浓汤	芒果配朗姆酒鲷鱼
4	水果麦片粥	三文鱼沙拉	辣椒酿
5	水果沙拉	鸡蛋沙拉	咖喱羊肉配菠菜
6	煎蛋卷	番茄酸辣汤	匈牙利红烩牛肉
7	水果奶昔 1	鸡肉卷	辣椒虾沙拉

购物清单 第十一周

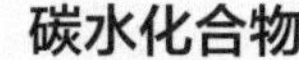

碳水化合物
燕粗麦粉 1 袋
什锦早餐麦片 240 克
燕麦片 560 克
葵花子 1 袋
南瓜子 1 袋
去皮黄豌豆 225 克
红薯 5 个
有机玉米卷饼 4 张
全麦皮塔饼面包或皮塔饼
黑面包 4 只
菰米 1 袋
小麦饼干

乳制品与非乳制品
鸡蛋 13 只
菲达奶酪或山羊奶酪 40 克
低脂新鲜奶酪 280 克
脱脂牛奶或豆奶、米浆、燕麦奶 680 毫升
大豆酸奶 2 千克

鱼类
凤尾鱼鱼片 8 片
比目鱼鱼排 4 块
大虾仁 200 克
煮熟的三文鱼鱼片 4 片
红鲷鱼 500 克
金枪鱼罐头 4 小罐

肉类
鸡胸肉 8 块
去骨鸡大腿 8 只
炖熟的瘦牛排 800 克
瘦火腿肉 400 克
瘦羊腿肉 800 克

水果
苹果 6 个
杏 2 个
香蕉 10 根
黑莓 1 小盒
柠檬 4 个
酸橙 2 个
芒果 3 个
甜瓜 1 个
柳橙 2 个
桃子 3 个
树莓 1 小盒

蔬菜
牛油果 1 个
小生菜 1 棵
小菠菜 600 克
西蓝花 125 克
小蘑菇 12 个
胡萝卜 3 根
芹菜杆 8 根
樱桃小番茄 400 克
长叶莴苣 2 棵
西葫芦 3 根
黄瓜 1 根
茴香头 1 个
青椒 2 个
韭葱 2 根
生菜 2 棵
嫩豌豆 50 克
大野生蘑菇 8 个
蘑菇 335 克
洋葱 8 个
红皮洋葱 1 个
红椒 5 个
红皮番茄 18 个
芝麻菜 100 克
青葱 10 根
番茄 750 克
黄椒 10 个

香辛调味料
罗勒
桂叶 1 片
黑胡椒
香芹籽
小豆蔻籽
小葱
肉桂粉
孜然
葛拉姆马萨拉综合辛香料
生姜
大蒜头 1 个
墨角兰
薄荷
红辣椒粉
香芹
红尖椒 2 个
百里香
姜黄

其他
香脂醋
苹果醋
冷压初榨橄榄油
第戎芥末酱
鱼高汤
蜂蜜
中筋面粉
黑朗姆酒
罐装番茄 800 克
纯番茄汁
蔬菜高汤
白葡萄酒 75 毫升

小吃
水果
全麦薄脆饼干
扁面包
小碗牛奶什锦早餐麦片
酸奶或大豆酸奶
坚果（腰果、松子或少量混合坚果）
大豆坚果
瓜子（南瓜子或葵花子）

果汁饮料
果汁饮料 1 箱

食谱 第十一周　第一天

早餐 新鲜水果和瓜子仁

详细做法见第 82 页。

午餐 鸡肉沙拉皮塔饼

详细做法见第 120 页。

晚餐 纸包茴香大比目鱼

大比目鱼鱼排 4 块（每块 175 克）
韭葱 2 根，切成细条
西葫芦 2 根，切成薄片
胡萝卜 2 根，切成薄片
茴香头 1 个，一切二，再切成细条
蘑菇 115 克切成薄片
橄榄油 4 茶匙
白葡萄酒 4 汤匙
按个人喜好任选的蔬菜

做法：

1. 将烤箱预热至 190℃（375 ℉）。
2. 分别裁下 4 段 30 厘米长的烘焙纸，平铺在料理台上。
3. 把韭葱、西葫芦、胡萝卜、茴香和蘑菇等量分摊到四张烘焙纸上。
4. 在铺好的蔬菜上面放上大比目鱼鱼排。
5. 把烘焙纸沿边缘折叠起来，但留下一边暂时不折，不用完全包住。
6. 每份鱼排上分别淋上一茶匙的橄榄油和一汤匙的白葡萄酒。
7. 最后将烘焙纸全部折叠包起来，折成一个松松的纸包裹。
8. 把纸包放入一个大烤盘中，放入烤箱烘烤 10 到 15 分钟，当看到纸包裹逐渐鼓起，鱼肉烤熟即可。
9. 将纸包移至餐盘中，搭配蔬菜即可一起食用。

明日午餐：
金枪鱼沙拉
为了明天的午餐，可提前准备好红薯。

食谱 第十一周　第二天

早餐 野生菌菇炒鸡蛋

详细做法见第 99 页。

午餐 金枪鱼沙拉

详细做法见第 131 页。

晚餐 薄荷烤鸡配酸橙

去骨瘦鸡大腿 8 只
按你个人喜好任选的沙拉
卤汁所用食材：
新鲜薄荷 切碎末 3 汤匙
蜂蜜 4 汤匙
酸橙汁 2 汤匙
沙拉酱汁所用食材：
低脂天然大豆酸奶或原味酸奶 150 克
新鲜薄荷 切碎末 1 汤匙
酸橙皮碎屑 2 茶匙

做法：

1. 把蜂蜜、薄荷和酸橙汁放在大碗中混合成卤汁。
2. 把鸡腿肉浸入卤汁中，使鸡腿肉的两面都能被卤汁均匀包裹。
3. 盖上保鲜膜，将鸡肉放入冰箱冷藏至少 30 分钟以上，如果腌制时间更久些，能更入味。
4. 把鸡腿肉从卤汁中取出，卤汁留一边待用。同时将烤炉预热至中火。
5. 把鸡腿肉放在烧烤盘上，放烤炉上烤 15 到 18 分钟，烤至鸡肉酥软熟透为止。烤鸡腿的时候要注意频繁翻面，同时也要保持卤汁充分包裹鸡肉。
6. 在烧烤的同时，将所有沙拉酱汁所用食材放碗中拌匀。
7. 最后，将烤鸡腿肉搭配沙拉一起食用即可，先前留下的卤汁还能做鸡肉蘸酱蘸着吃。

明日午餐：
去皮黄豌豆浓汤
建议提前将去皮黄豌豆放冷水中浸泡一夜。

食谱 第十一周　第三天

早餐 牛奶什锦早餐麦片配鲜果

详细做法见第 80 页。

午餐 去皮黄豌豆浓汤

详细做法见第 146 页。

晚餐 芒果配朗姆酒鲷鱼

黑朗姆酒 2 汤匙
白葡萄酒 50 毫升
生姜 切碎末 1 汤匙
大蒜瓣 1 瓣切碎末
红鲷鱼鱼片 500 克 全部切成 4 厘米长的鱼片
洋葱 1 个 切成洋葱角
橄榄油 1 汤匙
中筋面粉 2 汤匙
纯番茄汁 2 茶匙
鱼高汤 500 毫升
大番茄 2 个切大块
芒果 1 个去皮去核切大块
红椒 1 个去籽切大块
印度香米

做法：

1. 取一个非金属材质的大浅盘，将黑朗姆酒、白葡萄酒、生姜都放入其中调匀做成卤汁，把鱼片浸入腌制。
2. 将盘子包上保鲜膜，放入冰箱冷藏腌制 30 分钟。腌好后，用漏勺将鱼肉舀出，留下卤汁待用。
3. 开始煮印度香米。
4. 把橄榄油倒入大炖锅中加热，倒入洋葱角，中火翻炒 5 分钟。
5. 倒入面粉搅拌，紧接着加入纯番茄汁和红椒。
6. 然后，把鱼高汤和先前的卤汁一同缓缓倒入锅中，不断搅拌至煮沸。
7. 把火转为小火，慢炖 3 分钟。
8. 之后，把鱼片、番茄和芒果倒入锅中，合上盖子。
9. 文火慢炖 8 分钟，炖至鱼片彻底煮熟后，就可以盛出装盘，搭配印度香米一起食用了。

食谱 第十一周　第四天

早餐 水果麦片粥

详细做法见第 81 页。

午餐 三文鱼沙拉

详细做法见第 118 页。

晚餐 辣椒酿

黄椒 4 个竖着对半切开并去籽
小菠菜叶 150 克
橄榄油 1 汤匙
小洋葱 1 个切碎末
大蒜瓣 2 瓣捣碎
番茄 3 个切块
小蘑菇 12 个切片
鸡蛋 1 只打散
菲达奶酪、山羊奶酪或熟奶酪 40 克
罗勒 2 汤匙
糙米

做法：

1. 将烤箱预热至 180℃（350 ℉）。
2. 取一个中等大小的煎锅，把橄榄油倒入锅内大火加热，然后放入洋葱、大蒜、番茄、蘑菇和菠菜叶，炒 5 分钟，炒至所有食材变软即可。
3. 把锅内食材盛出装到一个大碗中，让其稍微冷却。
4. 把打散的鸡蛋和一茶匙的水同时倒入大碗中，和其他食材一起均匀搅拌。
5. 把拌匀后的食材舀到辣椒瓣里，然后在表面撒上奶酪和罗勒。
6. 把辣椒瓣摆入烤盘，置于烤箱内烘烤 15 到 20 分钟，烤至辣椒变软、奶酪转为淡棕色即可。然后，将辣椒酿取出搭配米饭一起食用。

明日午餐：
鸡蛋沙拉
建议提前准备好鸡蛋。

食谱 第十一周　第五天

早餐 水果沙拉

详细做法见第 85 页。

午餐 鸡蛋沙拉

详细做法见第 116 页。

晚餐 咖喱羊肉配菠菜

瘦羊腿肉 800 克 羊肉切成丁
橄榄油 2 汤匙
洋葱 2 个切成薄片
大蒜瓣 2 瓣
大豆酸奶或原味酸奶 115 克
罐头装碎番茄 1 罐
菠菜 250 克
新鲜香菜 一把
糙米
调味料：
小豆蔻籽 半茶匙
研磨孜然粉 1 茶匙
葛拉姆马萨拉综合辛香料 1 汤匙
姜黄 2 茶匙

做法：

1. 把橄榄油倒入大炖锅内大火加热，然后放入洋葱和大蒜。
2. 把洋葱和大蒜翻炒 5 分钟，炒至洋葱转为金黄色为止。
3. 锅内放入调味料和羊肉，均匀翻炒 6 到 8 分钟，烧至肉质转熟变色即可。
4. 接着，锅内拌入酸奶和番茄碎块。
5. 放入菠菜并倒入 225 毫升的水，把火转小，开始中火慢炖 40 分钟，炖至羊肉彻底酥软为止。
6. 最后撒入香菜搅拌一下，这道菜就烧好了。
7. 搭配米饭一起食用。

食谱 第十一周　第六天

早餐 煎蛋卷

详细做法见第 88 页。

午餐 番茄酸辣汤

详细做法见第 135 页。

晚餐 匈牙利红烩牛肉

炖熟的瘦牛排 800 克
罐头装碎番茄块 400 克
洋葱 2 个切小块
蘑菇 220 克 切片
青椒 2 个去籽切丁
低脂新鲜奶酪 280 克
西蓝花切成小朵
豌豆 125 克
糙米
辛香调味料：
桂叶 1 片
墨角兰少许
百里香少许
红辣椒粉 2 平汤匙
香芹籽四分之一平茶匙

做法：

1. 将烤箱预热至 150℃（300 ℉）。
2. 把洋葱和番茄块放入平底煎锅中炒一下，炒到洋葱变软即可。
3. 接着放入蘑菇和辣椒，继续翻炒 5 分钟。
4. 把牛排切成长条，放入烤盘内，撒上香辛调味料，并摆上之前刚炒好的蔬菜食材。
5. 盖上盖子，放入烤箱中烤 1 个半小时。
6. 把新鲜奶酪打至顺滑且无明显颗粒后，浇在烤好的食材上。
7. 之后，就可以搭配蔬菜和糙米，上桌食用。

食谱 第十一周　第七天

早餐 水果奶昔 1

详细做法见第 87 页。

午餐 鸡肉卷

详细做法见第 113 页。

晚餐 辣椒虾沙拉

生的大虾仁 200 克
新鲜香菜 一把
柠檬汁 4 茶匙
黄椒 1 个
橄榄油 1 汤匙
生姜 取 1 厘米厚一段，去皮，切成碎末
大蒜瓣 2 瓣切成碎末
沙拉所用食材：
长叶莴苣 2 棵，叶子撕碎
青葱 3 到 4 根，切细段
新鲜红尖椒 2 个，去籽切薄片
大番茄 4 个切片

做法：

1. 把长叶莴苣叶放入沙拉碗中，再加入青葱、番茄和黄椒，然后把它们拌一下。
2. 取半汤匙的橄榄油倒入大煎锅中大火加热。
3. 锅内放入生姜、大蒜、辣椒和虾仁。
4. 炒 3 分钟后，转为小火，然后把挤好的柠檬汁浇入锅内。
5. 接着，放入香菜和余下的橄榄油，继续再烧 1 分钟。
6. 然后灶头熄火，锅内撒上些黑胡椒调味。
7. 最后，把锅里的虾仁等食材一起倒出浇在沙拉上，就能马上食用。

明日午餐：
金枪鱼沙拉
建议提前准备好红薯（隔夜冷藏）。

训练日记 第十一周

第十一周 训练内容概览

第一天：心肺训练——骑行体能训练
第二天：负重训练——胸部和背部
第三天：心肺训练——跑步；心肺训练——骑行；体能训练——腿部
第四天：心肺训练——骑行；心肺训练——骑行；体能训练——上半身
第五天：心肺训练——步行
第六天：心肺训练——步行
第七天：负重训练——全身肌肉锻炼
随机安排：肌肉拉伸

我的日记

第一天（周一）

今天的骑行体能训练完成得非常棒，训练彻底激发了我与训练搭档之间的运动潜能，激励我们更加全力以赴地拼搏锻炼。我非常喜欢和别人共同结伴的训练方式，这样训练有很多好处，不光能使原本孤独枯燥的训练气氛变得生动有趣，而且通过互相的鼓励和竞争，也会促使自己的运动表现更好。

疲劳程度：3
压力程度：2
睡眠：8 小时

第二天（周二）

因为我皮肤晒伤还未痊愈，所以现在还无法做按摩，等皮肤晒伤彻底修复后，我会立马给自己安排一次肌肉按摩。我今天本打算趁着吃午饭的间隙出去健身一下，但后来工作太忙，时间不够没能去成。等我下班到家后，只剩下 1 小时外出锻炼的时间了，不过我还是抽出 45 分钟的时间完成了训练，然后准时赶到我的学员家中，给他教授健身课程。我在学员家里吃了晚饭。

疲劳程度：4
压力程度：3
睡眠：6 小时 45 分钟

第三天（周三）

我的皮肤状态好多了，现在只剩下肩膀部位有轻微脱皮，所以我决定马上给自己做个肌肉按摩。希望这个按摩能帮助我去除身上的死皮，缓解肌肉疲劳，改善肌肉线条，能使我以更好的状态迎接下周的体测。

疲劳程度：4
压力程度：3
睡眠：7 小时 30 分钟

第四天（周四）

我特别享受今天高强度的训练节奏，我可以明显感觉到自己的运动水平有大幅提高。艾莉森马上要过生日了，我一直盘算着该如何让她度过一个难忘的生日，今天我突然灵光乍现，脑子冒出了一个绝妙的主意：我要带她去法国南部度假，给她一个美好的生日纪念。但为了给她一个大惊喜，我决定事先暂时保密一下，等出发前最后一刻再向她揭露谜底。我准备明天一早就带她出发，所以今晚我一定要先把酒店机票预定好。

疲劳程度：3
压力程度：3
睡眠：7 小时

第五天（周五）

为了度假的事，我兴奋不已，难以入眠，拖到凌晨 1 点半才上床睡觉， 好不容易挨到清晨 5 点，我就迫不及待地把马上出发去度假的事告诉了艾莉森，她高兴地乐开了花，但直到我们到达机场办理登机牌时，她才知道了度假的最终目的地。这对她真是一个巨大的惊喜。

疲劳程度：3
压力程度：3
睡眠：3 小时

第六天（周六）

今天我们闲庭信步于法国南部城市尼斯（Nice）、昂蒂布（Antibes）的大街小巷，放松惬意地享受着浪漫的休闲时光。这里真是个美丽的度假圣地。

疲劳程度：0
压力程度：0
睡眠：7 小时

第七天（周日）

今天我起了个大早，赶在外出观光前，到酒店健身房锻炼了一把。 这次度假真让我兴奋不已，要知道我上一次度假已经是两年多前的事了。

疲劳程度：2
压力程度：0
睡眠：7 小时

训练教程 第十一周 第一天

我的训练教程

上午 休息

下午 **训练教程** 心肺训练——骑行体能训练

训练时间 下午 5:40~6:55

训练时长 1 小时 15 分钟

主观体力感觉评定（RPE） 9/10

锻炼项目

首先在 2 分 30 秒内完成骑行训练，骑行训练已按照难易等级做了标注（随着训练项目的推进，骑行的阻力位也随之提升）。完成骑行训练后，再接着完成后续相应的动作训练。按照标注的要求完成全部的组数和次数。在所有动作训练和骑行训练间都不安排休息。骑行的平均每分钟转速 (RPM) 为：100~120。

骑行——等级 1（简单）

哑铃卧推

组数和次数：1.30　2.20　3.10

重量（磅）：　15　30　55

骑行——等级 2

俯身划船

组数和次数：1.30　2.20　3.10

重量（磅）：　20　45　70

骑行——等级 3

上斜仰卧飞鸟

组数和次数：1.30　2.20　3.10

重量（磅）：　20　35　55

骑行——等级 4

V 形仰卧起坐

组数和次数：1.30　2.20　3.10

你的训练教程

上午

下午 **训练教程** 心肺训练——骑行体能训练

训练时间

训练时长

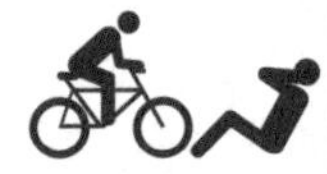

主观体力感觉评定（RPE） /10

锻炼项目

针对各组次训练，你应该分别设定相应的目标：第一组（简单的轻量级）：你的目标是完成 30 次重复；在第二组（中等重量级）：完成 20 次重复；最后第三组（大重量级）：完成 10 次重复。

骑行——等级 1（简单）

哑铃卧推

组数和次数：1.　2.　3.

重量（磅）：

骑行——等级 2

俯身划船

组数和次数：1.　2.　3.

重量（磅）：

骑行——等级 3

上斜仰卧飞鸟

组数和次数：1.　2.　3.

重量（磅）：

骑行——等级 4

V 形仰卧起坐

组数和次数：1.　2.　3.

骑行——等级 5

哑铃俯身侧平举
组数和次数：1.30　2.20　3.10
重量（磅）：15　25　35

骑行——等级 6

常规俯卧撑
组数和次数：1.30　2.20　3.10

骑行——等级 7

反向举腿
组数和次数：1.30　2.20　3.10

骑行——等级 8

旋转屈臂上提
组数和次数：1.30　2.20　3.10
重量（磅）：15　25　35

骑行——等级 9

仰姿反屈伸
组数和次数：1.30　2.20　3.10

骑行——等级 10
平均每分钟转速 (RPM)：60

平板支撑
组数和次数：1.30　2.20　3.10
休息 2 到 5 分钟后，接着做：

引体向上：3 × 10

我的笔记：这次的训练内容非常丰富、训练节奏快、训练强度大。尽管我的肩部皮肤晒伤后仍有些隐隐作痛，但在做每个动作的第二、第三组训练时，我都尽可能挑战最重的重量。

骑行——等级 5

哑铃俯身侧平举
组数和次数：1.　2.　3.
重量（磅）：

骑行——等级 6

常规俯卧撑
组数和次数：1.　2.　3.

骑行——等级 7

反向举腿
组数和次数：1.　2.　3.

骑行——等级 8

旋转屈臂上提
组数和次数：1.　2.　3.
重量（磅）：

骑行——等级 9

仰姿反屈伸
组数和次数：1.　2.　3.

骑行——等级 10
平均每分钟转速 (RPM)：

平板支撑
组数和次数：1.　2.　3.
休息 2 到 5 分钟后，接着做：

引体向上：　×

你的笔记：

训练教程 第十一周 第二天

我的训练教程

上午 休息

下午 **训练教程** 负重训练——胸部和背部

训练时间 下午 5:45~6:30

训练时长 45 分钟

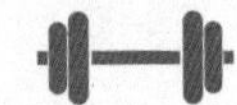

主观体力感觉评定（RPE） 9/10

锻炼项目

组合训练

	杠铃卧推				上斜哑铃卧推			
组数：	1.	2.	3.	4.	1.	2.	3.	4.
次数：	10	10	9	9	10	10	9	9
重量（千克）：	35	40	40	40	55	65	65	65

接下来的组合训练由引体向上和单臂哑铃划船交替组成。首先需要完成 5 种引体向上动作，每种做两次重复，全部做完后，进入单臂哑铃划船训练。完成第一组单臂哑铃划船动作后，再重新回到引体向上动作，完成所有 5 种引体向上的第二组动作之后，再接着完成单臂哑铃划船的第二组动作。

组合训练

	引体向上	单臂哑铃划船（40 千克）
组数和次数	常规引体向上 4×2 重复次数	1.10
	反手引体向上 4×2 重复次数	2.10
	窄握引体向上 4×2 重复次数	3.10
	宽握引体向上 4×2 重复次数	4.10
	俯身登山引体向上 4×2 重复次数	

我的笔记：由于今天的训练时间有限，想要把动作完成得又快又好，对我而言是又一次非常高难度的挑战。为了抓紧时间争取完成更多的训练动作，我在各组动作间几乎是连轴转地穿梭锻炼，在各组间几乎都没有片刻休息。

你的训练教程

上午

下午 **训练教程** 负重训练——胸部和背部

训练时间

训练时长

主观体力感觉评定（RPE） /10

锻炼项目

组合训练

	杠铃卧推				上斜哑铃卧推			
组数	1.	2.	3.	4.	1.	2.	3.	4.
次数：								
重量（千克）：								

组合训练

	引体向上	单臂哑铃划船（40 千克）
组数和次数	常规引体向上 ×2 重复次数	1.
	反手引体向上 ×2 重复次数	2.
	窄握引体向上 ×2 重复次数	3.
	宽握引体向上 ×2 重复次数	4.
	俯身登山引体向上 ×2 重复次数	

你的笔记：

训练教程 第十一周 第三天

我的训练教程

上午 **训练教程** 心肺训练——跑步

训练时间 上午 7:20~8:24

训练时长 1 小时 4 分钟

主观体力感觉评定（RPE） 10/10

下午 **训练教程** 心肺训练——骑行

训练时间 下午 5:15~6:20

训练时长 1 小时 5 分钟

主观体力感觉评定（RPE） 10/10

下午 **训练教程** 体能训练——腿部

训练时间 下午 7:20~8:24

训练时长 1 小时 4 分钟

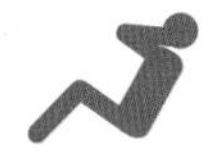

主观体力感觉评定（RPE） 10/10

锻炼项目

跑步——8 英里
实际跑步距离：8.00 英里
平均配速：8 分 / 英里

骑行——20 英里
实际骑行距离：19.7 英里

体能训练——腿部
深蹲：2×30
单侧踏板深蹲：3×30
踏板箱上弓步：3×30
站立臀部伸展：3×30

你的训练教程

上午 **训练教程** 心肺训练——跑步

训练时间

训练时长

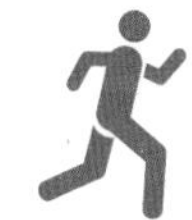

主观体力感觉评定（RPE） /10

下午 **训练教程** 心肺训练——骑行

训练时间

训练时长

主观体力感觉评定（RPE） /10

下午 **训练教程** 体能训练——腿部

训练时间

训练时长

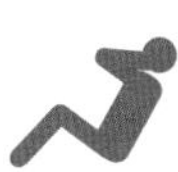

主观体力感觉评定（RPE） /10

锻炼项目

跑步——8 英里
实际跑步距离： 英里
平均配速： 分 / 英里

骑行——20 英里
实际骑行距离： 英里

体能训练——腿部
深蹲： ×
单侧踏板深蹲： ×
踏板箱上弓步： ×
站立臀部伸展： ×

站姿髋外展：3×30
深蹲：3×30

引体向上
常规引体向上：3-2-1
反手引体向上：3-2-1
窄握引体向上：3-2-1
宽握引体向上：3-2-1
俯身登山引体向上：3-2-1

我的笔记：今天是个风雨交加的日子，我在户外做跑步训练时，一路的狂风暴雨劈头盖脸地打在我的脸上，不过，如此恶劣的天气也无法阻挡我前进的脚步。我义无反顾地拼命向前冲，至少和以往的成绩相比，这次的跑步耗时并没有落后太多。

不过，这次骑行回家的路途反而消耗了更多的时间，因为返程途中一直有逆风挡道。等我骑车到家后，体力已经消耗殆尽，我马上吃了些食物并喝了许多水，以此来快速补充体能和水分。

这次一共做了5种不同类型的引体向上，在变换手部握位时，我的双脚并没有落地，而是始终保持悬空状态，因此，也就大大增加了整套动作的完成难度。

站姿髋外展： ×
深蹲： ×

引体向上
常规引体向上： - -
反手引体向上： - -
窄握引体向上： - -
宽握引体向上： - -
俯身登山引体向上： - -

你的笔记：

训练教程 第十一周 第四天

我的训练教程

上午 **训练教程** 心肺训练——骑行

训练时间 上午8:00~8:22

训练时长 22分钟

主观体力感觉评定（RPE） 10/10

你的训练教程

上午 **训练教程** 心肺训练——骑行

训练时间

训练时长

主观体力感觉评定（RPE） /10

下午 **训练教程** 心肺训练——骑行

训练时间 下午 4:00~4:20

训练时长 20 分钟

主观体力感觉评定（RPE） 10/10

下午 **训练教程** 体能训练——上半身

训练时间 下午 4:20~4:55

训练时长 35 分钟

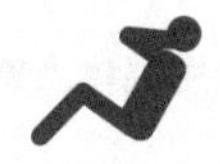

主观体力感觉评定（RPE） 10/10

锻炼项目

骑行——10 英里
实际骑行距离：8.2 英里

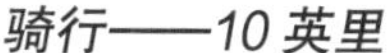

骑行——10 英里
实际骑行距离：8.2 英里

体能训练——上半身

胸部和腹部循环训练（重复 15 次）
常规俯卧撑：×15
半仰卧起坐：×15
窄距俯卧撑：×15
杠杆提腿：×15
宽距俯卧撑：×15
反向卷体：×15
总俯卧撑数：675
总仰卧起坐数：675

我的笔记：今天终于迎来了适合户外骑行的好天气，我骑得特别带劲，不过，在骑车下班回家的途中，我的腿部力量消耗过快，使整体骑行显得有些力不从心。在完成了骑行训练之后，我立马进入了针对上半身的体能训练，和开头艰难的骑行相比，对我来说，这个体能训练的强度显然轻松了不少。

下午 **训练教程** 心肺训练——骑行

训练时间

训练时长

主观体力感觉评定（RPE） /10

下午 **训练教程** 体能训练——上半身

训练时间

训练时长

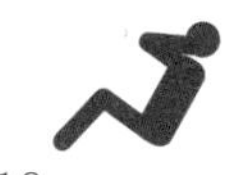

主观体力感觉评定（RPE） /10

锻炼项目

骑行——10 英里
实际骑行距离： 英里

骑行——10 英里
实际骑行距离： 英里

体能训练——上半身

胸部和腹部循环训练（重复 15 次）
常规俯卧撑： ×
半仰卧起坐： ×
窄距俯卧撑： ×
杠杆提腿： ×
宽距俯卧撑： ×
反向卷体： ×
总俯卧撑数：
总仰卧起坐数：

你的笔记：

训练教程 第十一周 第五天

我的训练教程

上午 休息

下午 **训练教程** 心肺训练——步行

训练时间 下午 1:00~4:05

训练时长 3 小时

主观体力感觉评定（RPE） 4/10

锻炼项目

步行——10 英里
实际步行距离：8 英里
耗时：3 小时

我的装备
食物：2 根香蕉
2 个苹果
2 个橙子
其他：手机
急救小药箱
钱
服装：短裤
T 恤衫
袜子
训练上衣

我的笔记：今天我开启了度假模式，这次我的步行地点是坐落于法国南部的城市——尼斯，我觉得要了解发现一座城市的魅力，其最佳的方式就是通过脚步来丈量它的美，我和艾莉森就是这样身体力行的。今天天气风和日丽，非常适宜步行，我们一路走走停停，并没有感觉特别劳累，我们中间稍事休息，吃了顿午餐，然后还参观了不少旅游景点。对我而言，这次的步行让我暂时从原先程式化的训练中跳脱出来，让我的身体和大脑都得到了片刻的休整。

你的训练教程

上午

下午 **训练教程** 心肺训练——步行

训练时间

训练时长

主观体力感觉评定（RPE） /10

锻炼项目

步行——10 英里
实际步行距离： 英里
耗时： 小时

你的装备
食物：

其他：

服装：

你的笔记：

训练教程 第十一周　第六天

我的训练教程

上午　休息

下午　**训练教程** 心肺训练——步行

训练时间　一整天

训练时长　2 小时 30 分钟

主观体力感觉评定（RPE）　4/10

锻炼项目

步行——10 英里
实际步行距离：6 英里
耗时：2 小时 30 分钟

我的装备
食物：　2 根香蕉
　　　　2 个苹果
　　　　2 瓶水
其他：　手机
　　　　急救小药箱
　　　　钱
服装：　短裤
　　　　T 恤衫
　　　　凉鞋

我的笔记：今天又是一个阳光明媚、舒适宜人的日子，我们继续昨天的旅程，再一次寻幽探胜，一路上游览了许多美景。

你的训练教程

上午

下午　**训练教程** 心肺训练——步行

训练时间

训练时长

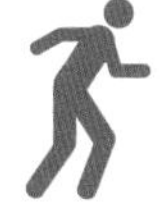

主观体力感觉评定（RPE）　/10

锻炼项目

步行——10 英里
实际步行距离：　　　　英里
耗时：　　　　小时　　　　分钟

你的装备
食物：

其他：

服装：

你的笔记：

训练教程 第十一周 第七天

我的训练教程

上午　训练教程 负重训练——全身肌肉锻炼

训练时间　晚上 7:30~8:30

训练时长　1 小时

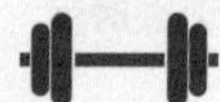

主观体力感觉评定（RPE）　8/10

下午　休息

锻炼项目

在开始组合训练中的两项动作训练前，都要分别完成 20 次重复次数的热身运动。

组合训练

	杠铃卧推				俯身划船			
组数：	1.	2.	3.	4.	1.	2.	3.	4.
次数：	10	10	10	10	10	10	10	10
重量（千克）：	70	90	110	110	40	60	80	90

组合训练

	上斜仰卧飞鸟			窄握滑轮下拉		
组数和次数：	1.10	2.10	3.10	1.10	2.10	3.10
重量（千克）：	25	25	25	60	60	60

组合训练

	滑轮侧平举			滑轮前平举		
组数和次数：	1.10	2.10	3.10	1.10	2.10	3.10
重量（千克）：	15	15	15	12.5	12.5	12.5

组合训练

	单臂下拉			旋转屈臂上提		
组数和次数：	1.10	2.10	3.10	1.10	2.10	3.10
重量（千克）：	15	15	15	25	25	25

组合训练

	深蹲				提踵			
组数：	1.	2.	3.	4.	1.	2.	3.	4.
次数：	30	30	30	30	15	15	15	15
重量（千克）：	20	20	20	20	20	20	20	20

你的训练教程

上午　训练教程 负重训练——全身肌肉锻炼

训练时间

训练时长

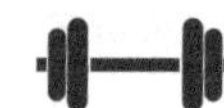

主观体力感觉评定（RPE）　/10

下午

锻炼项目

组合训练

	杠铃卧推				俯身划船			
组数：	1.	2.	3.	4.	1.	2.	3.	4.
次数：								
重量（千克）：								

组合训练

	上斜仰卧飞鸟			窄握滑轮下拉		
组数和次数：	1.	2.	3.	1.	2.	3.
重量（千克）：						

组合训练

	滑轮侧平举			滑轮前平举		
组数和次数：	1.	2.	3.	1.	2.	3.
重量（千克）：						

组合训练

	单臂下拉			旋转屈臂上提		
组数和次数：	1.	2.	3.	1.	2.	3.
重量（千克）：						

组合训练

	深蹲				提踵			
组数：	1.	2.	3.	4.	1.	2.	3.	4.
次数：								
重量（千克）：								

俯卧直臂划动： 4×30

腹部锻炼：

半仰卧起坐：4×30

V 形仰卧起坐：4×30

反向举腿：4×30

我的笔记：今天早上我在酒店的健身房里锻炼，由于今天还要出发去摩纳哥游玩，所以留给我自己健身的时间只有短短的一小时，我把所有的训练内容都压缩了下，保证在短时间内紧凑高效地完成健身训练。

俯卧直臂划动： ×

腹部锻炼：

半仰卧起坐： ×

V 形仰卧起坐： ×

反向举腿： ×

你的笔记：

第十一周　健康测试

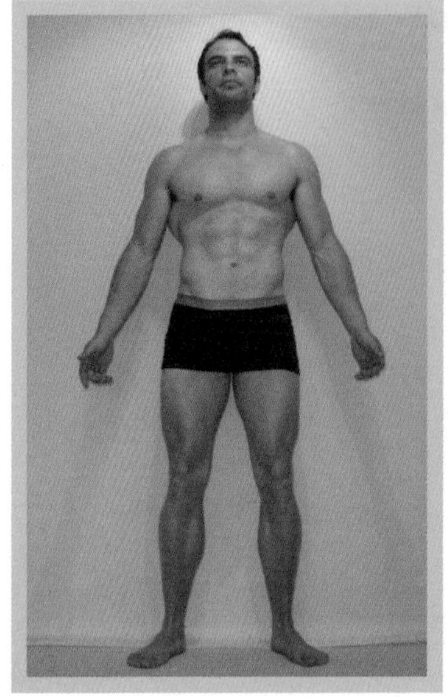

在第十一周结尾期，我的个人正面照

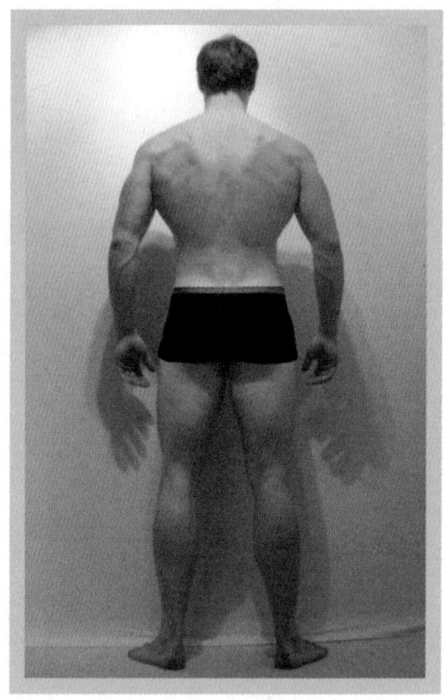

在第十一周结尾期，我的个人背面照

我的第十一周体检结果

体重（千克）：78.5
身高（厘米）：175.5
体重指数：25.5
RHR 静息心率：39
血压：135/44
体脂 (%)：12.5

身体围度测量（厘米）

颈围：38.10
胸围：106.68
臂围：右臂：37.46　左臂：37.46
腰围：78.28
臀围：81.91
大腿围：右腿：61.59　左腿：61.59
小腿围：右腿：40　左腿：40

你的第十一周体检结果

体重（千克）：
身高（厘米）：
体重指数：
RHR 静息心率：
血压：
体脂 (%):

身体围度测量（厘米）

颈围：
胸围：
臂围：　右臂：　左臂：
腰围：
臀围：
大腿围：右腿：　左腿：
小腿围：右腿：　左腿：

第十二周　营养计划 第十二周

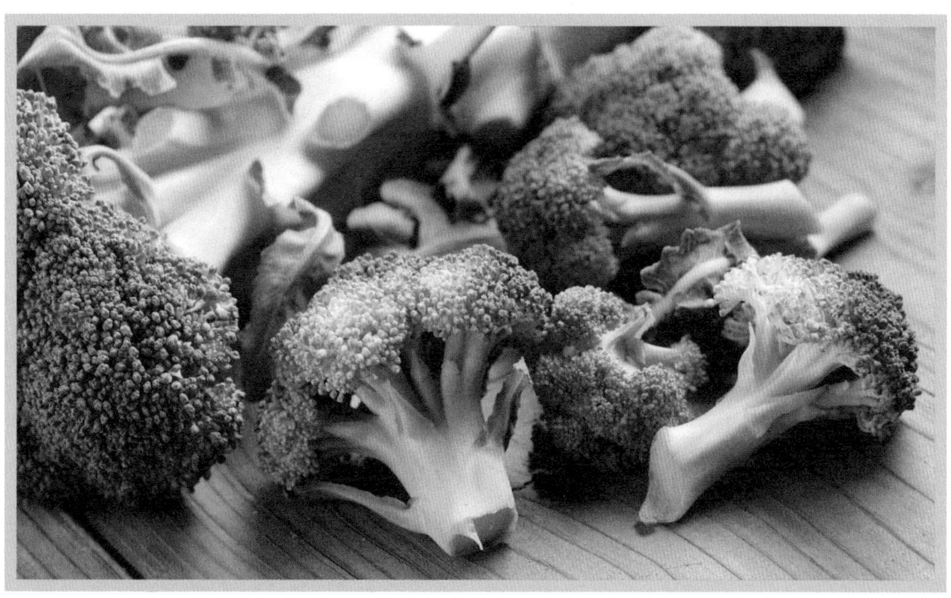

第十二周 食谱概览

天	早餐	午餐	晚餐
1	新鲜水果和瓜子仁	金枪鱼沙拉	什锦饭
2	水果奶昔 2	烟熏三文鱼皮塔饼	烤海鲈配鲜蔬
3	牛奶什锦早餐麦片配鲜果	红薯配豆类沙拉	泰式咖喱什菜
4	水果麦片粥	鸡肉沙拉皮塔饼	安康鱼沙拉
5	小麦饼干或牛奶什锦早餐配水果	奶油南瓜香菜浓汤	烤虹鳟鱼
6	水果沙拉	青花鱼沙拉	烤小羊腿肉
7	煎蛋卷	金枪鱼配橄榄沙拉	奶油南瓜焖小扁豆

购物清单 第十二周

碳水化合物

印度香糙米 75 克
全谷物大麦 50 克
糙米 1 袋
芸豆 400 克
小扁豆 525 克
小米 25 克
什锦早餐麦片 250 克
新马铃薯 125 克
松子 1 袋
斑豆 400 克
燕麦片 560 克
马铃薯 3 个
葵花子 1 袋
南瓜子 1 袋
红薯 12 个
全麦皮塔饼面包或皮塔饼黑面包 8 只
小麦饼干

乳制品与非乳制品

鸡蛋 3 只
菲达奶酪或山羊奶酪 60 克
脱脂牛奶或豆奶、米浆、燕麦奶 1880 毫升
大豆酸奶 1.7 千克

鱼类

凤尾鱼鱼片 8 片
新鲜青花鱼 225 克
安康鱼 600 克
大虾 8 只
虹鳟鱼 4 条
海鲈鱼鱼片 4 片
烟熏三文鱼 4 包
金枪鱼罐头 4 小罐
金枪鱼鱼排 350 克

肉类

鸡胸肉 4 块
鸡大腿 4 只
生的西班牙辣味小香肠 100 克
生的蒜蓉香肠 100 克
羊腿肉 2 千克
瘦火腿肉 400 克

水果

苹果 8 个
杏 2 个
香蕉 10 根
酸橙 1 个
柠檬 3 个
芒果 1 个
柳橙 2 个
桃子 2 个
大菠萝 1 个
葡萄干 1 小包
树莓 1 小盒
西瓜 1 个

蔬菜

牛油果 3 个
玉米笋 100 克
小菠菜 3 袋
奶油南瓜 1.4 千克
黑橄榄 25 克
樱桃小番茄 250 克
胡萝卜 5 根
芹菜杆 4 根
西葫芦 3 根
黄瓜 半根
四季豆 175 克
青椒 3 只
生菜 2 棵
嫩豌豆 50 克
节瓜 1 根
洋葱 4 个
小李子番茄 115 克
红皮洋葱 1 个
红椒 5 个
红皮番茄 8 个
芝麻菜 100 克
红葱 1 根
甜豌豆 100 克
青葱 10 根
黄椒 2 个

香辛调味料

罗勒
桂叶 2 片
黑胡椒
香菜
香菜粉
孜然粉
莳萝
大蒜头 1 个
生姜
柠檬香茅 1 根
肉豆蔻
牛至
红辣椒粉
香芹
红尖椒 1 个
迷迭香
姜黄

其他

香脂醋
鸡高汤
椰奶 400 毫升
冷压初榨橄榄油
第戎芥末酱
中筋面粉
罐装李子番茄 400 克
蔬菜高汤
白葡萄酒 115 毫升
白葡萄酒醋

小吃

水果
全麦薄脆饼干
扁面包
小碗牛奶什锦早餐麦片
酸奶或大豆酸奶
坚果（腰果，松子或少量混合坚果）
大豆坚果
瓜子（南瓜子或葵花子）

果汁饮料

果汁饮料 1 箱

食谱 第十二周 第一天

早餐 新鲜水果和瓜子仁

详细做法见第 82 页。

午餐 金枪鱼沙拉

详细做法见第 131 页。

晚餐 什锦饭

鸡大腿 4 只 去皮去骨，一切二
面粉 1 汤匙
洋葱 1 个去皮切小块
红椒半个去籽切块
青椒半个去籽切块
全谷物大麦 50克 预先在沸水中浸泡，之后沥干
罐装番茄块 230 克
鸡高汤 500 毫升
印度香糙米 75 克
橄榄油 1 汤匙
大虾 8 只 剥成虾仁
生的蒜蓉香肠 100 克 切大块，稍许干煎一下
生的西班牙辣味小香肠100克切大块，稍许干煎一下
大蒜瓣 1 瓣去皮切碎末
新鲜百里香叶 1 茶匙
红尖椒 1 个去籽切碎
小米 25 克 快炒一下，炒至米粒爆开即可

做法：

1. 鸡腿肉拍上面粉。
2. 取一个大的不粘锅，锅内倒入橄榄油加热，接着放入洋葱、大蒜、红椒、青椒、百里香和红辣椒，中火炒至洋葱变软为止。
3. 再放入大麦、番茄块，倒入鸡高汤煮沸。
4. 随后，放入鸡腿肉、香肠，转小火，并拌入印度香糙米和小米。
5. 盖上锅盖煮20分钟，煮至米饭熟软即可。
6. 掀开锅盖后再小火慢炖 10 分钟。
7. 最后，把大虾仁拌入再煮 5 分钟。
8. 出锅，把饭盛在一个事先预热过的盘子中上桌即可食用。

食谱 第十二周　第二天

早餐 水果奶昔 2

详细做法见第 152 页。

午餐 烟熏三文鱼皮塔饼

详细做法见第 80 页。

晚餐 烤海鲈配鲜蔬

海鲈鱼片 4 片（每份 150 克）
罐装小扁豆 300 克 洗净沥干，如果时间充裕，建议使用新鲜现剥的小扁豆
西蓝花及其他时蔬
卤汁所用食材：
大蒜瓣 3 瓣去皮捣碎
新鲜香芹 切碎末 2 汤匙
水 2 汤匙
黑胡椒
干牛至 3 茶匙
橄榄油 4 茶匙
柠檬汁 4 汤匙

做法：

1. 首先做卤汁：把牛至、大蒜、橄榄油、柠檬汁、黑胡椒、水和香芹都放在碗里拌匀。
2. 清洗下鱼片，用厨房用纸轻拍吸干水分。然后把鱼片摆在盘中，舀一半卤汁浇在盘中，然后盖上盖子放冰箱中腌制 1 到 2 小时。
3. 将烤炉预热至高火。
4. 把鱼片的鱼皮一面朝下，放在烤炉上烤 5 到 6 分钟，当你看到鱼肉变白时，就差不多烤好了。
5. 在烧烤的同时，把小扁豆放在卤汁里一起加热一下。
6. 之后，出锅盛在预热过的盘子内，在上面摆上烤好的海鲈鱼。
7. 最后，搭配新鲜时蔬一起食用。

明日午餐：
红薯配豆类沙拉
建议提前准备好鸡蛋和红薯。

食谱 第十二周　第三天

早餐 牛奶什锦早餐麦片配鲜果

详细做法见第 80 页。

午餐 红薯配豆类沙拉

详细做法见第 199 页。

晚餐 泰式咖喱什菜

罐装椰奶 400 毫升
香菜粉 半茶匙
孜然粉 半茶匙
生姜 取 2 厘米厚一段去皮切片
柠檬香茅 1 根 切成 2 厘米的小段
甜豌豆 100 克
红椒 1 个去籽切片
黄椒 1 个去籽切片
玉米笋 100 克竖着对半切开
西葫芦 2 根两头修掉并切片
青葱 2 根两头修掉 并切薄片
装饰用的罗勒叶
糙米

做法：

1. 把椰奶倒入炒锅或大煎锅内大火加热。
2. 之后，放入香菜粉、孜然粉、生姜和柠檬香茅，煮 2 到 3 分钟。
3. 再把甜豌豆、辣椒、玉米笋和西葫芦放入锅内，继续煮 3 到 4 分钟，煮至蔬菜刚好变熟为止。
4. 最后撒上青葱和罗勒，即可出锅。
5. 搭配糙米饭一起食用。

明日午餐：
鸡肉沙拉皮塔饼
建议提前准备好鸡肉（隔夜冷藏）。

食谱 第十二周　第四天

早餐 水果麦片粥

详细做法见第 81 页。

午餐 鸡肉沙拉皮塔饼

详细做法见第 120 页。

晚餐 安康鱼沙拉

安康鱼 600 克 去皮洗净
橄榄油 1 汤匙
迷迭香 切碎末 2 茶匙
李子番茄 6 个
沙拉所用食材：
橄榄油 2 茶匙
松子 2 汤匙
大蒜瓣 1 瓣去皮切片
小菠菜 450 克
葡萄干 2 汤匙
柠檬 1 个 榨汁

做法：

1. 将烤箱预热至 220℃（425 ℉）。把橄榄油和迷迭香放在小碗中拌匀，撒上胡椒调成酱料，然后把酱料抹在安康鱼身上，只需抹薄薄一层即可。
2. 把安康鱼和番茄一道摆入焗盘中，放入烤箱中焗 20 分钟，看到鱼烤到肉质变硬变白即可。
3. 在焗鱼的同时，把橄榄油倒入大煎锅中加热，放入松子和大蒜，炒至金黄色。
4. 之后，将菠菜叶、葡萄干和柠檬汁放入拌一下，沙拉就做好了。
5. 把鱼沿着中间鱼骨的一侧剖开。
6. 最后，将烤鱼搭配沙拉一起食用。

明日午餐：
奶油南瓜香菜浓汤
建议提前准备好食材（可隔夜放冰箱冷藏）。

食谱 第十二周　第五天

早餐 小麦饼干或牛奶什锦早餐麦片配水果

详细做法见第 84 页。

午餐 奶油南瓜香菜浓汤

详细做法见第 88 页。

晚餐 烤虹鳟鱼

虹鳟鱼 4 条去内脏
橙子 2 个带皮切片
生姜 取 2.5 厘米厚的一段，切片
红薯 3 个切成小块
节瓜 1 根去皮切成小块
大蒜瓣 2 瓣捣碎
山羊奶酪或熟的车达奶酪 40 克
干罗勒叶 3 茶匙
橄榄油 1 汤匙
沙拉叶
调味酱汁所用食材：
新鲜莳萝切碎末 1 汤匙
大豆酸奶或原味酸奶 250 克
大蒜瓣 1 瓣捣碎
香脂醋 1 茶匙

做法：

1. 将烤箱预热至 190℃（375 ℉）。
2. 把红薯、节瓜、大蒜和干罗勒叶都放入大烤盘中，淋上橄榄油。
3. 之后放入烤箱中烤 30 到 40 分钟，至烤熟为止。
4. 在快要烤完前的 5 到 8 分钟时，添入奶酪。
5. 在烤的同时，开始准备做调味酱汁，首先将所有的调味料所用食材放入小碗中混合，拌匀后放入冰箱冷藏。
6. 将烤炉预热至中火。
7. 在每条虹鳟鱼肚内放上两片橙子，把生姜末均匀撒在鱼身上。
8. 把鱼放烤架上烤 12 到 14 分钟，烤时注意不断翻面。
9. 随后，在盘子里铺好沙拉叶，搭配放上新鲜出炉的红薯和节瓜，把烤好的虹鳟鱼摆在上面。
10. 最后淋上事先做好的调味酱汁即可马上食用。

食谱 第十二周　第六天

早餐 水果沙拉

详细做法见第 85 页。

午餐 青花鱼沙拉

详细做法见第 88 页。

晚餐 烤小羊腿肉

橄榄油 2 汤匙
带骨羊腿肉 2 千克
洋葱 2 个切碎
芹菜杆 1 根
白葡萄酒 115 毫升
鸡高汤 675 毫升
大蒜瓣 2 瓣
桂叶 2 片
香芹碎 2 汤匙
柠檬皮碎屑 1 汤匙
新马铃薯和按你个人喜好挑选的时蔬

做法：

1. 将烤箱预热至 160℃（325 ℉）。
2. 取一个大的厚底炖锅，大火加热。
3. 把羊腿肉刷上橄榄油后放入锅中，煎 10 分钟，煎的时候需要不时地翻面，使羊腿肉各部分都均匀受热，煎至肉呈棕色后，把羊腿肉从锅内盛出。
4. 锅内放入大蒜、洋葱和芹菜杆炒 5 分钟，炒至食材变软即可。
5. 接着，倒入白葡萄酒、鸡高汤，撒入柠檬皮碎屑、香芹和桂叶，烧至汤汁沸腾。
6. 轻轻地将羊腿肉移至烤盘内，再在烤盘内倒入刚烧好的汤汁。
7. 盖上铝箔纸，放烤箱内烤 1 到 2 小时，当看到羊肉酥软，逐渐从骨头上脱落就可出炉。
8. 最后，在羊肉上撒点香芹做下点缀，搭配清蒸的时蔬和新马铃薯一起享用。

食谱 第十二周　第 7 天

早餐 煎蛋卷

详细做法见第 88 页。

午餐 金枪鱼配橄榄沙拉

详细做法见第 81 页。

晚餐 奶油南瓜焖小扁豆

小扁豆 225 克
洋葱 2 个去皮切碎末
蔬菜高汤 750 毫升
胡萝卜 3 根 去皮切块
奶油南瓜半个 去皮、去籽、切块
红薯 1 个 去皮切块
小马铃薯 3 个 去皮切块
芹菜杆 1 根 两头修掉再切段
速冻豌豆或新鲜豌豆 50 克

做法：

1. 首先将小扁豆放冷水中浸泡 20 分钟，之后洗净沥干。
2. 把蔬菜高汤放在大炖锅中煮开。
3. 放入洋葱、小扁豆、胡萝卜、奶油南瓜、红薯和马铃薯，再一起烧至煮沸。
4. 接着转小火，慢炖 10 到 20 分钟。
5. 然后，把芹菜杆放入锅内煮 5 分钟。
6. 最后把豌豆倒入烧几分钟即可出锅。
7. 烧好后，盛入碗中，即可品尝美味。

训练日记 第十二周

第十二周 训练内容概览

第一天：心肺训练——跑步
第二天：体能训练——上半身
第三天：心肺训练——骑行；负重训练——上半身；心肺训练——骑行
第四天：心肺训练——跑步体能训练
第五天：负重训练——上半身
第六天：心肺训练——步行
第七天：体检测试日

我的日记

第一天（周一）

美好的时光总是短暂的，一眨眼悠闲的假期就结束了。由于昨天还在假期中，没有条件进行体测，所以今天上午一回到家，看看时间还早，我就立马进行了体检测试。之后，我到艾莉森家里去了一趟，看望了下她的家人，陪他们一起聊聊天，度过了闲适的一天。不过在去她家之前，我稍微小跑运动了一下，好让自己再次调整进入到训练状态。

疲劳程度：5
压力程度：5
睡眠时间：6 小时

第二天（周二）

时间过得飞快，以前一直觉得漫漫无期的健身教程竟然在不知不觉中步入了最后一周，对于即将收获的健身成果，我内心充满期待。这段时间，我一直在翻看之前拍摄的身材照片，12 周的健身塑形和营养教程潜移默化地改变了我的身材，看来通过坚持不懈的努力，甩掉大肚腩，重塑紧实的肌肉并不是遥不可及的梦想，现在我的身材看上去挺拔伟岸，而且拜度假所赐，我还拥有了一身健康性感的古铜色肌肤，不过，我又把防晒工作忘得一干二净，这次又有点晒伤蜕皮了。

疲劳程度：3
压力程度：3
睡眠时间：6 小时 30 分钟

第三天（周三）

今天做了一些骑行和重量训练。我对自己的体能和训练表现都非常满意。

疲劳程度：3
压力程度：2
睡眠时间：5 小时 40 分钟

第四天（周四）

为了能够以最佳的身体素质和精神面貌迎接本周日的终极体检测试，我开始逐步减少高强度的训练频次，慢慢调整身体，让身心获得更多的放松和休息。 不过，这并不意味着我要立即暂停一切训练安排。今天早上，我还充分利用出门上班之前的间隙，进行了跑步锻炼。

疲劳程度：4
压力程度：3
睡眠时间：5 小时 30 分钟

第五天（周五）

在本周锻炼了几次之后，我感觉周身有些酸痛。眼看着整个教程临近尾声，今天是我教程结束前的最后一次重量训练了，所以我决定针对全身各部位肌肉，安排一套更加全面的重量训练。我希望通过这次训练，能帮助我以更饱满的姿态应对周日的测试挑战。

疲劳程度：3
压力程度：2
睡眠时间：7 小时

第六天（周六）

今天我和艾莉森一道外出步行训练了，与其说这是一种锻炼，其实更重要的是，我希望能有更多的时间陪伴在艾莉森身边。我哥哥今天也来看我了，之前他来我家时，就对我的身材变化吃惊不已，时隔没多久，他又一次对我身材发生的巨变连连咋舌称赞。这一整天，除了步行之外，我都没有安排其他训练，艾莉森还有我哥哥陪我一起共度了一段轻松的休闲时光。我仍然抽出时间做了一次淋巴按摩，按摩有助于排出我肌肉内多余的毒素和废液，能使我看起来身材更健美匀称。至此，一切都已准备妥当，只等明天的测试了。

疲劳程度：2
压力程度：2
睡眠时间：8 小时

第七天（周日）

今天是体测日，整个 12 周健身塑形教程终于完美收官。对于最终的结果，我难掩心中狂喜，迫不及待地把好消息分享给了我的家人，晚上我们全家还聚在一起吃大餐庆祝了一番。现在回想过往训练的一幕幕场景，真让我难以置信，12 周就这么弹指一挥间地过去了，回顾过去这 3 个月的训练，你会看到，我有充满激情、斗志昂扬的灿烂时刻，也有训练受挫，灰心丧气的晦暗时光。但只要你拥有坚强不服输的意志力和决心，同时结合自身状况，设定合理可行的健身目标，任何挫折和困难都是暂时的。当你看到我现在的身材照片和体测成绩，请相信，这些图片和数字不仅仅存于书本中，终有一天，它们也将同样真实地发生在你身上。加油，努力！

疲劳程度：2
压力程度：3
睡眠时间：7 小时

训练教程 第十二周 第一天

我的训练教程

上午 休息

下午 **训练教程** 心肺训练——跑步

训练时间 下午 5:00-5:25

训练时长 25 分钟

主观体力感觉评定（RPE） 10 /10

锻炼项目

跑步——4 英里
实际跑步距离：3.05 英里
耗时：20.3 分钟
平均配速：6.50 分 / 英里

我的笔记：度假归来第一天，我快速完成了 3 英里的跑步训练，感觉有点精疲力竭。

你的训练教程

上午

下午 **训练教程** 心肺训练——跑步

训练时间

训练时长

主观体力感觉评定（RPE） /10

锻炼项目

跑步——4 英里
实际距离： 英里
耗时： 分钟
平均配速： 分 / 英里

你的笔记：

训练教程 第十二周 第二天

我的训练教程

上午 休息

下午 **训练教程** 体能训练——上半身

训练时间 下午 5:55~7:00

训练时长 1 小时 5 分钟

主观体力感觉评定（RPE） 7/10

你的训练教程

上午

下午 **训练教程** 体能训练——上半身

训练时间

训练时长

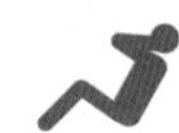

主观体力感觉评定（RPE） /10

锻炼项目

所有组间和重复次数间均不安排休息。

杠铃卧推

10 × 100 千克

20 × 70 千克

30 × 50 千克

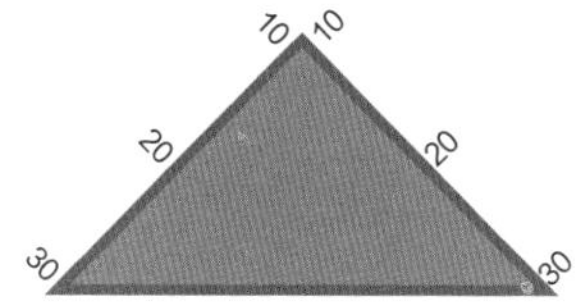

上斜杠铃卧推

10 × 100 千克

20 × 70 千克

30 × 50 千克

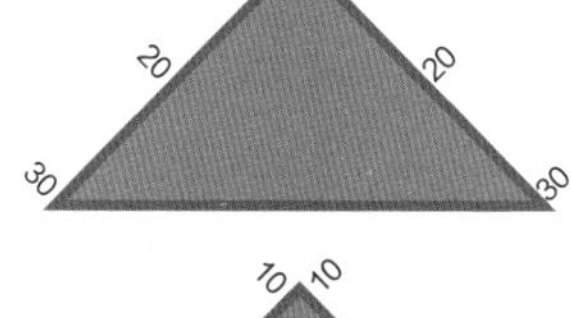

杠铃推举

10 × 55 千克

20 × 40 千克

30 × 20 千克

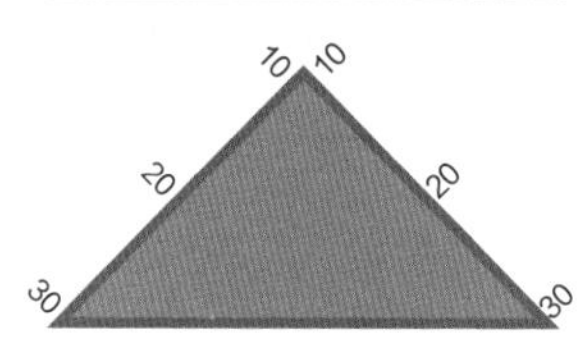

壶铃七式推举训练法 1 × 10 重复次数

俯卧直臂划动 3 × 75

俯卧撑 5 × 40

腹部训练

半仰卧起坐：4 × 20

反向卷体：4 × 20

反向举腿：4 × 20

我的笔记：今天我针对需要进一步调整、加强锻炼的肌肉部位，专门进行了集中训练。

锻炼项目

所有组间和重复次数间均不安排休息。

杠铃卧推

× 千克

× 千克

× 千克

上斜杠铃卧推

× 千克

× 千克

× 千克

杠铃推举

× 千克

× 千克

× 千克

壶铃七式推举训练法 × 重复次数

俯卧直臂划动 ×

俯卧撑 ×

腹部训练

半仰卧起坐： ×

反向卷体： ×

反向举腿： ×

你的笔记：

训练教程 第十二周 第三天

我的训练教程

上午 **训练教程** 心肺训练——骑行

训练时间 上午 8:15~8:35

训练时长 20 分钟

主观体力感觉评定（RPE） 8/10

下午 **训练教程** 负重训练——上半身

训练时间 晚上 6:00~7:00

训练时长 1 小时

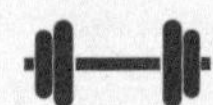

主观体力感觉评定（RPE） 8/10

下午 **训练教程** 心肺训练——骑行

训练时间 晚上 7:10~7:28

训练时长 18 分钟

主观体力感觉评定（RPE） 9/10

锻炼项目

骑行——10 英里
实际骑行距离：8.2 英里

重量训练——上半身
在开始做组合训练前，对每项动作都要进行20 次重复次数的热身运动。

组合训练

	杠铃卧推			仰卧飞鸟		
组数和次数：	1.30	2. 30	3. 30	1. 10	2.10	3.10
重量（千克）：	45	45	45	8	8	8

	上斜杠铃卧推			上斜仰卧飞鸟		
组数和次数：	1.30	2. 30	3. 30	1.10	2.10	3.10
重量（千克）：	45	45	45	8	8	8

你的训练教程

上午 **训练教程** 心肺训练——骑行

训练时间

训练时长

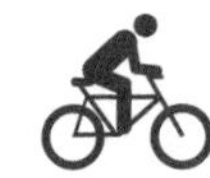

主观体力感觉评定（RPE） /10

下午 **训练教程** 负重训练——上半身

训练时间

训练时长

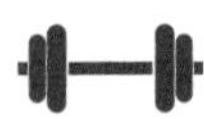

主观体力感觉评定（RPE） /10

下午 **训练教程** 心肺训练——骑行

训练时间

训练时长

主观体力感觉评定（RPE） /10

锻炼项目

骑行——10 英里
实际骑行距离： 英里

重量训练——上半身

组合训练

	杠铃卧推			仰卧飞鸟		
组数和次数：	1.	2.	3.	1.	2.	3.
重量（千克）：						

	上斜杠铃卧推			上斜仰卧飞鸟		
组数和次数：	1.	2.	3.	1.	2.	3.
重量（千克）：						

	杠铃俯身划船			单臂拉力器划船		
组数和次数：	1.30	2. 30	3. 30	1. 30	2.30	3.30
重量（千克）：	45	45	45	8	8	8

	哑铃俯身侧平举			俯卧直臂划动		
组数和次数：	1.10	2. 10	3. 10	1. 30	2.30	3.30
重量（千克）：	8	8	8			

	杠铃直立划船			哑铃侧平举		
组数和次数	1.10	2. 10	3. 10	1. 20	2.20	3.20
重量（千克）	45	45	45	8	8	8

骑行——10 英里
实际骑行距离：8.2 英里

我的笔记：今天我和朋友一起搭档训练，这和一个人训练相比，耗时较长。本来今晚约好要去父母家吃饭，等我全部训练结束时发现已经有些晚了，为了节省时间，我只得骑着自行车一路狂飙飞奔回家。

	杠铃俯身划船			单臂拉力器划船		
组数和次数：	1.	2.	3.	1.	2.	3.
重量（千克）：						

	哑铃俯身侧平举			俯卧直臂划动		
组数和次数：	1.	2.	3.	1.	2.	3.
重量（千克）：						

	杠铃直立划船			哑铃侧平举		
组数和次数：	1.	2.	3.	1.	2.	3.
重量（千克）：						

骑行——10 英里
实际骑行距离：　　　英里

你的笔记：

训练教程 第十二周　第四天

我的训练教程

上午　**训练教程** 心肺训练——跑步体能训练

训练时间　上午 8:10~8:45

训练时长　35 分钟

主观体力感觉评定（RPE）　7/10

下午　休息

锻炼项目

跑步体能训练
实际跑步距离：4.32 英里

你的训练教程

上午　**训练教程** 心肺训练——跑步体能训练

训练时间

训练时长

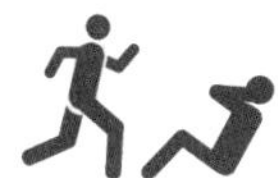

主观体力感觉评定（RPE）　/10

下午

锻炼项目

跑步体能训练
实际跑步距离：　　　英里

每个健身站点间平均跑步距离为 0.75 英里。所有训练动作都为 1 组 100 次重复次数。除了有特别标明 AIOH（all in one hit 指需要连续不间断完成的动作）之外，我都把 100 次重复分成 5×20 次重复次数。

跑步 1 英里到达站点 1

仰姿反屈伸：×100　下斜俯卧撑：×100

跑步到达站点 2

引体向上：×100　半仰卧起坐：×100

仰卧起坐：×100

跑步到达站点 3

反向举腿：×100　俯卧直臂划动：×100

跑步到达站点 4

提踵：×100 AIOH　深蹲：×100 AIOH

跑步 1 英里到达终点

我的笔记：今天赶在早上出门上班前，我抓紧时间进行了健身训练。由于时间并不充裕，所以我对每一个训练动作都竭尽全力，力求在组间休息耗时最少的情况下（每组间的休息时间大约不到 30 秒），完成所有规定动作训练。

跑步 1 英里到达站点 1

仰姿反屈伸：×　下斜俯卧撑：×

跑步到达站点 2

引体向上 : ×　半仰卧起坐 : ×

仰卧起坐 : ×

跑步到达站点 3

反向举腿 : ×　俯卧直臂划动 : ×

跑步到达站点 4

提踵：×　AIOH　深蹲：×　AIOH

跑步 1 英里到达终点

你的笔记：

训练教程 第十二周　第五天

我的训练教程

上午　休息

下午　**训练教程** 负重训练——上半身

训练时间　下午 6:15~7:40

训练时长　1 小时 25 分钟

主观体力感觉评定（RPE）　7/10

你的训练教程

上午

下午　**训练教程** 负重训练——上半身

训练时间

训练时长

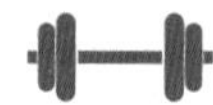

主观体力感觉评定（RPE）　/10

锻炼项目

杠铃卧推

1×20 热身运动——单使用奥杆

组数和次数：1.10 2.10 3.10 4.7 5.6

重量（千克）：40 80 110 115 120

在开始组合训练前，对每项动作都进行 20 次重复次数的热身运动。

组合训练

上斜仰卧飞鸟 莫雷肌肉挤压法（适用于胸肌上部）

组数和次数：1.10 2.10 1.20 2.20

重量（磅）： 55 55 25 25

组合训练

阿诺德推举 哑铃侧平举

组数和次数：1.10 2.10 1.20 2.20

重量（磅）： 35 35 25 25

组合训练

常规引体向上 单臂哑铃划船

组数和次数： 1.20 2.20 1.10 2.10

重量（磅）： 90 90

组合训练

仰姿反屈伸 肱三头肌屈臂下压

组数和次数：1.30 2.30 1.10 2.10

重量（千克）： 20 20

组合训练

锤式弯举 屈臂上提

组数和次数：1.10 2.10 1.20 2.20

重量（磅）： 35 35 25 25

我的笔记：在做杠铃卧推时我想尝试挑战更大的重量，最终，我在 120 千克重量级上完成了 6 次质量相当不错的重复。在后续的组合训练中，我没有安排任何组间休息。我首先完成了所有组合训练的第一组次动作，之后，重新返回到第一套动作，紧接着完成了全部组合训练的第二组次动作训练。

锻炼项目

杠铃卧推

1×20 热身运动——单使用奥杆

组数和次数： 1. 2. 3. 4. 5.

重量（千克）：

组合训练

上斜仰卧飞鸟 莫雷肌肉挤压法（适用于胸肌上部）

组数和次数： 1. 2. 1. 2.

重量（磅）：

组合训练

阿诺德推举 哑铃侧平举

组数和次数： 1. 2. 1. 2.

重量（磅）：

组合训练

常规引体向上 单臂哑铃划船

组数和次数： 1. 2. 1. 2.

重量（磅）：

组合训练

仰姿反屈伸 肱三头肌屈臂下压

组数和次数： 1. 2. 1. 2.

重量（磅）：

组合训练

锤式弯举 屈臂上提

组数和次数： 1. 2. 1. 2.

重量（磅）：

你的笔记：

训练教程 第十二周 第六天

我的训练教程

上午 **训练教程** 心肺训练——步行

训练时间 上午 10:00~10:45

训练时长 45 分钟

主观体力感觉评定（RPE） 1/10

下午 休息

锻炼项目

步行——3 英里

实际步行距离：3.05 英里

耗时：45 分钟

平均配速：15 分 / 英里

我的笔记：见证奇迹的时刻终于要到来了，明天就是体检测试的重要日子，在这样的关键时刻，我选择了较为简单的步行训练，我希望自己能以平常心冷静沉着应对， 我也衷心期望你在明天的测试中能取得不俗的佳绩，至少你的表现不能比我差哦。

你的训练教程

上午 **训练教程** 心肺训练——步行

训练时间

训练时长

主观体力感觉评定（RPE） /10

下午

锻炼项目

步行——3 英里

实际步行距离： 英里

耗时：

平均配速： 分 / 英里

你的笔记：

第十二周　健康测试

我的第十二周体检结果

身高体重 体重（千克）：78.5
身高（厘米）：175.5

健康测试 体重指数：25.3
RHR 静息心率：37
血压：127/44
体脂 (%)：11.9
血糖：4.9
胆固醇：3.9
肺功能：700

身体围度测量(厘米) 颈围：38.10
胸围：106.68
臂围：右臂：38.10　左臂：39.19
腰围：78.19
臀围：81.28
大腿围：右腿：61.59　左腿：61.59
小腿围：右腿：40.64　左腿：40.64

皮脂钳测量(毫米) 肱二头肌：2
肱三头肌：6
腰部：7
肩胛下肌：8
总计：23
皮脂钳脂肪比率（%）：9.7

体能测试 折返跑测试（等级）：13.4

一分钟最大重复次数 俯卧撑：88
半仰卧起坐：101
深蹲：89
仰姿反屈伸：91
宽握引体向上：42

重量训练一次重复最大重量（千克） 深蹲：137.5
仰卧推胸：130
杠铃推举：72.5
硬拉：140

你的第十二周体检结果

身高体重 体重（千克）：
身高（厘米）：

健康测试 体重指数：
RHR 静息心率：
血压：　　/
体脂 (%)：
血糖：
胆固醇：
肺功能：

身体围度测量(厘米) 颈围：
胸围：
臂围：右臂：　　左臂：
腰围：
臀围：
大腿围：右腿：　　左腿：
小腿围：右腿：　　左腿：

皮脂钳测量(毫米) 肱二头肌：
肱三头肌：
腰部：
肩胛下肌：
总计：
皮脂钳脂肪比率（%）：

体能测试 折返跑测试（等级）：

一分钟最大重复次数 俯卧撑：
半仰卧起坐：
深蹲：
仰姿反屈伸：
宽握引体向上：

重量训练一次重复最大重量（千克） 深蹲：
仰卧推胸：
杠铃推举：
硬拉：

健美姿势造型的拍摄

记得在最后一周给自己拍摄正面照、背面照以及一系列的健美姿势照片，向大家展示你的健身成果哦。

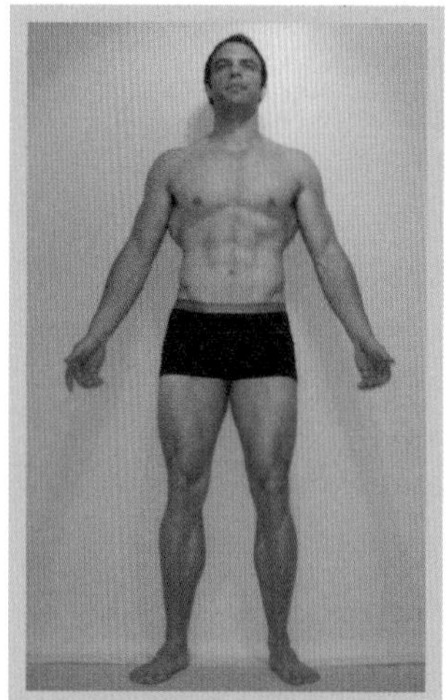

第十二周结尾期我的个人正面照

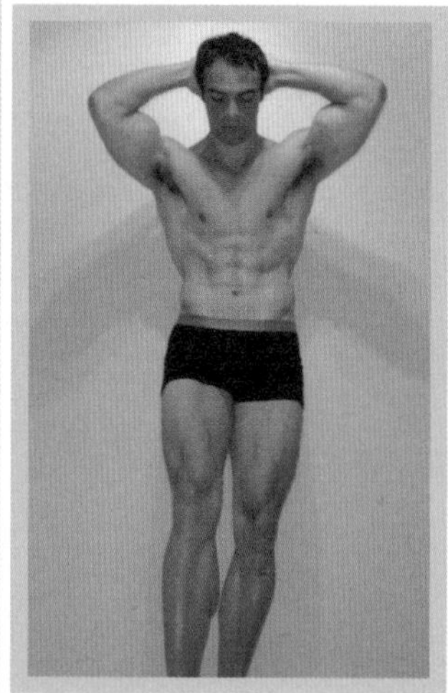

正展腹肌造型

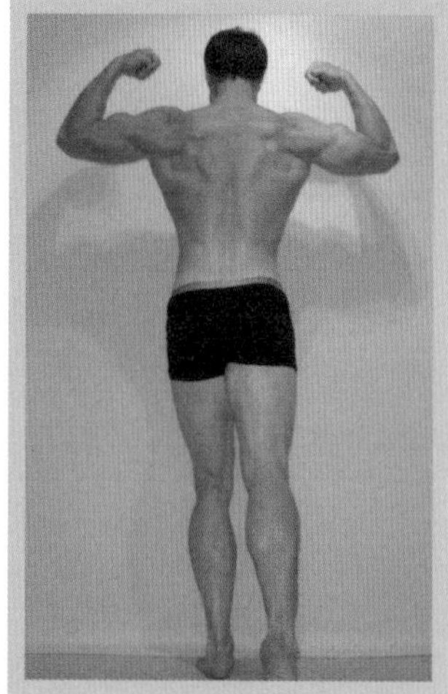

后展肱二头肌造型

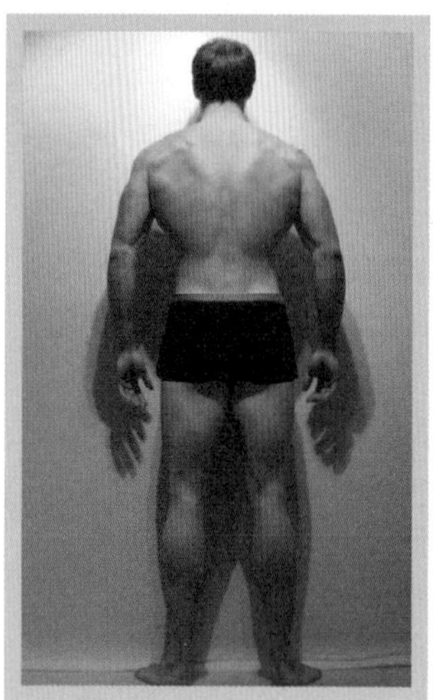

在第十二周结尾期，我的个人背面照

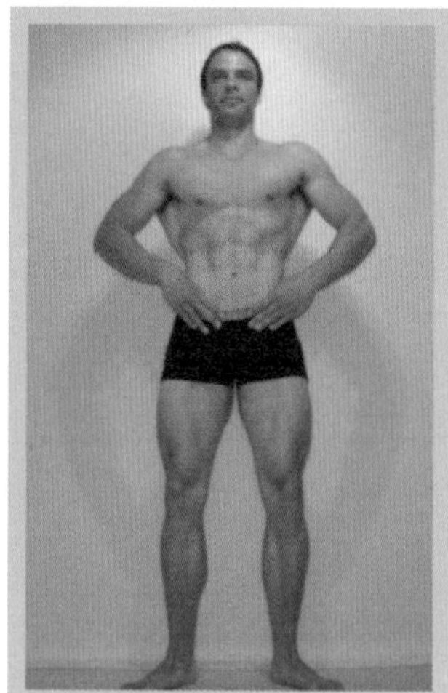

正展背阔肌造型

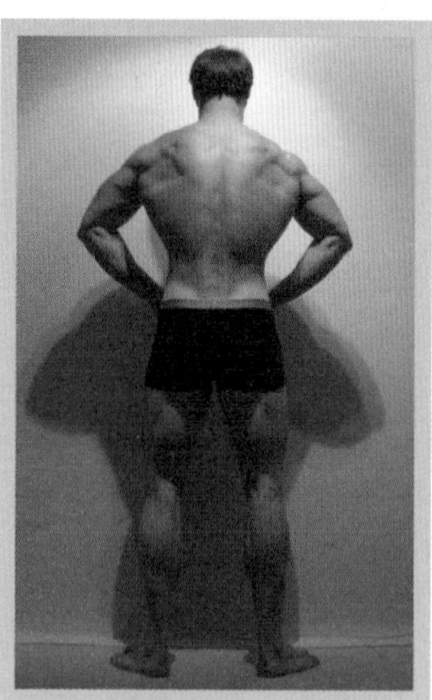

后展背阔肌造型

最终战绩（健身前后数据对照变化表）

我的体检结果

身高体重 体重（千克）：-9.5
身高（厘米）：175.5

健康测试 体重指数：-2.8
RHR 静息心率：-42
血压：-6/48
体脂 (%)：-9
血糖：-1.0
胆固醇：-2.0
肺功能：+100

身体围度测量(厘米) 颈围：-2.54
胸围：+7.62
臂围：右臂：+3.81，左臂：+3.20
腰围：-9.52
臀围：-8.89
大腿围：右腿：+1.27　左腿：+2.54
小腿围：右腿：没变化　左腿：+1.27

皮脂钳测量(毫米) 肱二头肌：-4
肱三头肌：-2
腰部：-8
肩胛下肌：-4
总计：-18
皮脂钳脂肪比率（%）：-6.9

体能测试 折返跑测试（等级）：提高了 2.5 个

一分钟最大重复次数 俯卧撑：+29
半仰卧起坐：+4
深蹲：+37
仰姿反屈伸：+36
宽握引体向上：+30

重量训练一次重复最大重量（千克） 深蹲：+27.5
仰卧推胸：+30
杠铃推举：+12.5
硬拉：+20

你的体检结果

身高体重 体重（千克）：
身高（厘米）：

健康测试 体重指数：
RHR 静息心率：
血压：　/
体脂 (%)：
血糖：
胆固醇：
肺功能：

身体围度测量(厘米) 颈围：
胸围：
臂围：右臂：　左臂：
腰围：
臀围：
大腿围：右臂：　左臂：
小腿围：右臂：　左臂：

皮脂钳测量(毫米) 肱二头肌：
肱三头肌：
腰部：
肩胛下肌：
总计：
皮脂钳脂肪比率（%）：

体能测试 折返跑测试（等级）：

一分钟最大重复次数 俯卧撑：
半仰卧起坐：
深蹲：
仰姿反屈伸：
宽握引体向上：

重量训练一次重复最大重量（千克） 深蹲：
仰卧推胸：
杠铃推举：
硬拉：

塑形健身教程之后，面貌焕然一新，生活更加自信

从下边的照片中可以看到，左边一张是我在健身前拍摄的照片，那时的我，增重了 2 英石（约 12.7 千克），体重严重超标，全身都是臃肿的赘肉、看起来无精打采。而右边一张就是现在的我，在经过 12 周系统的健身和营养教程之后，我不光彻底甩掉了肥肉，而且还拥有了匀称健美的肌肉线条，达到了我一直梦寐以求的塑形健身目标。看到这样的对比结果，我想你应该要对自己充满信心，只要你认真按照 12 周的健身和营养教程一步步地进行训练，就一定能让自己不负众望，取得理想的健身塑形效果。

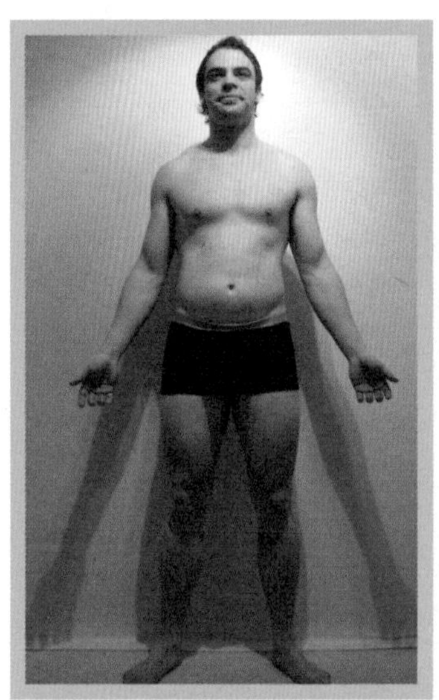

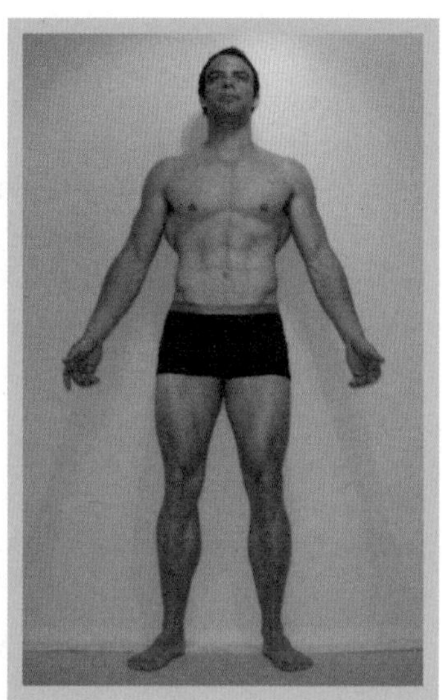

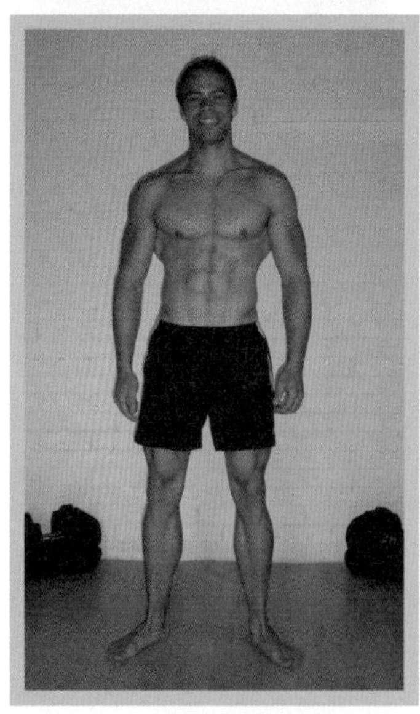

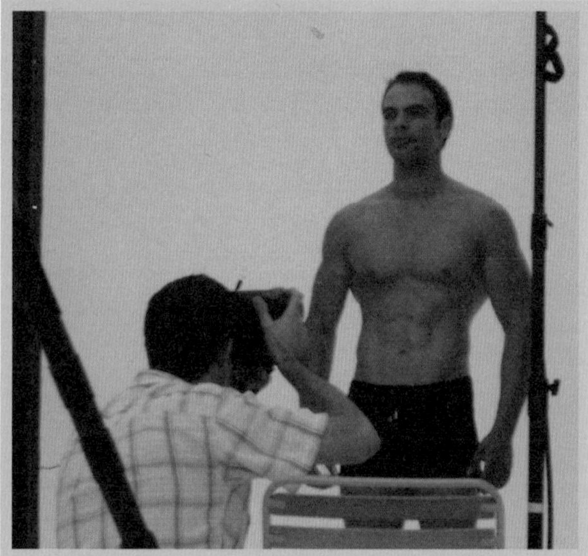

各部位肌肉及针对性训练

7

胸部肌肉

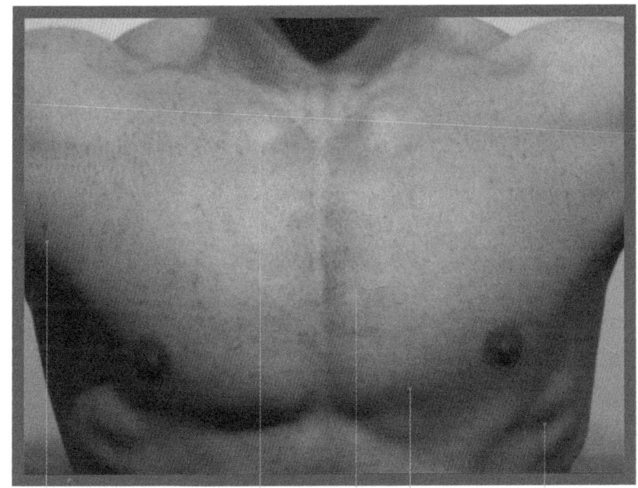

胸肌内侧

胸肌中间、胸肌外侧和胸肌内侧

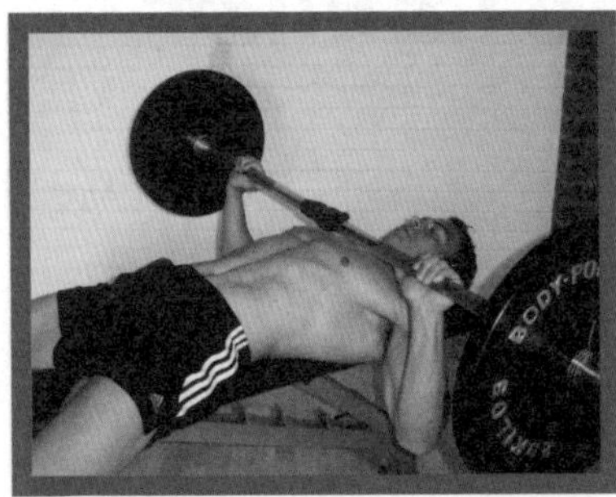

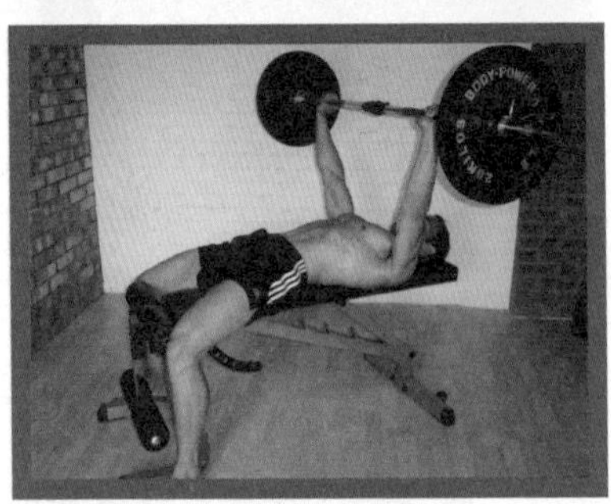

杠铃卧推（复合训练）

锻炼功效

加强胸大肌、三角肌前束和肱三头肌的肌肉块头、肌肉力量和肌肉密度，让这些肌肉更紧实、更有型。

动作要领

- 仰躺在卧推椅上，双脚平踏地面或卧推椅边缘；
- 双手分开比肩宽，正手抓住杠铃杆；
- 将杠铃从杠铃架上移下；
- 双臂缓缓向下压，直到杠铃杠与胸部齐平或稍低于胸部最高点；
- 将杠铃重新向上推起，至手臂完全伸直。

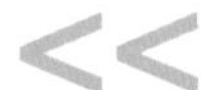

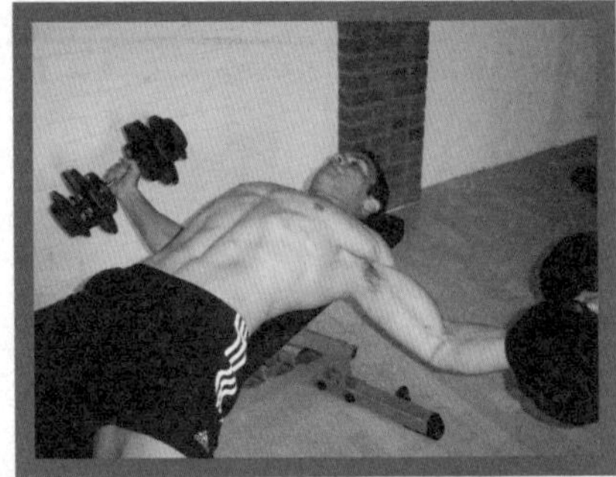

仰卧飞鸟

锻炼功效

锻炼胸大肌的块头，让胸部更加饱满。

动作要领

- 仰躺在卧推椅上，双腿弯曲，双脚平踏地面或卧推椅边缘；
- 双手抓起哑铃从身体两侧举起，手臂在胸前向上伸直，手心相对；
- 两肘微屈，两手向两侧分开落下，直到胸大肌得到完全拉伸为止；
- 双手持哑铃按照反方向回到起始位置，同时收缩胸大肌；
- 举到最高位置时，让两个哑铃间保持一定间隙，并收缩胸大肌，这样能使胸大肌得到最大限度地收缩。

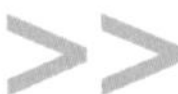

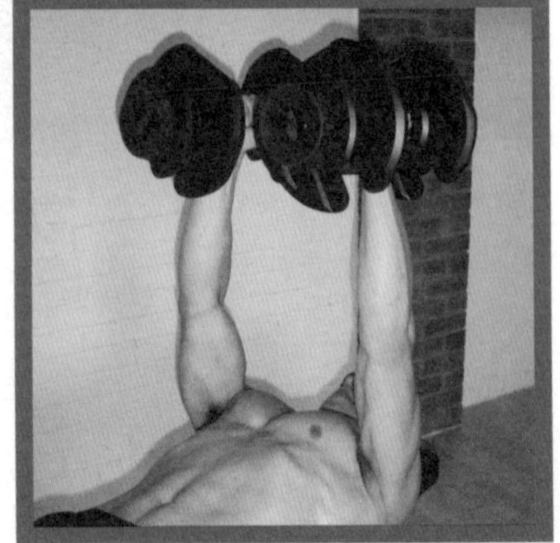

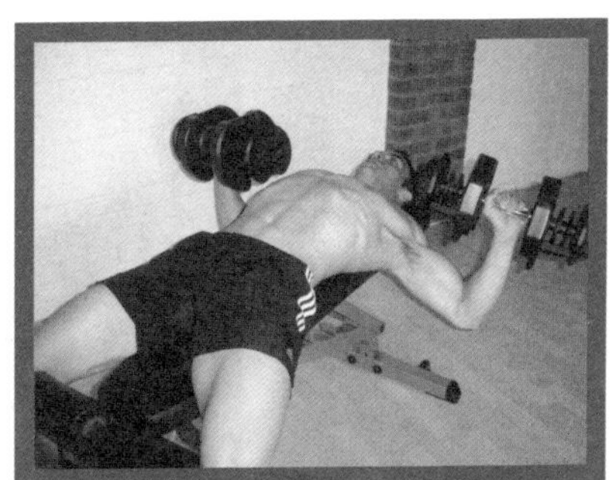

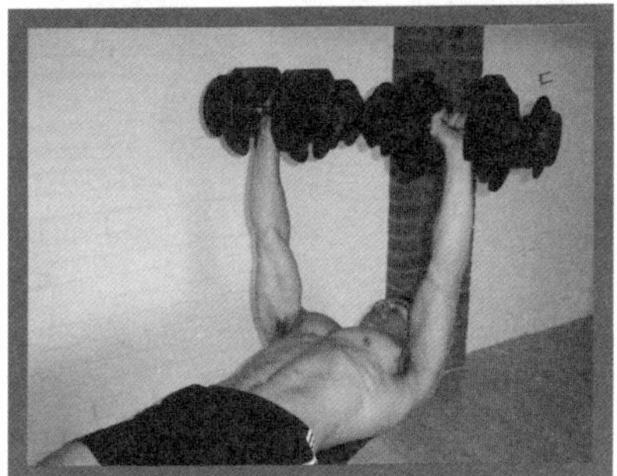

哑铃平板卧推

锻炼功效

增强胸肌外侧和胸肌中间的肌肉块头。

动作要领

- 仰躺在卧推椅上，双腿弯曲，双脚平踏地面或卧推椅边缘；
- 双臂弯曲，双手紧握哑铃，手肘与肩部水平，收腹挺胸，自身体两侧平行推出至胸部上方，双臂伸直，两手心向外；
- 双臂尽量向胸部外侧张开，慢慢弯曲收回哑铃，直到你能感觉到胸肌外侧得到拉伸为止；
- 再次举起哑铃，收缩胸肌，直到手臂完全伸直，并使两个哑铃之间保持一定间隙。

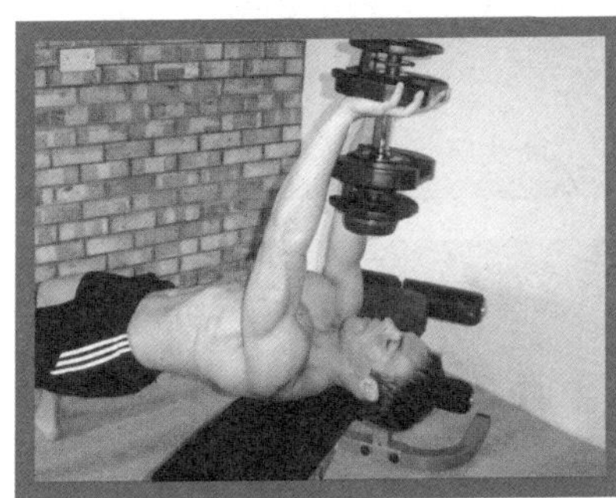

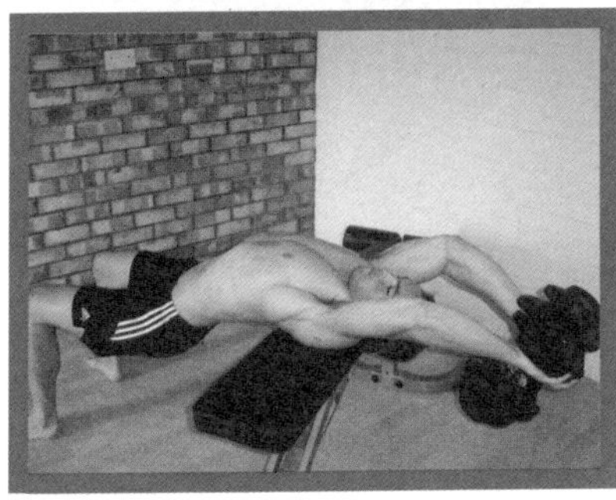

哑铃直臂上提

锻炼功效

锻炼胸大肌并能扩展胸腔。

动作要领

- 背部躺在卧推椅上，下半身悬空，双脚分开，平踏地面；
- 双手同时抓起哑铃；
- 两侧手臂稍微弯曲，经过胸部上方，慢慢伸展双臂，将哑铃举向头部后方；
- 尽量伸展双臂，最大限度拉伸胸肌和扩展胸腔；
- 收缩胸大肌，双手持哑铃，经相同路线回到起始位置。

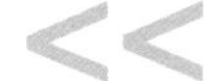

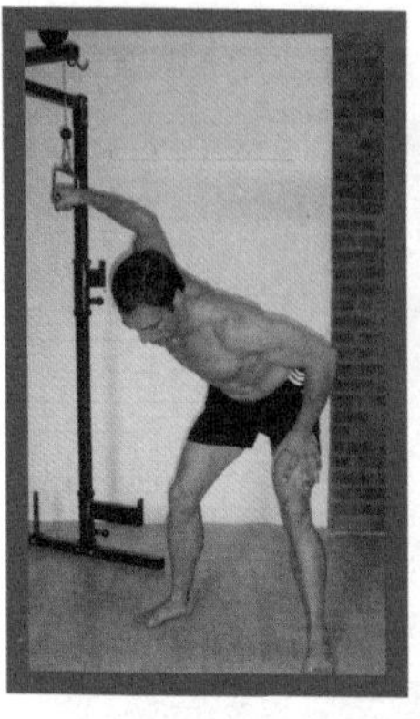

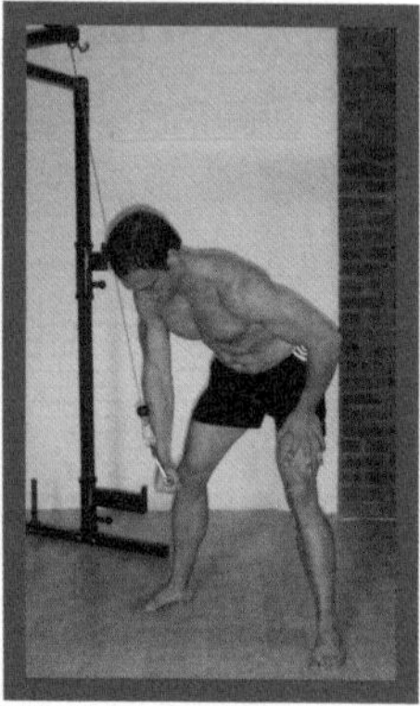

滑轮飞鸟

锻炼功效

锻炼胸大肌内侧和胸小肌内侧。

动作要领

- 双手抓住滑轮把手，双脚分开略比肩宽，向前迈一小步；
- 俯身向前，双臂在身体两侧向外伸展；
- 双臂自然弯曲，掌心相对，像仰卧飞鸟那样，将双手向中间靠拢相触；
- 当双手拉至中央胸缝时，收缩胸肌，继续下拉，使双手交叉，一手在上，一手在下。之后，变换双手交叉的上下位置，重复上述动作。

标准俯卧撑

锻炼功效

锻炼胸大肌和肱三头肌。

动作要领

- 面朝下，趴在运动垫或地面上；
- 两手相距略宽于肩部，指尖向前，放置于胸部正下方；
- 双脚脚尖着地，臀部和腿部抬起离开地面；
- 全程保持背部挺直；
- 双手推地，伸直手臂，背部不得下塌；
- 弯曲手臂，身体平直下降到起始位置，膝盖和腿部不能触碰地面。

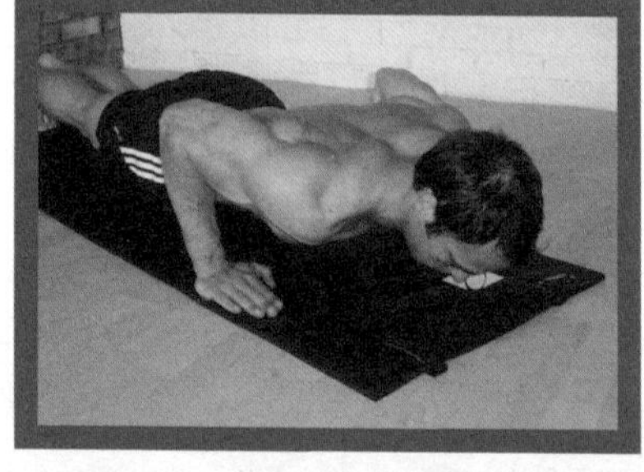

屈膝俯卧撑

如果你做不了标准俯卧撑，那么你可以做屈膝俯卧撑。

动作要领

- 面朝下，趴在运动垫或地面上；
- 两手相距略宽于肩部，指尖向前，双手撑在胸部正下方；
- 脚尖和膝盖着地；
- 上半身和臀部抬起离开地面，全程保持背部挺直；
- 双手推地，伸直手臂，背部不得下塌；
- 弯曲手臂，身体下降到起始位置。

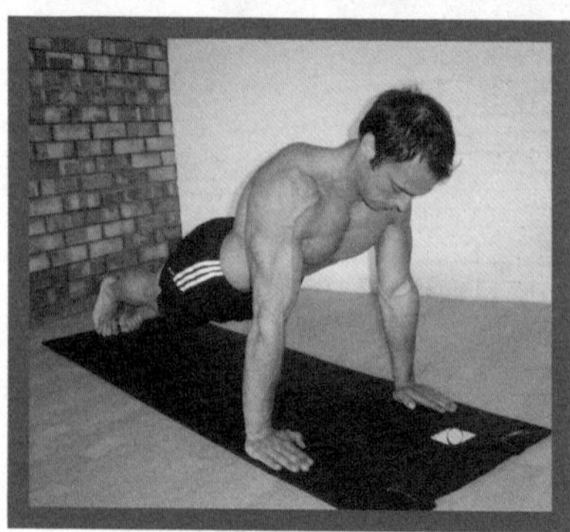

宽距俯卧撑

锻炼功效

锻炼胸大肌外侧肌肉。

动作要领

- 面朝下，趴在地面或运动垫上；
- 双手分开，距离比肩宽，撑在地面，与胸部位置齐平，双手手指与身体呈 45 度角；
- 脚尖着地，腿部和臀部抬起离地；
- 双手推地，伸直手臂，保持后背挺直；
- 弯曲手臂，身体回到起始位置。注意：膝盖和腿部不能触碰地面。

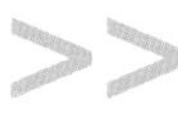

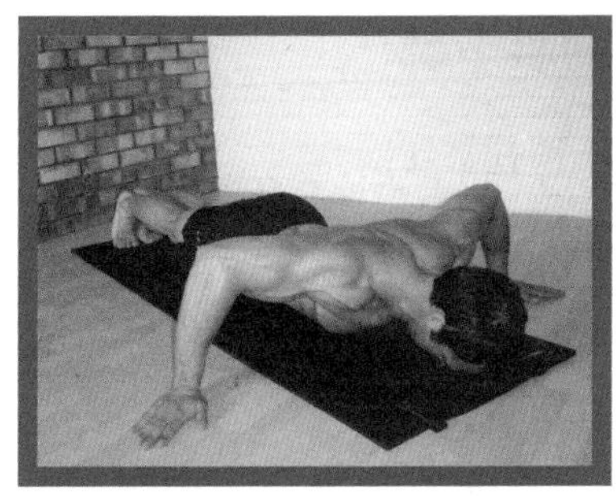

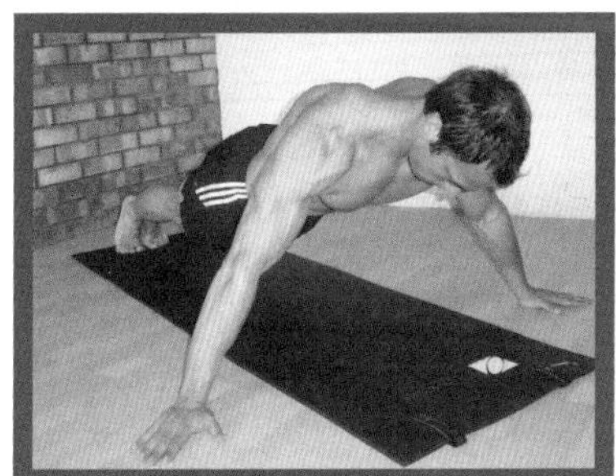

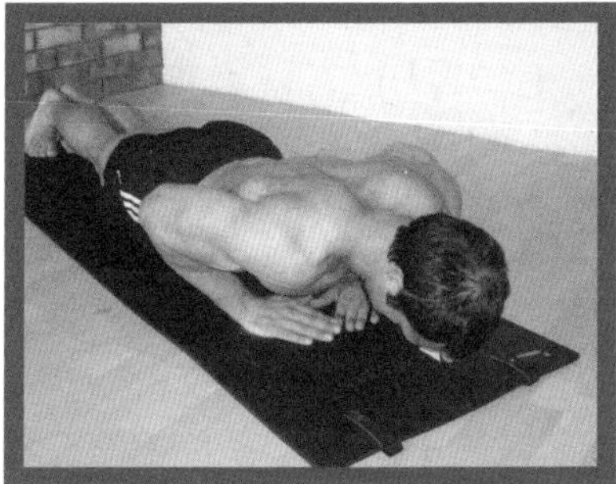

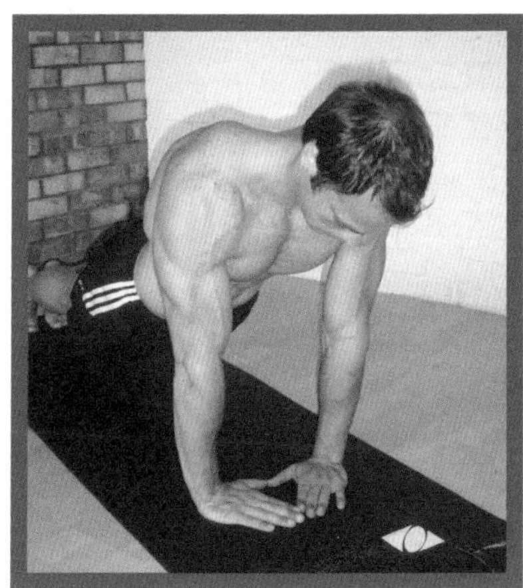

窄距俯卧撑

锻炼功效

锻炼胸大肌内侧和强化肱三头肌。

动作要领

- 面朝下，趴在地面或运动垫上；
- 双手拇指和食指分别相触，形成一个三角形，并置于胸肌正下方；
- 脚尖着地，腿部和臀部抬起离地；
- 重心稍稍移至手部，双手推地，伸展双臂，撑起身体，保持后背挺直；
- 当身体抬高到最高位置时，收缩胸部，充分伸展胸肌内侧；
- 弯曲手臂，回到起始位置。注意：膝盖和腿部不能触碰地面。

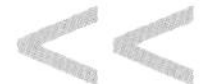

胸肌下部

下斜式杠铃卧推

锻炼功效

加强胸肌下部的肌肉块头、力量和密度，让胸肌下部更紧实、更有型。

动作要领

- 将卧推椅向下调节 30 度角；
- 仰躺在卧推椅上，双脚自然放在卧推椅脚垫上；
- 双手分开，距离比肩宽，正手抓住杠铃杆；
- 将杠铃从杠铃架上移开；
- 双臂缓缓向下压，直到杠铃杠与胸齐平或稍微低于胸部最高点；
- 将杠铃重新向上推起，直至手臂几乎完全伸直为止。

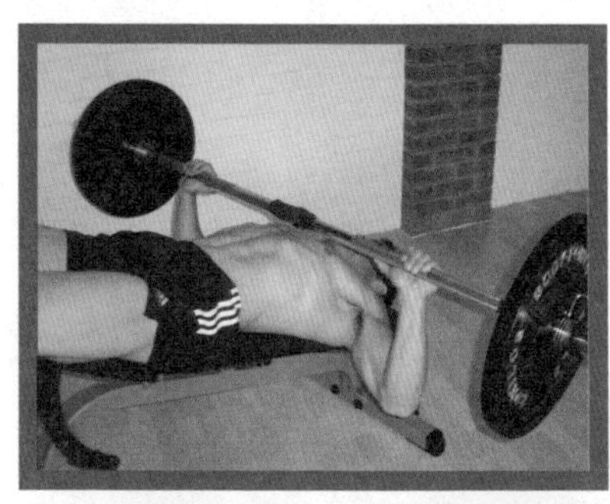

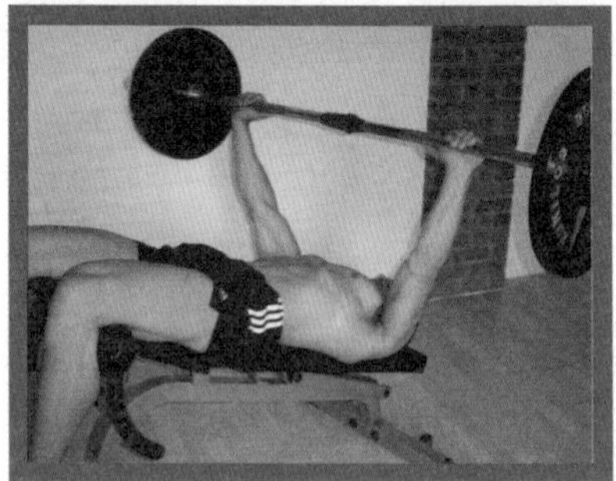

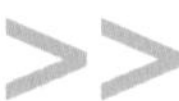

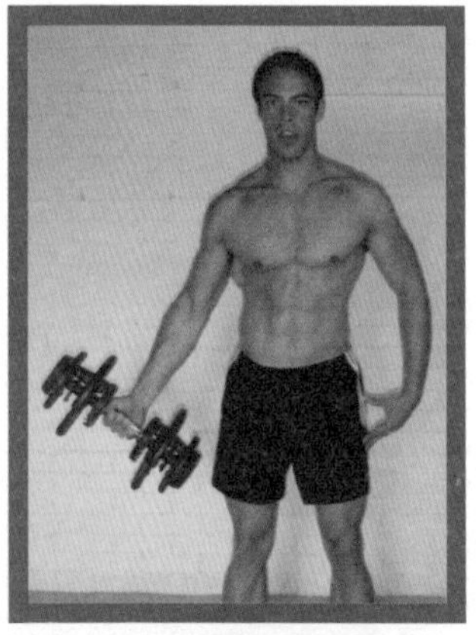

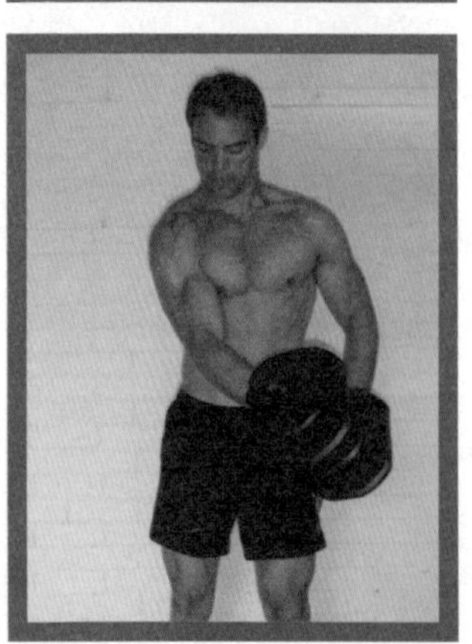

莫雷肌肉挤压法（适用于胸肌下部）

锻炼功效

锻炼胸肌下部和胸肌中部。

动作要领

- 双脚分开，与肩同宽，自然站立，一只手持哑铃向身体一侧伸展，另一只手可以扶着卧推椅等物品或者放在髋部保持身体平衡；
- 手持哑铃，向上朝内提起手臂，手臂稍微弯曲，尽量提高到与对侧胸部齐平的位置；
- 最大限度地收缩胸肌下部；
- 反方向收回手臂，使哑铃回到起始位置。

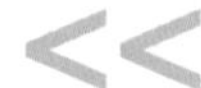

胸肌上部

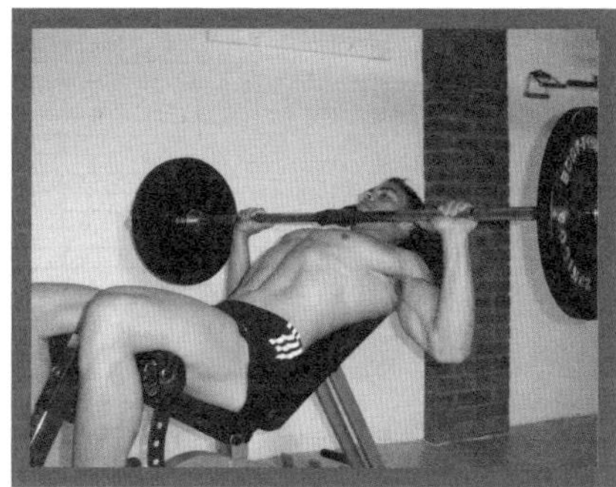

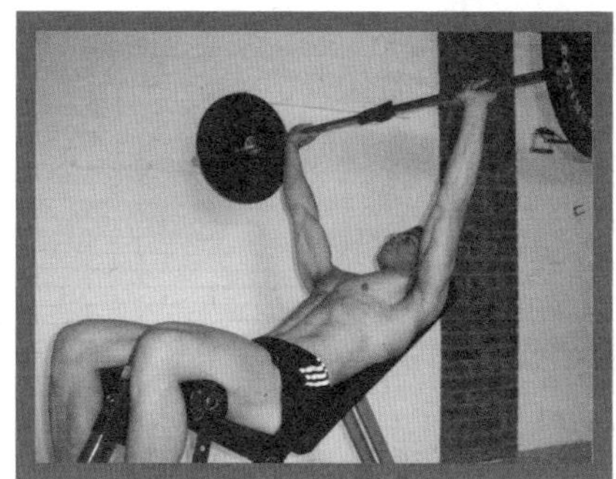

上斜式杠铃卧推

锻炼功效

增强胸肌上部、三角肌前束和肱三头肌的块头和力量。

动作要领

- 将卧推椅向上调节 45 度角；
- 仰躺在卧推椅上，双脚平踏在地面；
- 双手分开，距离比肩宽，正手抓住杠铃杆；
- 将杠铃从杠铃架上移开；
- 慢慢将杠铃下降至胸肌上部、锁骨下方的位置；
- 将杠铃重新向上推起，直至手臂几乎完全伸直为止。

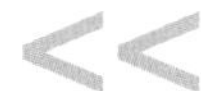

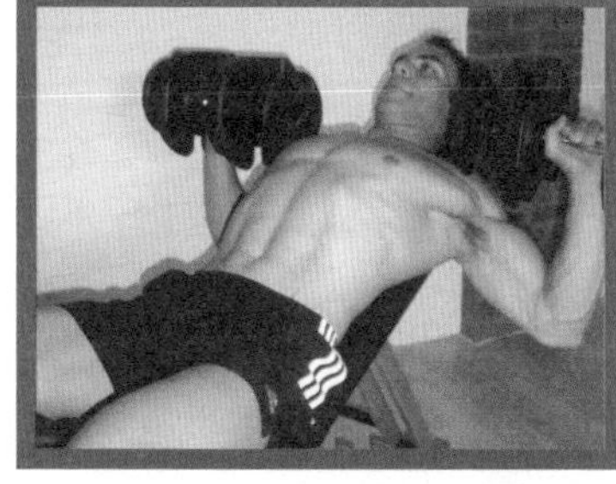

上斜式哑铃卧推

锻炼功效

锻炼胸肌中部和胸肌下部的肌肉块头。

动作要领

- 将卧推椅向上调节 45 度角；
- 仰躺在卧推椅上，双脚平放地面；
- 双手抓住哑铃，掌心相对，将哑铃推举在胸肌上方位置；
- 两臂尽量向胸部外侧张开，慢慢弯曲，将哑铃收回至胸肌上部锁骨下方的位置，直至感觉到胸肌外侧得到拉伸即可；
- 将哑铃重新向上推起，至手臂几乎完全伸直，此时，手持的两个哑铃之间要保持一定的间隙。

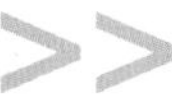

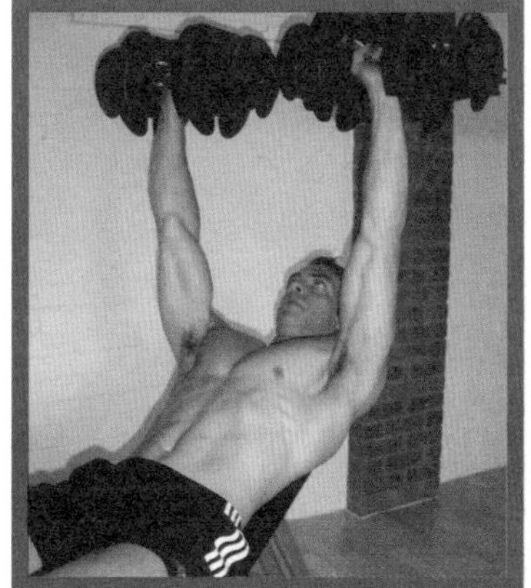

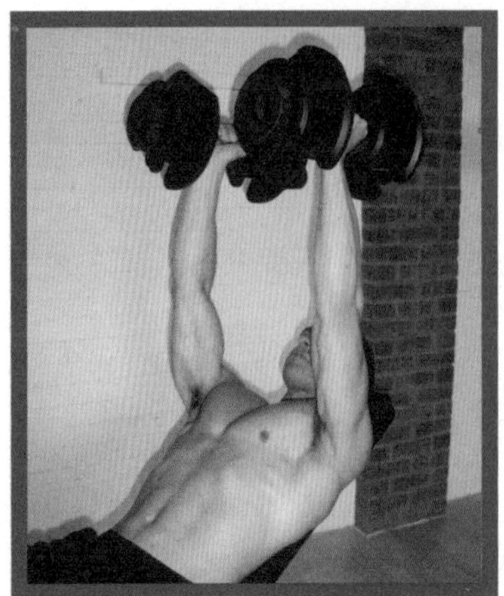

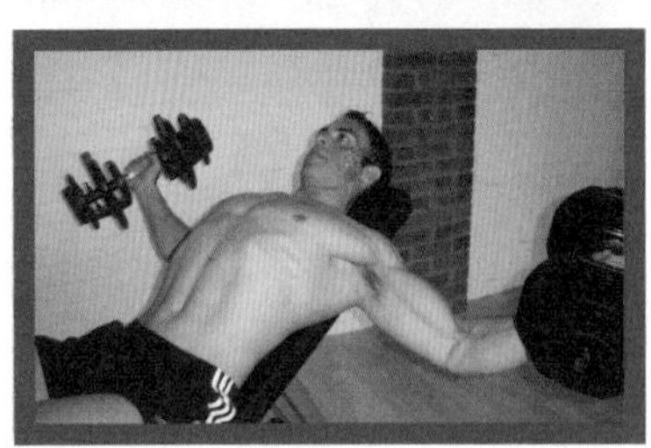

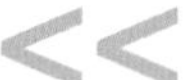

上斜式仰卧飞鸟

锻炼功效

增加胸肌上部的肌肉块头。

动作要领

- 将卧推椅向上调节 45 度角；
- 仰躺卧推椅上，双脚平放地面；
- 双手抓住哑铃，掌心相对，从身体两侧推出到最高位置；
- 自然弯曲手臂，慢慢将哑铃同时向外向下落下，直到胸大肌完全拉伸；
- 双手持哑铃按照反方向回到最高位置，同时，收缩胸大肌；
- 举到最高位置时，使两个哑铃间保持一定间隙，使胸肌得到最大限度收缩。

莫雷肌肉挤压法（适用于胸肌上部）

锻炼功效

锻炼和塑造胸肌上部和部分胸肌中部的肌肉。

动作要领

- 双脚分开，与肩同宽，自然站立，一手持哑铃，一手可以扶着卧推椅等物品保持身体平衡；
- 手持哑铃，向上朝内提起手臂，手肘稍微弯曲，尽量提高到与对侧肩部齐平的位置；
- 最大限度收缩胸肌上部；
- 反方向收回手臂，使哑铃回到起始位置。

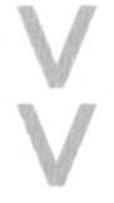

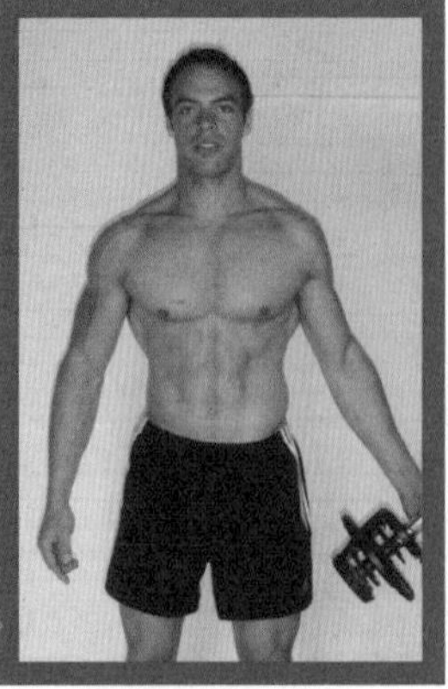

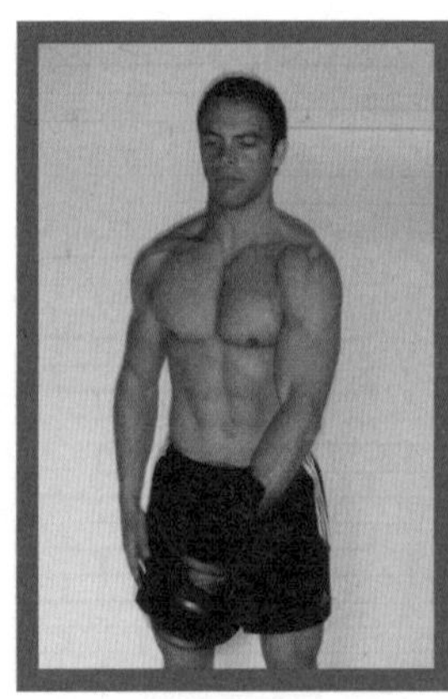

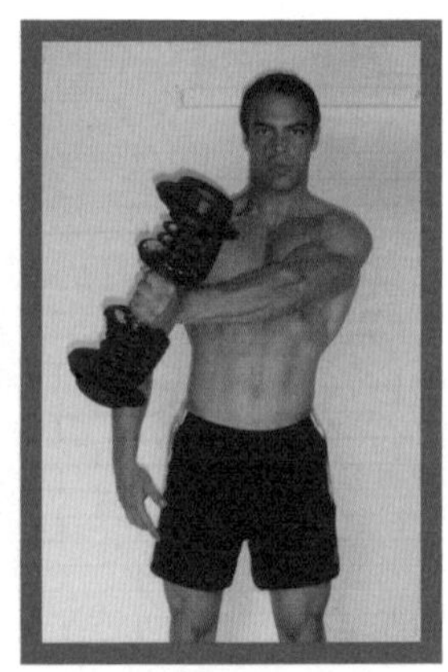

前锯肌

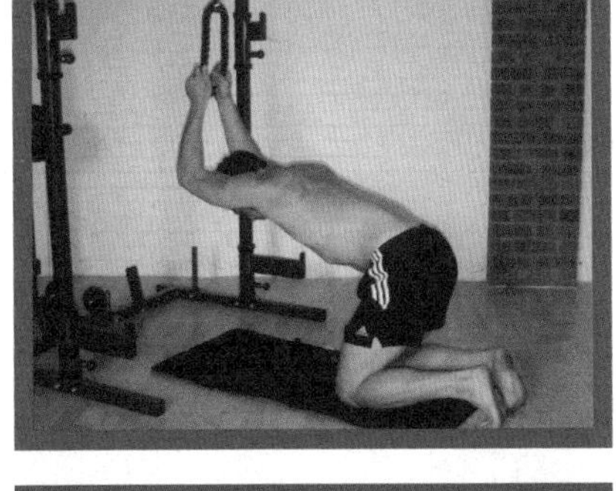

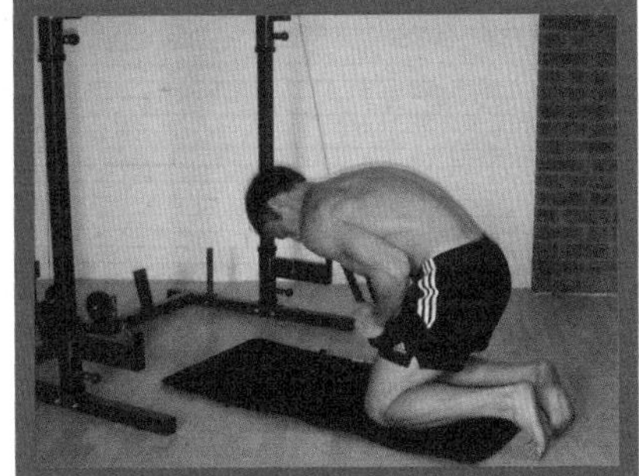

绳索下拉

锻炼功效

锻炼和塑造前锯肌，这个动作同时锻炼到腹肌和背阔肌。

动作要领

- 双手拉住滑轮绳索前端，双膝跪地；
- 双臂在头部上方伸展，双手抓住绳索，伴随身体向前下方卷曲，背阔肌发力下拉绳索；
- 用力拉拽绳索，直到手肘触碰到身体两侧，头部埋向膝盖处；
- 身体回直，绳索慢慢回到起始位置，这时，你会感到背阔肌得到充分伸展。

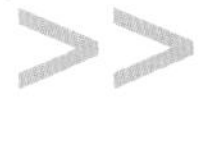

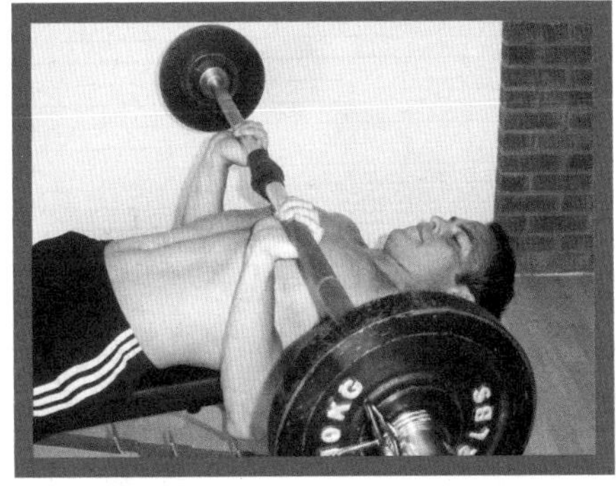

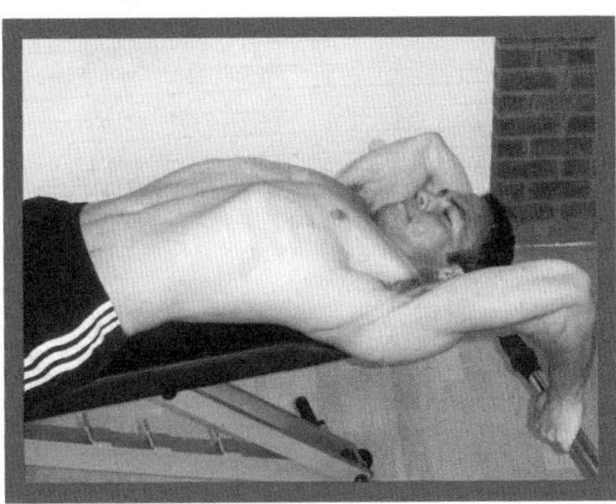

仰卧拉举

锻炼功效

锻炼背阔肌下部和前锯肌。

动作要领

- 仰躺在卧推椅上，双臂弯曲，双手握住杠铃杆置于胸部上方；
- 保持手臂弯曲，双手握住杠铃杆慢慢向头部后方移动，直到你感到背阔肌充分拉伸。注意：杠铃不得落地。

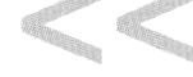

背部肌肉

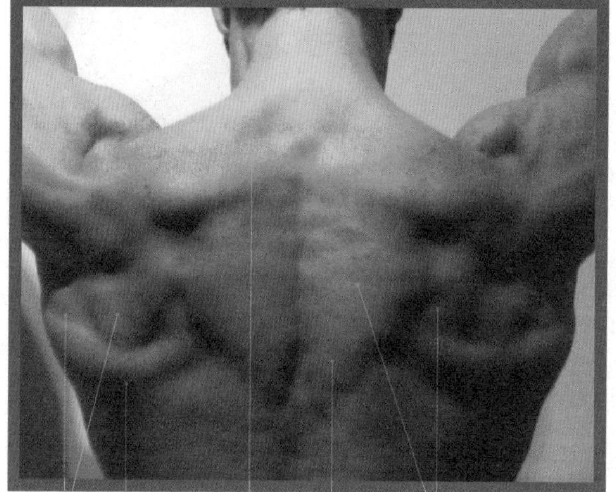

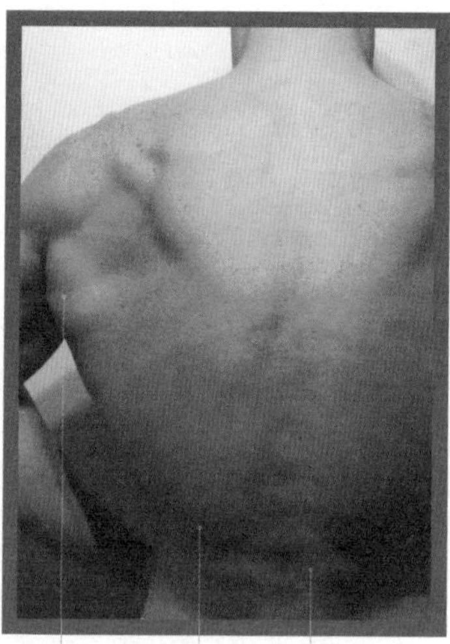

全面锻炼和塑造背部肌肉

正手引体向上 >>

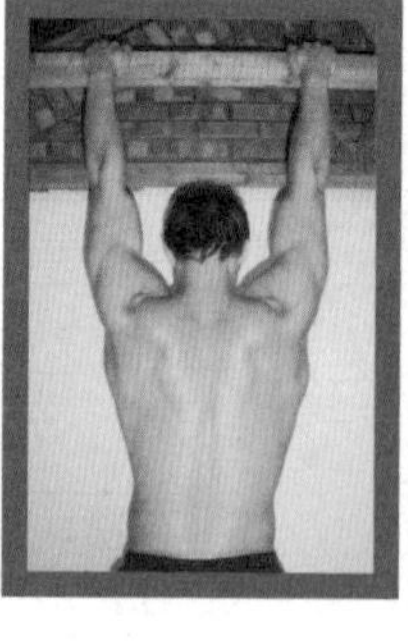
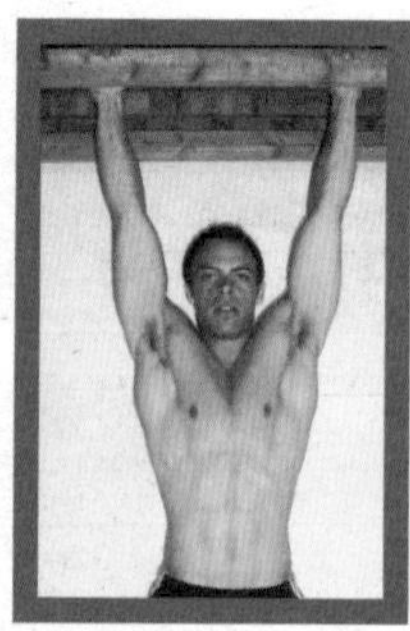
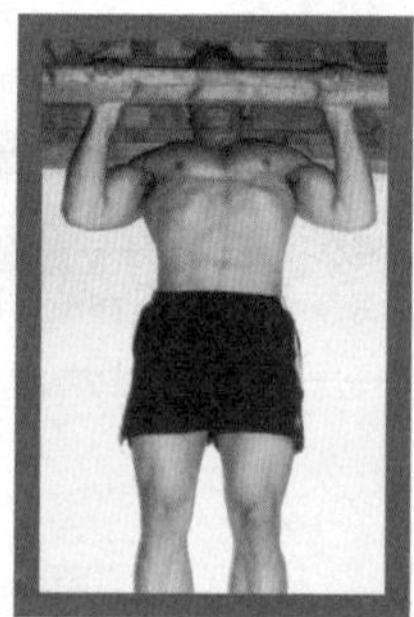

锻炼功效

全面锻炼和塑造背阔肌和大圆肌。

动作要领

- 双臂伸出，与肩同宽，正手握住单杠；
- 身体悬挂在单杠上，保持手臂伸直，脚底悬空；
- 慢慢向上牵引身体，尽量让胸部超过单杠；
- 达到最高位置时，停止几秒；
- 伸直手臂，身体回到起始位置。

反手引体向上

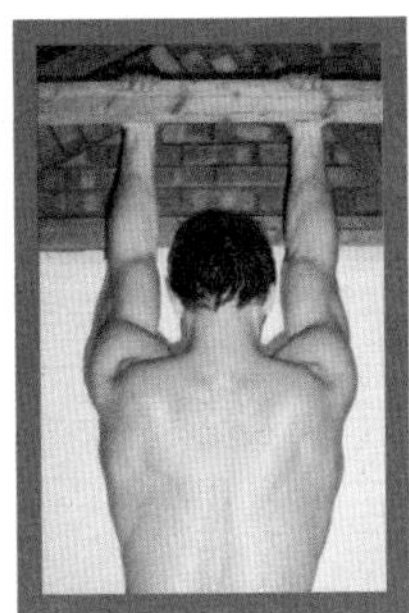
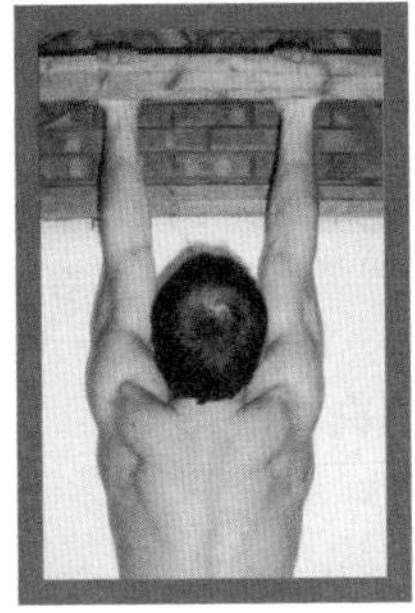
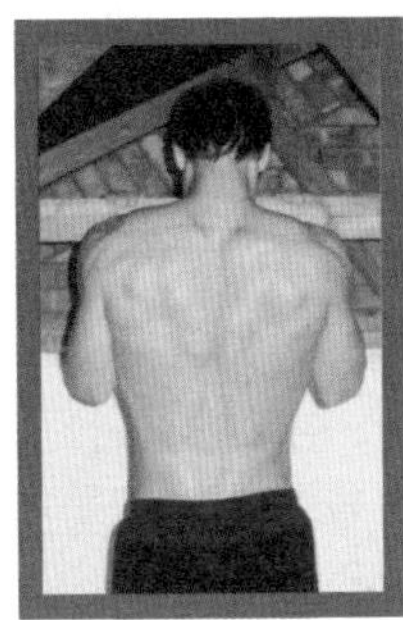

锻炼功效

锻炼背阔肌、大圆肌和肱二头肌。

动作要领

- 双臂伸出，与肩同宽，反手握住单杠；
- 身体悬挂在单杠上，保持手臂伸直，脚底悬空；
- 慢慢向上牵引身体，尽量让胸部超过单杠；
- 达到最高位置时，停止几秒；
- 伸直手臂，身体回到起始位置。

复合式杠铃弯举

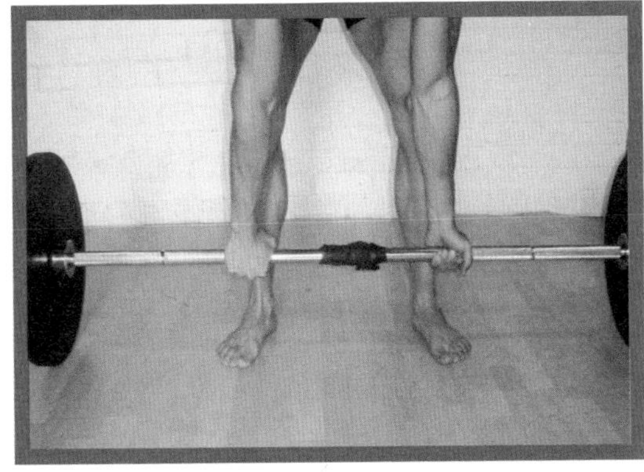
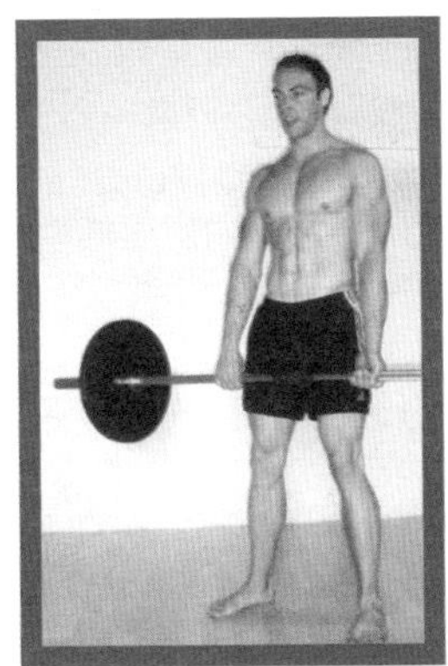
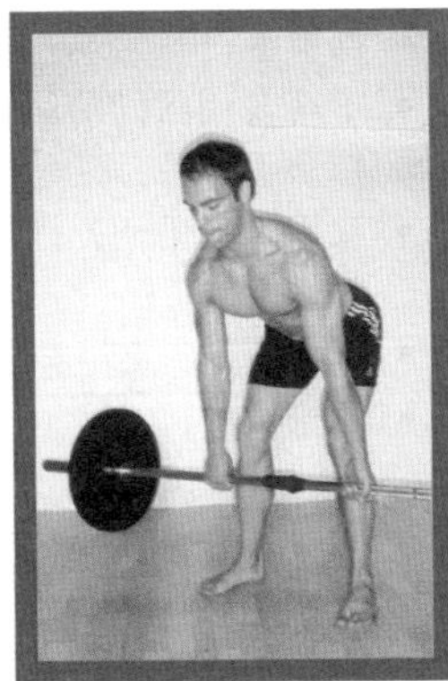

锻炼功效

这个复合训练同时锻炼多个肌肉群，对腰部也有效果。

动作要领

- 把杠铃放在你身前的地板上；
- 双脚分开，与臀部同宽，膝盖弯曲，自臀部俯身向前准备抓举杠铃；
- 双手分开，略比肩宽，一只手反握杠铃杆，另一只手正握杠铃杆；
- 收缩腹部肌肉，后背自然挺直，避免拉伤；
- 双脚蹬地，腿部发力，然后慢慢直起身体，向上拉起杠铃；
- 挺胸，肩部后收；
- 弯曲膝盖，向前弯腰，慢慢放下杠铃；
- 然后在杠铃将要触地前，开始下一次重复动作。

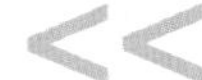

单臂哑铃划船

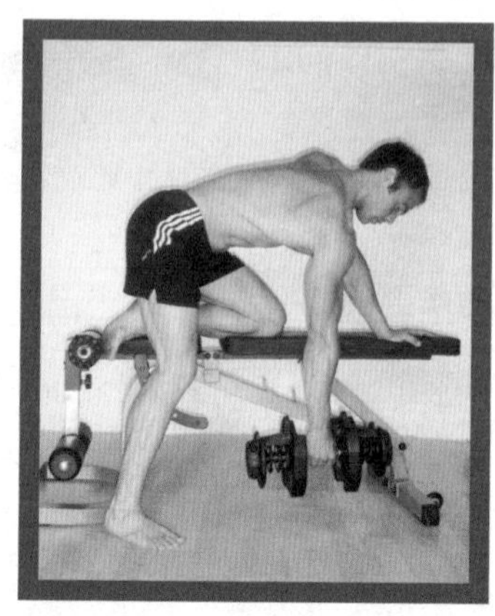

锻炼功效

集中锻炼一侧的背阔肌，同时锻炼并塑造后背中间肌肉。

动作要领

- 一手抓起哑铃，掌心向内；
- 将另一侧的手掌与膝盖撑在卧推椅上，自然挺起后背；
- 开始时，哑铃下垂，带动一侧身体充分拉伸，身体可以适当向哑铃重量的一侧倾斜；
- 肘部弯曲，尽量贴着身体一侧抬高握有哑铃的上臂和手肘；
- 慢慢伸展手臂，垂下哑铃，之后重复动作直到完成设定次数。然后，换另一侧手臂进行锻炼。

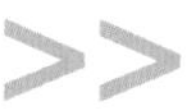

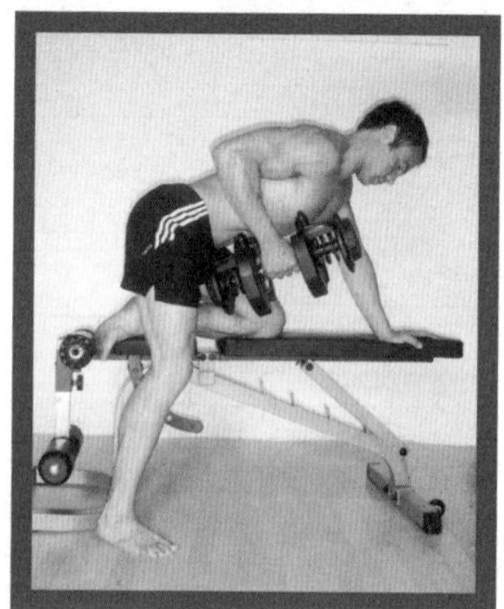

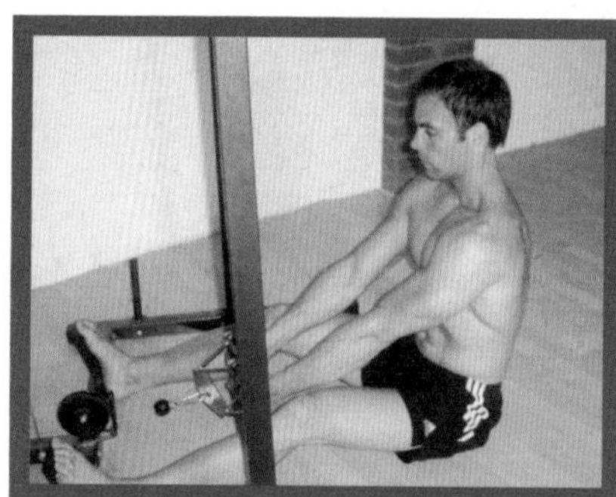

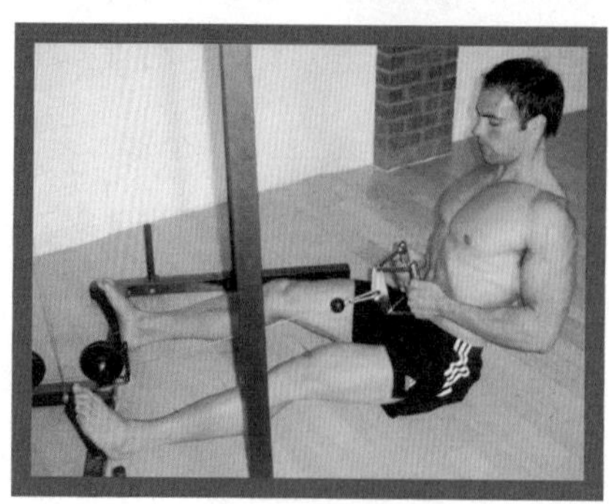

低拉 / 坐式划船

锻炼功效

增加背部和背阔肌下部的肌肉大小和厚度。

动作要领

- 面朝器材坐下，膝盖稍微弯曲，双脚蹬在脚踏板上；
- 上半身稍微向前倾斜，双臂向前伸展，在未拉动手柄前，感觉背阔肌拉伸的张力；
- 双手握住手柄，拉向腹部上部，向后压低肩胛骨；
- 胸部挺起，上半身坐直，不得后倾；
- 放松拉力，手柄返回起始位置，再一次感觉背阔肌拉伸的张力。

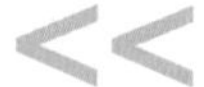

后背上部肌肉的锻炼

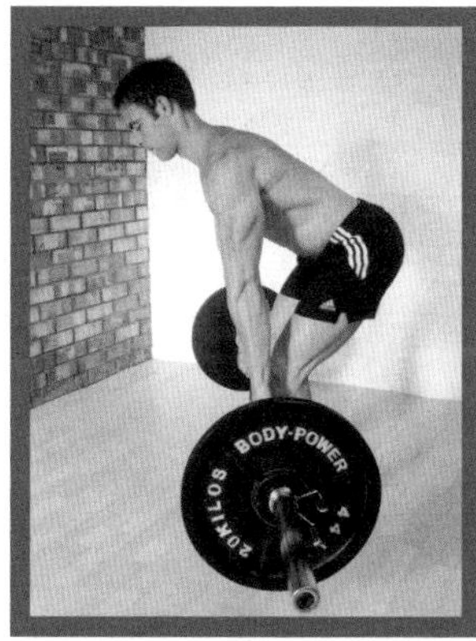

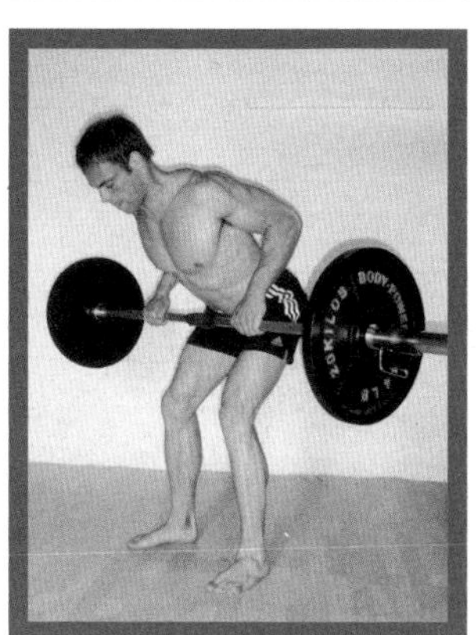

杠铃俯身划船

锻炼功效

锻炼和塑造后背上部的肌肉。

动作要领

- 双脚分开，与臀部同宽，双腿稍微弯曲；
- 双手分开，宽距正握杠铃杆；
- 俯身，上半身与地面的角度在 45 度以内或者平行；
- 头部和背部挺直，双手把杠铃提在胫骨前；
- 把杠铃提至腹部上部和横隔膜处；
- 保持肘弯紧贴身体两侧，此时，你能感觉背部肌肉收缩；
- 慢慢把杠铃降低到起始位置。

简易 T 杠划船

锻炼功效

加强后背上部肌肉和背部外侧肌肉的厚度。

动作要领

- 双脚分开，与臀部同宽，跨立于杠铃杆两侧；
- 膝盖稍微弯曲，后背挺直与地面呈 45 度角，双手握住重量片下方；
- 保持姿势不变，将重量片提至胸肌下部，然后再将重量片下降到起始位置，充分拉伸背部肌肉；
- 如果你感觉肌肉拉伸点位于腰部或腿部，那么你需要减轻重量片练习，这样能更专注于后背上部的核心肌群的锻炼。

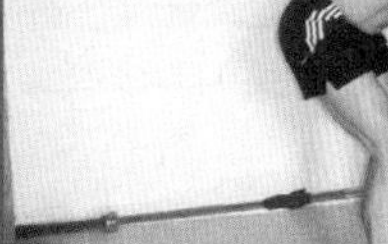

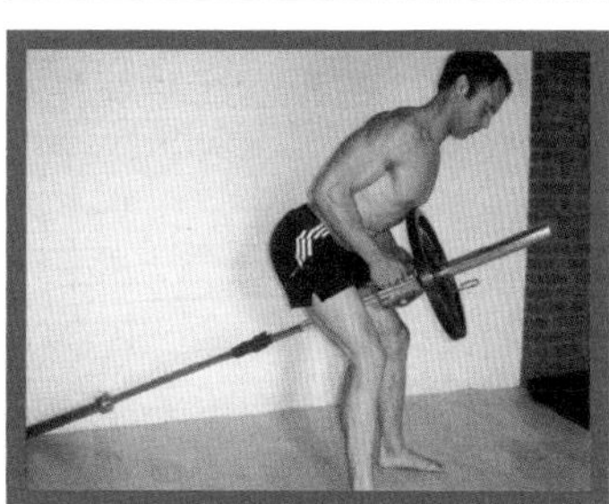

反向耸肩

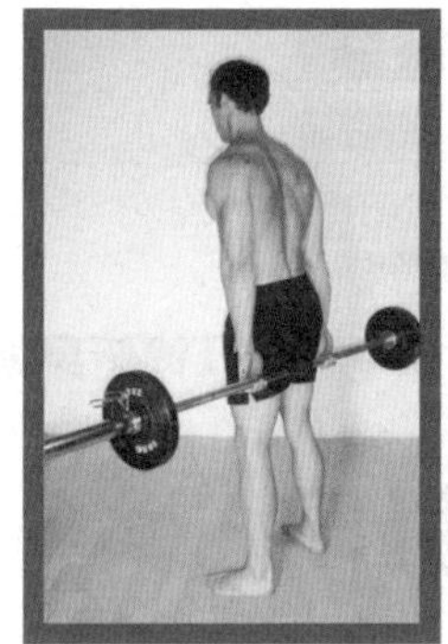
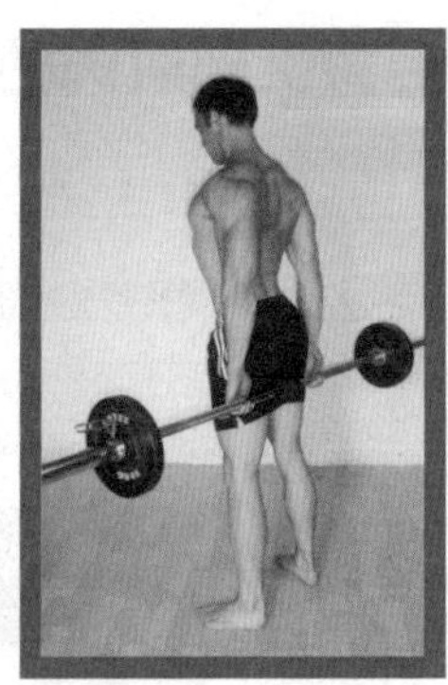

锻炼功效

加强下斜方肌的力量，尤其适合久坐办公室一族。

动作要领

- 将杠铃放在深蹲架上；
- 背对杠铃，反身正手抓住杠铃；
- 提起杠铃，挺胸，向后向下快速转动肩胛骨，收缩肩部肌肉；
- 切记，这个动作幅度很小，不要带动上斜方肌；
- 肩部向前转动，双手握住杠铃回到起始位置。

增宽背部和背阔肌的肌肉

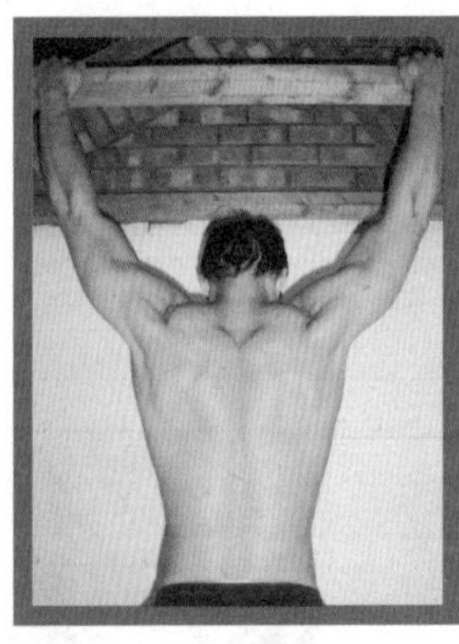
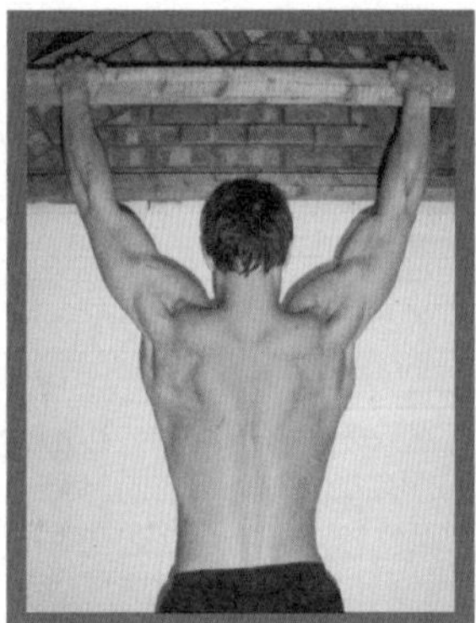
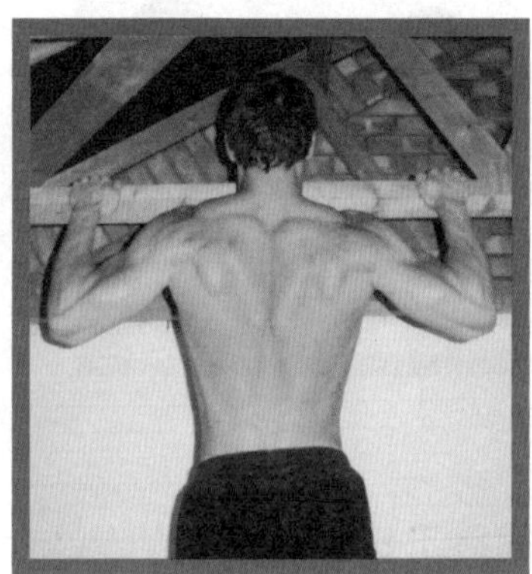

宽握引体向上

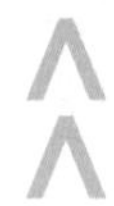
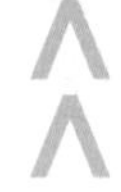

锻炼功效

使背部上部更宽大，整体增强背阔肌力量。

动作要领

- 双臂伸出，正手握住单杠，根据个人实际情况，双手握距越宽越好；
- 身体悬挂在单杠上，保持手臂伸直，脚底悬空；
- 慢慢向上牵引身体，尽量让胸部超过单杠；
- 达到最高位置时，停止几秒；
- 伸直手臂，身体回到起始位置。

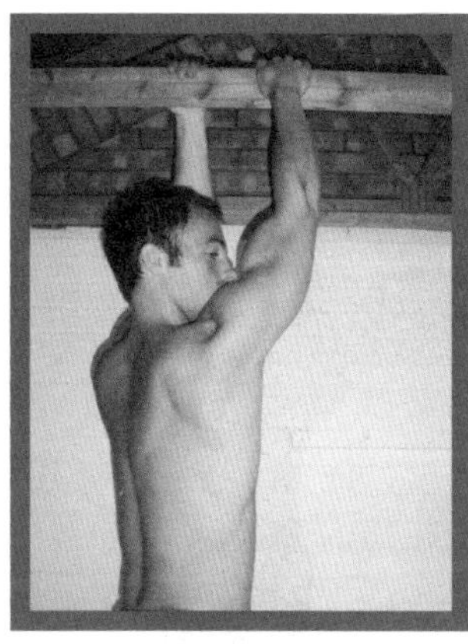
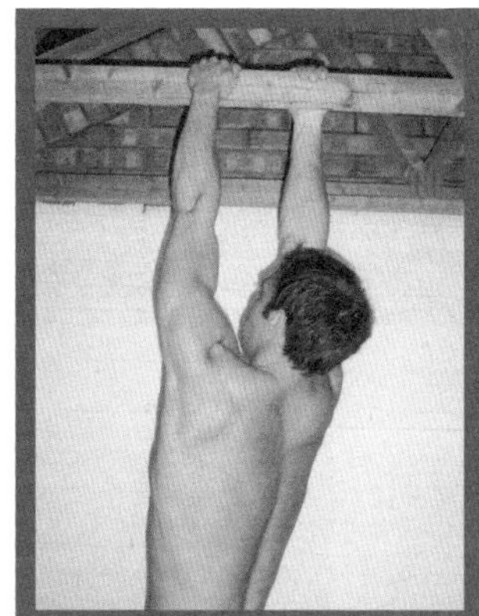
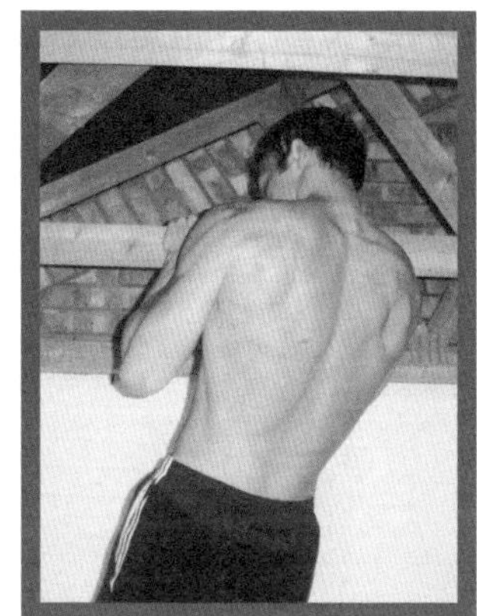

俯身登山引体向上

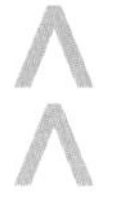

锻炼功效

拉长增宽背阔肌，同时锻炼前锯肌。

动作要领

- 双臂伸出，双手掌心相对，一只手在前，另一只手在后，正手握住单杠；
- 身体悬挂在单杠上，保持手臂伸直，脚底悬空；
- 慢慢向上牵引身体，尽量使头部越过单杠，能够达到单杠另一侧，肩部与单杠齐平；
- 达到最高位置时，停止几秒；
- 伸直手臂，身体回到起始位置。
- 交换前后手位置，锻炼身体另一侧的肌肉。

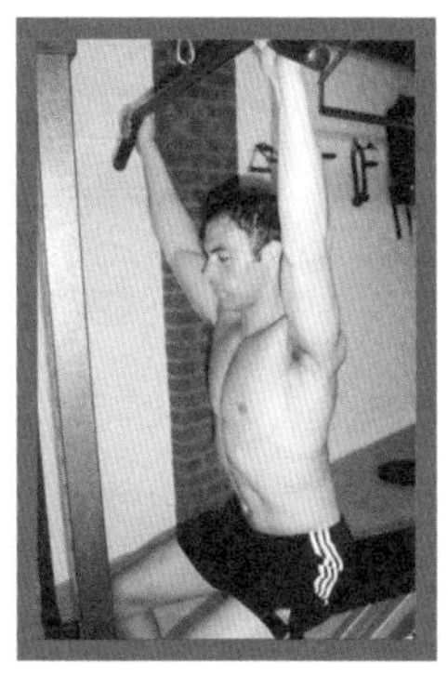
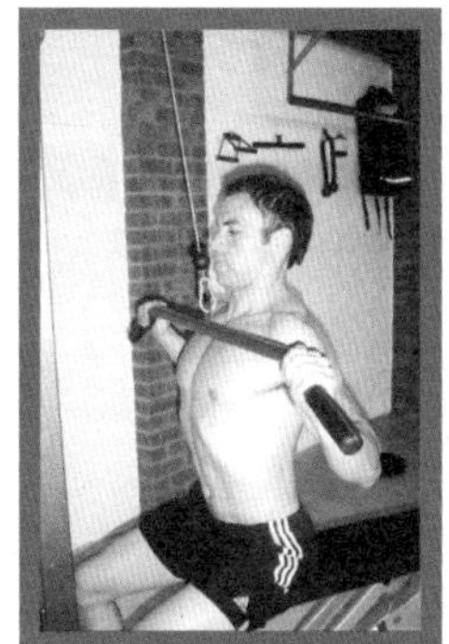

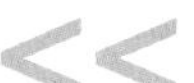

宽握滑轮下拉

锻炼功效

增加背部肌肉量，使背阔肌上部更宽大。

动作要领

- 双手分开，宽距正手握住拉力杆；
- 双腿分开，坐在长凳上，双脚着地，用膝盖或双脚支撑身体；
- 挺起胸部，上身向后倾斜 5 度~10 度角，由肘部牵引向下拉动拉力杆，向后向下挤压肩胛骨，直到把拉力杆拉到胸部上方，与锁骨齐平；
- 减少力度，双臂抓住拉力杆慢慢伸展到起始位置，之后重复下一次动作。

锻炼下背阔肌和腰部

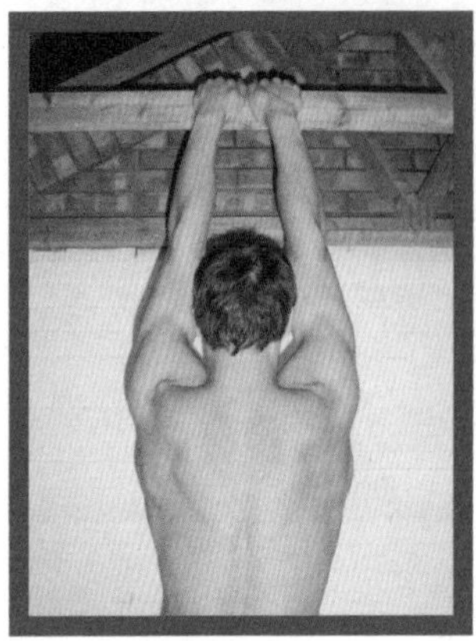
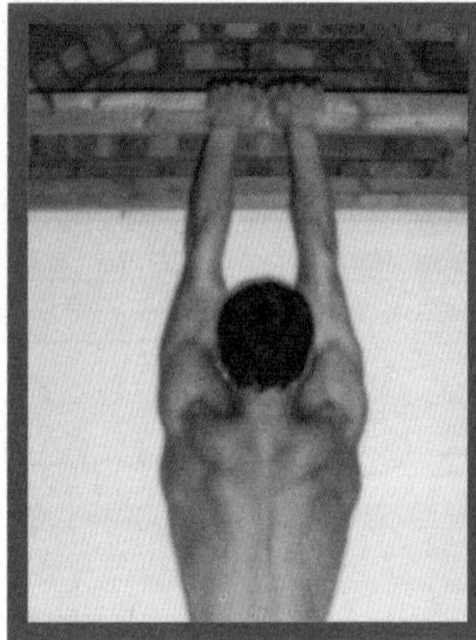
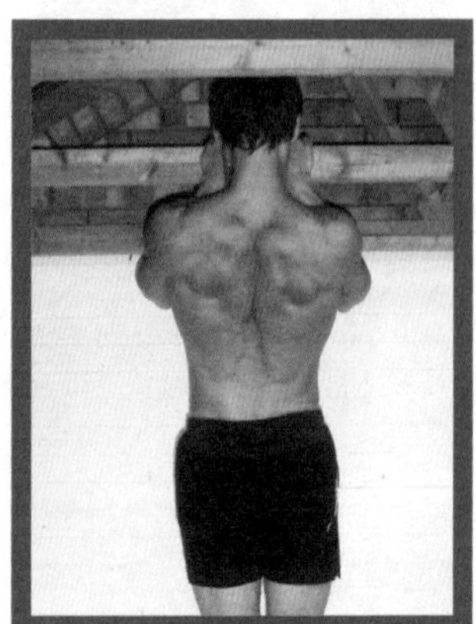

窄握引体向上

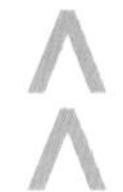

锻炼功效

拉长增宽下背阔肌，同时锻炼前锯肌。

动作要领

- 双臂伸出，双手并拢，正手握住单杠；
- 身体悬挂在单杠上，保持手臂伸直，脚底悬空；
- 慢慢向上牵引身体，尽量让胸部超过单杠；
- 达到最高位置时，停止几秒；
- 伸直手臂，身体回到起始位置。

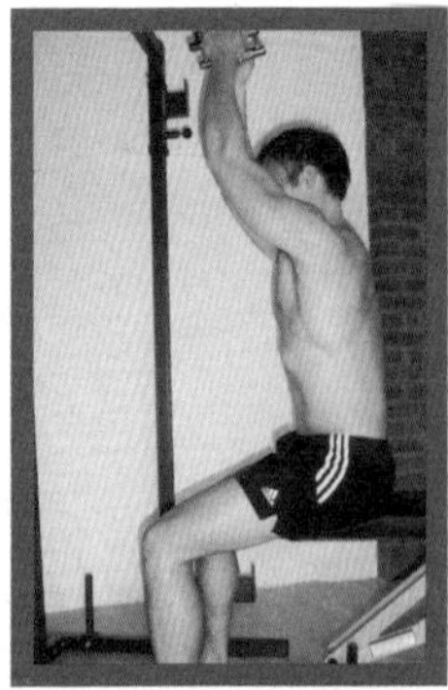
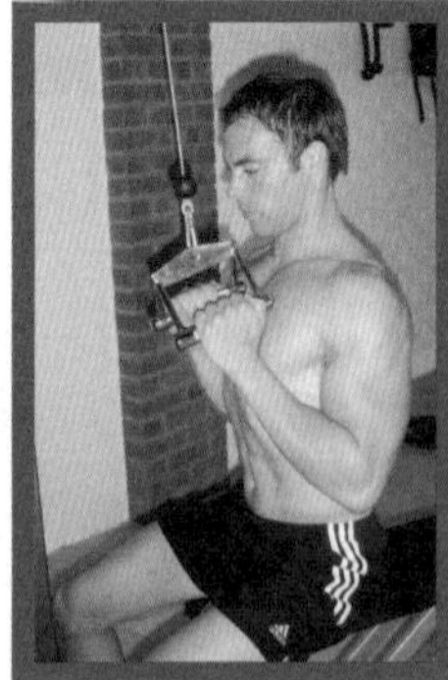

窄握滑轮下拉

锻炼功效

锻炼下背阔肌。

动作要领

- 双手正向握住手柄；
- 双腿分开，坐在长凳上，双脚着地，用膝盖或双脚支撑身体；
- 挺起胸部，由肘部牵引向下拉动手柄，直到把手柄拉到胸部上方；
- 减少力度，双臂抓住手柄慢慢伸展到起始位置，之后重复下一次动作。

俯身单臂拉力器划船

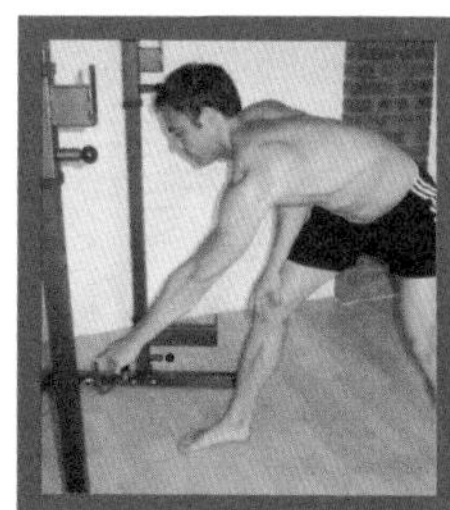
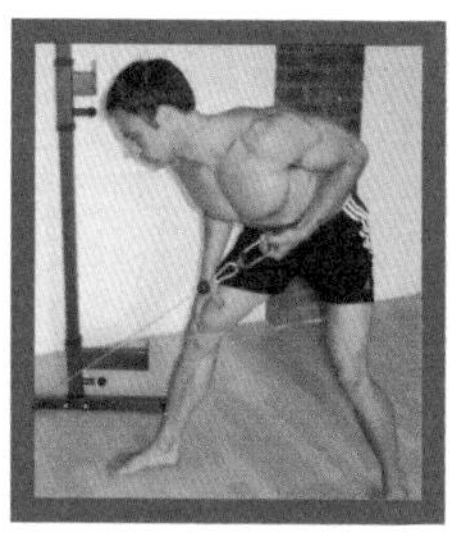

锻炼功效

全动作范围锻炼背阔肌下部。

动作要领

- 使用固定在地板上的滑轮；
- 双脚分开，一只手抓住滑轮手柄，另一侧腿向前迈出，另一只手放在同侧膝盖上，保持平衡站立；
- 开始时，手臂向前完全伸展，手掌向下抓住滑轮；
- 肘部发力，慢慢拉动手柄，翻转掌心向上；
- 尽可能向后拉动肘弯；
- 减少拉力，慢慢伸展手臂，翻转掌心向下，感觉背阔肌拉伸后的张力。

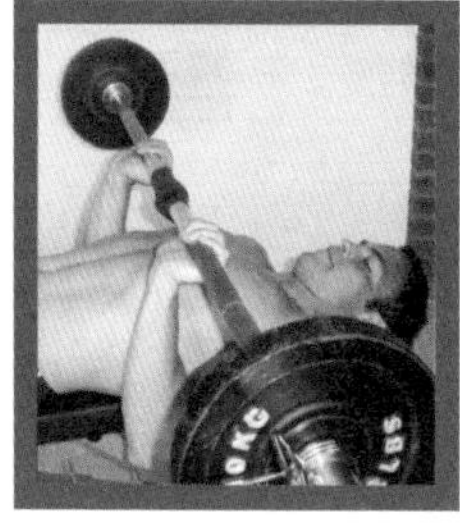
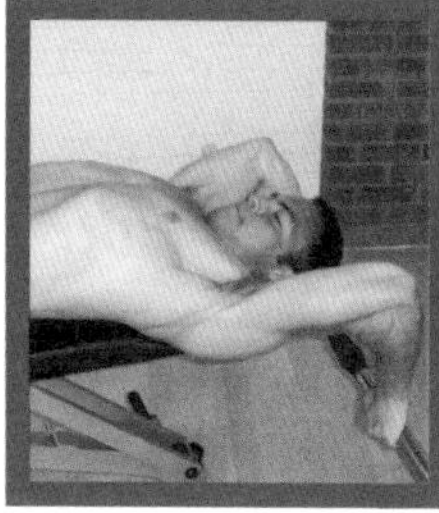

仰卧拉举

锻炼背阔肌下部和前锯肌。

动作要领

- 仰躺在卧推椅上，双臂弯曲，双手握住杠铃杆置于胸部上方；
- 保持手臂弯曲，双手握住杠铃杆慢慢向头部后方移动，直到你感到背阔肌得到拉伸。注意：杠铃不得落地。
- 将杠铃重新举至胸前，同时收缩背阔肌。

腰部

俯卧挺身

锻炼功效

加强腰部竖脊肌的力量。

动作要领

- 面朝下，趴在运动垫上，双腿并拢，全身都贴在运动垫上；
- 双手的位置决定了俯卧挺身的训练难度：双臂放在身体两侧，比较简单；双臂弯曲，手指指向太阳穴，难度适中；双臂在头部两侧伸直，难度较大；
- 腰部发力，挺起胸部以上部位；
- 全程要保持臀部以下部位一直贴在运动垫上；
- 放下抬起的胸部和头部，之后重复动作。

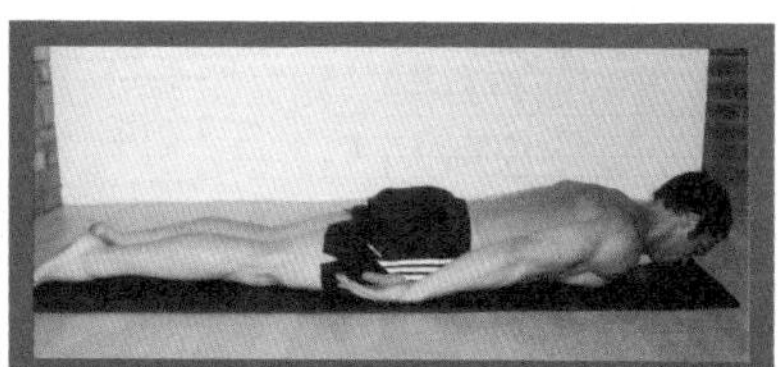
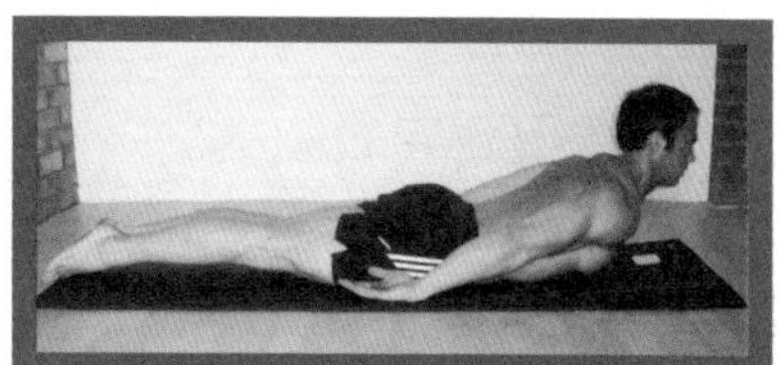

肩部肌肉

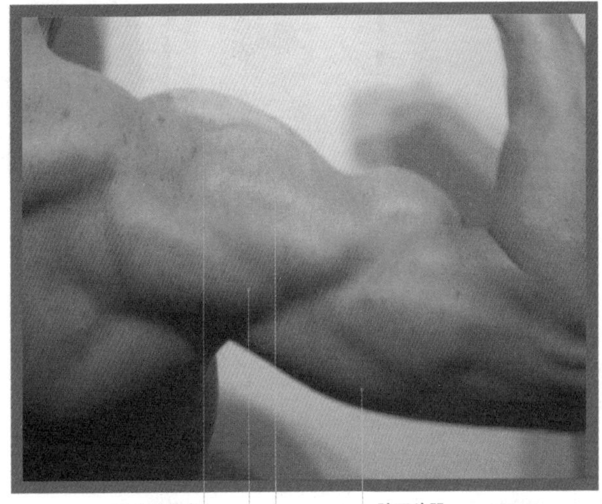

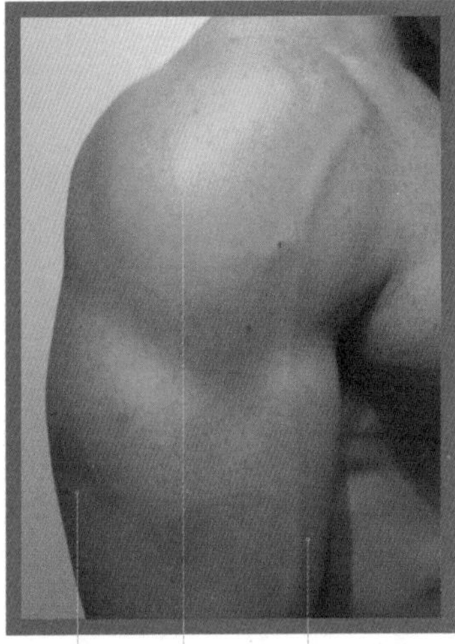

三角肌前束和三角肌中束

杠铃推举

锻炼功效

增大增厚三角肌前束和三角肌中束。

动作要领

- 你可以选择站姿或坐姿，不过，坐姿相对难一些；
- 双手分开，略比肩宽，正手握住杠铃杆，双肘内收弯曲，将杠铃杆举至锁骨或肩膀齐平处；
- 双臂发力垂直向上将杠铃推过头顶，直至双臂完全伸直，但不僵直；
- 减少推力，降低杠铃，返回起始位置。

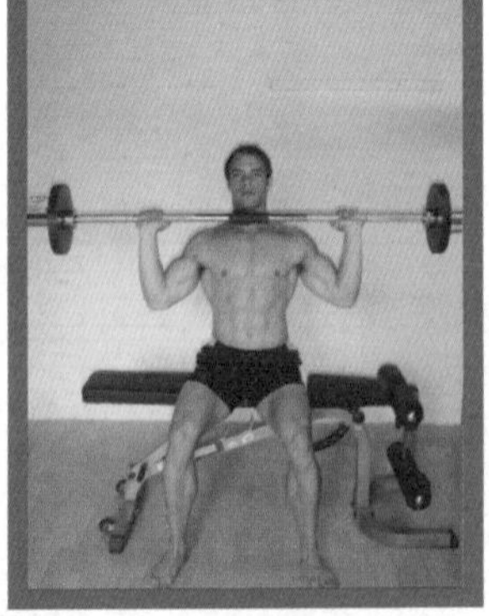

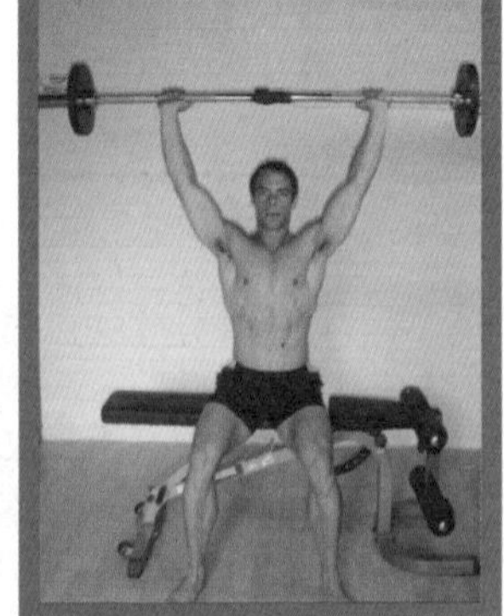

阿诺德推举

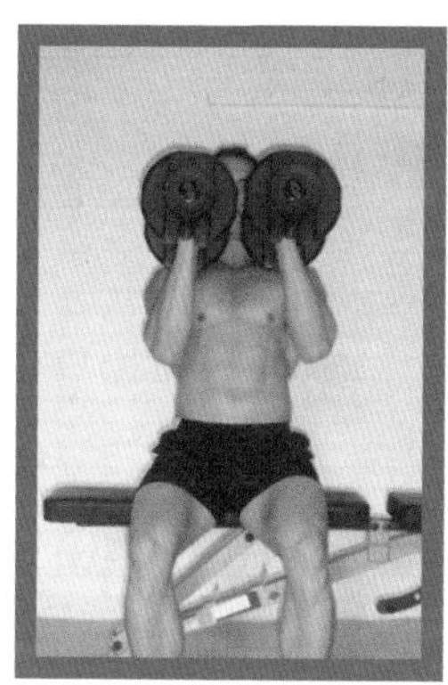
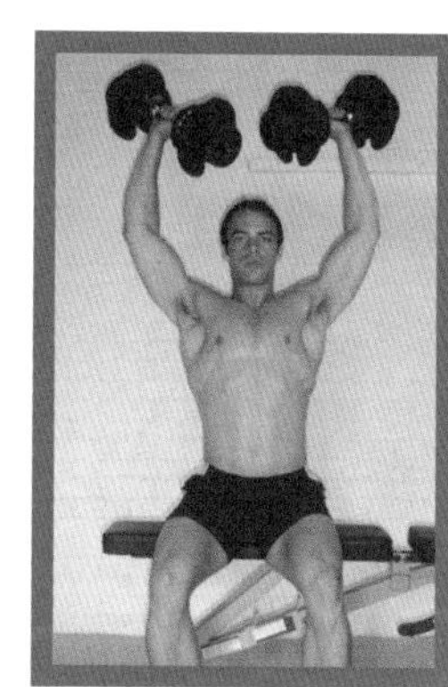

锻炼功效

锻炼三角肌前束和三角肌中束。

动作要领

- 你可以选用站姿或坐姿，双掌掌心朝内握住哑铃；
- 开始推举时，自然旋转双臂，掌心朝外，向上举起，直到双臂完全伸直为止；
- 推举到最高处时，停顿几秒；
- 减少推力，放下哑铃，掌心朝内，恢复到起始位置。

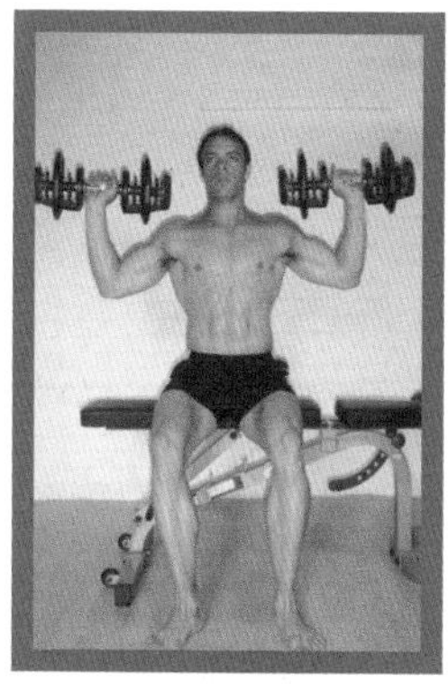
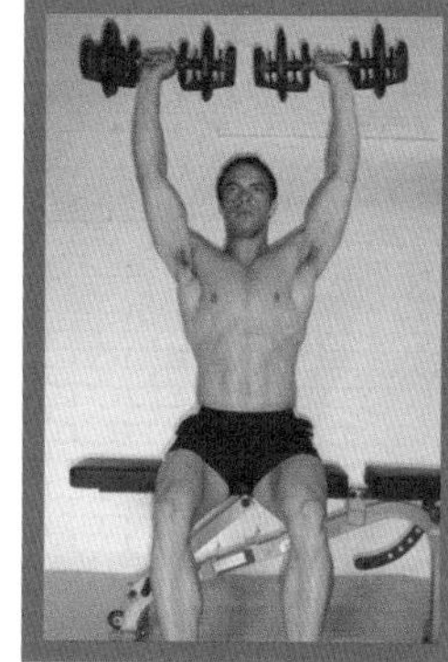

哑铃推举

锻炼功效

锻炼三角肌前束和三角肌中束，比杠铃推举锻炼得更全面。

动作要领

- 你可以选择站姿或坐姿，不过，坐姿相对难一些；
- 双手分开，距离比肩宽，正手握住哑铃，双肘内收，将哑铃移至锁骨处；
- 双臂发力，将哑铃推过头顶，充分伸展双臂；
- 减少推力，降低哑铃，回到起始位置。

杠铃直立划船

锻炼功效

增加三角肌和胸肌的肌肉分离度，同时锻炼斜方肌上部、三角肌前束，增强肩胛带肌肉。

动作要领

- 双脚分开，与臀部同宽，自然站立，双手间距10到20厘米，正手握住杠铃杆；
- 双肘弯曲，将杠铃杆提至下巴位置；
- 停顿几秒钟，减少拉力，贴着身体降低杠铃杆，返回起始位置。

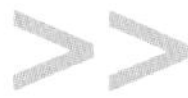
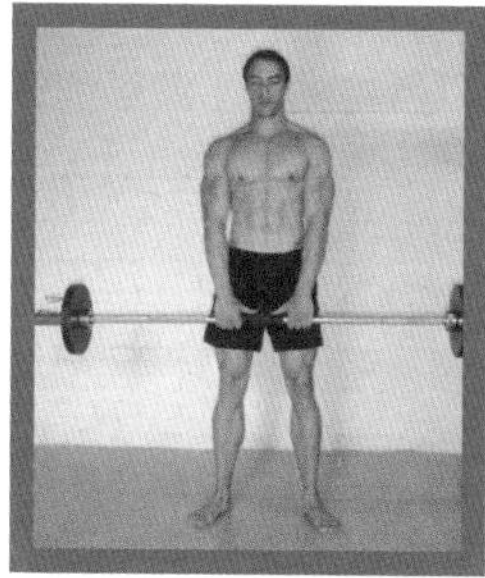
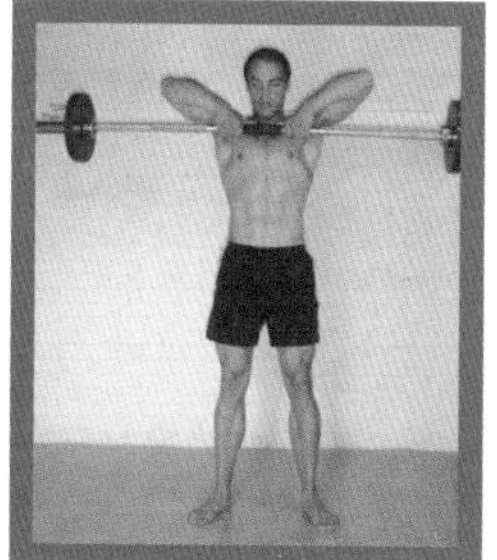

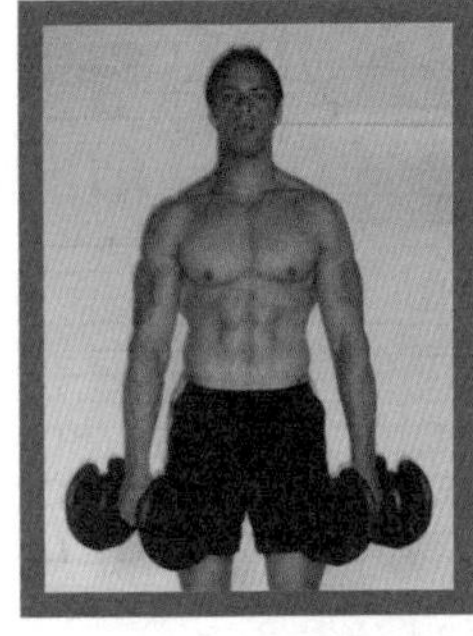
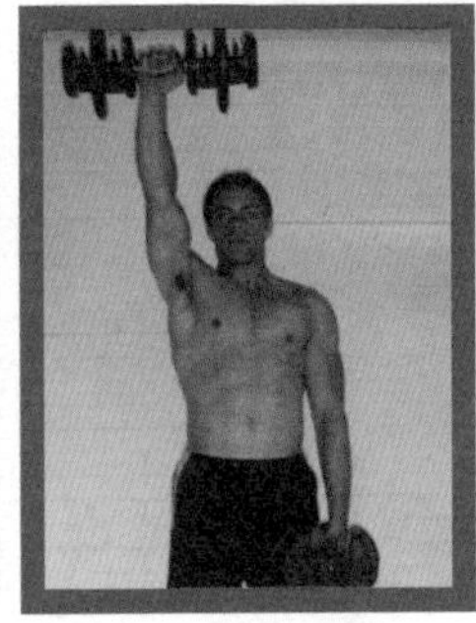
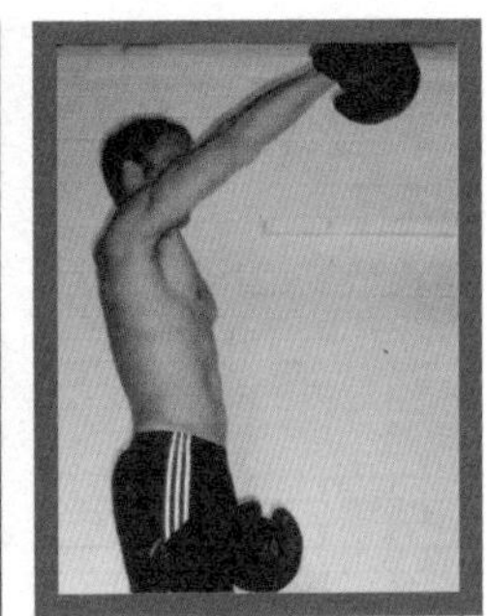

哑铃前平举

锻炼功效

锻炼三角肌前束。

动作要领

- 你可以选用站姿或坐姿；
- 双手抓住哑铃，手臂以肩部为轴，带动哑铃自身体一侧自然向前上方举出，直到哑铃超过头顶；
- 确保握有哑铃的手臂经过面部，这样可以最大限度锻炼三角肌前束；
- 减少力度，沿反方向将哑铃收回到起始位置。

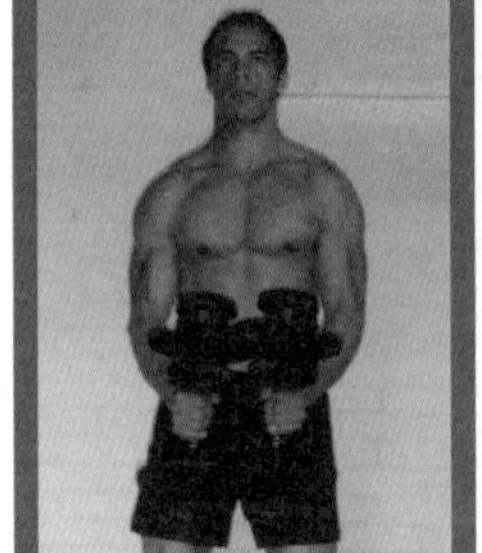
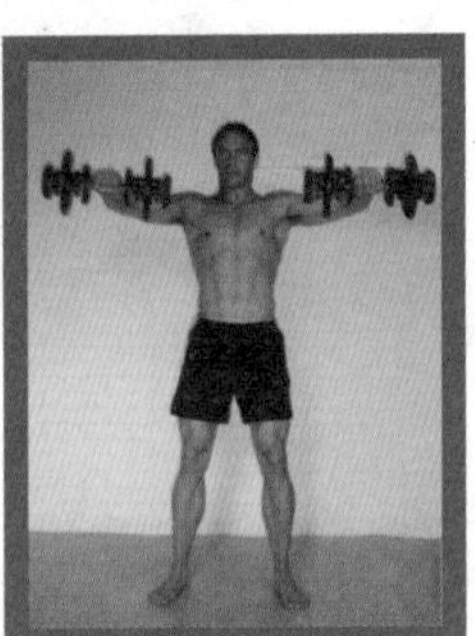
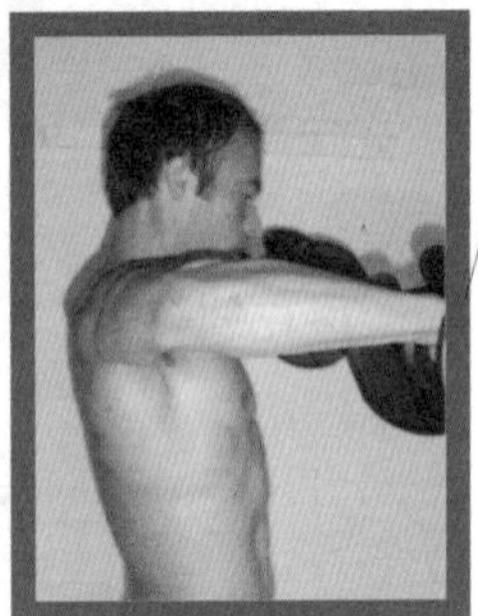

哑铃侧平举

锻炼功效

锻炼三角肌中束。

动作要领

- 双手分别持哑铃，两个哑铃相触置于腹部前方，掌心相对；
- 双脚分开，与臀部同宽，手臂稍微弯曲，上半身向前倾斜；
- 肘部发力，提起哑铃，向身体两侧举起；
- 举到最高位置时，哑铃稍微高于肩部，但是低于肘部；
- 减少力度，慢慢收回双臂，两个哑铃再次相触置于腹部前方，之后，重复进行。

三角肌后束

哑铃俯身侧平举

锻炼功效

锻炼三角肌后束。

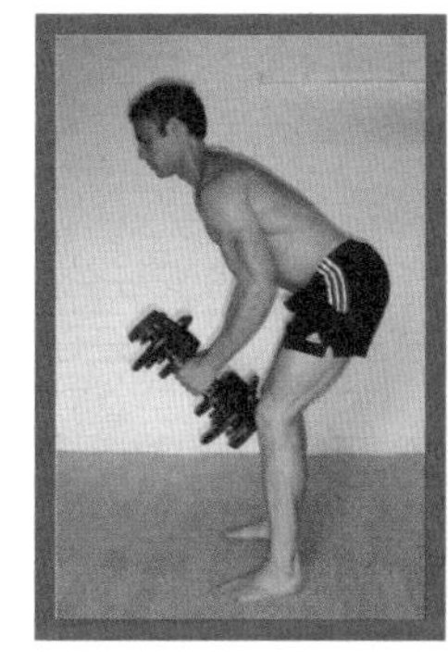

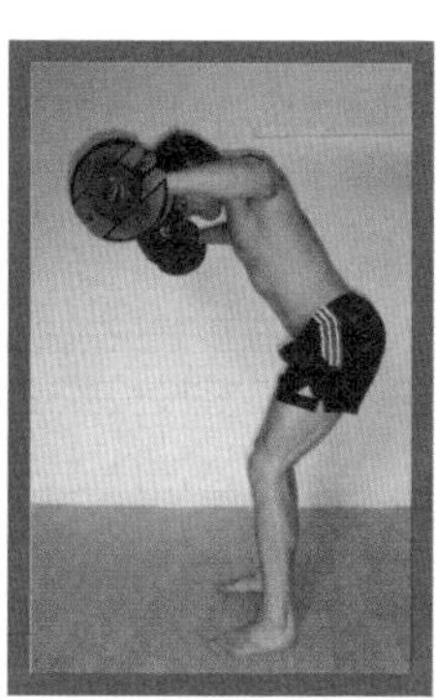

动作要领

- 双手分别持哑铃，两个哑铃相触置于身体前方，掌心相对；
- 双脚分开，与臀部同宽，双臂稍微弯曲；
- 后背挺直，上半身向前倾斜，与地面呈 45 度角；
- 将哑铃举至头部两侧，但不要让哑铃过举至肩膀后部；
- 调整握住哑铃的姿势，让大拇指的位置低于小拇指，更好地锻炼三角肌后束；
- 减少力度，慢慢收回双臂，两个哑铃再次相触置于身体前方，之后，重复训练次数。

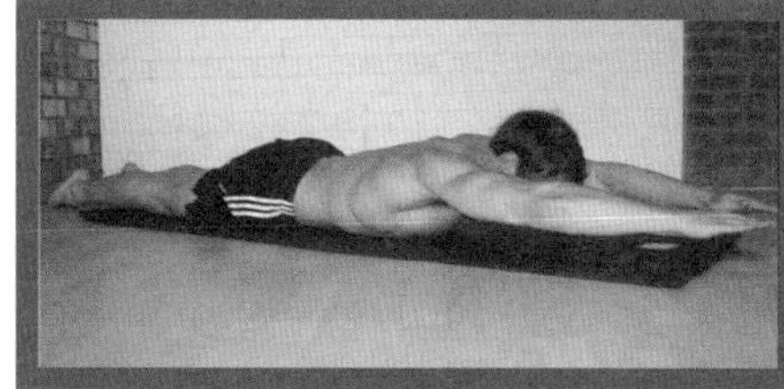

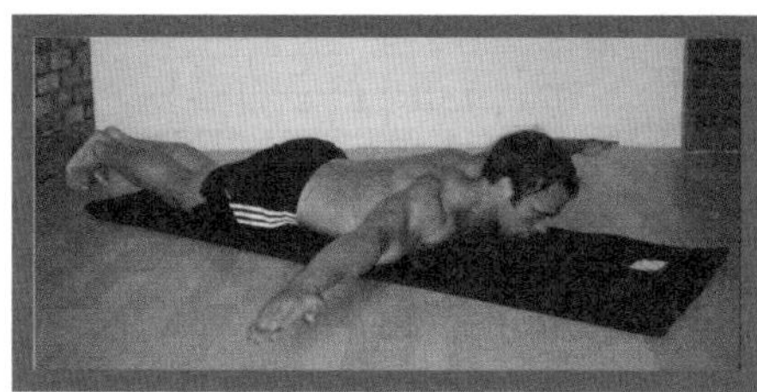

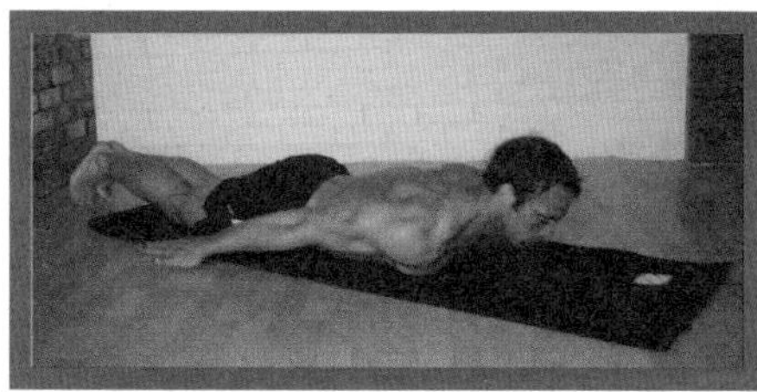

俯卧直臂划动

锻炼功效

全面锻炼三角肌，尤其适合锻炼三角肌后束。

动作要领

- 面朝下，趴在运动垫上，后背稍微弓起；
- 抬起头部，双臂在头部两侧向前伸直；
- 张开双臂，慢慢划动到身体两侧；
- 整个过程中，头部抬起，双臂和双手不能触碰地面，胸部以下位置始终贴在运动垫上；
- 双臂沿着反方向划到起始位置，之后，重复进行。

全面锻炼肩部肌肉

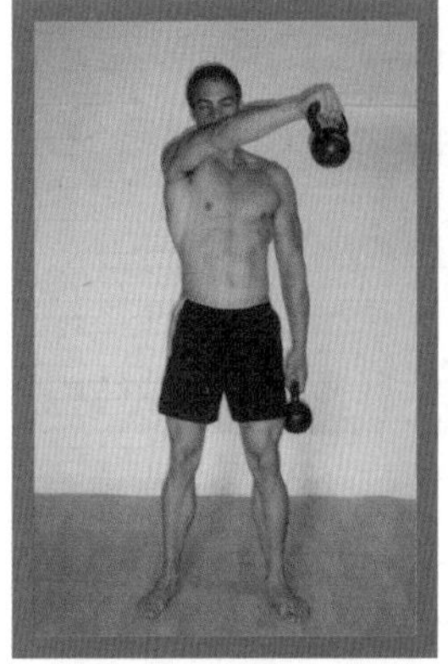
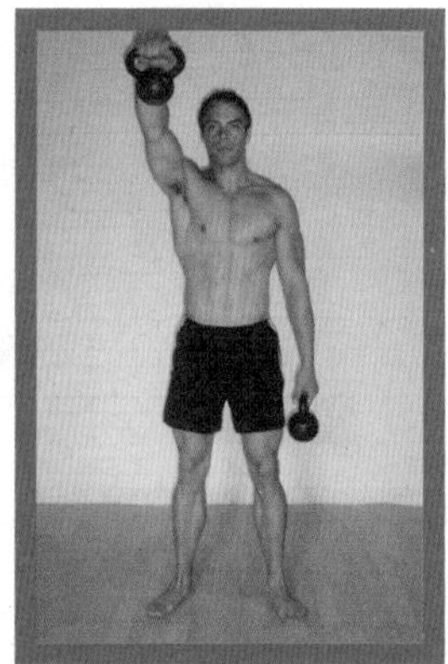
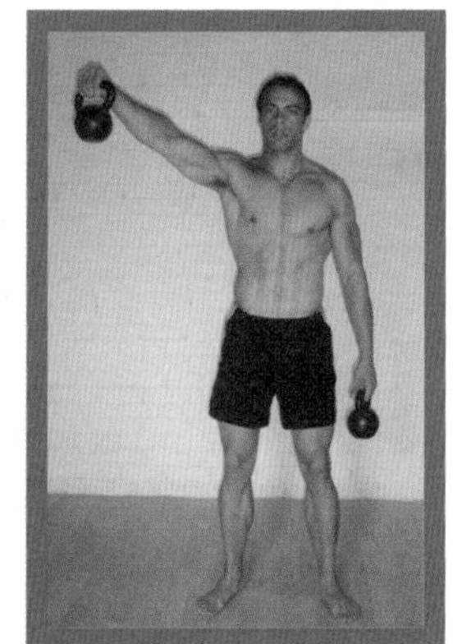
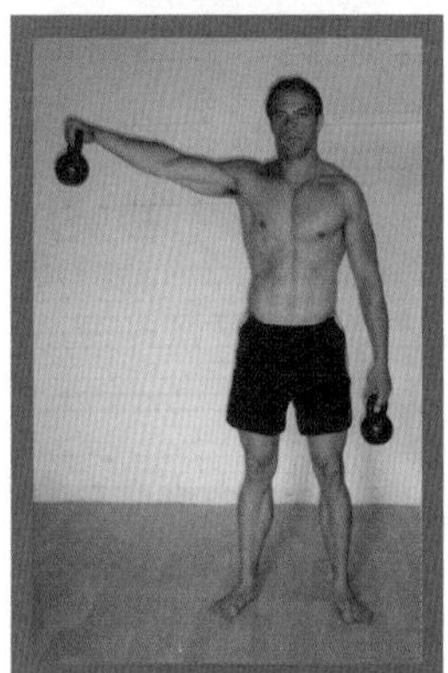
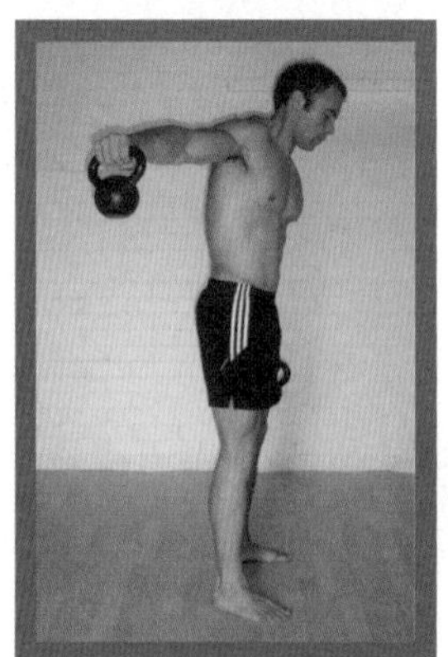
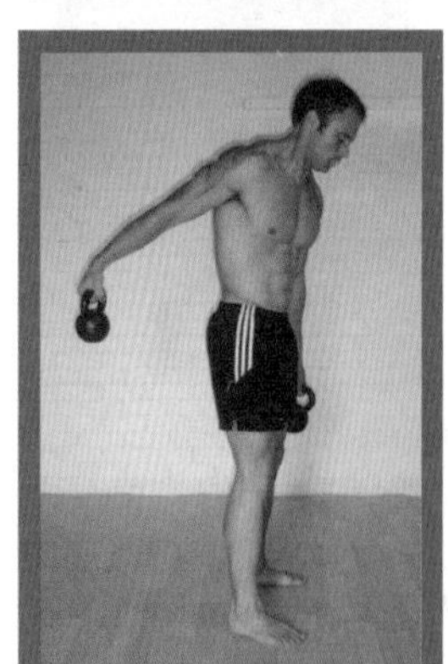
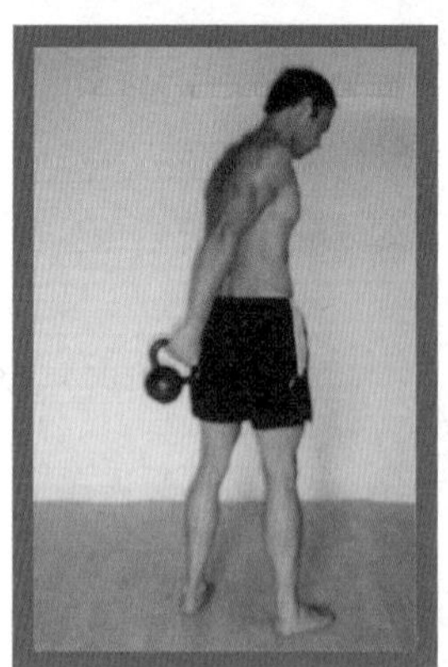

壶铃七式推举训练法

锻炼功效

全面锻炼三角肌。

动作要领

- 单手持壶铃，掌心朝向身体。
- 手肘稍微弯曲，将壶铃移至身体一侧。

第一种：手持壶铃，借壶铃重力顺势经身体一侧向斜前方举起，直到壶铃与另一侧肩膀齐平。

第二种：手持壶铃，向同侧前上方举起手臂。

第三种：手持壶铃，与身体呈45度角，向斜前方举起手臂，返回时，手臂借壶铃重力顺势经过身体，甩到身体后侧。

第四种：手持壶铃，水平向外侧举起手臂。

第五种：手持壶铃，与身体呈45度角，尽可能向身体斜后方举起手臂，掌心斜对着身体。返回时，手臂顺势经过身体，甩到身体前面。

第六种：手持壶铃，向身体后侧水平举起手臂，此时，掌心向前。

第七种：手持壶铃，向身体斜后方举起，掌心向后，斜对身体，充分挤压肩胛骨，伸展三角肌后束。

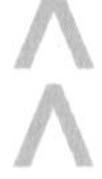

手臂肌肉：肱二头肌肌肉群

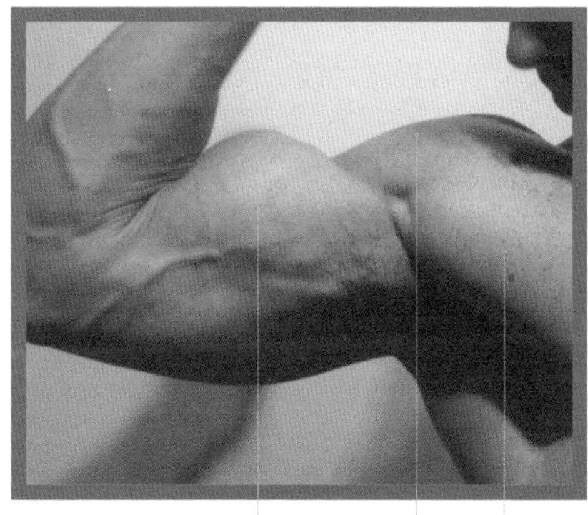

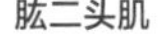

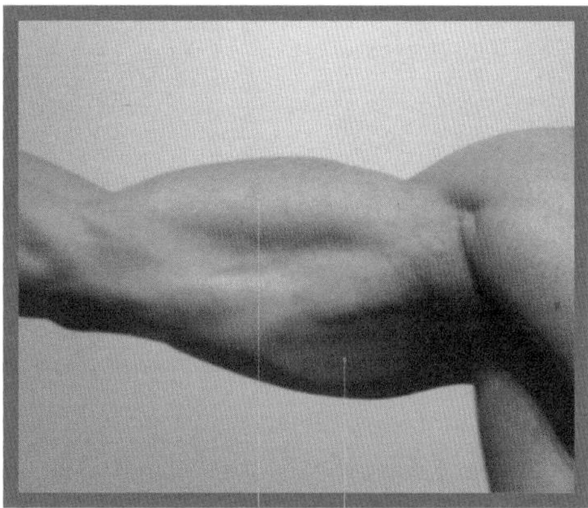

锻炼肱二头肌的块头和线条

奥杆屈臂上提

锻炼功效

锻炼肱二头肌的块头和线条。

动作要领

- 双脚分开，与臀部同宽，自然站立，背部挺直；
- 双手分开，与肩同宽，反手握住杠铃杆；
- 把杠铃杆提到身体前面，双臂伸直；
- 以肘部为支点，尽可能向上举起杠铃杆；
- 此时，双肘紧贴身体两侧；
- 举到最高位置时，收缩肱二头肌，减少力度，慢慢降低杠铃杆到起始位置。
- 双手窄距握住杠铃杆，主要锻炼肱二头肌外侧的长头。
- 双手宽距握住杠铃杆，主要锻炼肱二头肌内侧的短头。

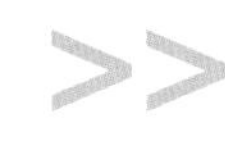

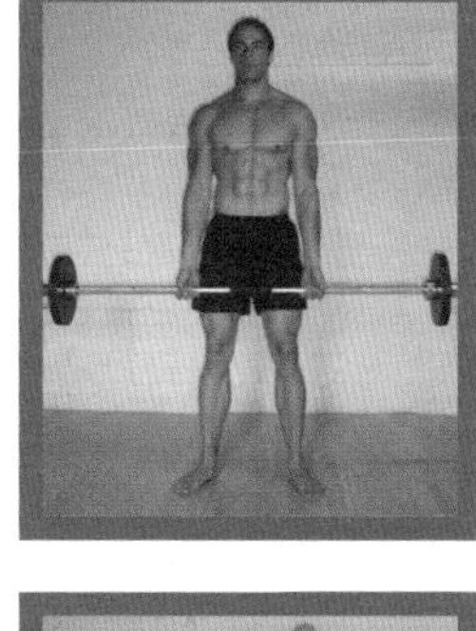

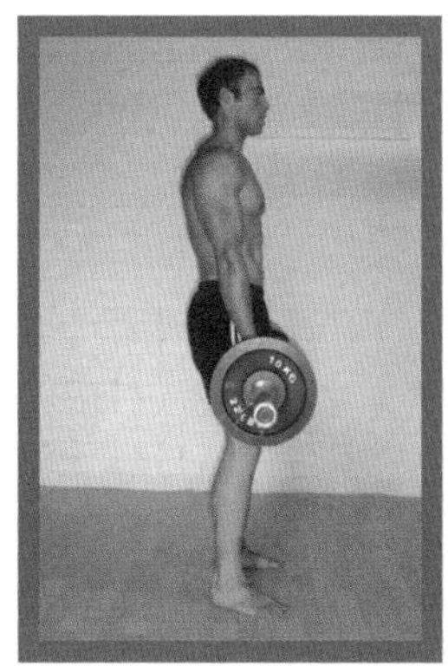

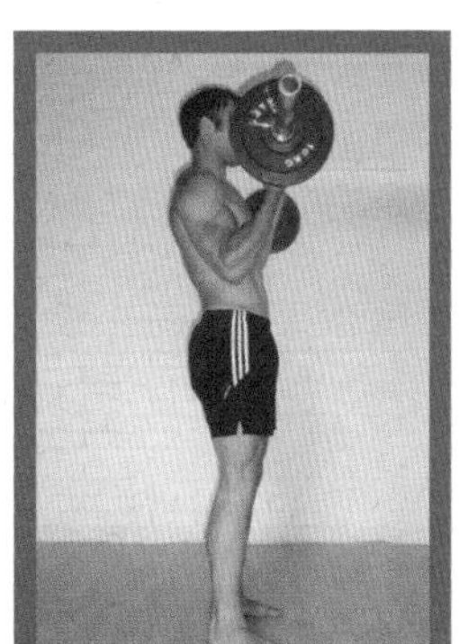

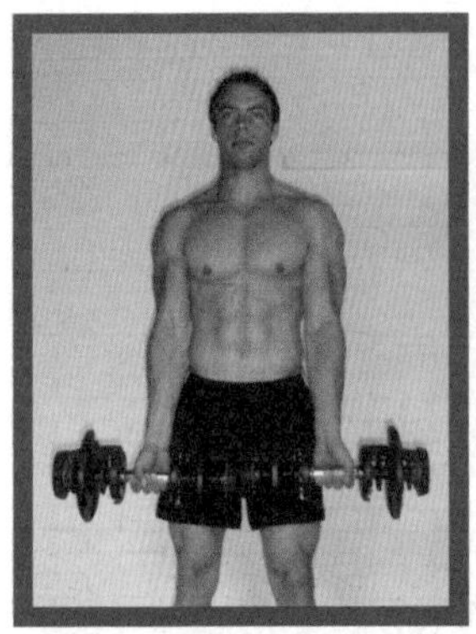

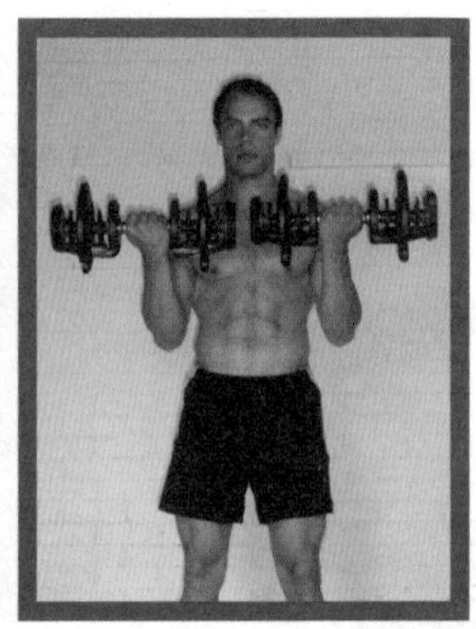

哑铃屈臂上提

锻炼功效

集中锻炼肱二头肌的各个部位。

动作要领

- 双脚分开，与臀部同宽，自然站立，背部挺直；
- 双手分开，与肩同宽，反手握住哑铃，掌心朝外；
- 双臂伸直，把哑铃提到身体前面；
- 以肘部为支点，尽可能向上弯举哑铃；
- 此时，双肘紧贴身体两侧；
- 举到最高位置时，收缩肱二头肌，减少力度，慢慢降低哑铃到起始位置。

旋转屈臂上提

锻炼功效

锻炼肱二头肌的块头和线条。

动作要领

- 双脚分开，与臀部同宽，自然站立，背部挺直；
- 双手分开，与肩同宽，反手握住哑铃，双臂伸直，掌心朝向身体；
- 以肘部为中心，提起哑铃，旋转手腕，掌心朝向身体；
- 此时，双肘紧贴身体两侧；
- 举到最高位置时，收缩肱二头肌，减少力度，慢慢降低哑铃到起始位置，旋转手腕，掌心再次朝向身体。

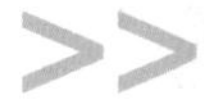

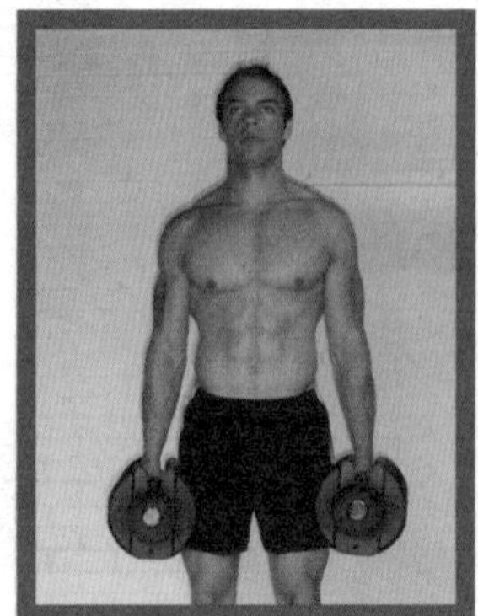

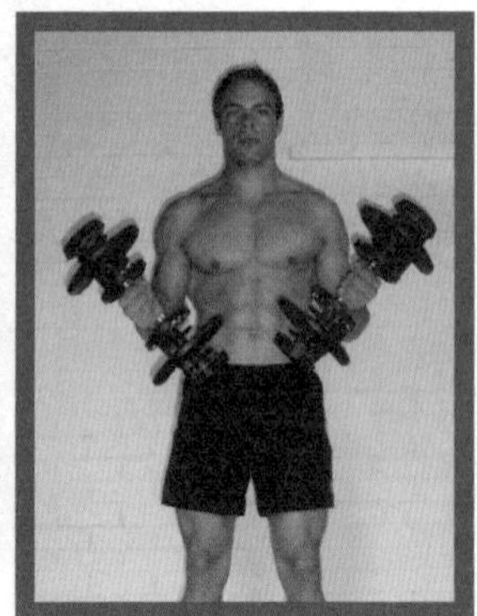

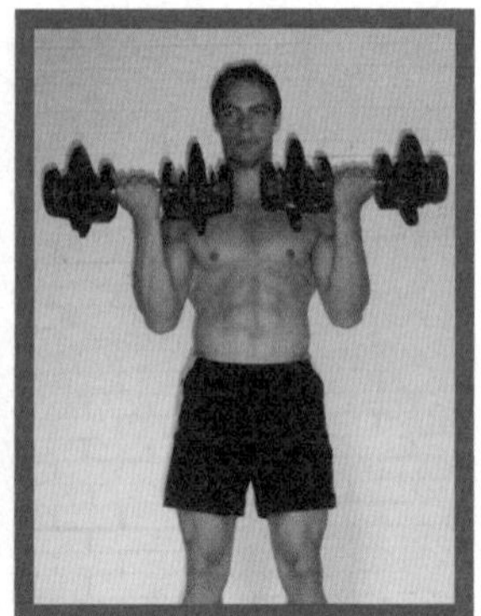

增加肱二头肌的围度

滑轮屈臂上拉

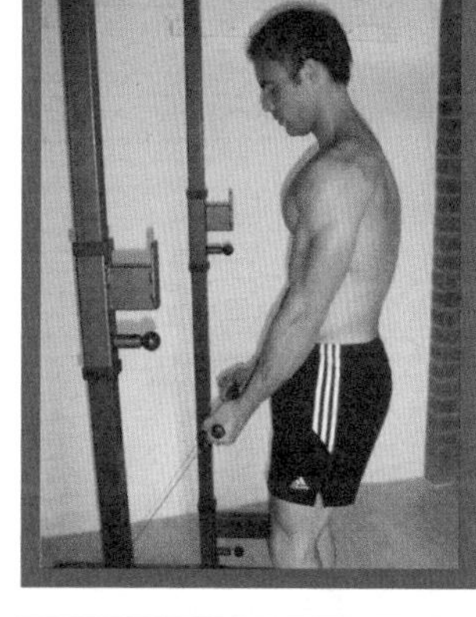

锻炼功效

锻炼肱二头肌的线条，增加肱二头肌的围度。

动作要领

- 双脚分开，与臀部同宽，自然站立，背部挺直；
- 双手分开，与肩同宽，反手握住滑轮手柄，掌心向外；
- 双臂充分伸展，拉伸肱二头肌；
- 以肘部为支点，尽可能向上拉动滑轮手柄；
- 此时，双肘紧贴身体两侧；
- 拉到最高位置时，收缩肱二头肌，减少拉力，慢慢把滑轮手柄降低到起始位置。

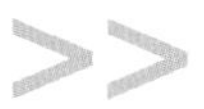

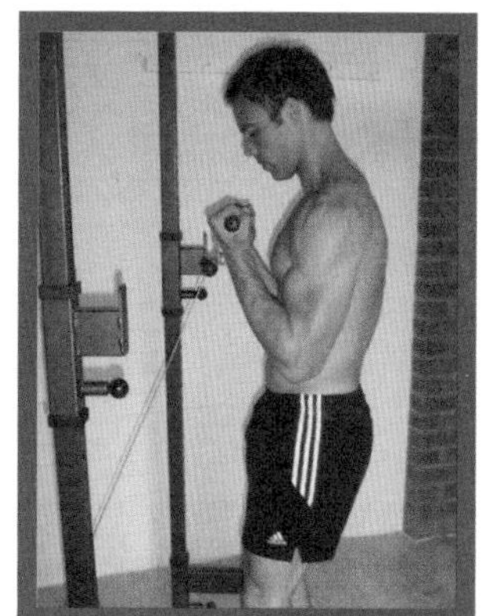

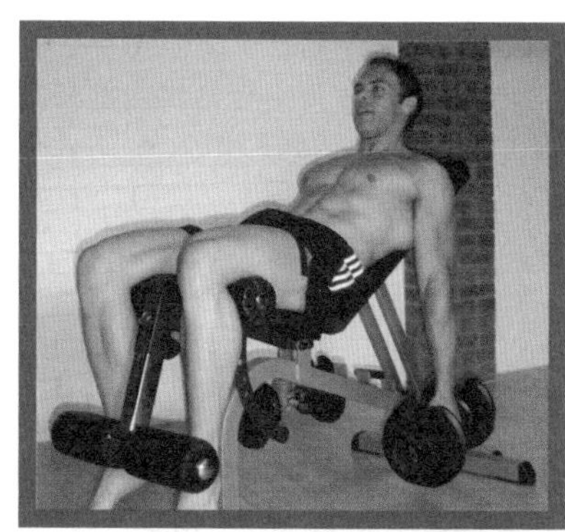

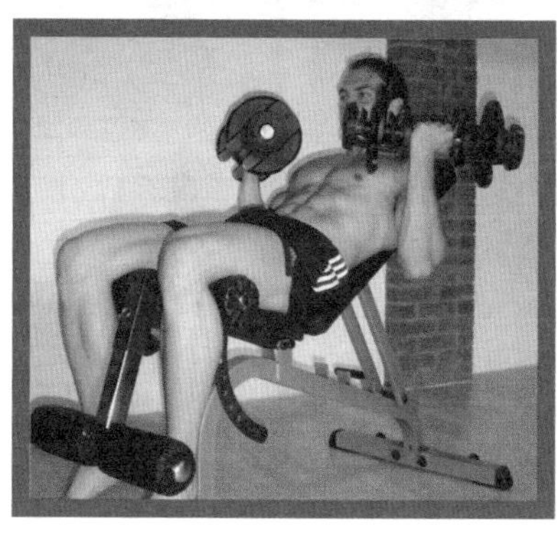

上斜哑铃屈臂

锻炼功效

全动作范围训练，锻炼肱二头肌的块头。

动作要领

- 将卧推椅向上调节 45 度角；
- 仰躺在卧推椅上，双脚自然放在地面；
- 反手抓住哑铃，掌心朝向身体；
- 肘弯向前，充分伸展双臂；
- 以肘部为中心，把哑铃提到三角肌位置，同时，旋转手腕，使掌心朝向自己；
- 举到最高位置时，收缩肱二头肌，减少力度，慢慢降低哑铃到起始位置。

哑铃集中弯举

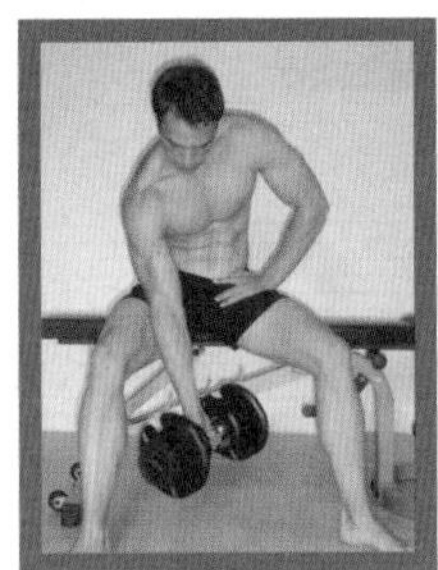
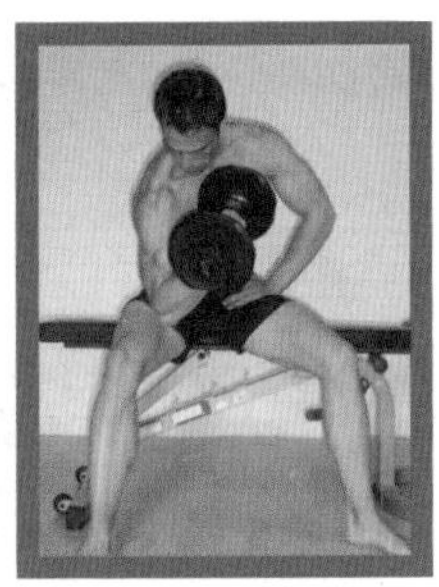

锻炼功效
增加肱二头肌的围度，使肱二头肌更立体。

动作要领
- 身体取自然站姿或坐姿，背部挺直，双脚分开，与肩同宽；
- 上半身自臀部微向前倾，反手握住哑铃；
- 将握哑铃的手肘靠于大腿内侧，同时保持手臂伸直；
- 另一只手前臂置于另一条腿上，帮助作用肌使力；
- 臂部弯曲，慢慢将哑铃朝肱二头肌的位置弯举，切记不是朝胸部弯举；
- 为了增加肱二头肌的立体效果，当你弯举时，将手腕转动，所以动作停止时，小指稍高于大拇指。
- 弯起到达最高位置时，完全将肌肉收缩，然后抗阻力慢慢回到起始位置将肌肉伸展。

托臂弯举

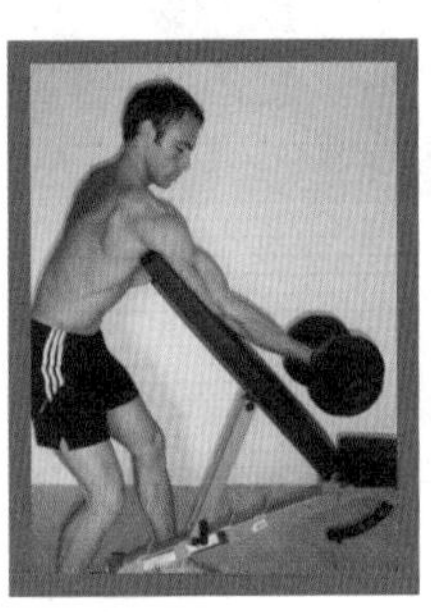
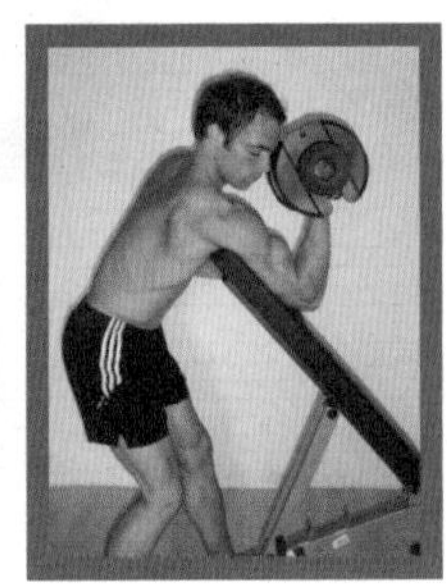

锻炼功效
锻炼肱二头肌的下部。

动作要领
- 身体取自然站姿或坐姿，背部挺直，双脚分开，与肩同宽；
- 双手分开，与肩同宽，反手握住杠铃或哑铃；
- 胸部抵住斜板，支撑身体；
- 将杠铃或哑铃垂于前方，手臂伸直；
- 慢慢弯曲手臂，将杠铃或哑铃朝上举起，尽可能将其举高；
- 弯起到达最高位置时，充分收缩肌肉，然后抗阻力慢慢回到起始位置将肌肉伸展。

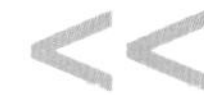
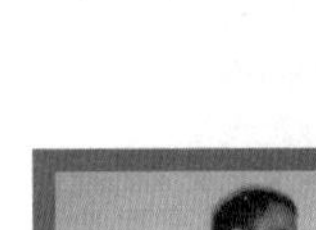

锤式弯举

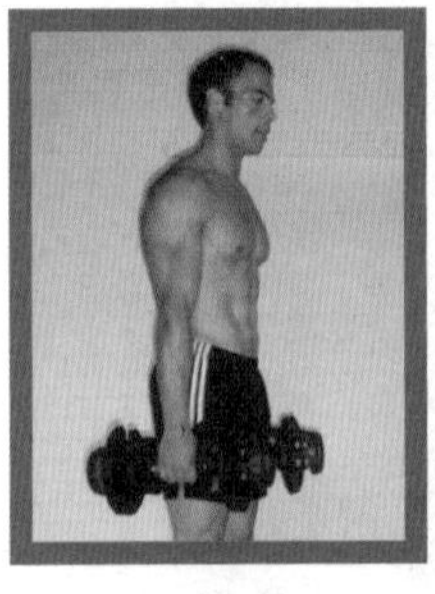
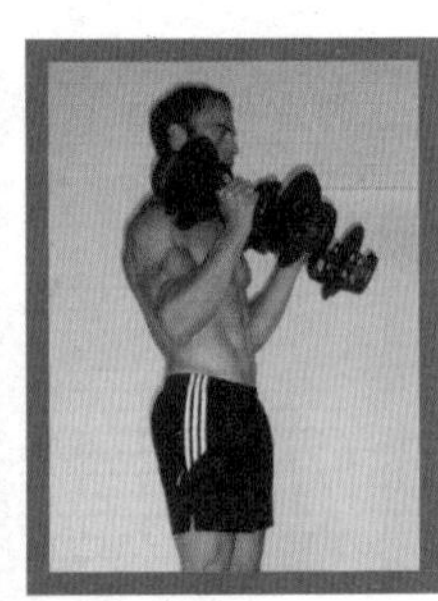

锻炼功效
这是锻炼肱桡肌的最佳动作，同时还能锻炼肱肌和肱二头肌。

动作要领
- 背部挺直，双脚分开，与肩同宽站立；
- 双手分开，手心朝向身体，与肩同宽，反手握住哑铃；
- 双手保持掌心相对，慢慢弯曲手臂将哑铃朝上举起，尽可能将其举高；
- 弯举时，以肘部为支点，保持肘部紧贴身体两侧；
- 弯起到达最高位置时，完全将肌肉收缩，然后抗阻力慢慢回到起始位置将肌肉伸展。

手臂肌肉：肱三头肌和前臂肌肉

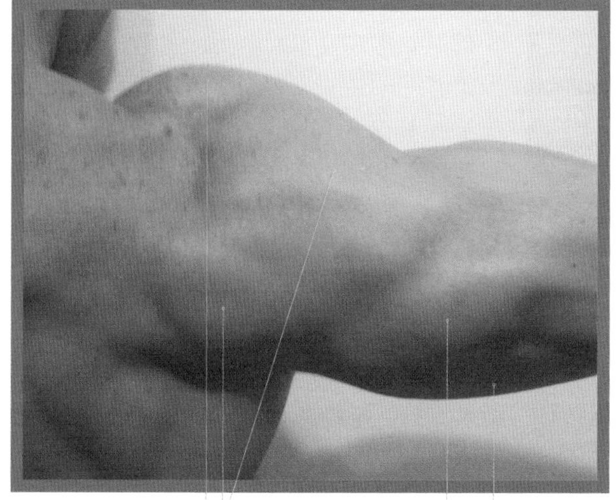

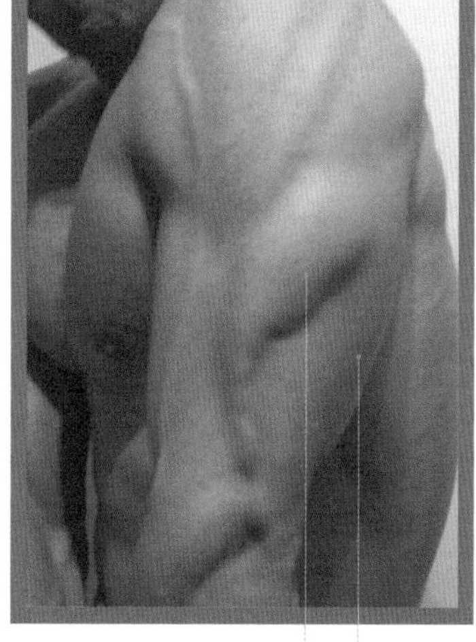

锻炼肱三头肌

肱三头肌屈臂下压

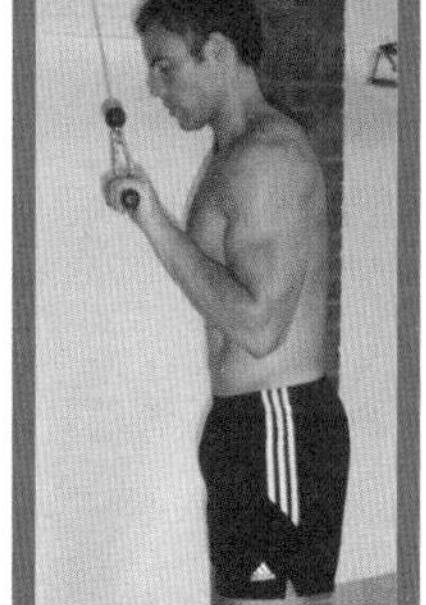

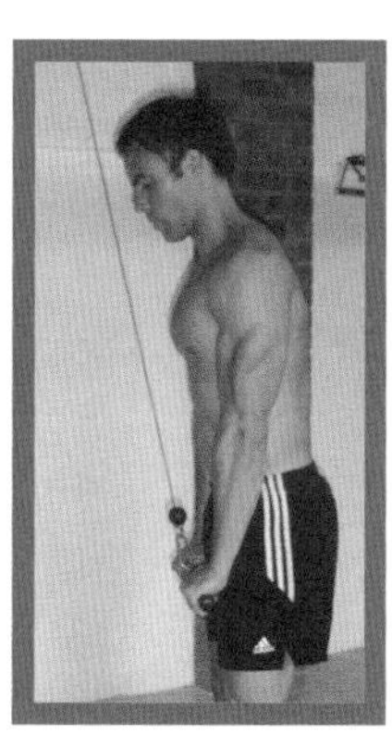

锻炼功效

全面锻炼肱三头肌。

动作要领

- 面朝器械站立，双脚分开，与肩同宽，背部挺直；
- 双手间距 10 到 20 厘米，正手握住滑轮手柄；
- 双肘紧贴身体两侧，尽可能把手柄拉向大腿位置；
- 在最低位置时，收缩肱三头肌，然后，减少力度，慢慢把手柄回放到起始位置。
- 通过调整双手握住手柄的方式或更换不同的拉手附件，可以锻炼不同部位的肱三头肌。
- 反手握住滑轮手柄，完成屈臂下拉，可以锻炼肱三头肌的中间头；
- 抓住绳索，完成屈臂下拉，可以锻炼肱三头肌的外侧头；
- 背对器械，向下拉动滑轮手柄，可以锻炼肱三头肌的长头。

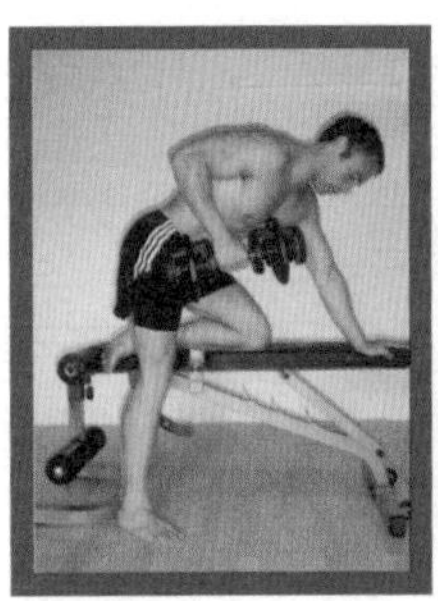
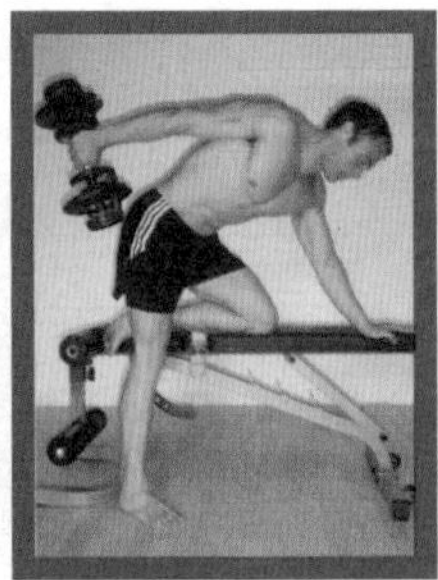

肱三头肌屈伸

锻炼功效
全面锻炼肱三头肌。

动作要领
- 一手正向握住哑铃；
- 两脚前后分开站立；
- 为了保持平衡，可以把另一只手搭在同侧的腿部膝盖上，或者将一条腿屈膝跪在卧推椅上，同侧的手也放在卧推椅上；
- 背部挺直，上半身自腰部向前倾斜，肘部弯曲，尽可能提高到肩膀高度；
- 此时，哑铃在肘弯正下方，肘部贴在身体同侧；
- 向后伸展手臂，举起哑铃，直到手臂与地面平行；
- 到达最高位置时，充分收缩肱三头肌，弯曲手臂，把哑铃带回起始位置；
- 整个过程中，上臂静止不动。

仰卧屈臂上举

锻炼功效
锻炼肱三头肌。

动作要领
- 仰躺在卧推椅上，头部放在卧推椅边缘，双腿弯曲，双脚平踩卧推椅边缘；
- 双手间距 12 到 24 厘米，正手握住杠铃杆；
- 慢慢将杠铃经由头后方向前推举至胸肌上方，直到手臂完全伸直；
- 肘部保持静止不动，将杠铃慢慢朝后举过额头，暂停片刻，然后再重新把杠铃举至头部上方，双臂完全伸展，这可以持续收缩肱三头肌。

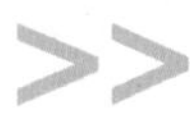
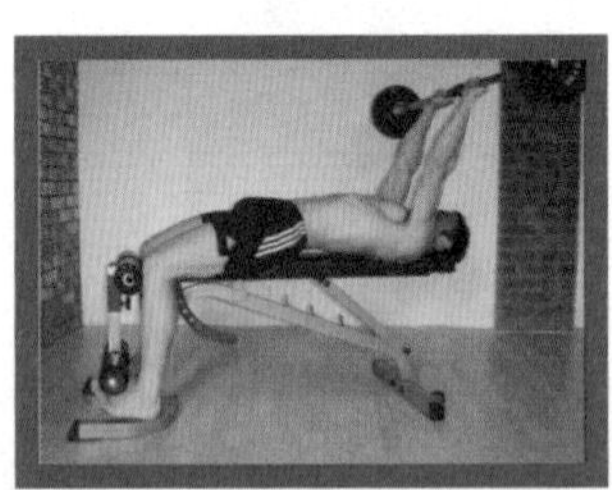
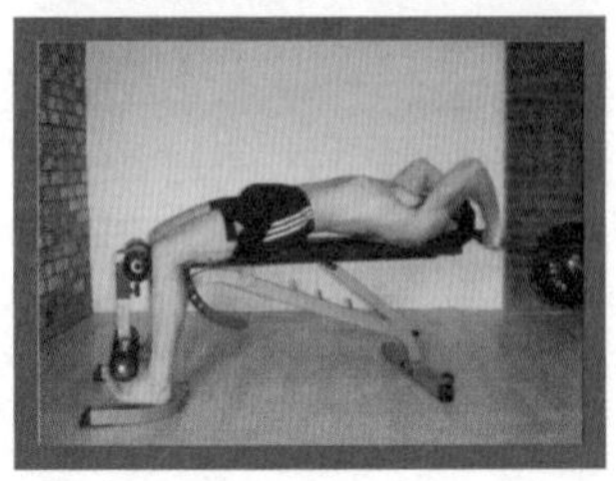

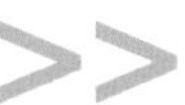

仰姿反屈伸

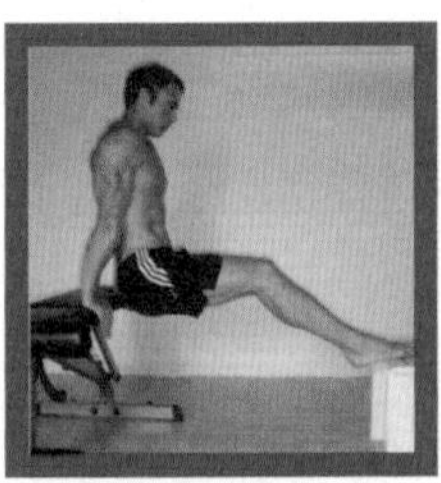

锻炼功效
增加肱三头肌的肌肉厚度。

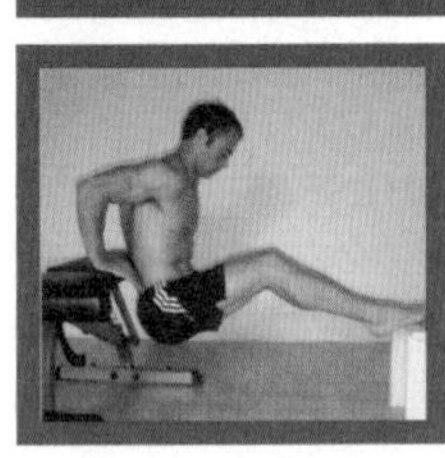

动作要领
- 找两张椅子或者两条长凳，双脚踩在一条长凳上；
- 双手分开，与肩同宽，掌心向下，手掌根部撑在另一条长凳上，双臂伸直；
- 保持后背挺直，慢慢向下降低身体，并保持后背紧贴长凳；
- 一旦降低到最低位置，就向上撑高身体；一旦处于最高位置，就尽可能收缩肱三头肌，从而获得最佳锻炼效果。

强化锻炼肱三头肌的外侧头

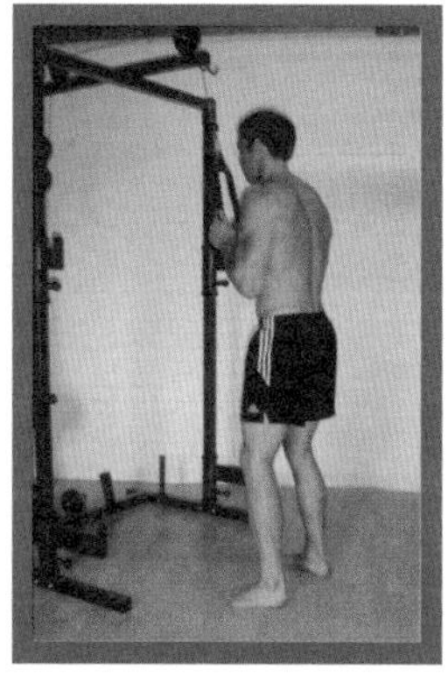
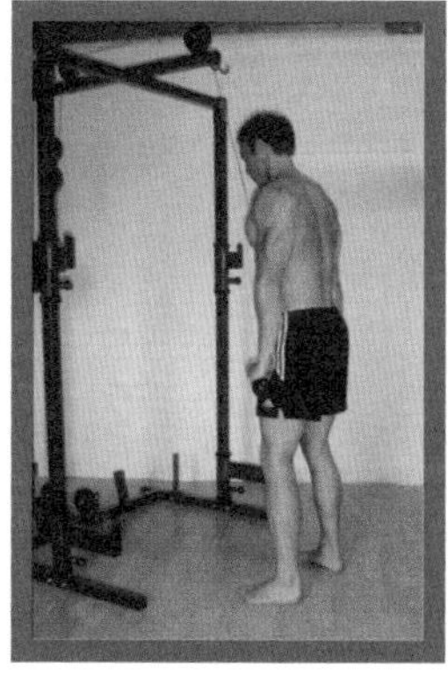
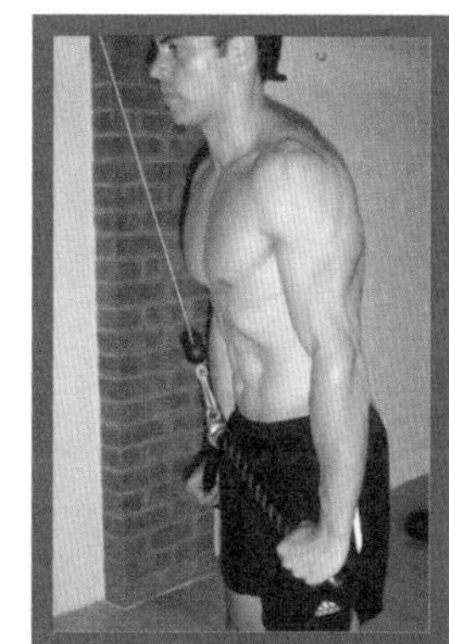

肱三头肌屈臂下压

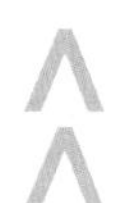

锻炼功效

全面锻炼肱三头肌，强化锻炼肱三头肌的外侧头。

动作要领

- 面朝器械站立，双脚分开，与肩同宽，背部挺直；
- 双手在前，掌心相对，抓住绳索；
- 双肘紧贴身体两侧，尽可能把绳索拉向大腿位置；
- 拉到最低位置时，用力收缩肱三头肌；减少拉力，绳索慢慢返回最高位置，双臂回到身体前部。

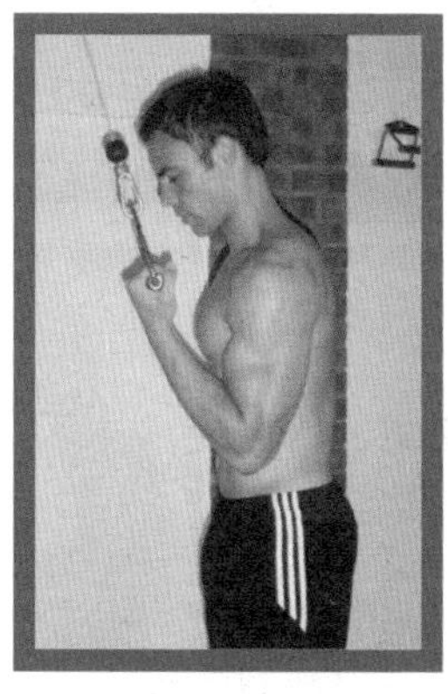
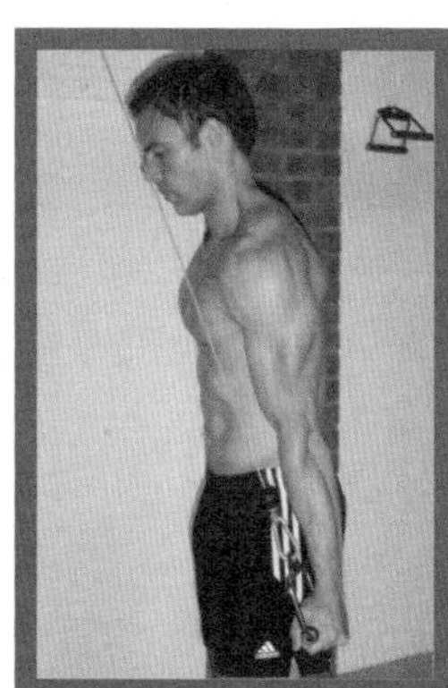

单臂下拉

锻炼功效

塑造马蹄形肱三头肌，强化锻炼肱三头肌外侧头。

动作要领

- 面朝器械站立，双脚分开，与肩同宽，背部挺直；
- 单手反向握住上方的滑轮手柄；
- 双肘紧贴身体两侧，尽可能把手柄拉向大腿位置；
- 拉到最低位置时，用力收缩肱三头肌；减少拉力，手柄慢慢返回最高位置，手臂回到身体前部。

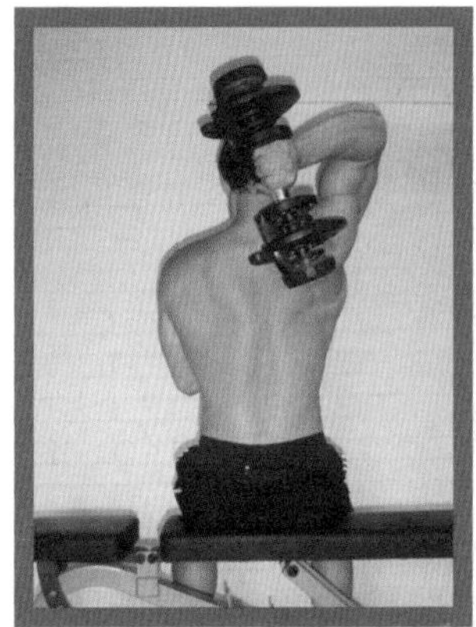

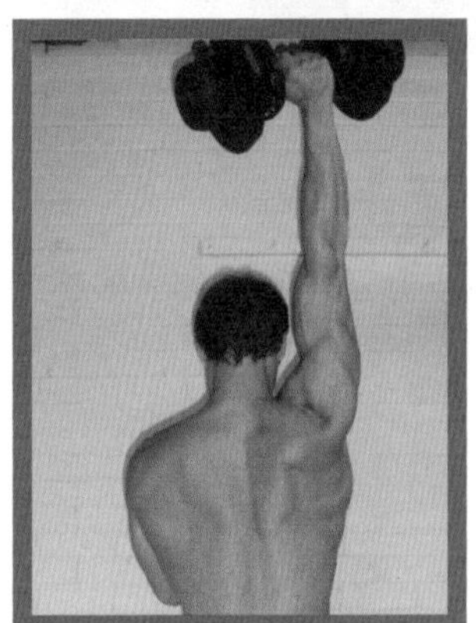

单臂头后三头肌屈伸

锻炼功效

分别锻炼肱三头肌的三头，使三头肌的肌肉分离度更高，同时着重锻炼肱三头肌的长头。

动作要领

- 身体取坐姿或站姿，双脚打开，与肩同宽，背部挺直；
- 单手握住哑铃，向头部上方伸展；
- 保持肘部静止不动，并紧贴头部；
- 慢慢向头后弯曲手臂，弯下哑铃，直到你感到肱三头肌得到拉伸为止；
- 重新将哑铃举至起始位置。
- 当举至最高位置时，尽可能挤压肱三头肌，然后重复训练动作。

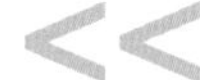

双手头后三头肌屈伸

锻炼功效

分别锻炼肱三头肌的三头，使三头肌的肌肉分离度更高，同时着重锻炼肱三头肌的长头。

动作要领

- 身体取坐姿或站姿，双脚打开，与肩同宽，背部挺直；
- 双手握住哑铃，向头部上方伸展；
- 保持肘部静止不动，并紧贴头部；
- 慢慢向头后弯曲手臂，弯下哑铃，直到你感到肱三头肌得到拉伸为止；
- 重新将哑铃举至起始位置；
- 当举至最高位置时，尽可能挤压肱三头肌，然后重复训练动作。

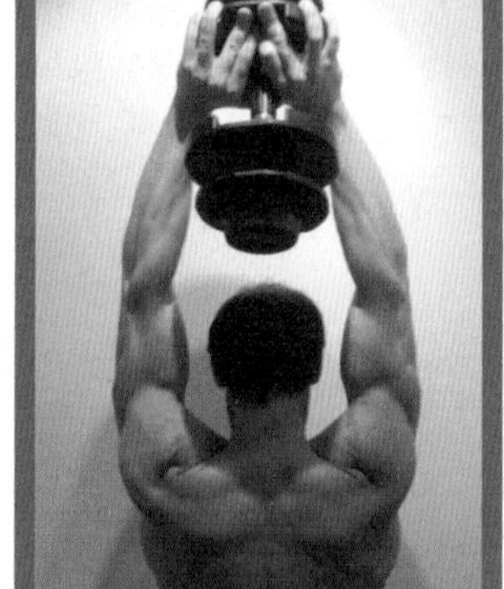

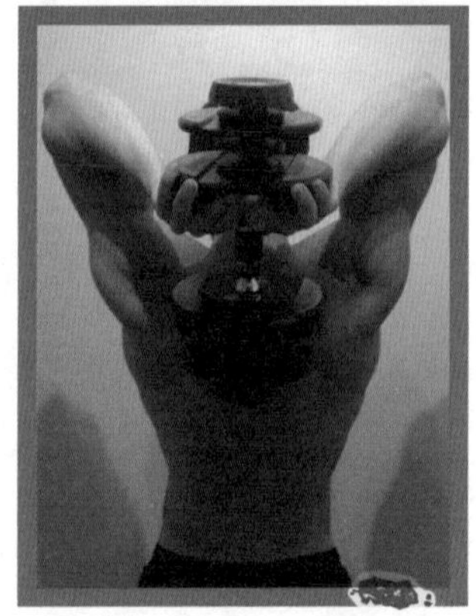

腿部肌肉

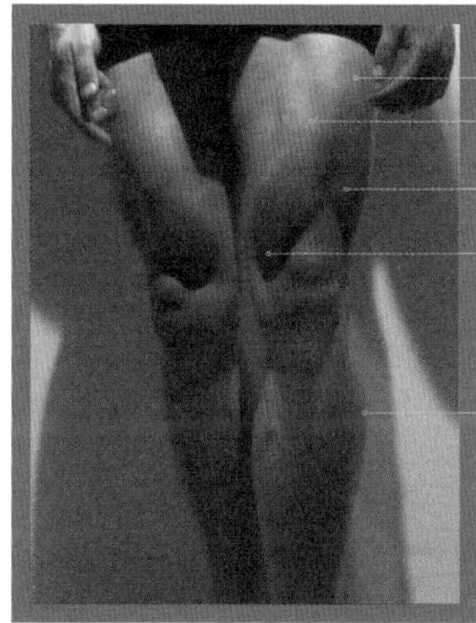

股四头肌

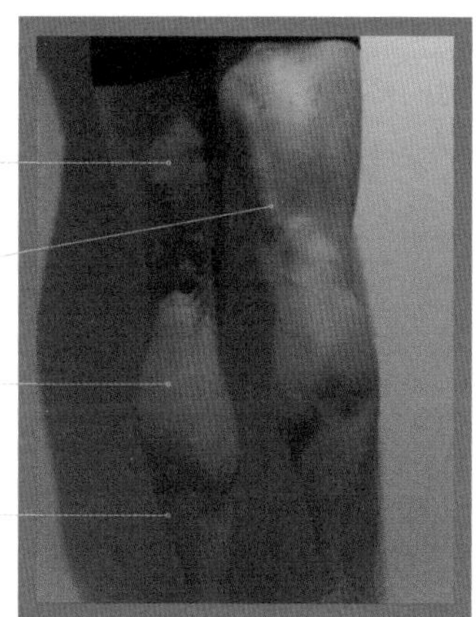

腘绳肌和小腿肌

锻炼股四头肌

深蹲复合训练

>>

锻炼功效

全面锻炼股四头肌的块头和力量，加强臀大肌的力量。

动作要领

- 把杠铃放在杠铃架上，走到杠铃杆下，让杠铃杆落在斜方肌位置；
- 双手分开比肩宽，调整到适宜的间距，正手抓住杠铃杆；
- 自杠铃架上扛起杠铃，向前跨出一步；
- 双脚分开，与肩同宽，脚尖微微朝外；
- 头抬起，背挺直，弯曲膝盖，向下压臀部，上半身自然向前倾斜；
- 尽可能向下压臀大肌，就好像要坐下来那样，这有利于保持后背挺直；
- 当大腿与地面平行或者稍微低于水平位置的时候，双脚蹬地，身体慢慢返回到起始位置；
- 扛着杠铃杆放到杠铃架上。
- 深蹲时，双脚朝外，着重锻炼股四头肌的中头；
- 深蹲时，双脚距离较窄，着重锻炼股四头肌的外侧头；
- 深蹲时，双脚距离较宽，着重锻炼股四头肌的中头和大腿内侧。

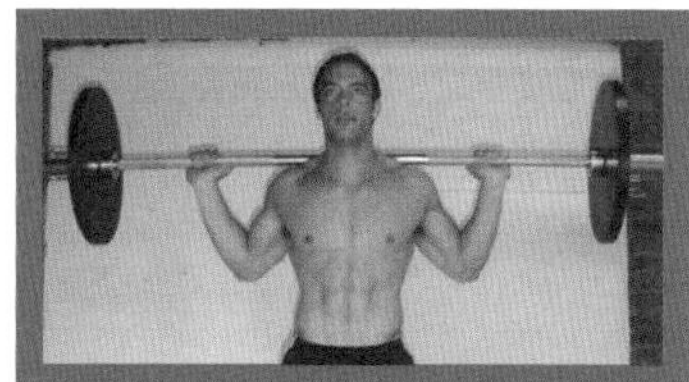

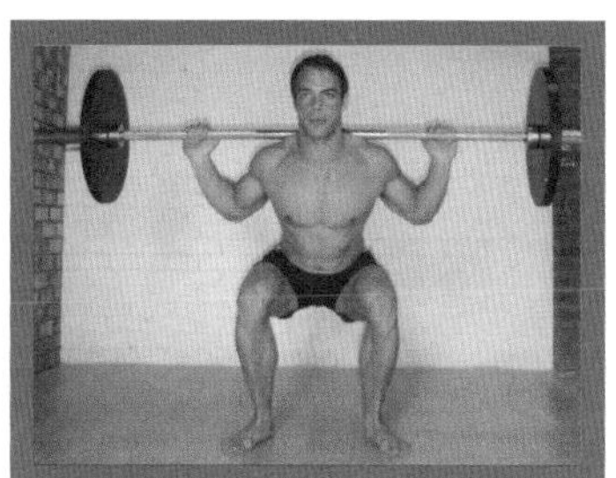

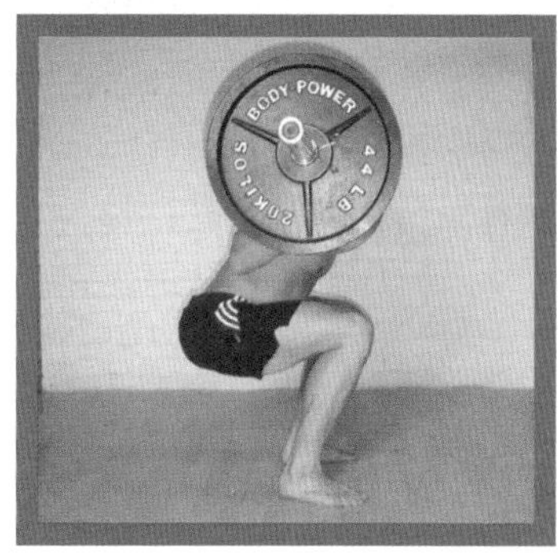

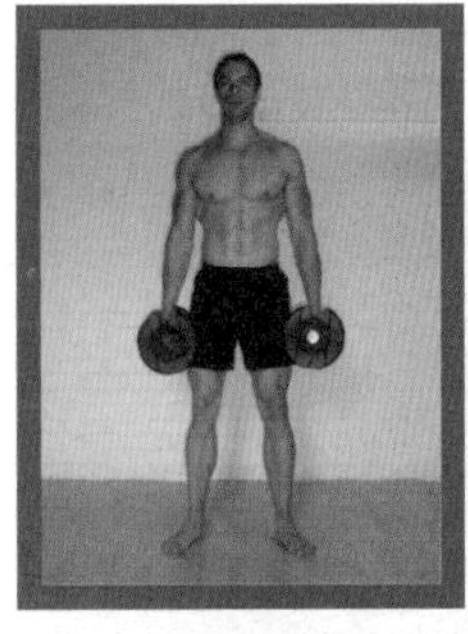
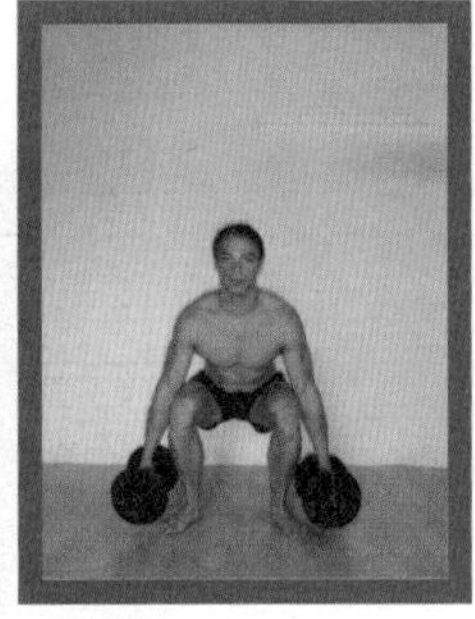
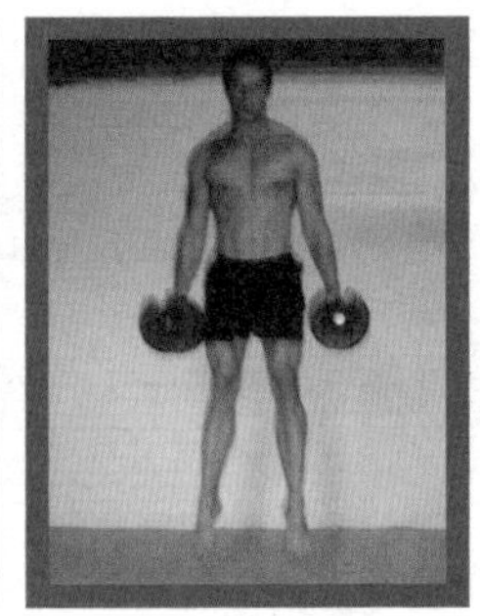

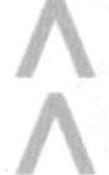

蹲跳

锻炼功效

锻炼肌肉耐力，并全面锻炼股四头肌和臀大肌。

动作要领

- 双手正手握住哑铃，置于身体两侧；
- 双脚分开，与肩同宽，脚尖自然微微朝外；
- 头抬起，背挺直，弯曲膝盖，向下压臀部，上半身自然向前倾斜；
- 尽可能向下压臀大肌，这有益于保持后背挺直；
- 当大腿与地面平行或者稍微低于水平位置的时候，双脚蹬地，向上跳起，整个过程中，哑铃要一直处于身体两侧；
- 一旦身体落到地面，返回起始位置，马上接着重复训练动作。

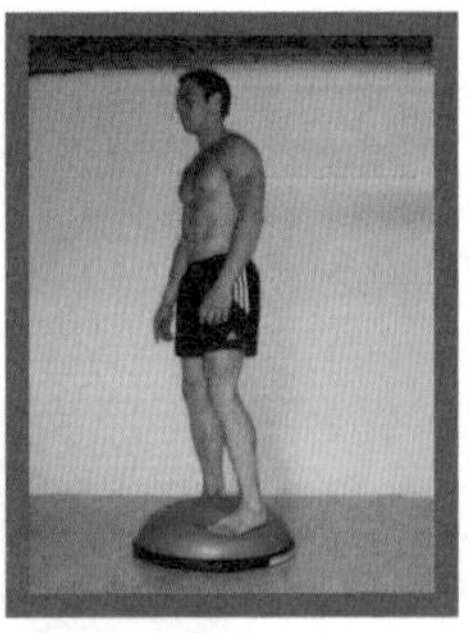
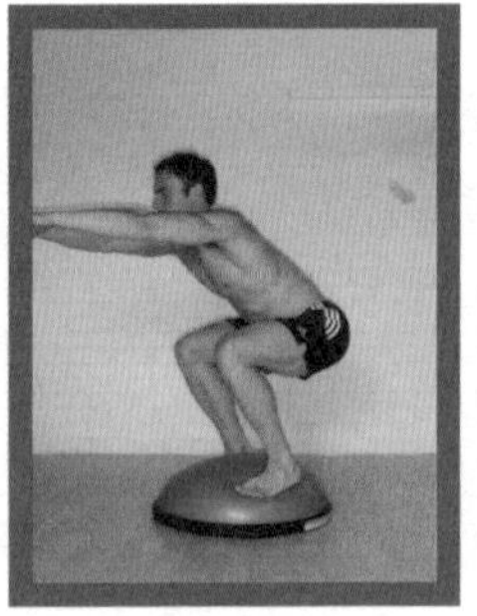
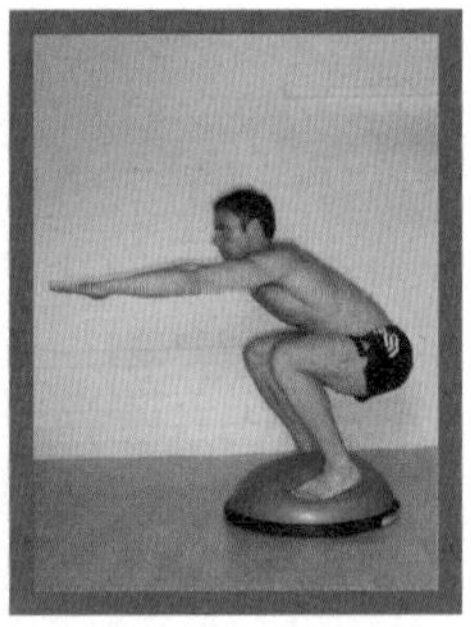

半圆平衡球深蹲

锻炼功效

锻炼肌肉耐力，提高身体的平衡力，锻炼整个股四头肌和臀大肌。

动作要领

- 双手正手握住哑铃，置于身体两侧；
- 站到半圆平衡球上，（上下两面皆可），双脚适度分开，或者与肩同宽，脚尖朝外；
- 头抬起，背挺直，弯曲膝盖，向下压臀部，上半身自然向前倾斜；
- 尽可能向下压臀大肌，这有利于保持后背挺直；
- 当大腿与地面平行或者稍微低于水平位置的时候，双脚蹬地，慢慢返回起始位置。

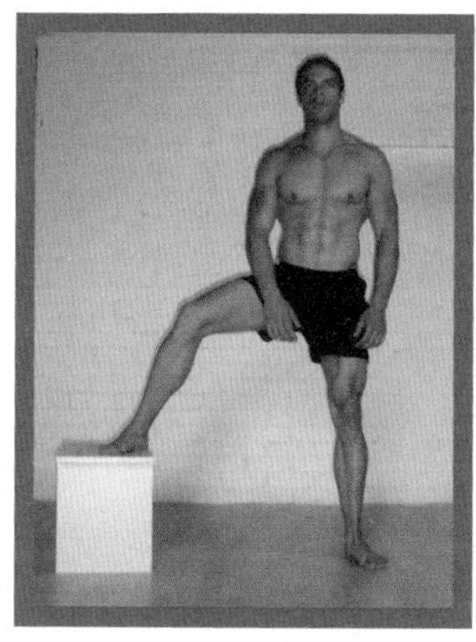

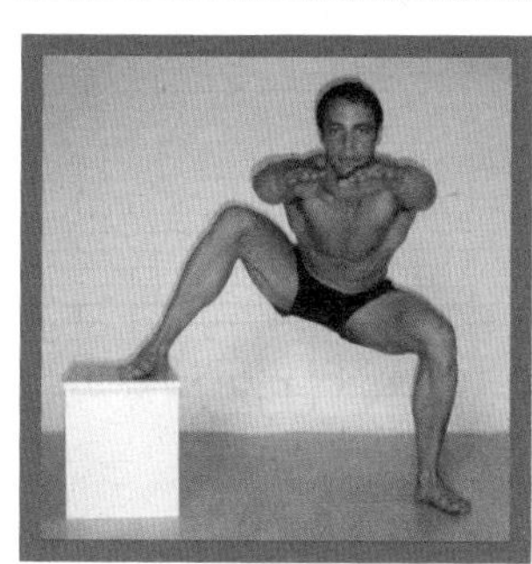

单侧深蹲

锻炼功效

锻炼股四头肌。

动作要领

- 双手正手握住哑铃，置于身体两侧；
- 一只脚踏在阶梯踏板上，另一只脚平踏地面；
- 双脚分开，稍比肩宽，脚尖朝外；
- 头抬起，背挺直，弯曲膝盖，向下压臀部，上半身自然向前倾斜；
- 让身体所有重量都集中于平踏在地面的那条腿上，另一条腿保持平衡；
- 尽可能向下压臀大肌，这有利于保持后背挺直；
- 当大腿与地面平行或者稍微低于水平位置的时候，用力蹬地，慢慢返回起始位置。

前负式深蹲

锻炼功效

锻炼股四头肌和股四头肌外侧。

动作要领

- 把杠铃放在支架上，杠铃放置高度高于手臂位置，人面朝杠铃站立；
- 双臂自肘部弯曲，前臂交叉放在胸前；
- 抓起杠铃，将杠铃放在肩膀和胸部的正上方；
- 自杠铃架上扛起杠铃，后退一步，离开支架；
- 双脚分开，与肩同宽，脚尖自然微微向外；
- 头抬起，背挺直，弯曲膝盖，向下压臀部，上半身自然向前倾斜；
- 尽可能向下压臀大肌，这有利于保持后背挺直；
- 当大腿与地面平行或者稍微低于水平位置的时候，双脚蹬地，慢慢返回起始位置；
- 扛着杠铃迈步退回支架处，并重新放回杠铃。

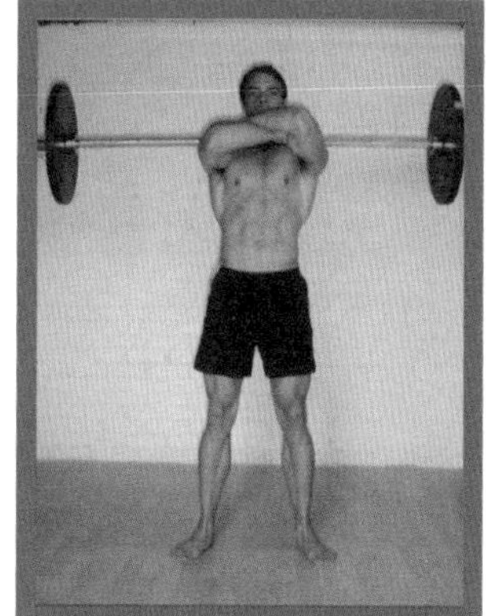

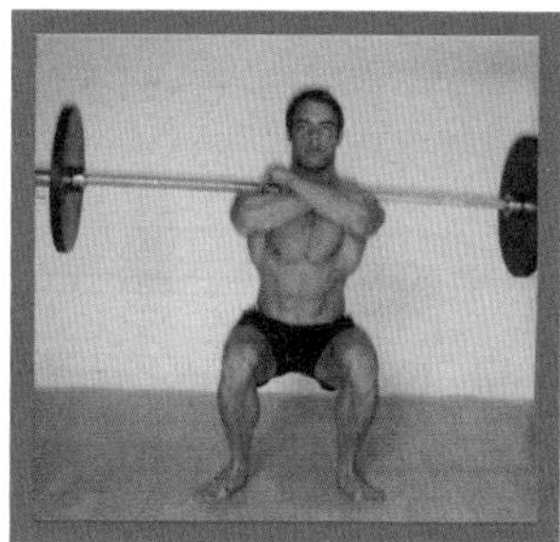

挺髋蹲

锻炼功效

针对性锻炼股四头肌下部。

动作要领

- 身体站直，单手扶在卧推椅或支架上；
- 双脚分开，与臀部同宽，弯曲膝盖，踮起脚后跟；
- 身体慢慢向后朝地面后倾，将髋部和膝盖挺出向前；
- 与此同时，头部前倾，肩部后压保持身体平衡；
- 尽可能将身体向后压至个人能达到的最低位置后，慢慢伸直双腿，返回起始站立位置；
- 身体站直，尽可能收缩股四头肌，然后再接着进行后续重复次数。

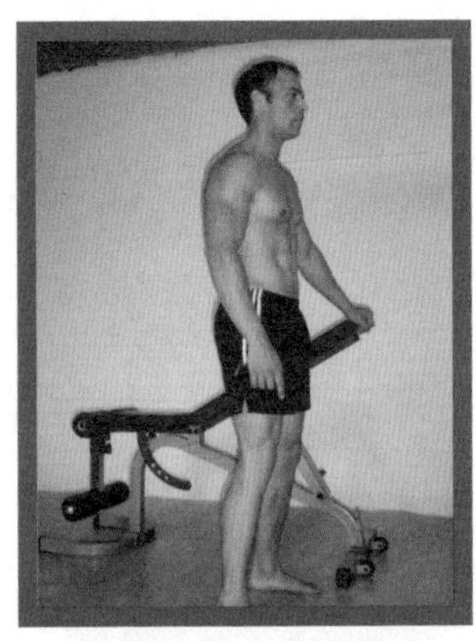

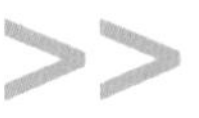

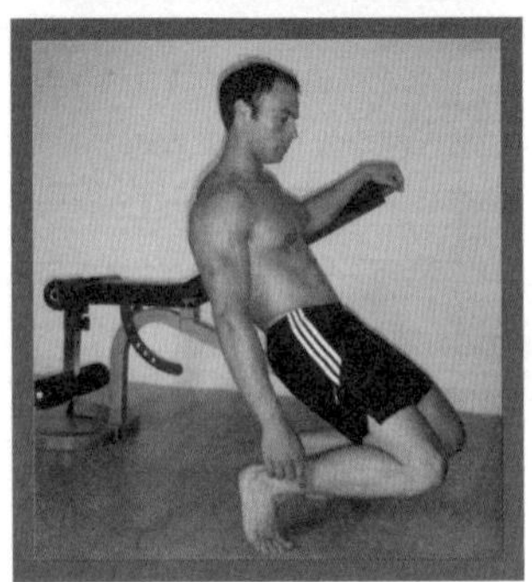

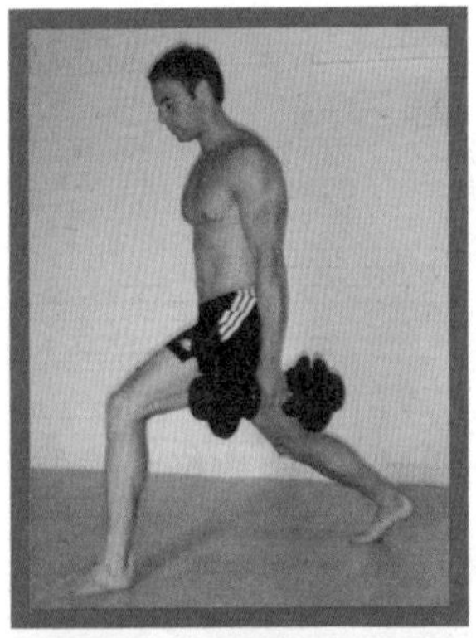

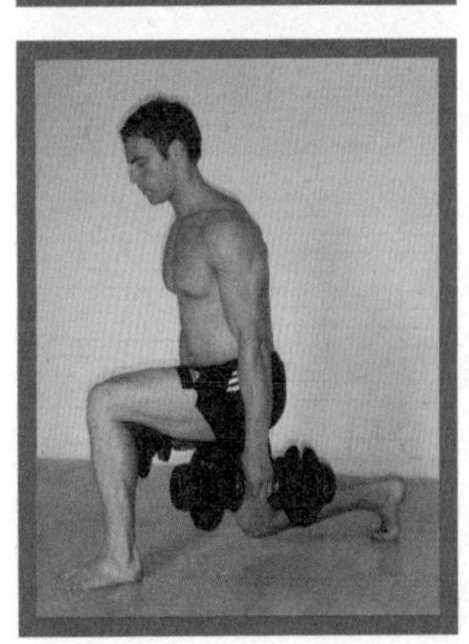

锻炼臀大肌和股四头肌

静态弓步

锻炼功效

锻炼臀大肌和股四头肌。

动作要领

- 把杠铃放在杠铃架上，走到杠铃杆下，让杠铃杆落在斜方肌位置；
- 双手适度分开，握住杠铃杆；
- 自杠铃架上扛起杠铃，向前一步，离开杠铃架；
- 身体挺直，抬头挺胸，一只脚向前迈出，弓步向前；
- 前腿最大幅度跨出，后腿几乎完全伸直；
- 弯曲前腿膝盖，从垂直方向看，膝盖不得伸出超过脚尖位置，同时，后腿膝盖慢慢朝地面下压；
- 前脚蹬地，前腿支撑身体回到起始位置；
- 姿势不变，重复数次上述动作，然后换另一条腿进行锻炼。

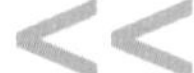

静态半圆平衡球弓步

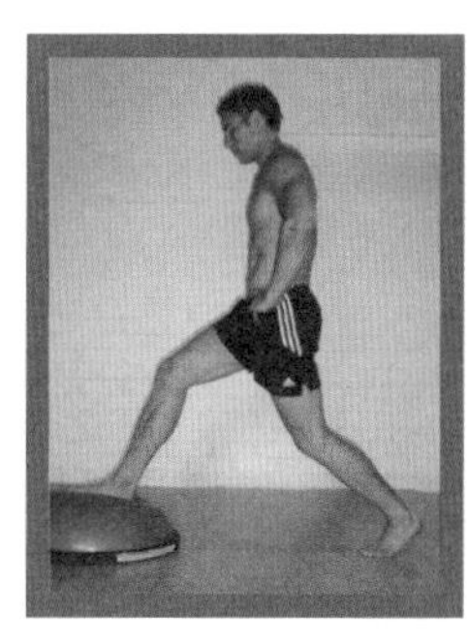
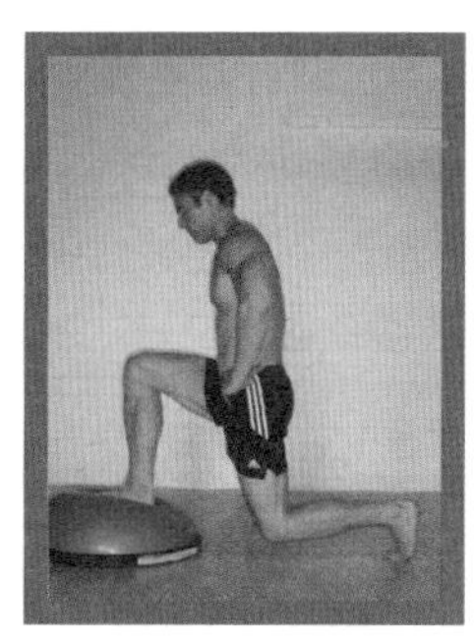

锻炼功效

锻炼股四头肌和臀大肌，提高身体平衡能力。

动作要领

- 双手放在身体两侧，或者双手持哑铃、掌心朝内放置于身体两侧；
- 身体挺直，抬头挺胸，前腿弓步踏在半圆平衡球上，半圆平衡球上下两面均可放置；
- 前腿最大幅度跨出，后腿几乎完全伸直；
- 弯曲前腿膝盖，慢慢下压，从垂直方向看，膝盖不得伸出超过脚尖位置，同时，后腿膝盖慢慢朝地面下压；
- 前脚向下蹬地，前腿支撑身体回到起始位置；
- 姿势不变，重复数次上述动作，然后换另一条腿进行锻炼。

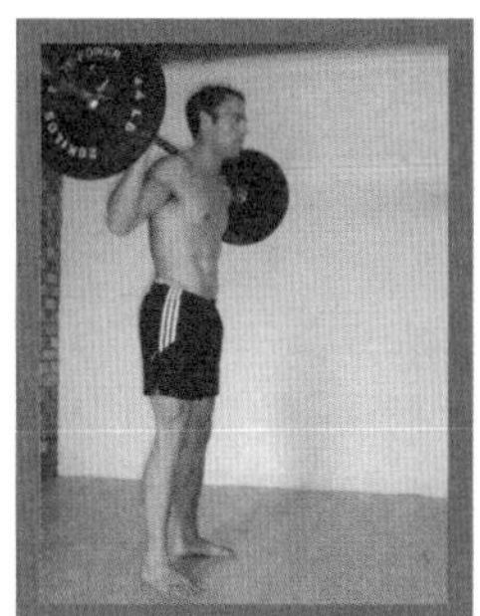
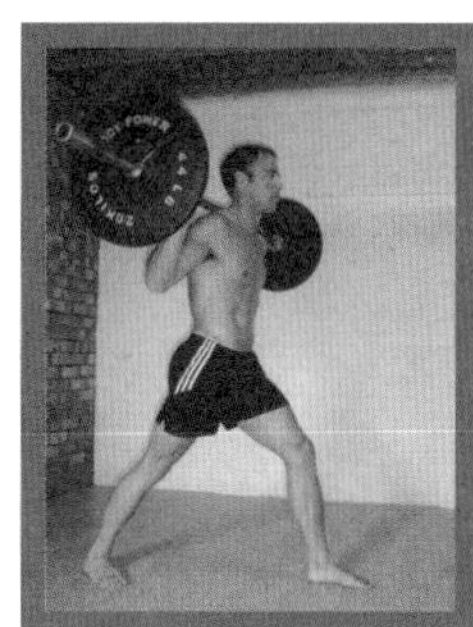
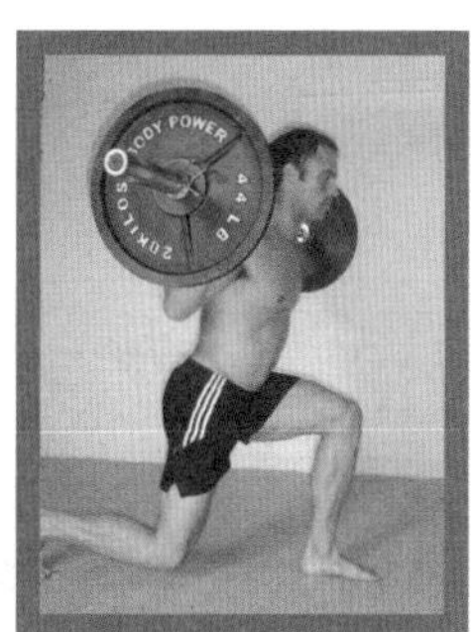

弓步

锻炼功效

锻炼臀大肌和股四头肌。

动作要领

- 把杠铃放在杠铃架上，走到杠铃杆下，让杠铃杆落在斜方肌位置；如果选用哑铃，双手持哑铃，掌心朝内，放置于身体两侧；
- 双手适度分开，正手握住杠铃杆；
- 自杠铃架上扛起杠铃，向前跨出一步，离开支架；
- 身体挺直，抬头挺胸，前腿弓步向前；
- 前腿最大幅度跨出，后腿几乎完全伸直；
- 弯曲前腿膝盖，慢慢下压，从垂直方向看，膝盖不得伸出超过脚尖位置，同时，后腿膝盖慢慢朝地面下压；
- 前脚蹬地，前腿支撑身体回到起始位置，此时，双脚分开，与臀部同宽；
- 姿势不变，重复数次上述动作，然后换另一条腿进行锻炼。

站立臀部伸展

锻炼功效

针对性锻炼臀大肌，用于紧实臀部。

动作要领

- 面朝墙站立，双手撑墙；你也可以双手撑腰，保持平衡；
- 骨盆前倾，一条腿自臀部向后伸出，膝盖稍微弯曲；
- 当腿向后伸展到最大限度时，尽可能收缩臀部肌肉，然后收回后腿，恢复到起始位置。

>>

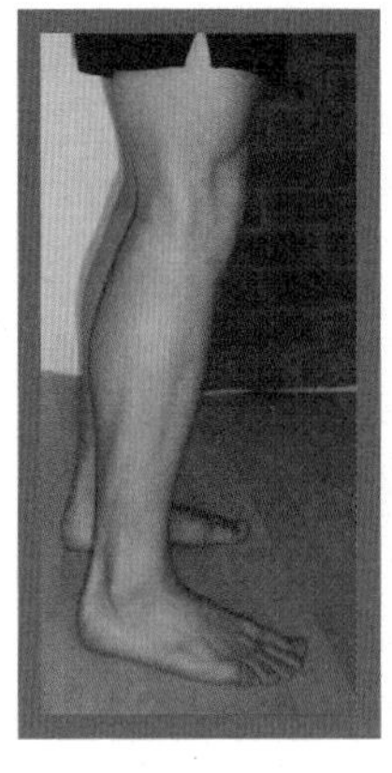

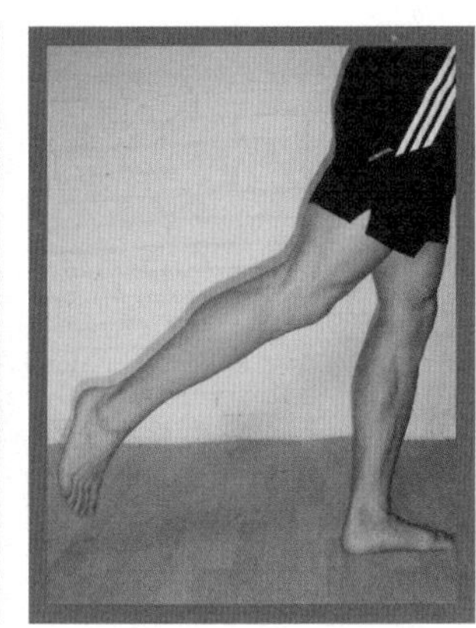

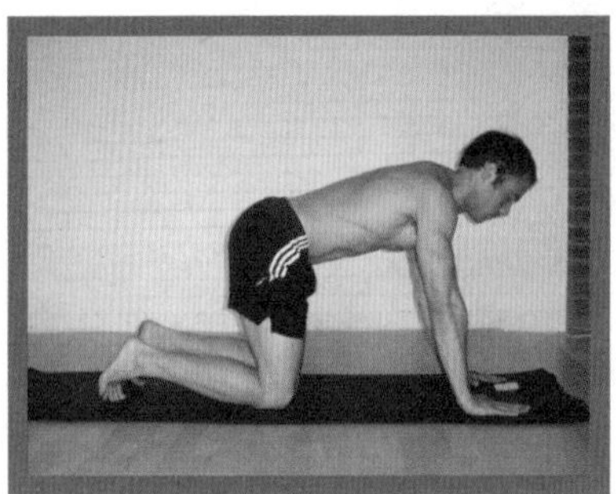

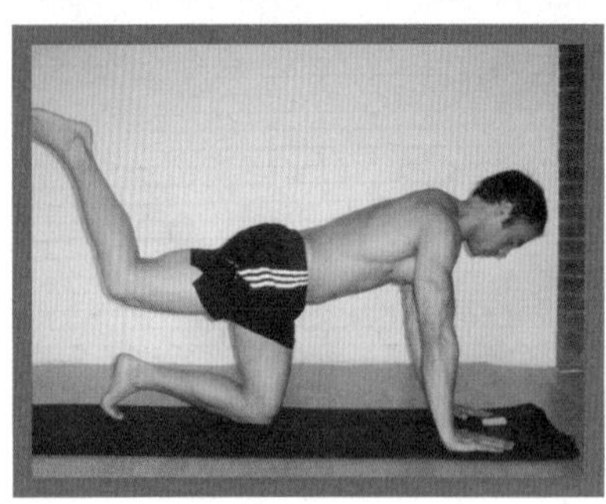

臀部伸展

锻炼功效

用于紧实臀部。

动作要领

- 双臂伸直，双手撑地，左膝着地，趴在运动垫上，右侧膝盖慢慢移向胸前；
- 右脚向后牵引，带动右腿自臀部伸展；
- 你可以伸直右腿，也可以弯曲膝盖，我个人更偏好弯曲膝盖，这样能更好地锻炼臀大肌；
- 伸展到最大位置时，尽可能收缩臀部肌肉；然后将右腿慢慢收回到胸前；
- 重复完成指定次数，然后换左腿继续锻炼。

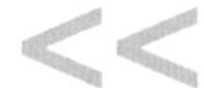

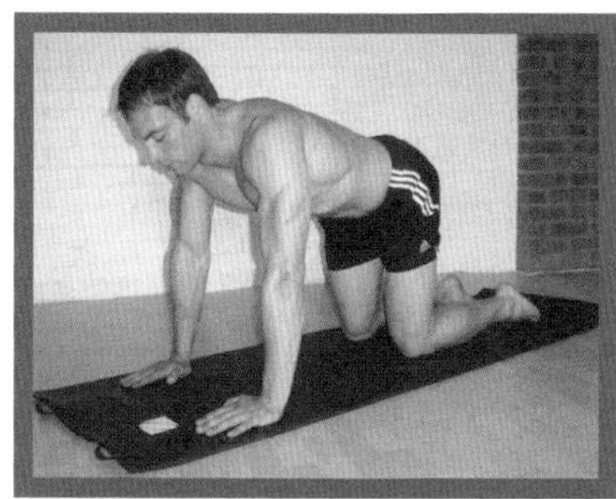

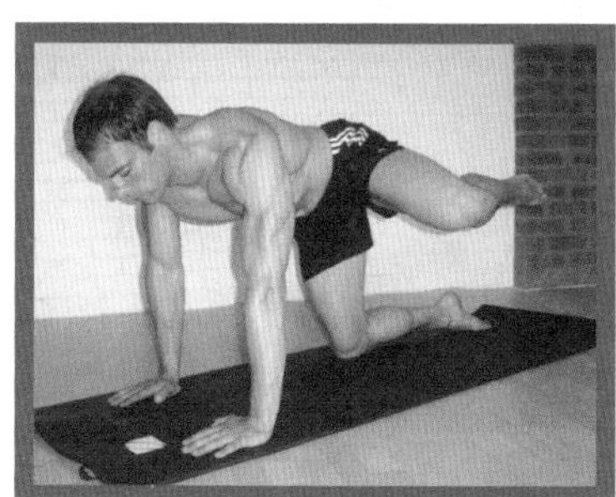

跪姿髋外展

锻炼功效

锻炼臀中肌和深层臀部肌肉。

动作要领

- 双臂伸直，双手撑地，右膝着地，趴在运动垫上；
- 左腿弯曲，自臀部向侧上方伸展；
- 伸展到最大限度时，收缩同侧臀部肌肉，你应该能感觉到臀部一侧的肌肉燃烧感；
- 慢慢放下左腿，重复特定次数，之后换右腿。

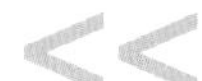

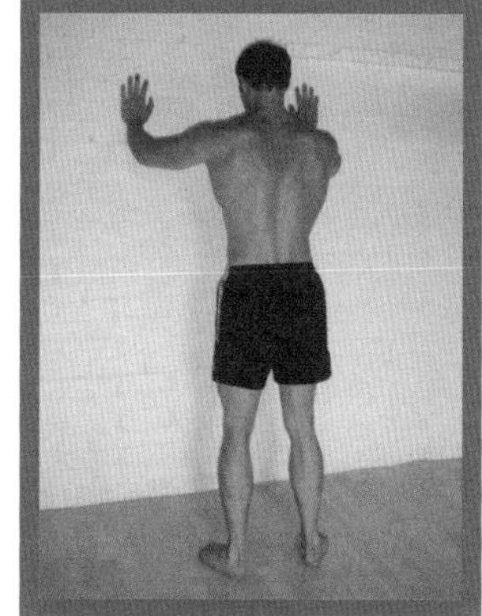

站姿髋外展

锻炼功效

锻炼臀中肌和深层臀部肌肉。

动作要领

- 面朝墙站立，双手撑墙；你也可以双手撑腰，保持平衡；
- 骨盆前倾，自臀部向后方以 45 度角伸出一条腿，膝盖稍微弯曲；
- 腿部伸展到最大限度时，尽可能收缩臀部肌肉，然后将腿收回，恢复到起始位置。

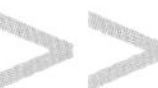

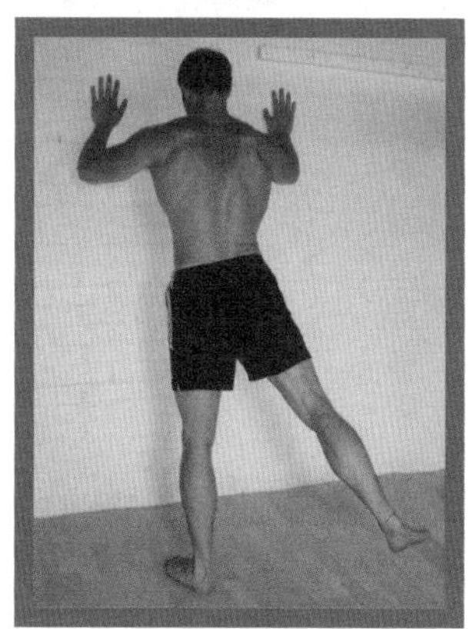

锻炼腘绳肌

直腿硬拉

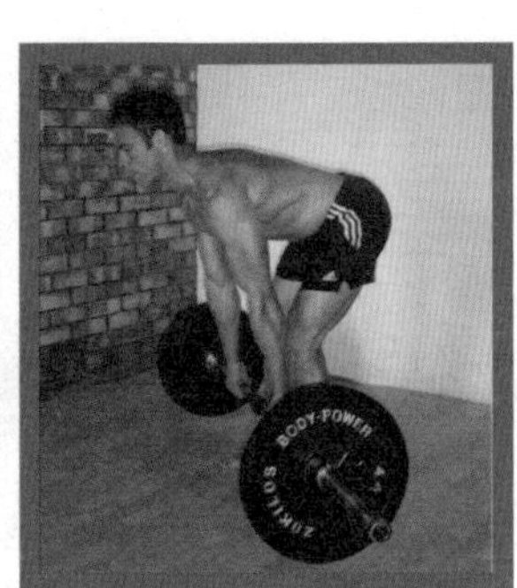

锻炼功效

用于锻炼腘绳肌。

动作要领

- 把杠铃放于身前的地板上；
- 双脚分开，与臀部同宽，膝盖弯曲，俯身弯腰抓起杠铃；
- 双手适当分开，一只手正握杠铃杆，另一只手反握杠铃杆；
- 收缩腹部肌肉，后背自然挺直，避免拉伤；
- 双脚蹬地，腿部首先发力，然后直起身体，向上拉起杠铃，至身体完全站直；
- 胸部挺起，肩部后收；
- 双腿自然伸直，上半身自臀部向前倾斜，慢慢降低杠铃；
- 降低到最低位置时，你能感觉到腘绳肌拉伸的张力，然后把杠铃缓慢提到最高位置，按照设定的组数和次数，重复练习。

锻炼小腿肌肉

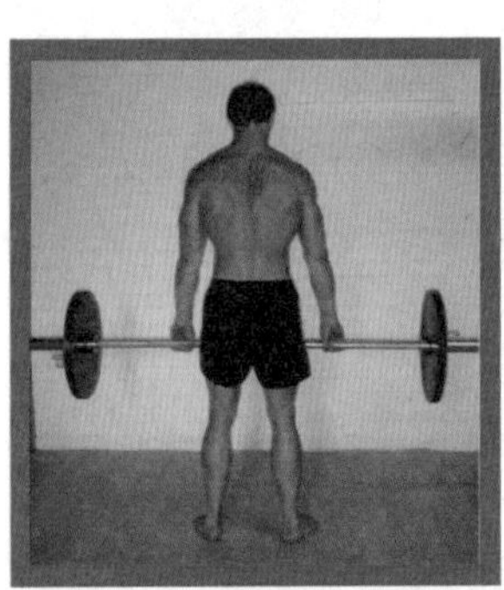

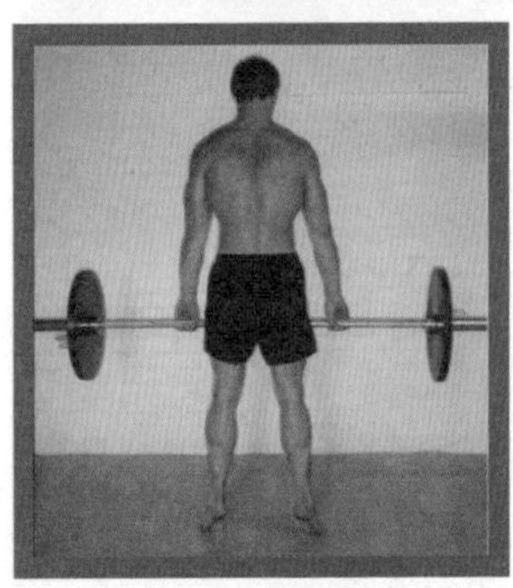

站立提踵

锻炼功效

锻炼小腿肌肉的块头。

动作要领

- 站在地板或者台阶上；
- 把杠铃架上的杠铃调整至膝盖高度，一只手正握杠铃杆，另一只手反握杠铃杆；
- 注意：如果你是站在支撑块上，那么将你的脚后跟压在地面，拉伸小腿肌肉；
- 膝盖稍微弯曲，用力踮起脚后跟，尽可能收缩小腿肌肉；
- 停顿几秒，抗阻力慢慢使脚后跟回到地面；如果你是站在支撑块上，将后脚跟直接压回地面，充分拉伸小腿肌肉；
- 脚尖朝外站立，着重锻炼腓肠肌的内侧头；
- 脚尖朝内站立，着重锻炼腓肠肌的外侧头。

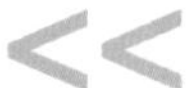

腹肌

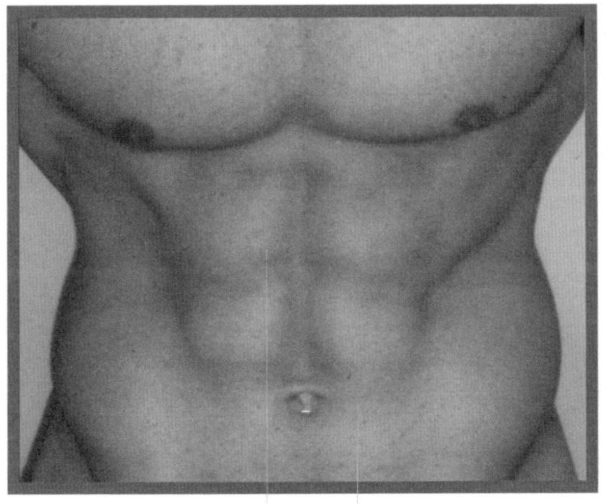
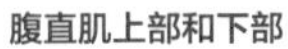
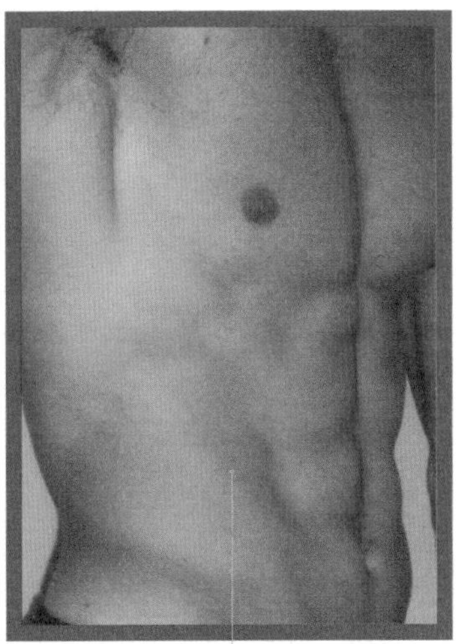

腹直肌上部和下部　　　　腹斜肌

锻炼腹肌

标准仰卧起坐

锻炼功效

锻炼腹直肌和髋屈肌。

动作要领

- 仰躺在运动垫上，双腿合并，膝盖弯曲，双脚、后背和头部均贴于运动垫上；
- 双手的位置决定了仰卧起坐的训练难度：双手交叉置于胸前，比较简单；双臂弯曲，手指指向太阳穴，难度适中；双臂在头部两侧伸直，难度较大；
- 收缩腹部，卷曲身体，使头部、肩部、后背上部和腰部依次离开运动垫；
- 注意：整个过程中，都要收缩腹部（收紧肚脐眼的位置）；
- 身体卷曲到最大限度时，暂停几秒，返回到起始位置，恢复平躺姿势后，不要停顿，马上重复下一次动作。

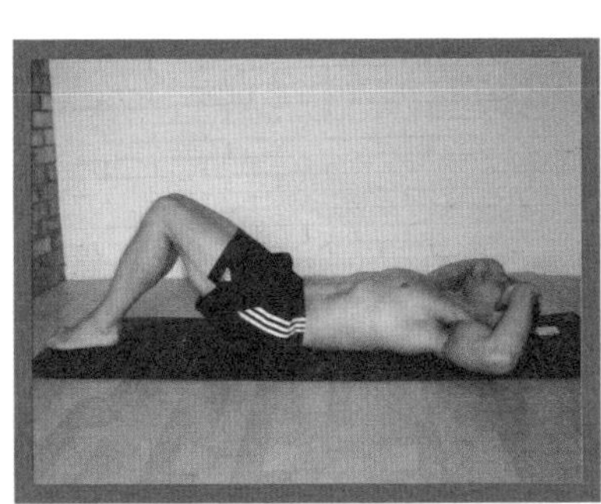

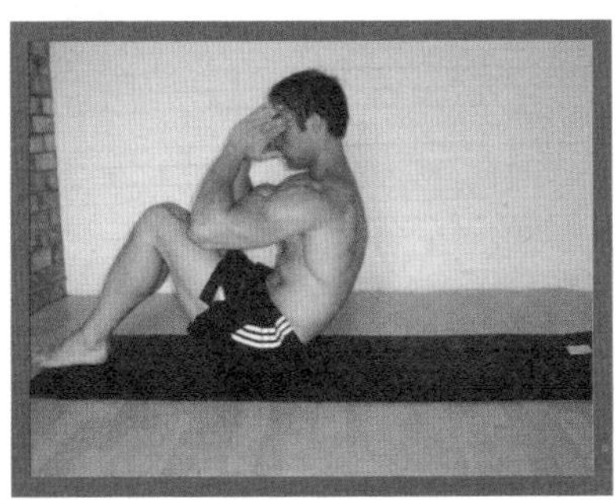

<<

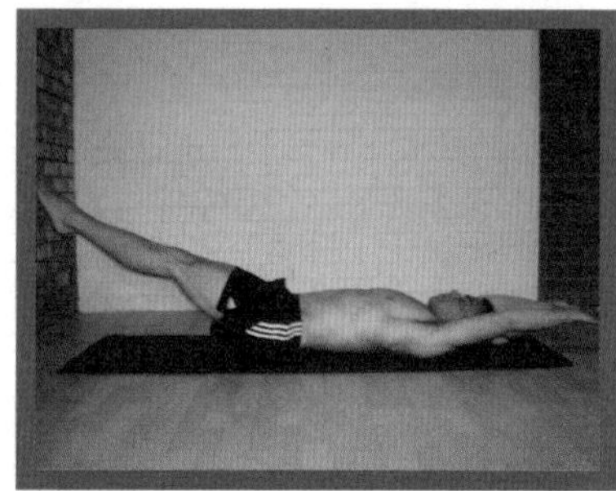

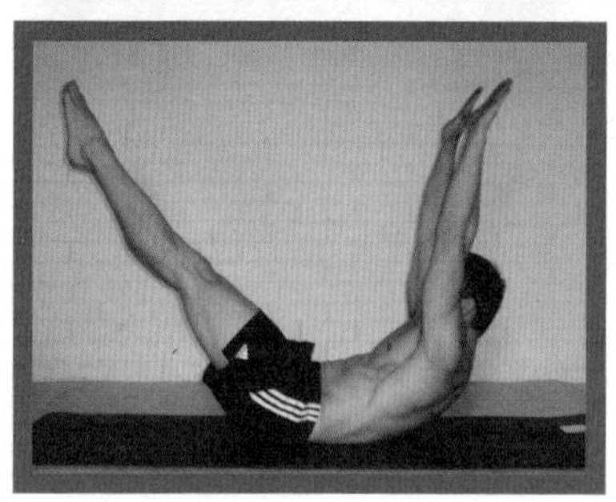

V 形仰卧起坐

锻炼功效

锻炼腹肌上部和腹肌下部。

动作要领

- 背部平躺在运动垫上，双腿并拢抬起，与地面呈 35 度角；
- 背部和头部都平放在运动垫上，双臂在头部上方伸直；
- 收缩腹部，卷曲身体，上半身和下半身同时离开运动垫；
- 上半身：双臂在头部上方伸直，使头部、肩部、后背上部依次离开运动垫；
- 下半身：双腿伸直并拢，双腿与地面的角度由 35 度慢慢增大到 80 度；
- 注意：整个过程中，都要收缩腹部（收紧肚脐眼的位置）；
- 身体卷曲到最大限度时，暂停几秒，返回到起始位置，恢复平躺姿势后，不要停顿，马上重复下一次动作。

斜面仰卧起坐

锻炼功效

与标准仰卧起坐相比，斜面仰卧起坐可以更有效地锻炼腹肌和髋屈肌。

动作要领

- 将卧推椅向下调节 45 度角；
- 仰躺在卧推椅上，双腿并拢，膝盖弯曲，把双脚勾在卧推椅脚垫下；
- 背部和头部平放在卧推椅上；
- 双手的位置决定了下斜式仰卧起坐的训练难度：双手交叉置于胸前，比较简单；双臂弯曲，手指指向太阳穴，难度适中；双臂在头部两侧伸直，难度较大；
- 收缩腹部，卷曲身体，使头部、肩部、后背上部和腰部依次离开卧推椅；
- 注意：整个过程中，都要收缩腹部（收紧肚脐眼的位置）；
- 身体卷曲到最大限度时，暂停几秒，返回到起始位置，恢复平躺姿势后，不要停顿，马上重复下一次动作。

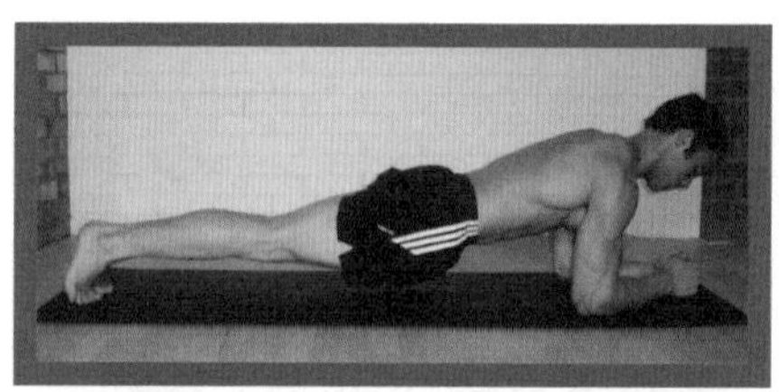

平板支撑

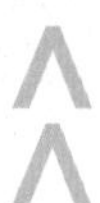

锻炼功效

增加核心肌群的力量。

动作要领

- 俯卧，双肘弯曲支撑在运动垫上，双脚脚尖蹬地；
- 肘部发力，慢慢撑高身体，使身体的重量集中在上臂和脚尖；
- 确保身体自然伸直，腹部、腹斜肌和腰部肌肉收紧；
- 保持规定秒数后，返回到起始位置。

锻炼上腹肌肉

半仰卧起坐

锻炼功效

锻炼上腹肌肉。

动作要领

- 仰躺在运动垫上，双腿合并，膝盖弯曲，双脚平踩运动垫；
- 背部和头部平放在运动垫上；
- 双手的位置决定了半仰卧起坐的难度：双臂交叉置于胸前，比较简单；双臂弯曲，手指指向太阳穴，难度适中；双臂在头部两侧伸直，难度较大；
- 收缩腹部，卷曲身体，使头部、肩部、后背上部依次离开运动垫；
- 注意：整个过程中，都要收缩腹部（收紧肚脐眼的位置）；
- 当上半身与运动垫呈 45 度角时，静止几秒，返回到起始位置，不要停顿，马上重复下一次动作。

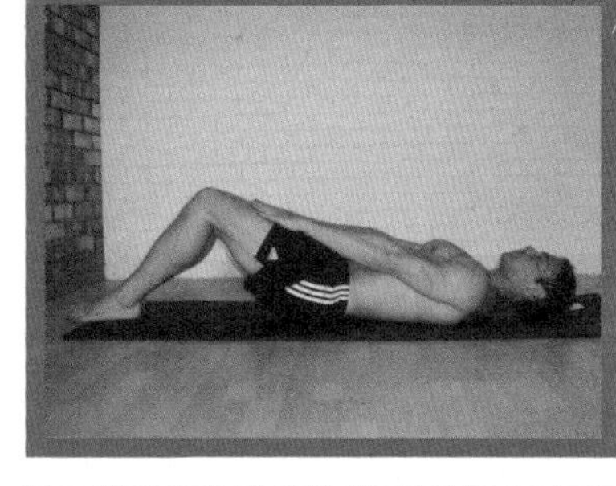

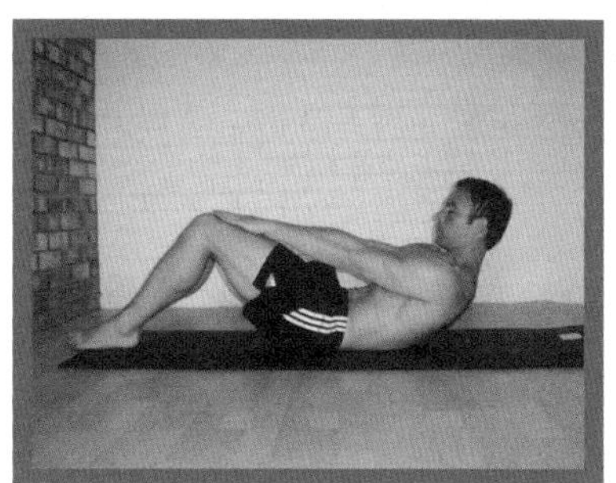

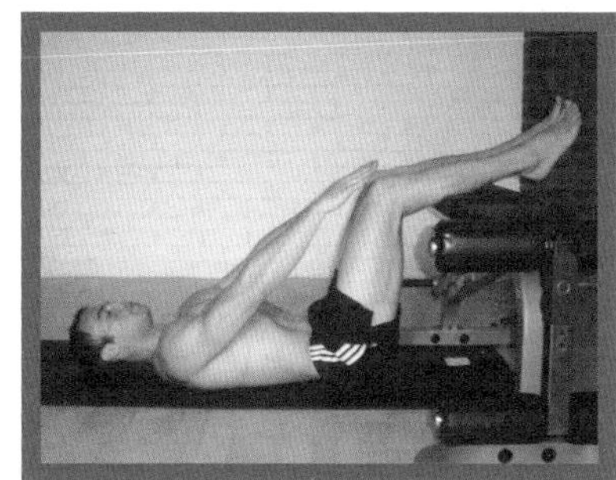

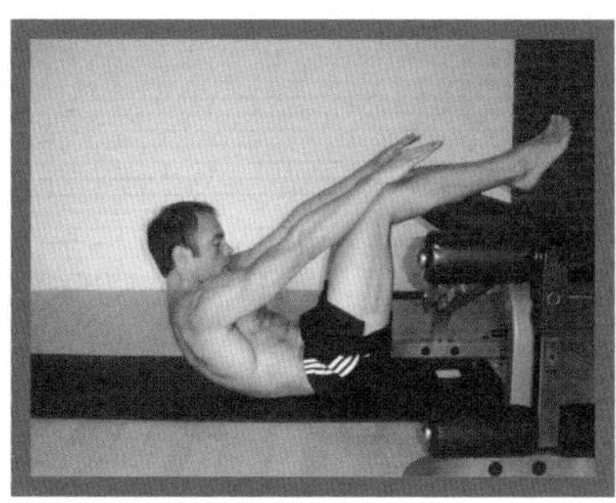

卷腹

锻炼功效

强化锻炼上腹肌肉。

动作要领

- 仰躺在运动垫上，双腿合并，膝盖弯曲，腾在半空或者放在卧推椅上；
- 背部和头部平放在运动垫上；
- 双手的位置决定了屈膝仰卧起坐的难度：双手交叉放在头部，比较简单；双臂弯曲，手指指向太阳穴，难度适中；双臂在头部两侧伸直，难度较大。

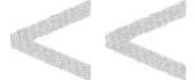

锻炼下腹肌肉

反向卷腹

锻炼功效

锻炼下腹肌肉，加强下腹肌肉的力量。

动作要领

- 仰躺在运动垫上，双腿合并，膝盖弯曲，腾在半空；
- 背部和头部平放在运动垫上；
- 双手放在身体两侧；
- 膝盖慢慢移向胸部，带动臀部和腰部离开地面；整个过程中，都要记得收缩腹部（收紧肚脐眼的位置）；
- 膝盖弯曲到胸部时，暂停几秒，恢复到起始位置，然后不要停顿，接着重复下一次动作。

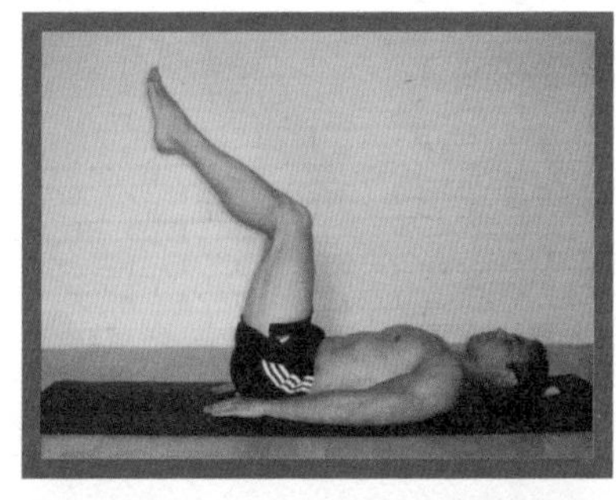

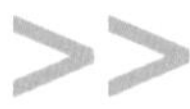

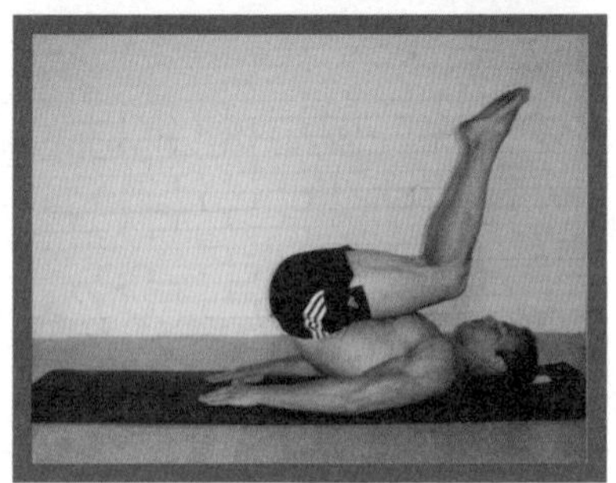

杠杆提腿

锻炼功效

锻炼下腹肌肉，加强下腹肌肉的力量。

动作要领

- 仰躺在运动垫上，膝盖并拢，双腿伸直；
- 背部和头部平放在运动垫上，手臂伸直，掌心向下，放在身体两侧保持平衡；
- 一开始，双脚离地 10 厘米，然后慢慢抬起伸直的双腿；
- 注意：整个过程中，都要收缩腹部（收紧肚脐眼的位置）；
- 等到抬起的双腿与地面呈 80 度角时，暂停几秒，慢慢返回到起始位置，接着开始下一次动作。
- 注意：当你腿部放下贴近地垫，后背伸展拉平回到运动垫时，你就要马上再次提起双腿到最高位置。这样做才能专注于下腹肌肉的锻炼，而不会带动腰部肌肉。

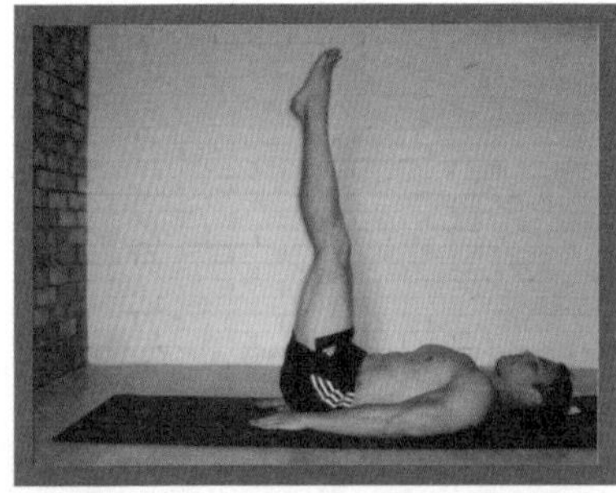

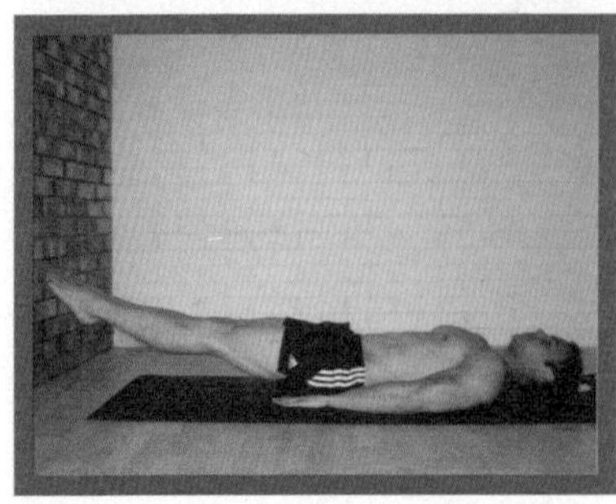

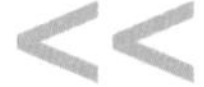

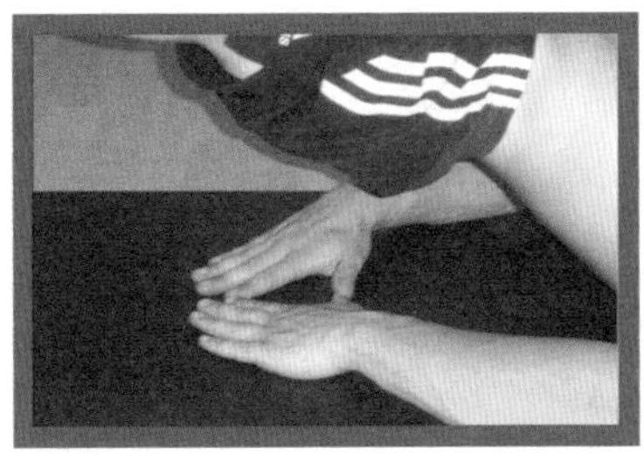
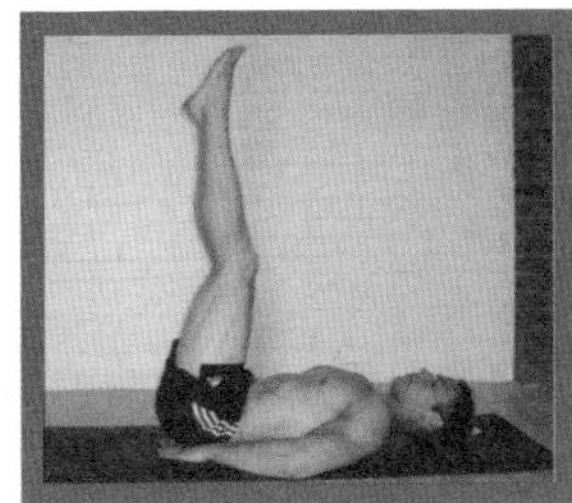
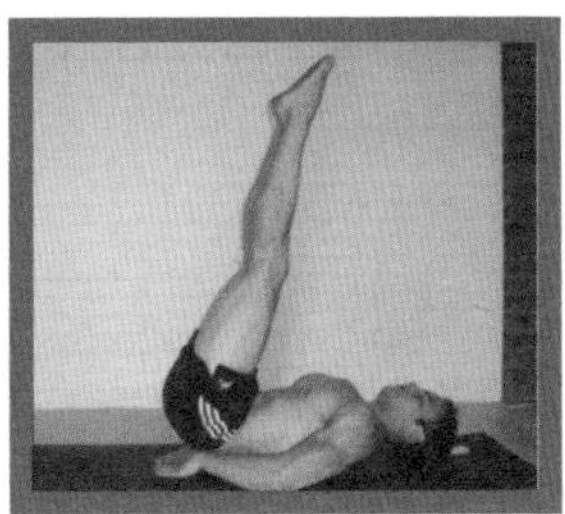

反向举腿

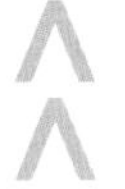

锻炼功效
加强下腹肌肉的力量。

动作要领
- 仰躺在运动垫上，膝盖并拢，双腿伸直；
- 背部和头部平放在运动垫上，双手掌心向下，双手拇指和食指分别相触，组成一个三角形置于臀部正下方；
- 双腿逐渐抬高到半空中，与地面呈 90 度角；
- 用力收缩下腹肌肉，使双腿上提，并朝胸部方向微微下压；
- 这个动作幅度较小，如果动作得当，你会感到肚脐眼部位及以下的肌肉得到充分收缩；
- 注意：整个过程中，都要收缩腹部（收紧肚脐眼的位置）；
- 身体卷曲到最大限度时，暂停几秒，慢慢返回到起始位置，接着重复下一次动作。

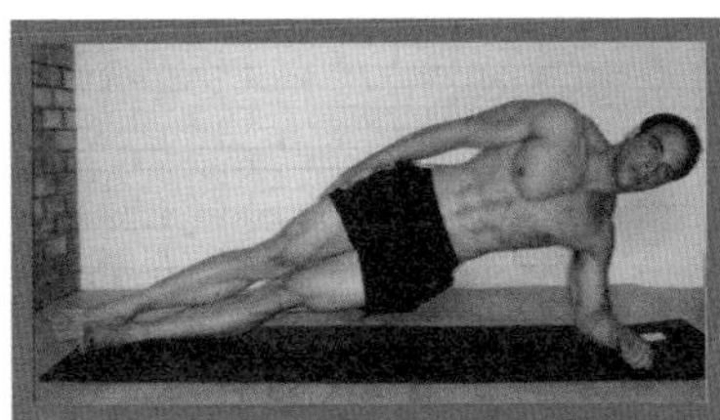
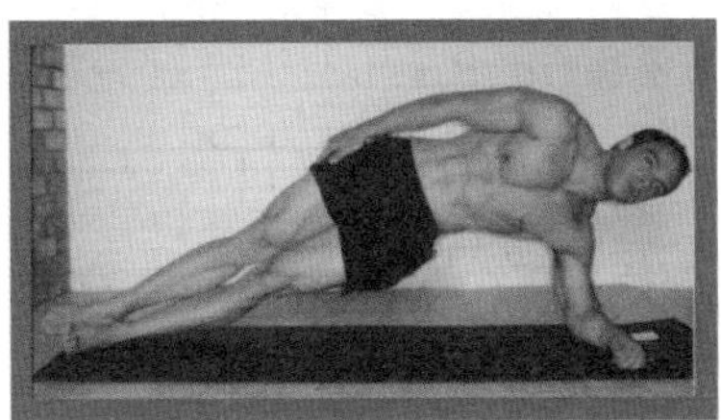

锻炼腹斜肌

侧卧腹斜肌卷腹

锻炼功效
加强腹斜肌的力量。

动作要领
- 双脚并拢，侧躺在运动垫上，身体倚靠于一侧手臂和下半身，臀部、腿部和足部接触地面；
- 另一只手可搭在身体一侧或者放于身体前方保持平衡；
- 用单侧前臂和足部支撑，慢慢撑起整个身体离开地面；
- 全身像斜放的木板一样挺直支撑；
- 即刻收缩离地面最近的腹斜肌，向上抬起臀部；
- 持续收缩几秒，然后放下臀部，慢慢恢复到斜板支撑状态。

仰卧交替手碰脚后跟

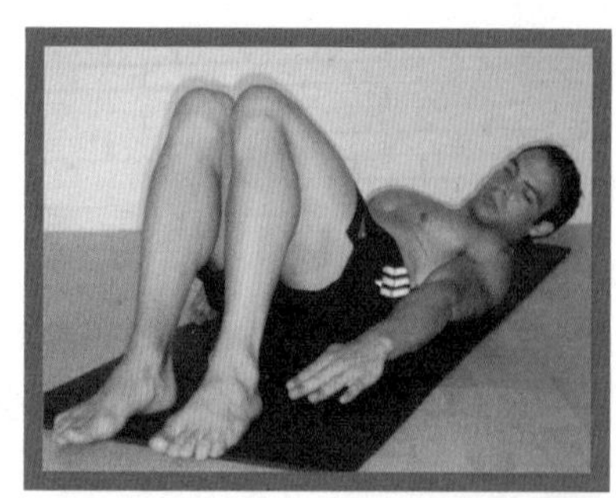

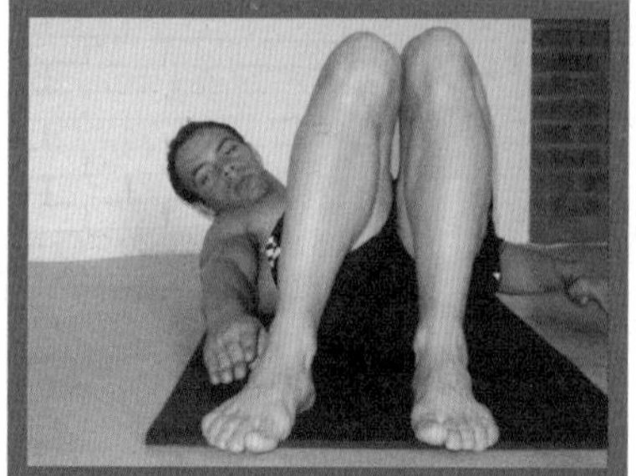

锻炼功效
强化腹斜肌。

动作要领
- 仰躺在运动垫上，双腿合并，膝盖弯曲，双脚平踩运动垫上；
- 背部和头部平放在运动垫上；
- 双臂伸开，放在身体两侧，稍微抬起头部；
- 向左侧卷曲身体，用左手碰触左侧脚后跟，收缩腹斜肌；
- 移动上半身恢复到中心位置，向右侧卷曲身体，用右手碰触右侧脚后跟，收缩腹斜肌，再次挪动身体回到中心位置；
- 注意：整个过程中，都要收缩腹部（收紧肚脐眼的位置）。

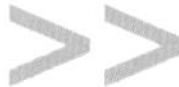

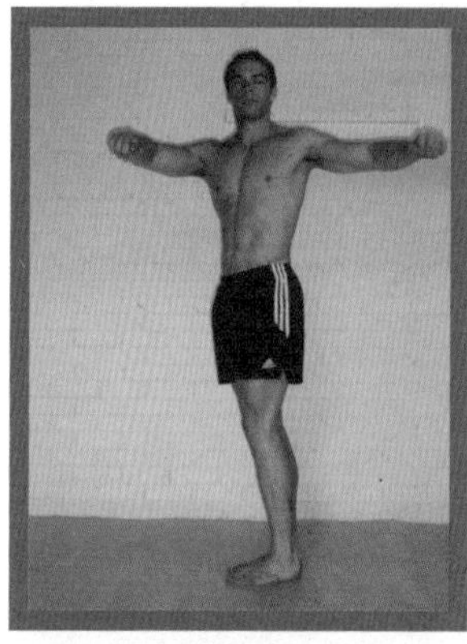

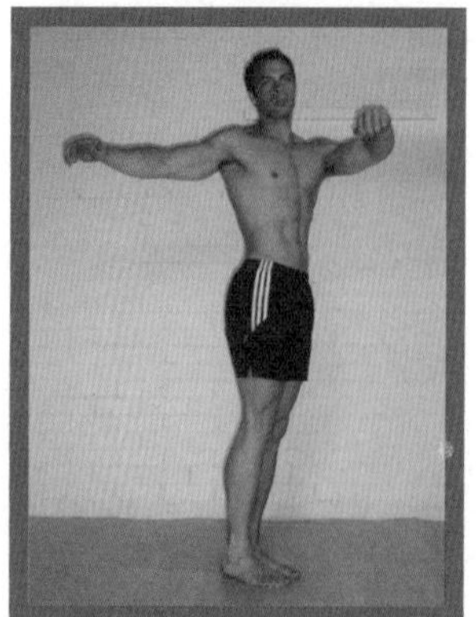

跳跃侧转体

锻炼功效
用于锻炼和紧实腹斜肌。

动作要领
- 双脚分开，与臀部同宽，自然站立；
- 保持上半身静止不动，双臂伸开，下半身向一侧转体；
- 用同样的方法向另一侧旋转下半身。

<<

其他锻炼

立卧撑

锻炼功效

加强全身的肌肉力量，锻炼全身的肌肉耐力。

动作要领

- 双脚分开，与肩同宽，自然站立，为接下来的深蹲姿势做好准备；
- 弯曲膝盖，向下深蹲，双手扶在身前地面上；
- 双腿向后伸展，脚尖蹬地，双手撑地，调整成做俯卧撑的姿势；
- 完成一个俯卧撑之后，立刻收回双脚，再次准备深蹲；
- 尽可能向上跳起，然后，重新回到深蹲姿势，开始下一次重复锻炼。

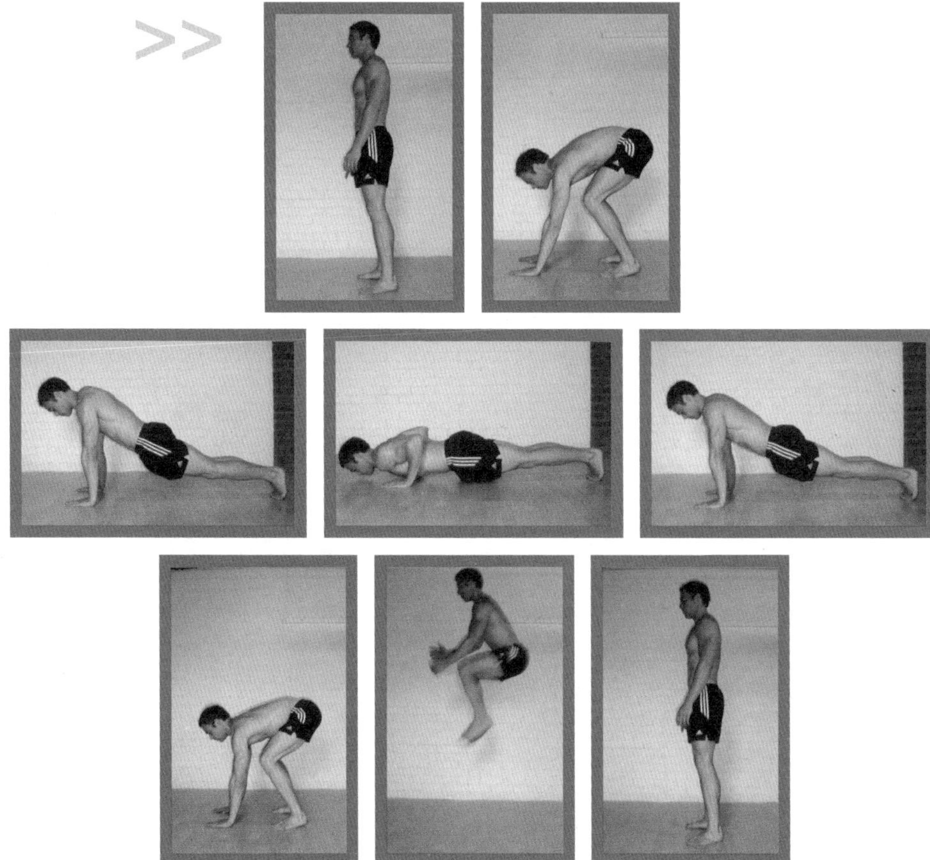

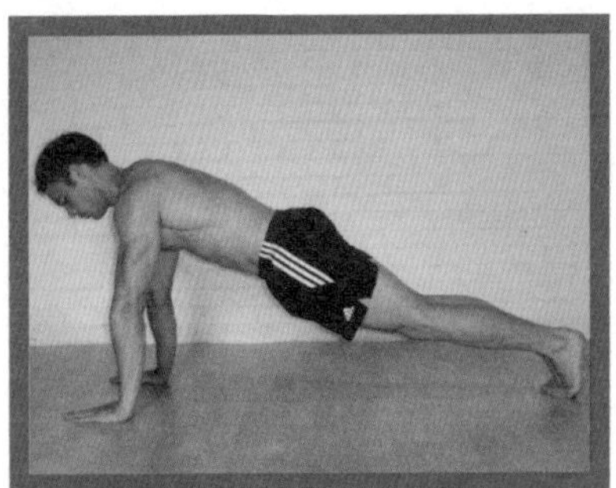

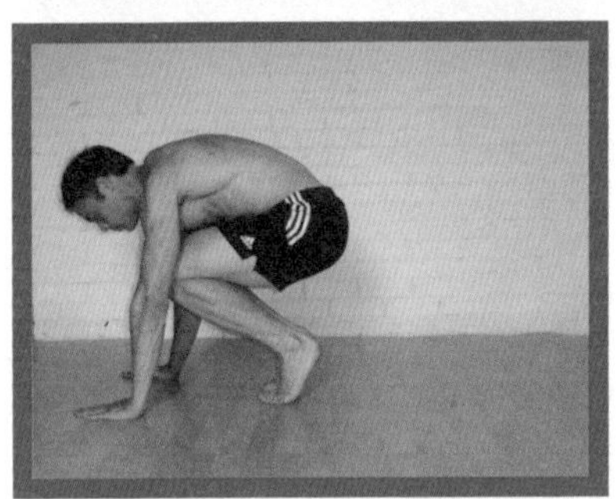

下蹲后促腿

锻炼功效

锻炼腿部的肌肉耐力。

动作要领

- 双脚分开，与肩同宽，自然站立，为接下来的深蹲姿势做好准备；
- 弯曲膝盖，向下深蹲，双手扶在身前的地面上；
- 双手撑地，卷曲双腿，调整成做俯卧撑的姿势；
- 蜷缩膝盖，尽可能触碰胸部；
- 双腿向后伸展，脚尖蹬地，双手撑地，回到做俯卧撑的姿势，这就完成了一次训练。
- 重复完成规定次数，然后收回双脚。

<<

交替下蹲后促腿

锻炼功效

锻炼腿部的肌肉耐力。

动作要领

- 双脚分开，与肩同宽，自然站立，为接下来的深蹲姿势做好准备；
- 弯曲膝盖，向下深蹲，双手扶在身前的地面上；
- 双手撑地，卷曲双腿，调整成做俯卧撑的姿势；
- 保持俯卧撑的姿势。然后一条腿向后伸展蹬地，另一条腿膝盖弯曲向前，尽可能触碰胸部；
- 交替双腿动作，原先膝盖弯曲的腿向后伸展蹬地，而另一条向后伸展蹬地的腿，则自膝盖弯曲向前，尽可能触碰胸部，双膝均完成向前触胸一次后，就完成了一次训练。
- 重复完成规定的次数，向后伸展双腿，双脚蹬地，从深蹲姿势弹跳站起。

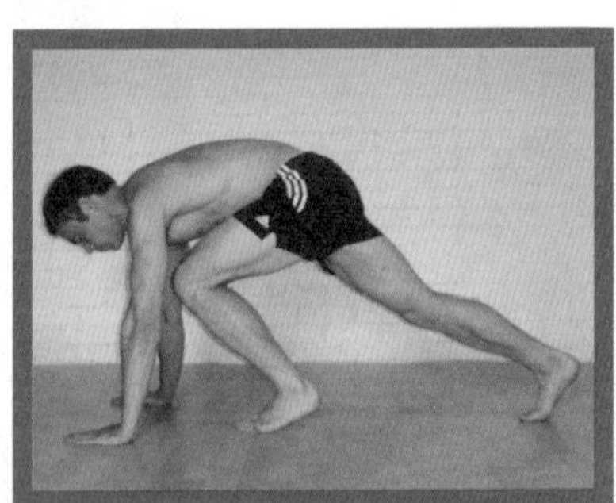

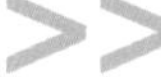

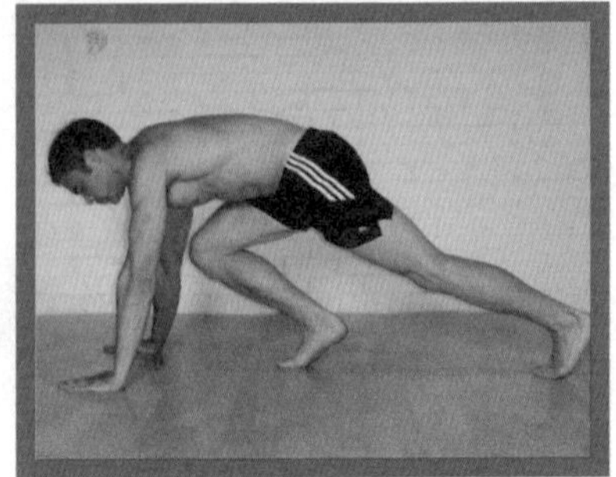

蛙跳

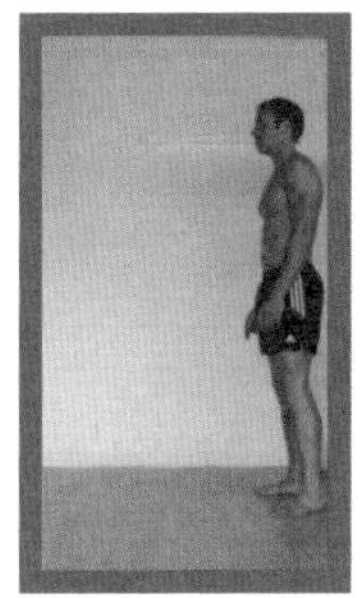
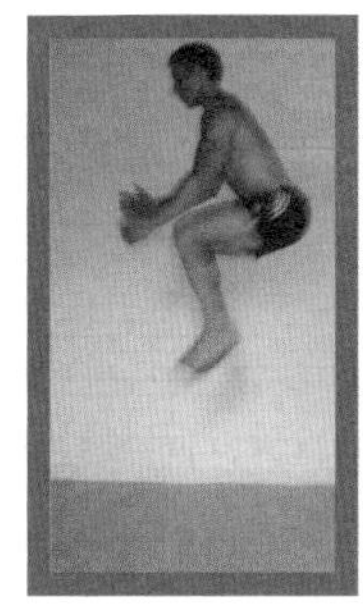
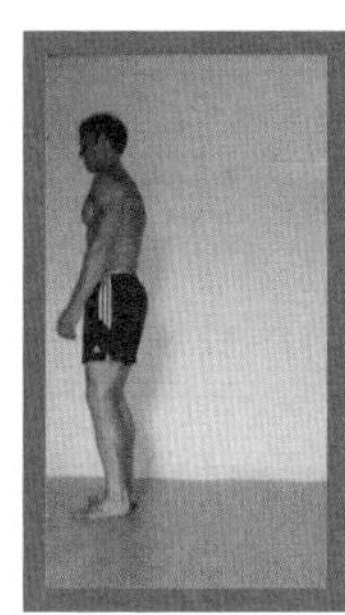

锻炼功效

加强小腿肌肉的力量，锻炼小腿肌肉的耐力。

动作要领

- 双脚分开，与肩同宽，自然站立，调整成深蹲姿势；
- 双脚蹬地，尽可能向上向前跳起，落地时，双脚同时着地；
- 停顿一秒，重复进行，直到完成规定的次数。

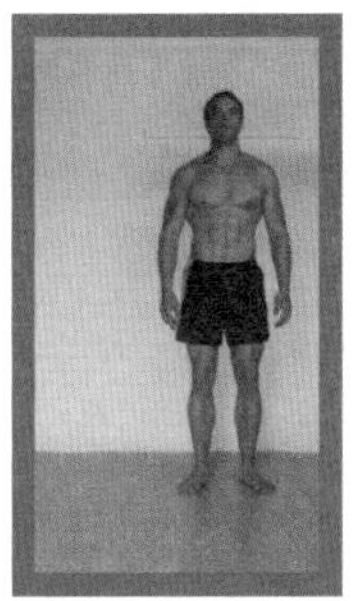
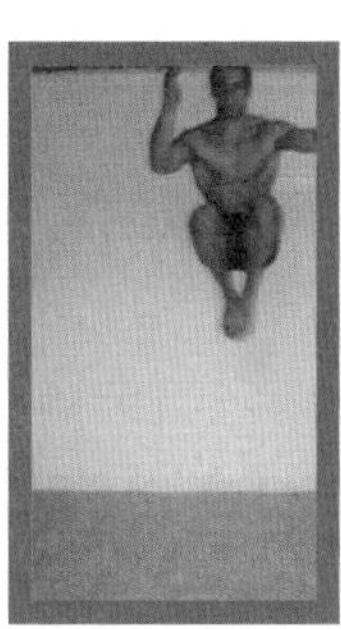
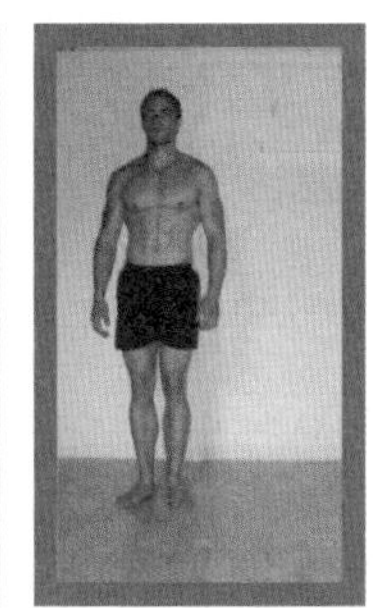

障碍跳

锻炼功效

加强小腿肌肉的力量并锻炼小腿肌肉的耐力。

动作要领

- 双脚分开，与臀部同宽，自然站立于阶梯踏板或障碍物旁，障碍物高度约为 45 厘米；
- 双脚并拢跳起，越过物体，双脚落地后，马上跳回原起跳位置；
- 然后重复完成规定的次数。

宽距下蹲后促腿

锻炼功效

用于锻炼内收肌和外展肌的耐力。

动作要领

- 双脚分开，与肩同宽，自然站立，为接下来的深蹲姿势做准备；
- 向下深蹲，双臂弯曲，双手握拳，前臂支撑整个身体；
- 双腿向后伸展，调整成做俯卧撑的姿势；
- 双腿尽可能向两侧伸展，之后双脚并拢；
- 重复进行，直到完成设定的次数，收回双脚，调整成深蹲姿势。

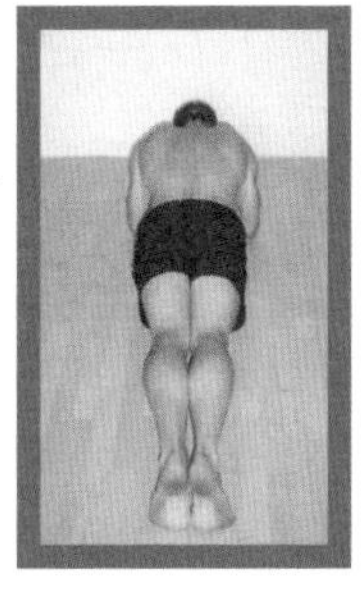
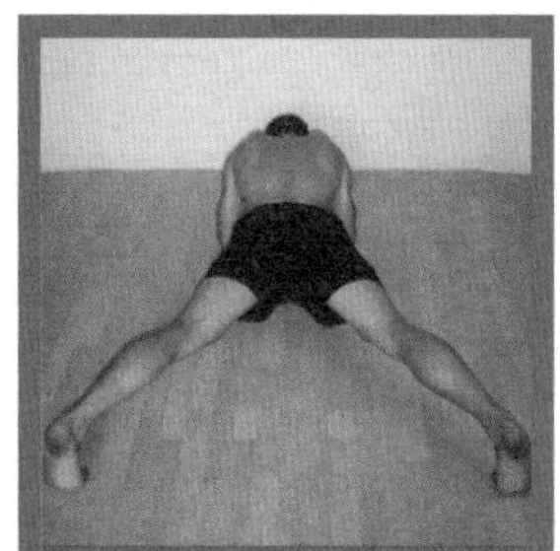
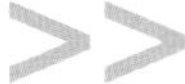

开合跳

锻炼功效

锻炼肌肉耐力，增强体质，提高身体协调性。

动作要领

- 双脚并拢，自然站立，双手放在身体两侧；
- 双脚蹬地，离开地面，伸展双臂，与肩部同高，双腿最大幅度张开，落地时，四肢分开，就像五角星那样；
- 双腿合并，双臂放在身体两侧，再次跳起，重复进行，直到完成规定的次数。

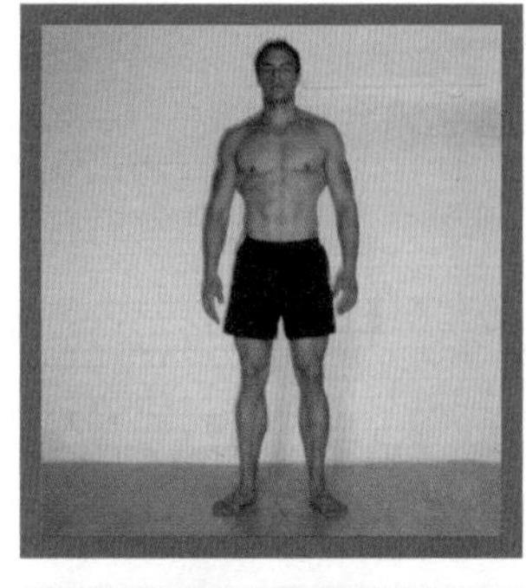

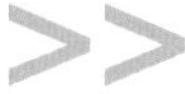

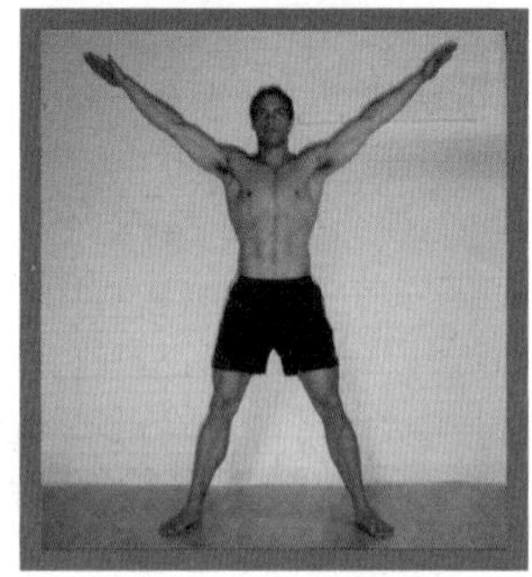

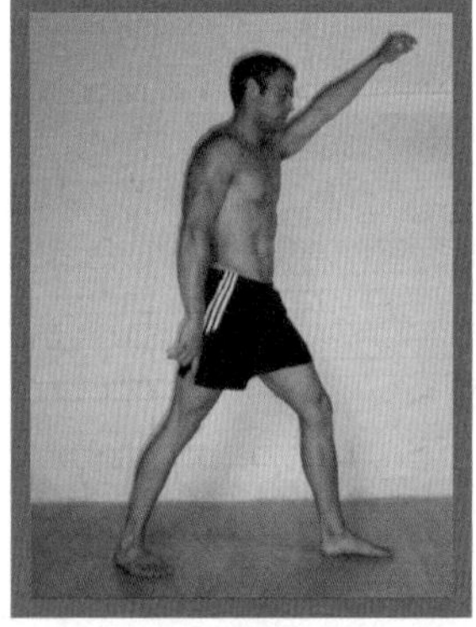

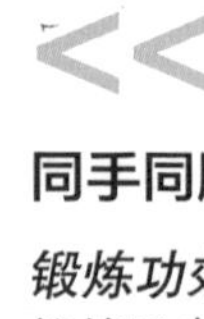

同手同脚跳跃

锻炼功效

锻炼肌肉耐力，增强体质，提高身体协调性。

动作要领

- 一条腿向前迈出（前腿），同侧手臂向前伸展，与肩同高，另一条腿自然伸直蹬地，其同侧手臂自然放置于身体一侧；
- 双脚蹬地，离开地面，空中跳起时，同时交换前后腿和前后手臂位置，落地时，使另一侧的腿部和手臂向前伸展。

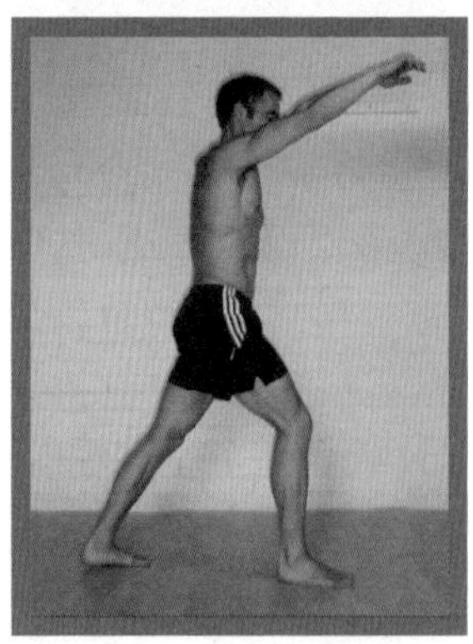

跳绳

锻炼功效

增强体质，提高身体协调性，提高身体节奏感。

动作要领

- 双手分别握住跳绳两端，置于身体前方，跳绳两端与身体腰部高度齐平；
- 身体跳起，同时，手臂结合手腕力量转动跳绳的两端；
- 绳子转动一次同时身体跳跃一次，两者结合即为完成一次跳绳次数。

阶梯踏板锻炼

上阶踏腿

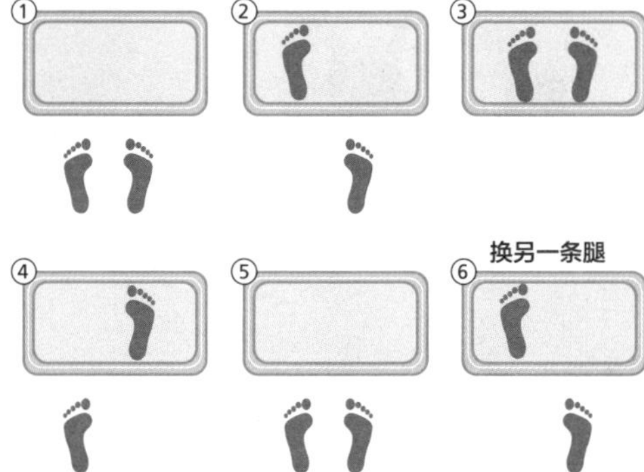

单侧弓步

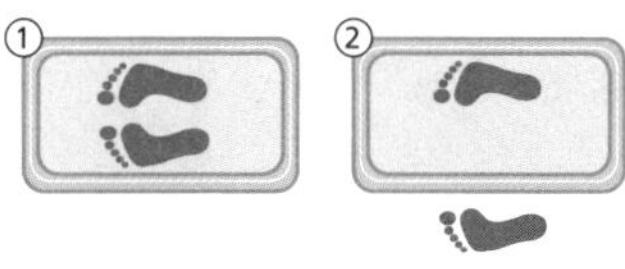

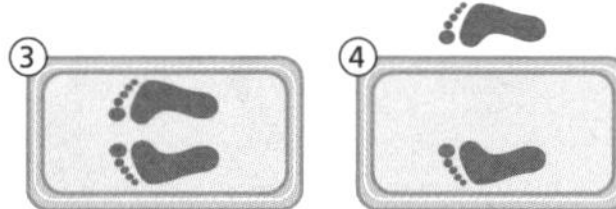

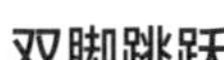

双脚跳跃

如果你发现双脚跳跃很累，那么可以选用下面的单脚跳跃。

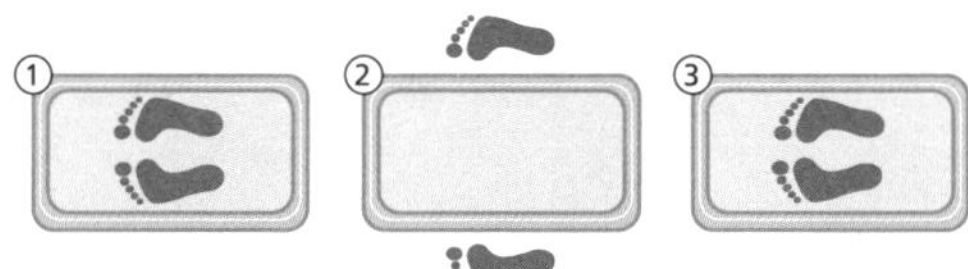

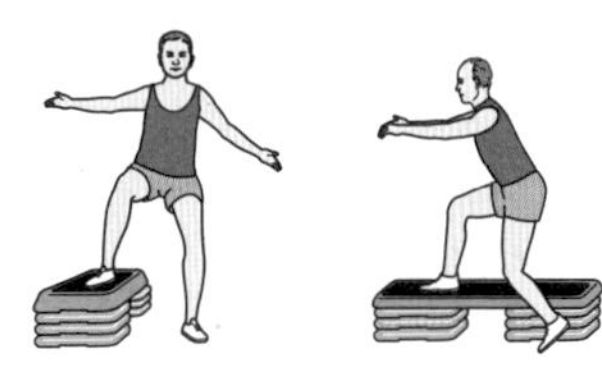

单脚跳跃

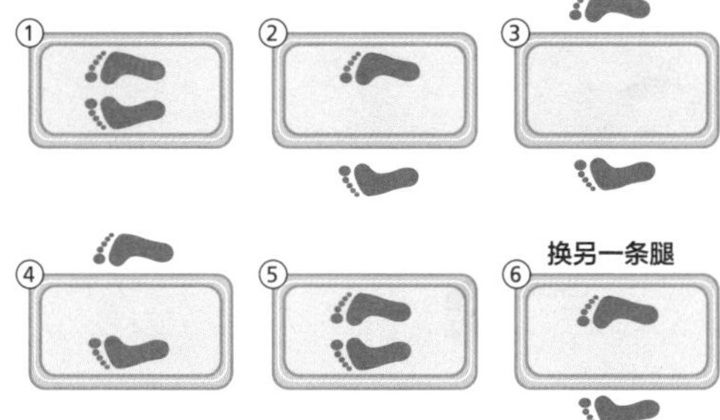

后侧弓步

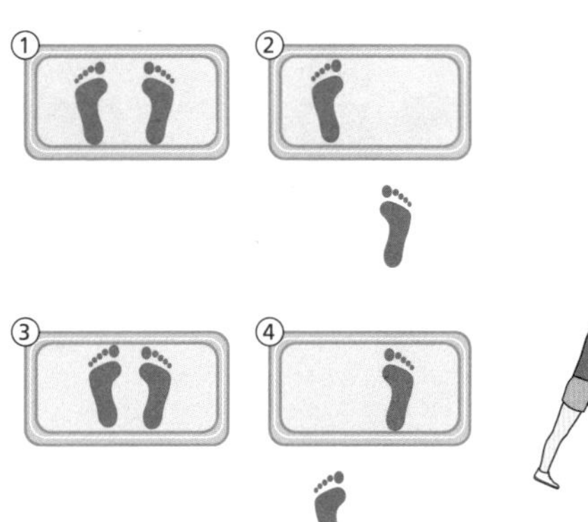

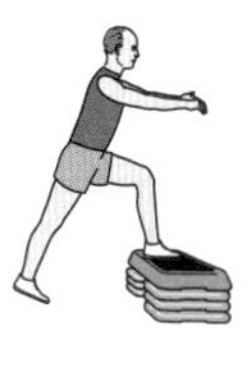

拳击锻炼

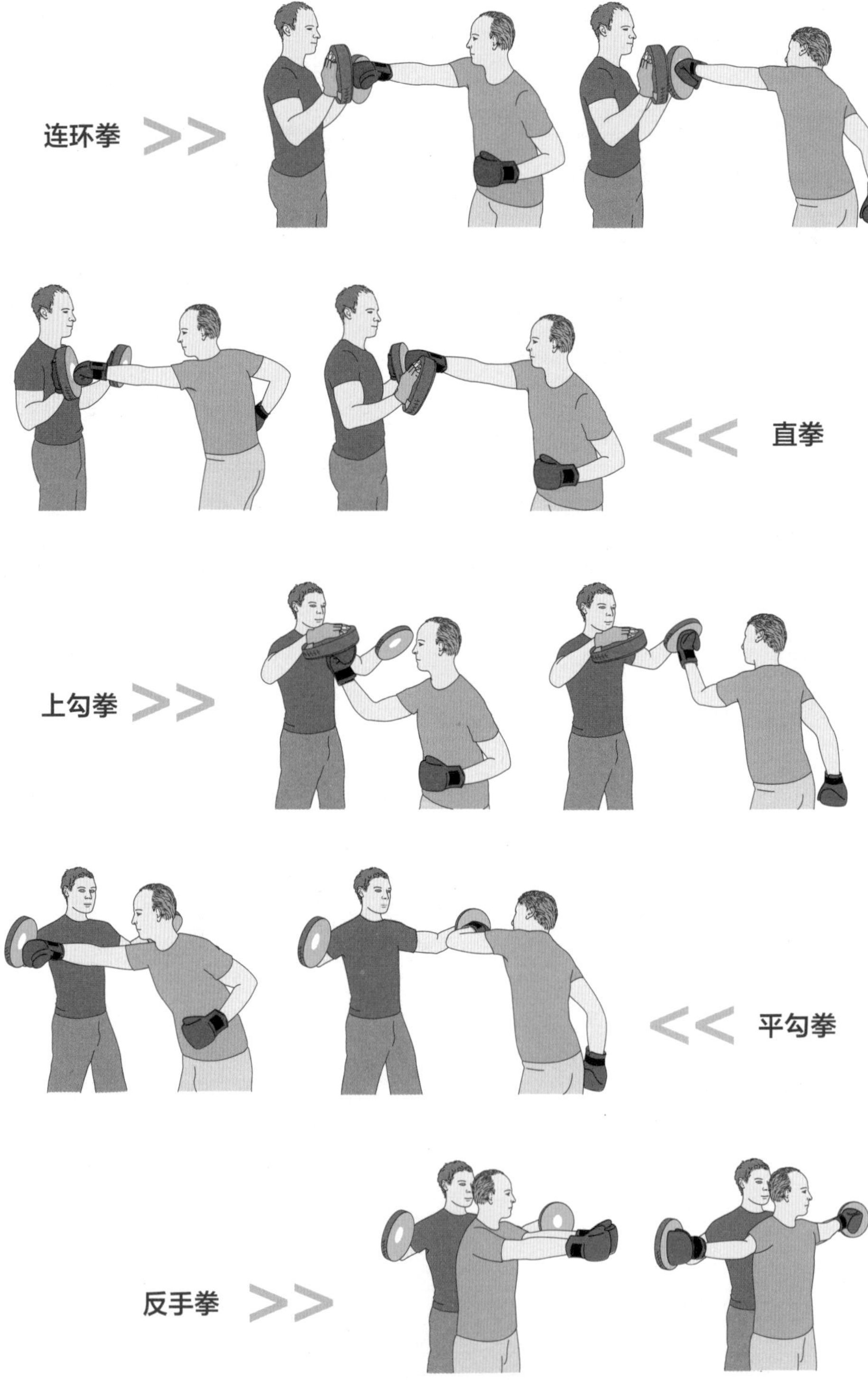

重量和速度换算表

重量换算表

在举重训练中，我使用千克和磅两种不同的重量单位。你可以通过下面的重量换算表，换算出自己在举重训练中使用的重量。

千克（kg）	磅（lb）
1	2.2
5	11
10	22
15	33
20	44
25	55
30	66
40	88
50	110
60	132
70	154
80	176
90	198
100	220
110	242
120	264
130	286
140	308
150	330

速度换算表

为了提高跑步训练的效率，你可以根据下面的速度换算表，掌握跑完特定距离所需的时间。我在表中已经重点突出了你要达到的目标跑步速度。

英里	1	2	3	4	5	6	8	10
分/英里	6	12	18	24	30	36	48	60
	7	14	21	28	35	42	56	70
	8	16	24	32	40	48	64	80
	9	18	27	36	45	54	72	90
	10	20	30	40	50	60	80	100
	12	24	36	48	60	72	96	120
	15	30	45	60	75	90	120	150

舒缓压力：按摩和拉伸

8

按摩肌肉 按摩

按摩是最古老、最简单的医疗护理方法，通常被用于舒缓疼痛、缓解焦虑和改善身体健康状况。按摩和拉伸可以有效减轻肌肉疼痛、舒缓疲劳、提高整体健康状况。

按摩的益处数不胜数，它可以从身体上、情绪上和生理上改善人的健康状况。

在12周塑身计划中，我建议使用按摩疗法帮你消除肌肉痉挛、紧张、分解脂肪团、巩固人体免疫系统，刺激人体淋巴系统的防卫功能。

肌肉按摩

我们通常用点压式按摩、激痛法按摩和精油按摩减轻肌肉酸痛。这些方法最终能够为你带来骨骼肌肉系统和神经系统的平衡。

淋巴按摩

淋巴按摩特有的按摩手法，可以加速淋巴循环。淋巴是一种白色液体，这些液体在体内的淋巴管内循环流动，吸收那些不能被毛细血管吸收的人体代谢废物和毒素。淋巴按摩可以提高淋巴液的流动速度，这有助于巩固人体的免疫系统和淋巴系统，帮助人体缓解各种类型的水肿，从而全面改善身体健康状况，恢复正常生理机能。

肌肉拉伸

在12周的塑身计划中，我经常进行长约1小时的肌肉拉伸。肌肉拉伸可以有效拉伸身体大部分肌肉，有利于加强肌肉的力量和肌肉耐力。

肌肉拉伸有很多好处，因此，我们要提高意识，认识到肌肉拉伸的重要性。适量肌肉拉伸，可以：

- 扩大我们的全动作范围（ROM）
- 增强肌肉的力量和爆发力，提高训

练效果

- 改善体姿
- 缓解肌肉疲劳
- 减轻延迟性肌肉酸痛
- 增强人体意识
- 促进体内循环
- 缓解肌肉僵硬紧张
- 有助于缓解人体压力

如何正确拉伸？

拉伸没有时间限制，但是要记住力道最好柔和一些。拉伸动作越柔和，肌肉释放的能量就越多。

当你初次开始拉伸的时候，你应该把握好拉伸的力度。就像刚刚开始拉伸动作一样，能够感觉到一点点张力就可以。在这个过程中，你努力把目标肌肉与其他肌肉分开，让肌肉得到充分的放松和舒展，这没有任何时间限制。

如果你在拉伸肌肉的时候，感到肌肉剧烈疼痛、肌肉痉挛、肌肉震颤或者有灼烧感，那么很可能你拉伸肌肉的方法不正确。记住，拉伸幅度越小越好，力道最好柔和一些。

下面为你列举了几种不同拉伸方法，可以帮你改善身体的柔韧性，加强肌肉的力量，营造体内协调稳定的环境。

静态拉伸

静态拉伸是指静止状态下的拉伸，没有任何身体移动。当你发现某块肌肉紧张，你无需移动身体，使用静态拉伸消除肌肉紧张。等你完成这个肌肉拉伸，你可以柔和地重复上述动作或者进行下一个肌肉拉伸。

动态拉伸

动态拉伸的拉伸过程与静态拉伸类似。你需要找到第一个需要拉伸的部位，通过拉伸让肌肉放松和拉长。等你感觉不到肌肉拉伸带来的张力后，可进一步加大拉伸幅度，直到你再次感到肌肉绷直为止。如此，重复拉伸四次。

本体感觉神经肌肉促进疗法（PNF）

本体感觉神经肌肉促进疗法是一种先进的拉伸方法，它可以灵活地收缩肌肉和拉伸肌肉。虽然有些项目可以在家里完成，但是这项拉伸最好由专业人员指导进行。除此，你还需要密切关注身体发出的信息，记录进行本体感觉神经肌肉促进疗法的正确方法。本体感觉神经肌肉促进疗法不适用瘦弱肌肉、拉长的肌肉和过度拉伸的肌肉。

本体感觉神经肌肉促进疗法的拉伸步骤：

- 找到第一个需要拉伸的部位，运用本体感觉神经肌肉促进疗法拉伸，直到这个部位的肌肉被拉长；
- 用全身最大力气的 20%~40% 收缩同一块肌肉；
- 抓住收缩后的肌肉 12 秒；
- 放下抓起的肌肉，让肌肉放松 1 秒；
- 通过加大拉伸幅度，感受肌肉紧绷感，找到第二个更大范围的需要拉伸的部位；
- 运用本体感觉神经肌肉促进疗法放松和拉长这个部位的肌肉，之后找到下一个需要拉伸的部位；
- 这个过程最多可以重复三次，然后结束拉伸。

肌肉拉伸

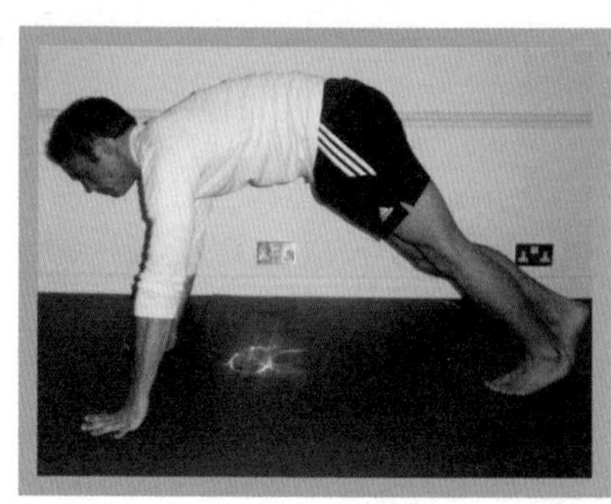

动态拉伸腓肠肌

- 双臂伸直，掌心向下撑地，双脚蹬地，成俯卧撑姿势；将双手向双脚移动，臀部撅起。
- 一只脚点地支撑身体，另一只脚平踩地面，双腿自然伸直，但不要绷直。
- 稍微弯曲支撑身体的那一条腿。
- 双手慢慢移向双脚，直到你感觉到平踩地面的那条腿的腓肠肌得到轻微拉伸。
- 继续把双手移向双脚，或者将平踩地面的那条腿的脚后跟蹬地，你会感到小腿中间的肌肉得到充分拉伸。
- 体姿不要下降，双手慢慢移动，恢复到做俯卧撑姿势，用同样的方法拉伸另一条腿；这个姿势同样可以拉伸上半身。
- 等你完成另一条腿的拉伸后，双手慢慢移动，恢复到做俯卧撑姿势，准备开始比目鱼肌的动态拉伸。

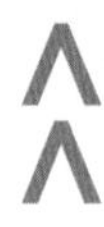

动态拉伸比目鱼肌

- 比目鱼肌的动态拉伸与腓肠肌的动态拉伸的起始姿势相同，双臂伸直，掌心向下撑地，双脚蹬地，成俯卧撑姿势，臀部撅起。
- 双脚并拢，一只脚点地，支撑身体，另一只脚平踩地面，双腿膝盖弯曲。
- 双手慢慢移向双脚，直到你感到小腿肌肉轻微拉伸。
- 继续把双手移向双脚，或者将平踩地面的那条腿的脚后跟蹬地，你会感到靠近跟腱的小腿肌肉充分拉伸。
- 体姿不要下降，双手慢慢移动，恢复到做俯卧撑姿势，用同样的方法拉伸另一条腿；这个姿势同样可以拉伸上半身。
- 等你完成另一条腿的拉伸后，双脚同时蹬地，双手慢慢移动到做俯卧撑姿势。
- 弯曲膝盖，臀部压在自己的脚后跟上，准备开始腰部的静态拉伸。

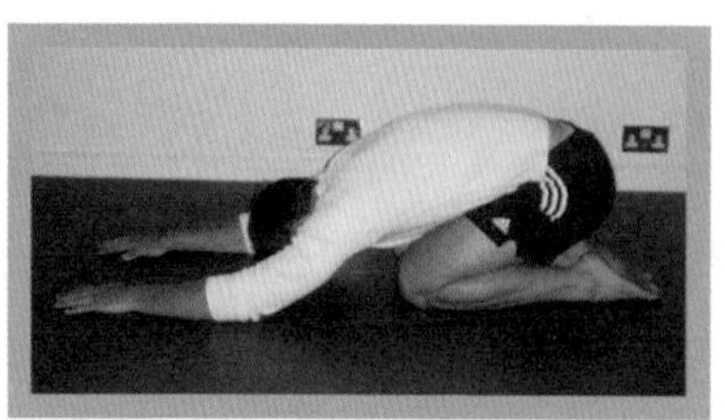

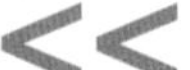

静态拉伸腰部

- 双脚合并，臀部压在自己的脚后跟上，双臂自臀部向前伸直，掌心向下，头部放松。
- 你会感到非常放松，腰部和背阔肌也得到拉伸。

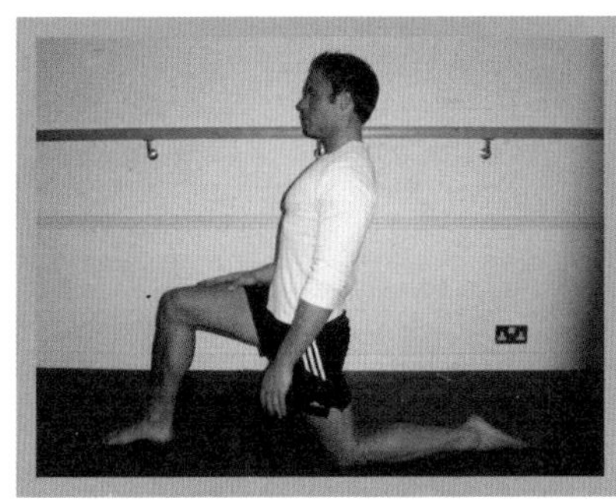

<<

动态拉伸髋屈肌

动态拉伸髋屈肌可以有效矫正凹背体姿。

- 单膝跪在运动垫上。
- 如果需要，你可以抓住身边某个物体保持平衡。
- 身体稍稍向前倾斜，带动身体重心落在前脚。
- 带动臀部向前。
- 为了得到更好的拉伸效果，身体稍微向后倾斜，你会感到臀部前面的髂肌、腰大肌和股直肌得到拉伸。
- 姿势不变，准备开始同侧腿的本体感觉神经肌肉促进疗法拉伸。

本体感觉神经肌肉促进疗法拉伸腘绳肌

大腿肌肉的本体感觉神经肌肉促进疗法拉伸可以有效矫正平背和后甩背。

- 单腿跪膝，另一条腿向前伸出，脚掌平踩运动垫。
- 上半身自臀部向前倾斜，后背挺直，保持平衡，你也可以单手或者双手撑地保持平衡；
- 身体重心向后，移动到支撑地面的膝盖上。
- 另一条腿稍微弯曲，在身体前方伸展。
- 为了更好地拉伸腘绳肌，逐渐向上提起臀部。等你完成腘绳肌的拉伸后，如果需要，你可以紧接着开始本体感觉神经肌肉促进疗法拉伸。
- 按照第 341 页本体感觉神经肌肉促进疗法拉伸步骤进行。
- 保持前面的姿势，在完成第一次拉伸后，现在可以把向前伸出的腿朝地面下压，弯曲脚后跟达到肌肉燃烧感。你会感到刚才伸展的肌肉，现在正在收缩；如果你没有感到腘绳肌的收缩感，继续向上抬高脚后跟，直到你可以感到腘绳肌的收缩。
- 用全身最大体力的 20% 的力量收缩腘绳肌 12 秒。
- 让肌肉放松 1 秒，然后进行下一次拉伸。
- 重复本体感觉神经肌肉促进疗法拉伸 2 到 3 次，充分拉伸大腿后侧肌肉，即半膜肌、半腱肌和股二头肌。
- 双腿合并，自臀部向后坐在脚后跟上。
- 换另一侧腿，重复这两项拉伸。

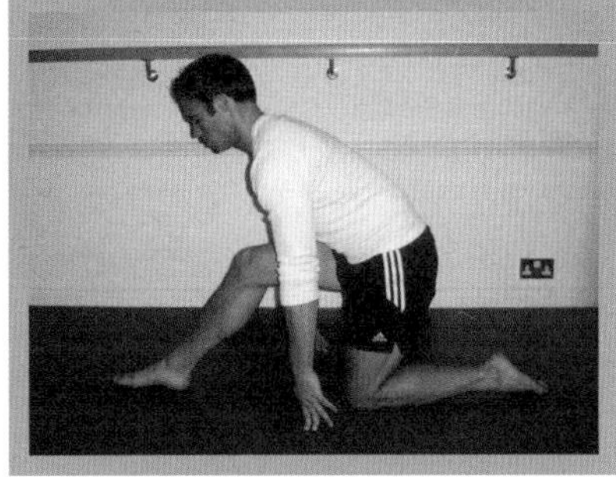

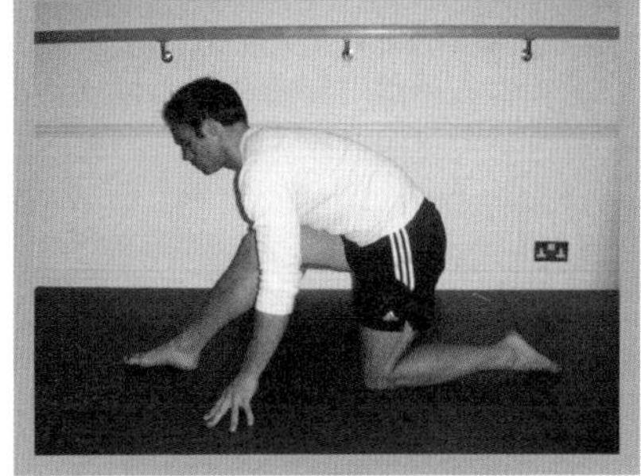

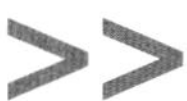

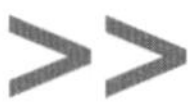

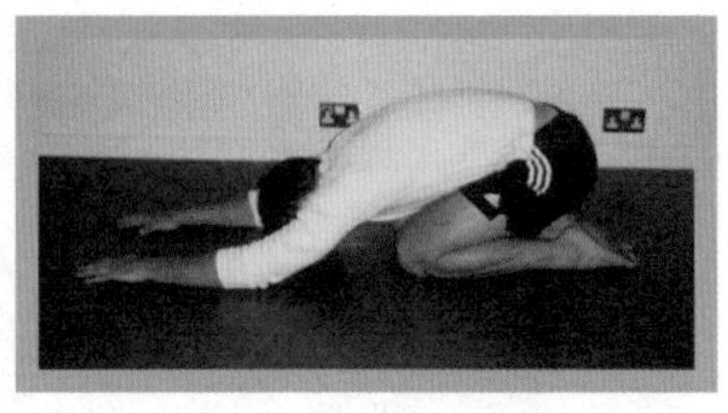

静态拉伸腰部

- 双脚合并，臀部压在自己的脚后跟上，双臂自臀部向前伸直，掌心向下，头部放松。
- 你会感到非常放松，腰部和背阔肌也得到拉伸。
- 重新将臀部压在脚后跟上。

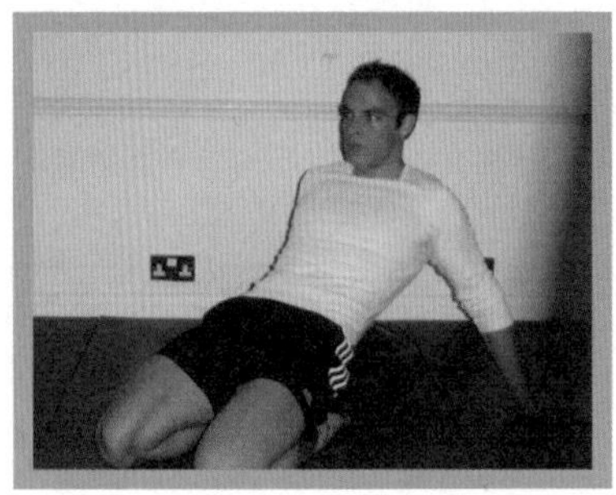

后压式动态拉伸股四头肌

- 臀部坐在双脚脚后跟上，双腿放于臀部之下。
- 上半身向后倾斜，手掌撑地，支撑整个身体。
- 此时，股四头肌的中间部分充分拉伸。
- 为了得到更好的拉伸效果，尽可能向后伸展双臂、挤压臀部肌肉。你会感到股四头肌中间的股直肌、股内肌、股外肌和股中肌充分拉伸。
- 伸展肢体、向前趴在运动垫上。

俯卧式本体感觉神经肌肉促进疗法拉伸股四头肌

这项拉伸可以有效矫正凹背。

- 面朝下，趴在运动垫上。
- 一条腿抬起弯曲靠向臀部，用同侧的手把脚拉向臀部。
- 充分拉伸股四头肌的上半部分。
- 等你完成股四头肌的拉伸，如果需要，你可以紧接着开始本体感觉神经肌肉促进疗法拉伸，按照第 341 页本体感觉神经肌肉促进疗法拉伸步骤进行。
- 保持前面的姿势，等你完成第一次拉伸后，你可以试着伸直双腿，这样你会感到刚才伸展的肌肉，现在正在收缩；如果你没有感到股四头肌的收缩，继续伸直双腿，直到你可以感到股四头肌的收缩。

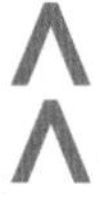

- 用全身最大体力的 20% 的力量收缩腿部肌肉 12 秒。
- 让肌肉放松 1 秒，然后进行下一次拉伸。
- 重复本体感觉神经肌肉促进疗法拉伸 2 到 3 次。
- 充分拉伸股四头肌上半部分的股直肌、股内肌、股外肌和股中肌。
- 等你完成股四头肌的拉伸，换另一只手继续拉伸同一条腿，然后以同样的方式，对另一条腿进行拉伸。
- 从这个姿势开始，直接进入俯卧式静态拉伸对侧股四头肌。

俯卧式静态拉伸对侧股四头肌

- 面朝下，趴在运动垫上。
- 一只脚抬起弯曲靠向臀部，同时用另一侧的手拉住该脚。
- 把脚拉向臀部另一侧。
- 保持臀部贴在运动垫上，你应该能感受到股四头肌外侧肌肉得到充分拉伸。
- 等你完成这侧拉伸，用同样的方法重复拉伸另一条腿。
- 等你完成俯卧式静态拉伸对侧股四头肌，可以趴在运动垫上休息一两分钟。
- 翻转身体，起身坐在运动垫上，准备开始拉伸腘绳肌。

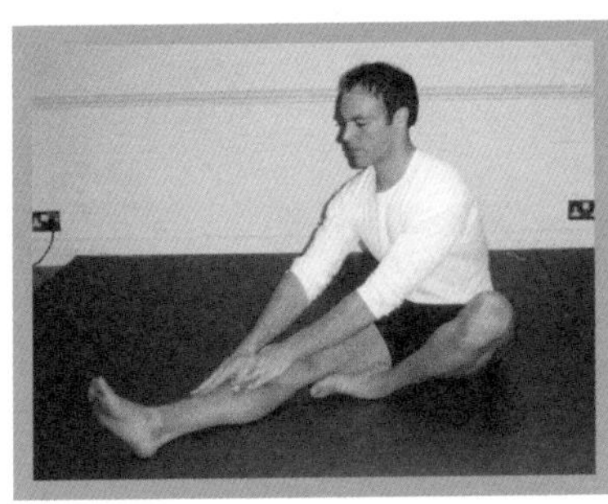

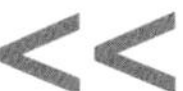

坐姿动态拉伸腘绳肌

坐姿动态拉伸腘绳肌可以有效矫正平背和后甩背。

- 双手放在身体两侧。
- 双腿放在身体前侧。
- 后背挺直。
- 一条腿尽可能向内弯曲，另一条腿伸直。
- 双手叠在一起，上半身自臀部向前倾，直到你感觉到腘绳肌得到拉伸为止；你会感到腘绳肌群的半膜肌、半腱肌和股二头肌得到拉伸。
- 等你完成上述拉伸，用同样的方法拉伸另一条腿。
- 当你完成另一条腿的拉伸，两条腿同时伸直放在身体两侧，准备开始宽距动态拉伸腿内收肌。

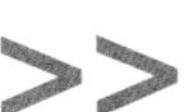

宽距动态拉伸腿内收肌

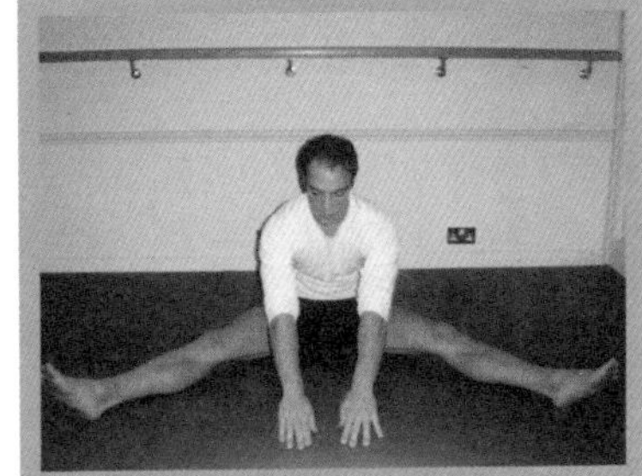

- 坐在运动垫上，双腿伸直，以个人舒适感为前提，尽量向外打开双腿，不要拉伸到腘绳肌群。
- 后背挺直。
- 双手并拢，向前伸出，带动上半身向前倾，直到你感觉到腿内收肌拉伸的张力为止；你会感到大腿内侧的长收肌、短收肌、大收肌和股薄肌得到拉伸。
- 将双脚收回至大腿根部的腹股沟处，尽量使双脚脚掌合并，准备开始坐姿动态拉伸腹股沟肌肉。

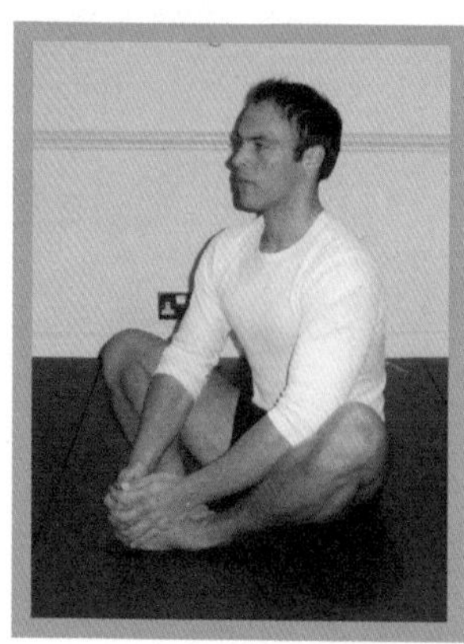

坐姿动态拉伸腹股沟肌肉

- 背部挺直。
- 可以双手扶住双脚，支撑身体。
- 尽量把双脚脚掌合并，膝盖可以向外侧压低。
- 你会感到大腿内侧肌肉得到拉伸。如果你没有感到大腿内侧肌肉的拉伸，那么你需要把双脚朝里挪近腹股沟。
- 你应该能感觉到大腿内侧的长收肌、短收肌、大收肌、股薄肌和耻骨肌得到拉伸。
- 双腿向前伸直，放松一两分钟。

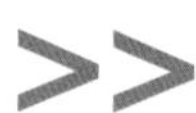

坐姿静态拉伸臀部肌肉

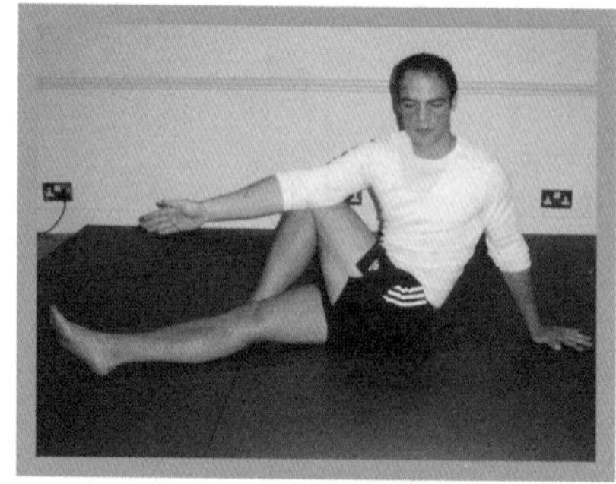

坐姿静态拉伸臀部肌肉可以帮你缓解腰部疼痛。

- 坐在运动垫上，一条腿伸直，将另一条腿弯曲，交叉放于伸直腿部的膝盖外侧。
- 向后扭转肩膀，使得上半身朝向后方。
- 将一只手臂放在支起的膝盖上，进一步帮助扭转上半身，另一只手臂放在身体后方，支撑上半身；你会感到臀大肌、臀中肌和臀小肌、阔筋膜张肌和梨状肌得到拉伸。
- 双腿姿势交换，用同样的方法拉伸身体另一侧的肌肉。
- 整个过程中，放松地支起膝盖；你需要尽量向后扭转上半身，这样可以拉伸更深层的臀部肌肉。
- 换腿，重复上面的拉伸动作。

动态拉伸臀部肌肉

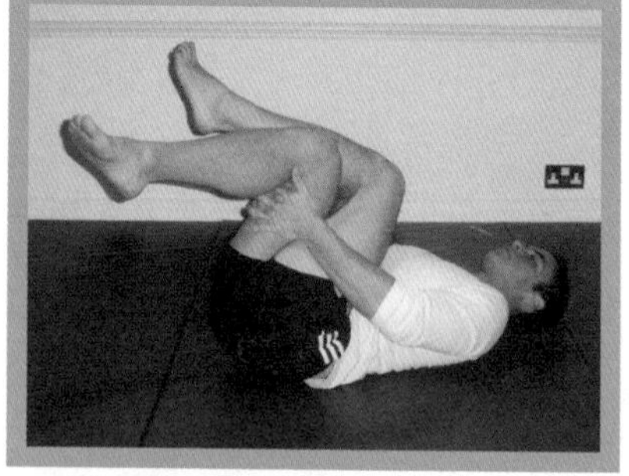

动态拉伸臀部肌肉可以缓解梨状肌太紧导致的坐骨神经痛。

- 仰躺在运动垫上，面部朝上。
- 一条腿在上，另一条腿在下，双腿交叉。
- 将置于下方的那条腿下压靠近臀部。
- 双手伸出抓住下面一条腿的大腿后部肌肉，即位于膝盖下方的腘绳肌部位。
- 慢慢把大腿拉向胸部；你会感到梨状肌、臀部深层肌肉和臀大肌得到拉伸。
- 用同样的方法拉伸身体另一侧的肌肉；然后，双腿分开，双脚着地，支起膝盖，放松身体。
- 双手抱住膝盖下方拉向胸部，拉伸腰部肌肉。
- 交换双腿位置，重复拉伸身体另一侧的肌肉。

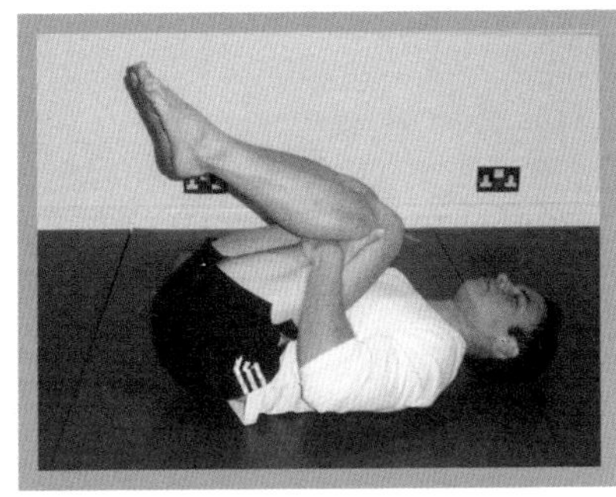

仰卧动态拉伸腰部肌肉

仰卧动态拉伸腰部肌肉可以有效矫正凹背体姿。

- 仰躺在运动垫上，面部朝上。
- 双腿合并，自膝盖向上弯曲，双手交叉放在膝盖下面。
- 把膝盖慢慢拉向胸部，臀部离开地面；此时，你应该感觉到腰部肌肉和臀部肌肉得到拉伸。
- 等你完成拉伸，双脚平踩地面，支起膝盖，放松身体。
- 双腿平放在地，准备开始静态拉伸全身。

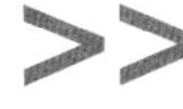

静态拉伸全身

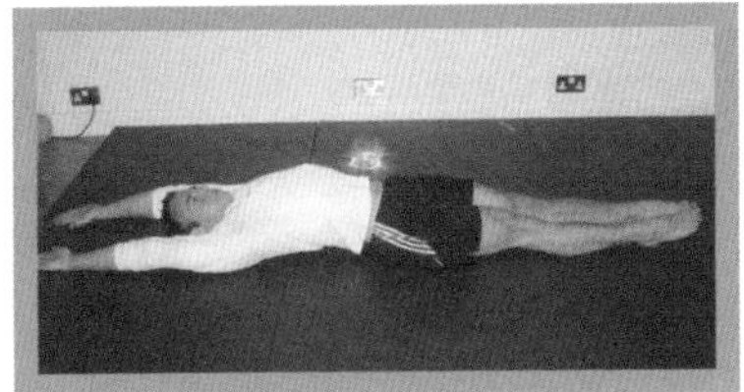

- 仰躺在运动垫上，面部朝上，双腿伸直，双臂在头部上方伸直。
- 尽可能向上伸直手臂，向下伸展脚尖，拉伸身体。你会感到不同部位的肌肉，比如腹肌、前锯肌、背阔肌等得到拉伸。
- 等你完成拉伸，双臂收回身体两侧，准备开始下一个拉伸。

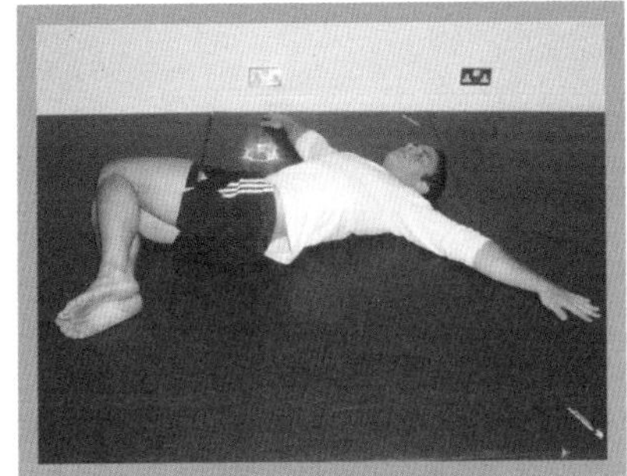

仰卧转体静态拉伸

- 仰躺在运动垫上，面部朝上。
- 双臂在身体两侧伸直，双腿并拢，膝盖弯曲，双脚踩地。
- 膝盖向一侧着地，放松背部和臀部，获得最佳拉伸效果。此时，你应该能感觉到腰部肌肉和臀部肌肉得到拉伸。
- 支起膝盖，回到正中，之后将膝盖向另一侧着地。
- 调整姿势，仰躺在运动垫上休息两三分钟。
- 调整到俯卧姿势，准备开始静态拉伸腹部肌肉。

静态拉伸腹部肌肉

静态拉伸腹部肌肉可以有效矫正平背。

- 面朝下，趴在运动垫上。
- 双臂自肘部弯曲，掌心向下，与肩同宽，平放在身体两侧。
- 保持臀部、腿部和双脚贴在运动垫上。
- 双臂慢慢撑起上半身，直到手臂完全伸直或者感到腹肌得到拉伸。
- 保持此拉伸姿势不超过 10 秒。

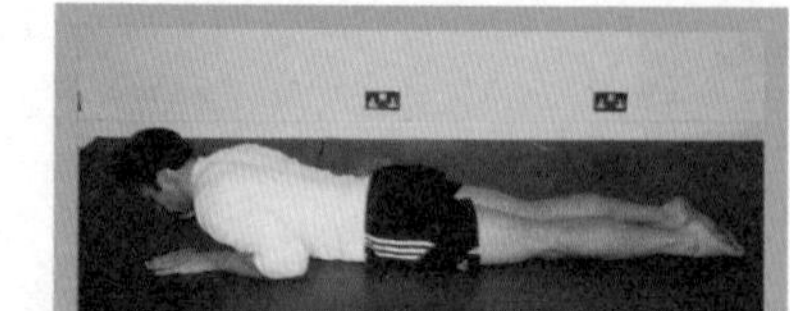

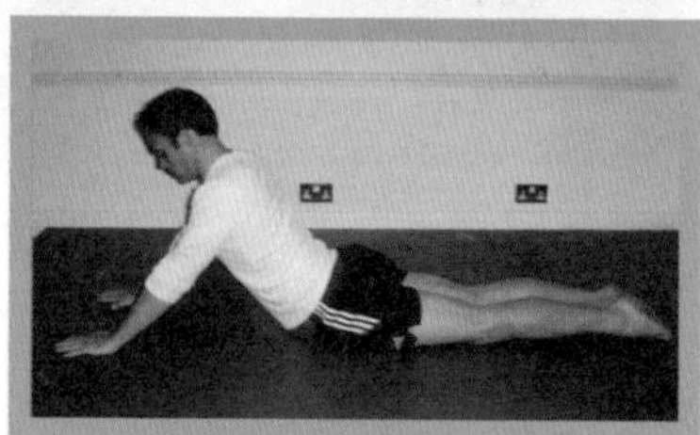

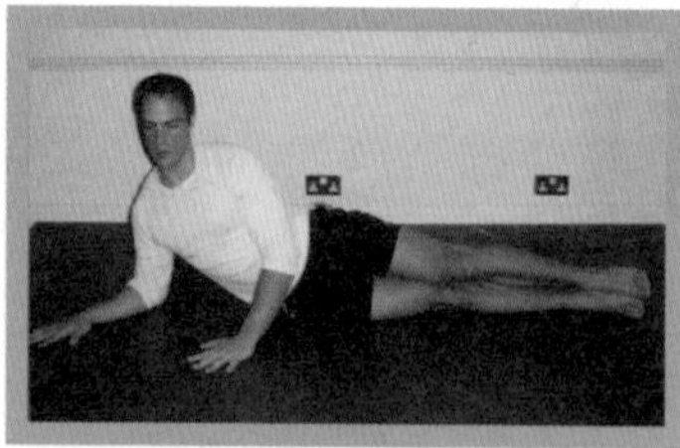

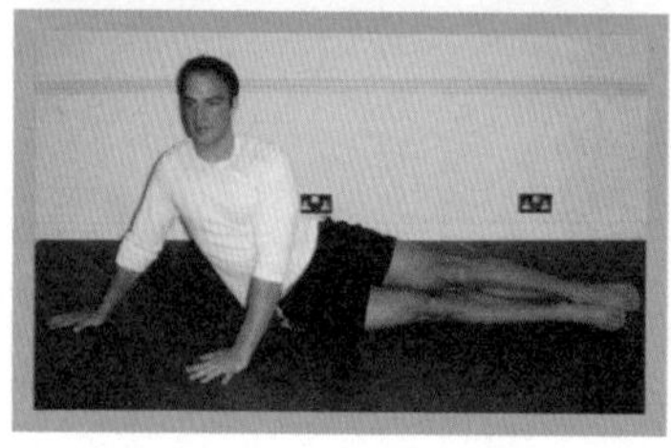

静态拉伸腹斜肌

- 侧躺在运动垫上，保持身体伸直。
- 双腿叠在一起，放在运动垫上。
- 一只手前臂弯曲，撑在地上，支撑上半身，另一只手臂放在身体前面，支撑身体；慢慢将弯曲支撑在地的手臂伸直，将身体重心集中于伸直的手掌上。
- 此时你会感到身体一侧的腹斜肌得到拉伸。
- 翻转身体，换另一侧支撑身体，用同样的方法拉伸另一侧的腹斜肌。
- 等你完成另一侧的拉伸，翻转身体，拱起上半身准备开始猫式静态拉伸。

猫式静态拉伸

- 四肢撑地，跪趴在运动垫上。
- 头部向下，身体放松。
- 拱起背部，收紧腹部，你应该能感觉到腰部肌肉得到拉伸。
- 拉伸后放松，然后向后蹲坐在脚后跟上，准备开始腰部的静态拉伸。

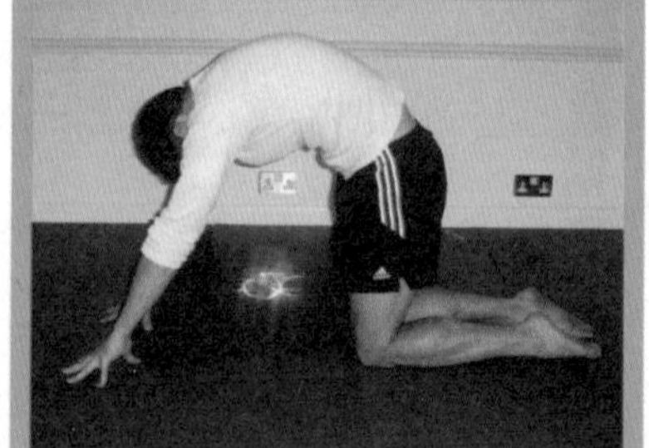

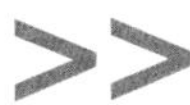

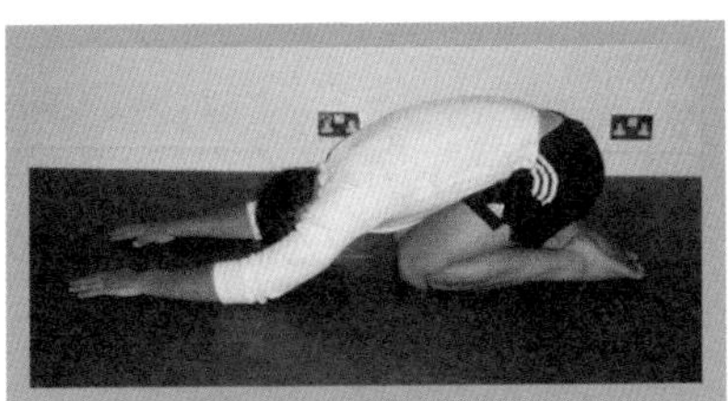

静态拉伸腰部

- 双脚合并，臀部压在自己的脚后跟上，双臂自臀部向前伸直，掌心向下，头部放松。
- 你会感到非常放松,腰部和背阔肌也得到拉伸。
- 保持这个姿势，准备开始动态拉伸背阔肌。

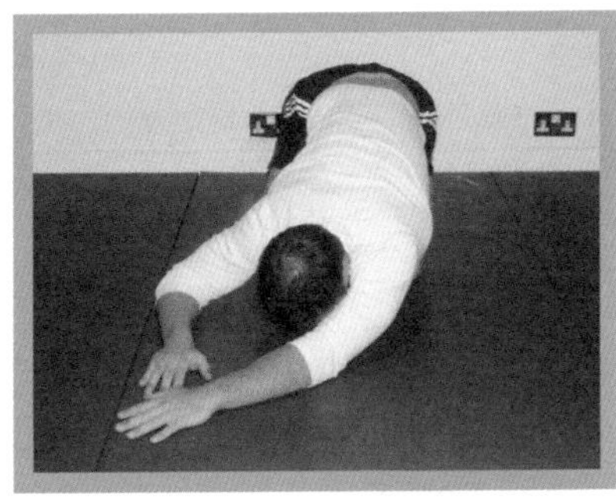

动态拉伸背阔肌

- 双腿合并，臀部向后压在脚后跟上。
- 一只手臂向前方伸展，掌心向下，放在地上。
- 手指贴地慢慢挪动，带动手臂向身体外侧伸展，你会感到背阔肌得到拉伸。
- 手指继续向身体外侧伸展，充分拉伸背阔肌。
- 收回伸出的手臂，换另一只手，用同样的方法拉伸另一侧的背阔肌。

静态拉伸肱二头肌

- 双腿合并，跪趴在运动垫上。
- 肘弯朝外，指尖朝内，用双臂撑起身体。
- 双臂伸直，臀部向后压在脚后跟上。
- 重心后移，减少双臂承受的重量，你会感到上臂的肱二头肌或者腕屈肌得到拉伸。
- 臀部重新坐回脚后跟上，休息两三分钟。

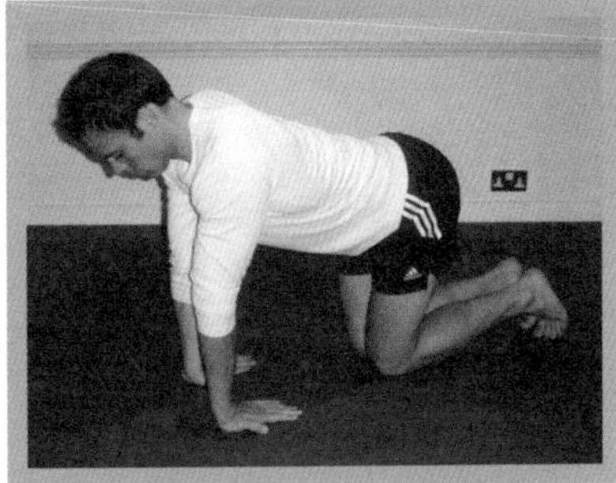

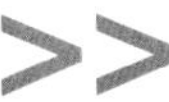

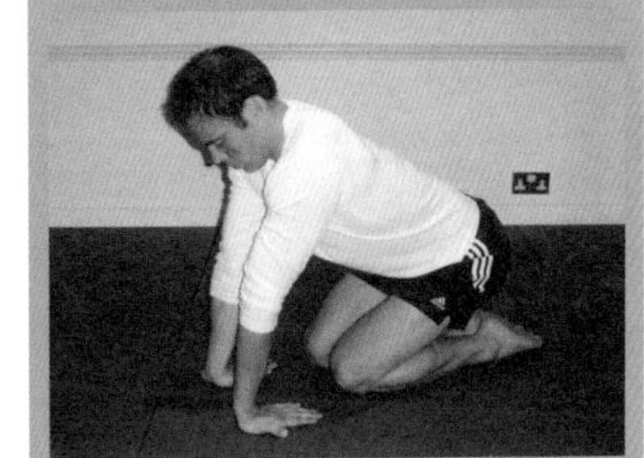

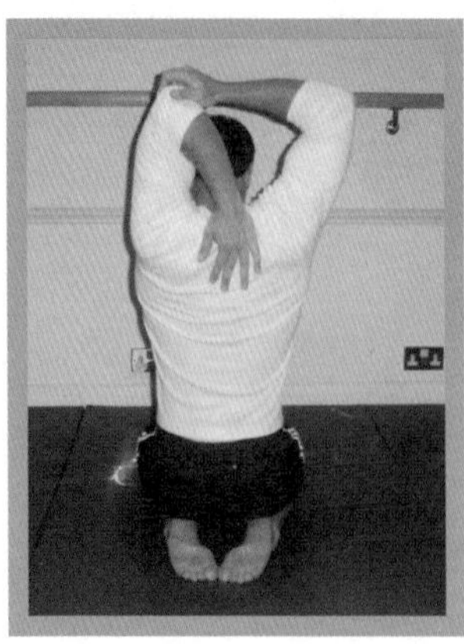

静态拉伸肱三头肌

- 臀部向后压，坐在脚后跟上。
- 将一只手臂举起，自肘部弯曲放在头后，手肘朝上。
- 根据身体的柔韧性，用另一只手抓住弯曲肘部自上向下拉，或者从前向后推，充分拉伸上臂后侧的肱三头肌。用同样的方法拉伸另一只手的肌肉。
- 现在站起来进行最后的几项拉伸，你可以先来回走动一下，促进身体血液循环。
- 然后以站姿完成剩下的几项拉伸动作。

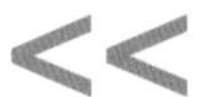

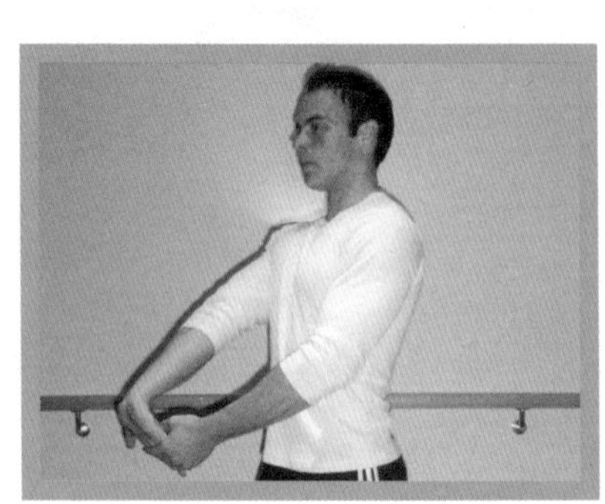

静态拉伸腕屈肌

- 双臂在身体斜下方伸直，右臂肘弯朝上，掌心朝外，左臂肘弯朝内。
- 左手用力抓住右手指尖向后拉，充分拉伸上臂内侧的肌肉。
- 换手，用同样的方法拉伸另一侧手臂。

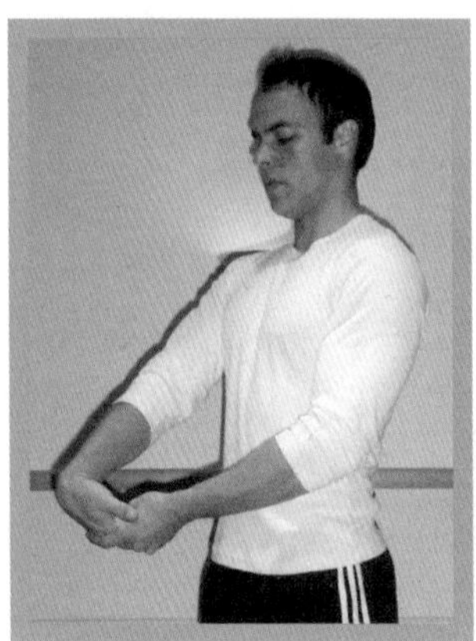

静态拉伸腕伸肌

- 双臂伸直，向身体斜下方伸出，肘弯相对，左手掌心朝内。
- 右手抓住左手手指用力拉向身体，充分拉伸上臂后面的肌肉。
- 换手，用同样的方法拉伸另一侧手臂。

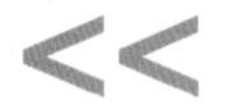

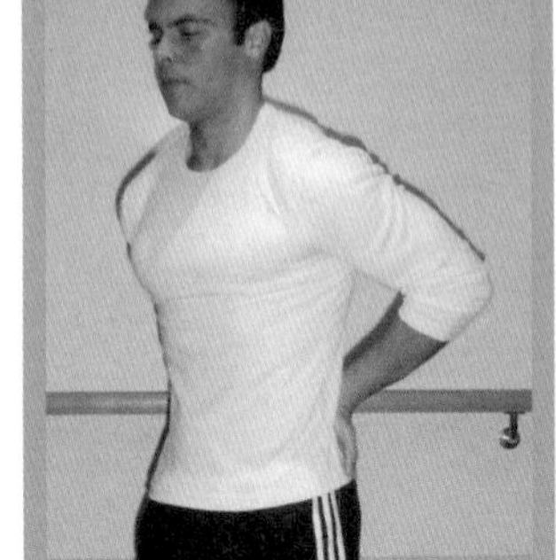

静态拉伸三角肌前束

- 双手放在腰部后方。
- 像深呼吸那样，挺起胸部，向前收肩膀。此时，你会感到肩膀前的三角肌前束肌肉充分拉伸。

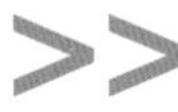

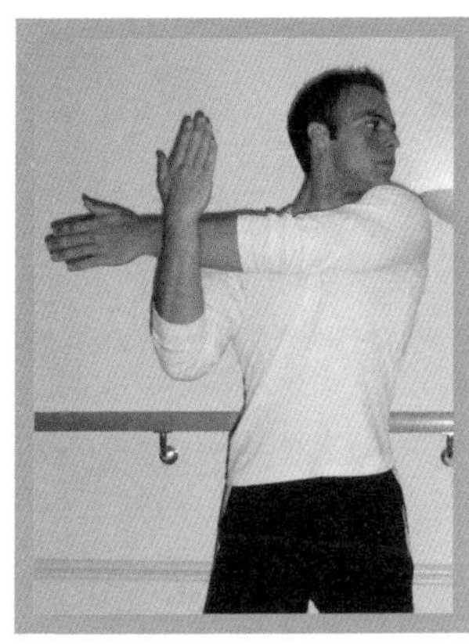

静态拉伸三角肌

- 将一只手臂向前伸出。
- 手臂可保持伸直也可自肘部弯曲成 90 度角。
- 用另一只手将伸出的胳膊朝另一侧手臂向内推压，你会感到肩膀得到拉伸，后背上部的三角肌后束、斜方肌和菱形肌轻微拉伸。用同样的方法拉伸身体另一侧的肌肉。

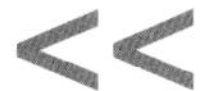

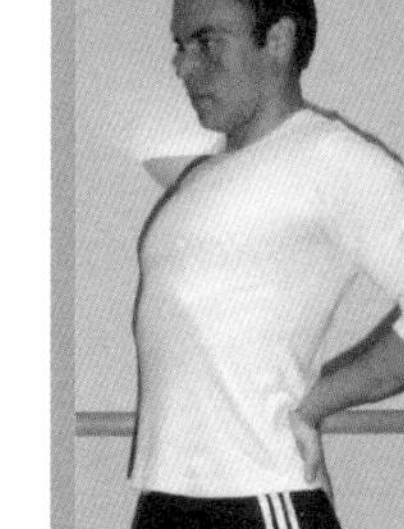

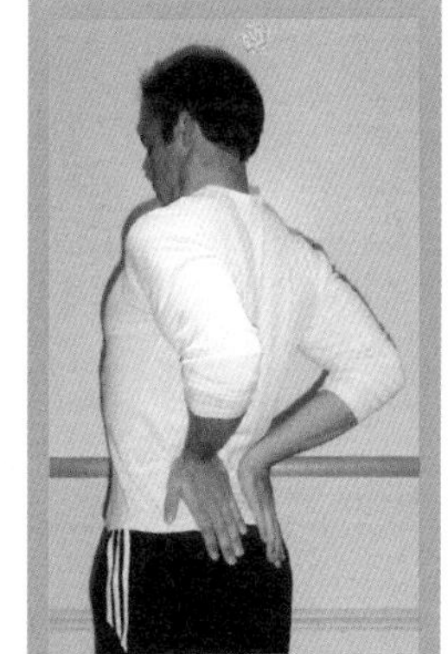

托腰式静态拉伸胸部肌肉

- 双手放在腰部后方，掌心朝向身体。
- 两侧臂弯尽可能靠拢，带动胸部挺起；你会感到胸大肌、胸小肌和三角肌前束得到拉伸。

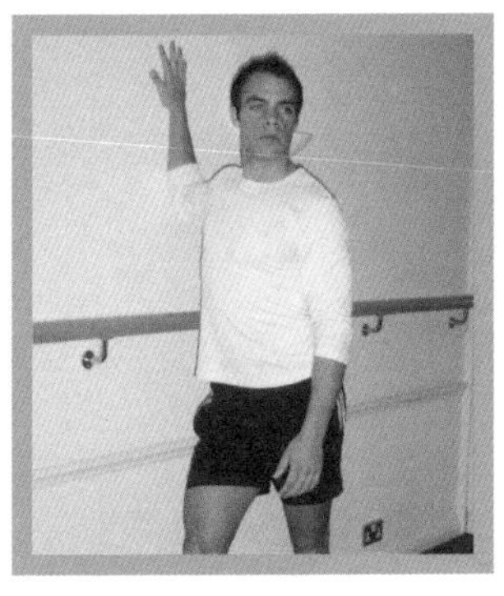

扶墙式静态拉伸胸部肌肉

扶墙式静态拉伸胸部肌肉可以有效矫正驼背。

- 双脚分开，与肩同宽，站在墙边。
- 手臂自肘部弯曲成 90 度角。
- 向前跨出同侧的腿，带动身体把前臂贴在墙上、门框上或者同伴的胳膊上。
- 向后扭转上半身和肩膀，拉伸胸大肌、胸小肌和三角肌前束。用同样的方法拉伸身体另一侧的肌肉。

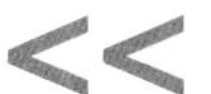

静态拉伸背阔肌

- 双脚分开，与肩同宽，自然站立。
- 身体微微向前倾斜，拱起背部，伸出一只胳膊，尽可能向身体前方伸展。
- 拉伸背阔肌。为了保持平衡，你可以靠在某个物体或倚在门口，这会帮你充分拉伸背阔肌。用同样的方法拉伸身体另一侧的肌肉。

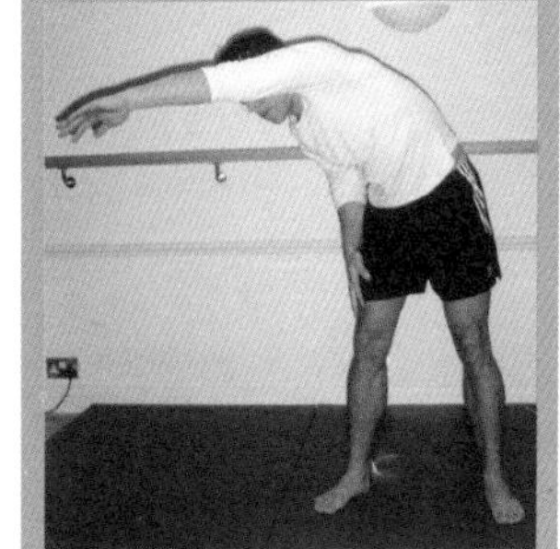

静态拉伸菱形肌

- 双脚分开，与肩同宽，自然站立，双手相握，双臂向前伸出，于肩部齐平。
- 用力向前拉伸，试着尽可能弓起后背上半部，你会感到后背上半部分的菱形肌充分拉伸。
- 做这个动作的诀窍就是想象自己正在伸手环抱一棵大树。

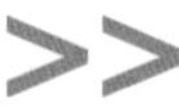

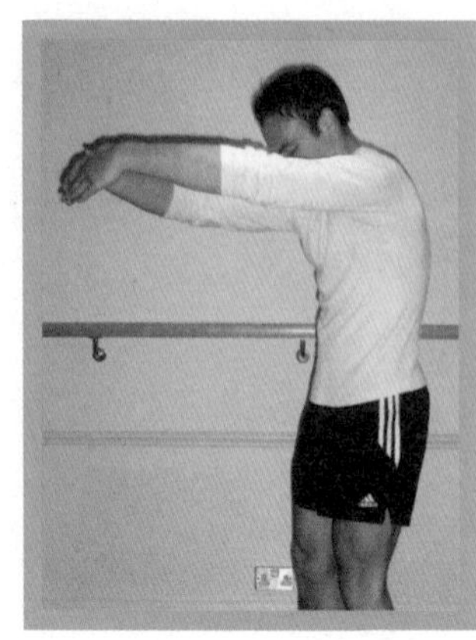

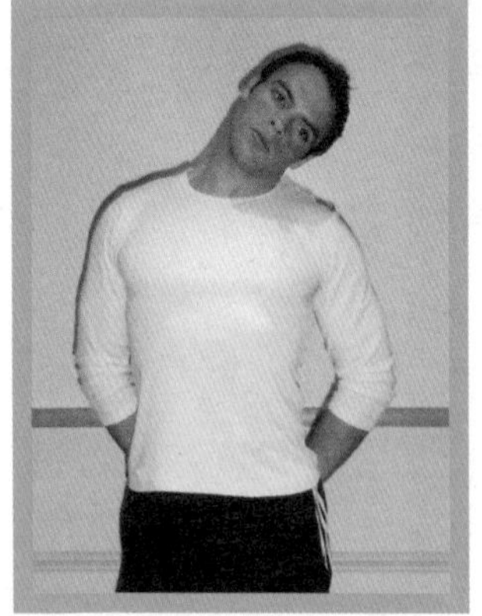

静态拉伸斜方肌

静态拉伸斜方肌可以有效缓解驼背导致的颈部疼痛。

- 自然站立，双眼平视前方，肩膀不动；头部向一侧肩膀倾斜，用耳朵贴近肩膀。
- 拉伸肩颈部位的斜方肌和肩胛提肌。为了获得最佳拉伸效果，你可以把双手放在腰部后方。

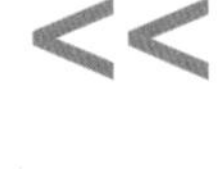

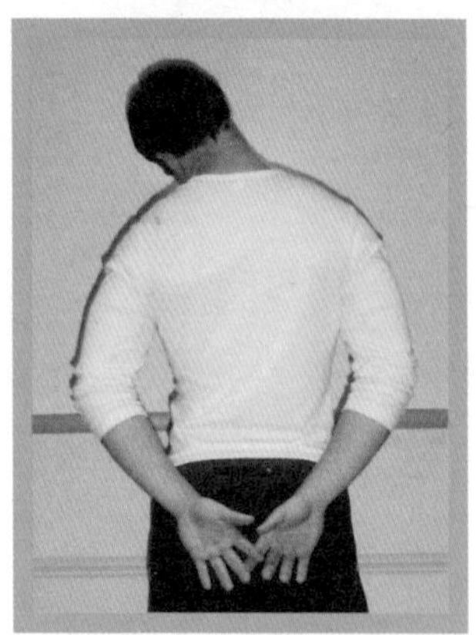

结束肌肉拉伸流程

当你完成上述所有的动作，你可以双脚脚尖点地，双手张开，用力向上伸展双臂。你会感到全身舒展、放松。你还可以甩动胳膊来回走走，促进全身血液循环。

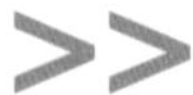

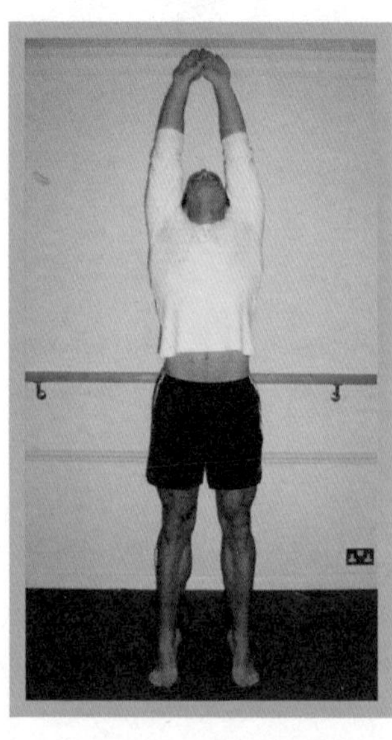

现在，你已经完成整个肌肉拉伸流程，你应该感到全身放松。